肝脏外科术中超声基础

INTRAOPERATIVE ULTRASOUND IN LIVER SURGERY

主编 王宏光

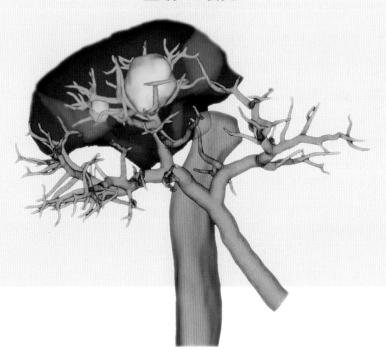

清华大学出版社
北京

内 容 提 要

术中超声作为肝脏外科医师的"第三只眼"得到了越来越广泛的应用,如何建立并通过肝胆外科专科医师培训体系帮助更多的外科医师掌握术中超声技术,从而精准地完成肝脏外科手术成为更加紧迫的任务。本书共5章30节:第1章介绍了肝脏外科术中超声发展和"中国肝胆外科术中超声学院",并从外科医师学习角度详细阐述了日本肝脏外科术中超声和手绘图培训、精细解剖、三维重建、解剖性肝切除以及术中超声基本操作等;第2章则从经皮、开腹、腹腔镜超声角度对肝脏解剖分段进行了详细介绍;第3章结合超声造影和弹性成像论述如何使用术中超声对肝脏肿瘤进行术中诊断与评估;第4章着重阐述术中超声引导的消融适应证、联合融合影像超声和超声造影的操作要点及不同消融工具的特点;第5章手术实战篇则针对我国高发的肝胆管结石和肝脏肿瘤,通过经皮、开腹、腹腔镜、机器人、肝移植等治疗手段,详细介绍了术中超声的应用。全书附配二维码,读者可扫描观看,以便更加直观的了解和学习。

本书适合肝胆外科、超声科、介入科医师学习和参考,也是广大中医专业、中西医结合专业研究生、本科生以及中医爱好者参考的著作。

图书在版编目(CIP)数据

肝脏外科术中超声基础 / 王宏光主编 . — 北京:清华大学出版社,2023.1(2024.5 重印)

ISBN 978-7-302-62226-0

Ⅰ. ①肝… Ⅱ. ①王… Ⅲ. ①肝疾病-外科手术-超声波诊断 ②胆道疾病-外科手术-超声波诊断 Ⅳ. ① R657.3 ② R657.4

中国版本图书馆 CIP 数据核字(2022)第 232599 号

责任编辑:孙 宇
封面设计:王晓旭
责任校对:李建庄
责任印制:丛怀宇

出版发行:清华大学出版社
      网　　　址:https://www.tup.com.cn,https://www.wqxuetang.com
      地　　　址:北京清华大学学研大厦A座　　邮　　编:100084
      社 总 机:010-83470000　　邮　　购:010-62786544
      投稿与读者服务:010-62776969,c-service@tup.tsinghua.edu.cn
      质量反馈:010-62772015,zhiliang@tup.tsinghua.edu.cn
印 装 者:小森印刷(北京)有限公司
经　　销:全国新华书店
开　　本:185mm×260mm　　印　　张:24.5　　字　　数:500千字
版　　次:2023年2月第1版　　印　　次:2024年5月第4次印刷
定　　价:298.00元

产品编号:097553–01

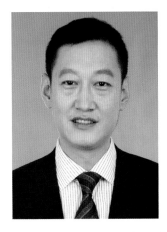

王宏光

国家癌症中心-中国医学科学院肿瘤医院肝胆外科副主任，河北分院肝胆外科主任。

中华预防医学会肝胆胰疾病预防与控制专业委员会常务委员兼秘书长、中国医师协会外科医师分会肿瘤外科医师委员会委员、中国抗癌协会肝癌专业委员会委员、CSCO肝癌专家委员会常委。中国腹腔镜肝脏外科学院特邀讲师、蛇牌学院讲师、中国肝胆外科术中超声学院发起人及讲师，《中华肝胆外科杂志》《中华消化外科杂志》通讯编委。

在术中影像学（腹腔镜超声和ICG荧光融合影像）引导的腹腔镜肝切除和肝脏肿瘤射频消融方面有深厚造诣。98次受邀进行大会现场手术演示，引领国内肝胆外科术中超声和荧光腹腔镜解剖性肝段切除技术创新和推广应用。带领中国肝胆外科术中超声学院共举办培训班36期，累计参训医院635家，累计参训学员1605人次，覆盖29个省。创建个人公众号"宏光镜界"，打造肝胆外科线上专业教育品牌"腔腔三人行"并连续举办30期，获得13100名肝胆外科专业用户关注。

编委会名单

主　编：王宏光

编　委（按姓名拼音排序）

　曹　君　成　伟　长谷川潔　段文斌　宫田明典

郝纯毅　何恩辉　何圣烨　胡远兴　黄凯文

黄镇辉　蒋小峰　晋　云　经　翔　李　佳

李　俊　李云峰　卢　芳　卢　鹏　刘广健

吕　昂　马凤溪　覃　斯　任钧楷　宋天强

宋京海　唐　伟　王　恺　王宏光　王晓颖

王彦冬　吴　琛　魏　林　韦翔曦　许静涌

姚爱华　易建伟　有田淳一　曾繁信　张　彤

张　鑫　张雯雯　赵　蓉　赵建军　周　迪

朱晓琳

序　言

　　精准外科理念被越来越广泛地接受并指导外科实践。精准外科的理念在肝脏外科的演绎即精准肝脏外科，其目标是最大化的病灶清除、最优化的肝脏保护和最小化的创伤侵袭。在以可量化、可视化、可控化为技术特征的精准肝脏外科技术体系中，术中超声通过靶病灶的准确定位与靶肝段精确标示，在引导手术路径与影像导航、辅助微创化干预等方面起到举足轻重的作用。

　　国内的肝胆外科医生普遍缺乏术中超声的培训。为此，我于2010年在解放军总医院率先成立了国内首个术中超声培训基地，目的是培训肝胆外科专科医师的超声技能。王宏光教授作为最早追随我在北京发展的学生之一，在腹腔镜超声肝脏外科应用方面做了大量探索与实践工作，并于后续牵头成立"中国肝胆外科术中超声学院"，培训了1200多名肝胆外科医师，为我国肝胆外科超声培训体系的建立和术中超声技术的普及应用做出了贡献。《肝脏外科术中超声基础》是在"中国肝胆外科术中超声学院"培训班教程的基础上，结合当前肝脏外科术中超声技术的前沿研究编写而成，是"中国肝胆外科术中超声学院"讲师团的集体智慧结晶。《肝脏外科术中超声基础》一书是国内第一本关于肝脏外科术中超声的专著，相信其出版不仅给年轻肝胆外科医师带来了学习术中超声的工具书，也一定会在促进精准肝脏外科技术普及推广方面做出贡献，我谨向同道推荐。

中国工程院院士

清华大学临床医学院院长

北京清华长庚医院院长

2022年11月

前　言

　　自1977年日本的Makuuchi教授首次将术中超声（intraoperative ultrasound，IOUS）用于肝脏扫查至今，IOUS已由肝脏手术中唯一实时、高分辨率的影像学检查方法发展成为肝脏肿瘤术中分期、引导肝脏切除、特殊部位消融不可或缺的工具。尽管三维重建手术规划流域分析使门静脉流域解剖性肝切除成为可能，但是要想把术前的精准手术规划顺利实施，必须借助于术中影像学引导的工具：术中超声和ICG荧光染色。

　　迄今还记得Makuuchi教授在解放军总医院完成一例术中超声引导系统性解剖性S8亚段切除后，看到肝脏断面显露的多条标志性肝静脉后的欣喜和满足，主动要求我们台下的医生照相并指导该病例的英文报道。现在我才理解，这是对于肝脏解剖的全面认识以及肝段间界面的完美把控后的欣喜和满足。然而Makuuchi教授创立的系统性肝段切除一直没能在国内推广普及，很大程度上是因为我们国内的肝胆外科医生对术中超声的掌握不够。大家对于肝脏外科术中超声的使用仅限于对于病灶定位、与相邻管道结构的关系以及保证切缘，并且多数只在切肝前进行简单标记，没有全程进行术中超声的引导，而即使这些也常常需要在台下的超声科医师辅助下完成。

　　尽管解剖性肝切除或非解剖性肝切除治疗肝癌还存在很多争议，但是如能借助术中影像学手段找到肝段间的立体界面，你会发现肝断面上除了标志性肝静脉分支需要处理外，不会碰到Glisson鞘结构，而这样的解剖性肝切除不光出血少，术后患者往往转氨酶仅轻微升高（400IU/L以下），术后胆漏、积液等并发症发生率明显降低。解剖性肝切除带来的获益正所谓"谁做谁知道"。我一直认为，无论是在理论上还是实践上，肝脏部分切除都应该是解剖性的，能不能实施取决于术者对于肝脏解剖的理解、掌握的技能以及硬件的配备。解剖性肝切除并不等同于规则性肝切除，后者往往要切除大范围的肝脏。只不过在实施解剖性肝切除过程中，当需要切除较小的肝体积时，我们难于找到肝段或亚段间的立体界面。如果对于肝脏解剖的理解以及掌握的技术没有达到肝段甚至亚段水平，手术中没有术中超声和ICG荧光显像设备，自然也就无法实施解剖性肝段或亚段切除。

　　随着腹腔镜技术的进步，尤其是荧光腹腔镜的开发和使用，外科医师可以借助ICG荧光显示肝段间的立体界面，比亚甲蓝染色更加持久，而且除了可以复制开腹手术的穿刺正染之外，还可采用更加方便快捷且符合手术习惯的反染技术。在进一步学习中我发现，不管是正染还是反染，我们都需要掌握腹腔镜超声（LUS）技术。借助于LUS将肝内的管道结构认识到肝段甚至亚段水平，反复练习LUS下的穿刺技术，才能提高ICG荧光肝段染色的成功率，最终将术前的三维重建手术规划真正的实施。

外科医生是天生的术中超声操作者，因为只有自己才知道自己想干什么，而术中超声的即时图像反馈正是外科医生术中决策所需要的，只有手握探头才能点亮自己的第三只眼。通过术中超声反复看到肝内的管道结构，并将之命名到肝段甚至亚段水平，手术中又将其不断呈现在眼前，才能进一步加深对于肝脏解剖的理解。我自己的成长过程就印证了这一点，这也是我创立"腔腔三人行"的初衷，想把最直观的术中影像学引导方法呈现在大家面前。而当对于肝脏的解剖有了深刻理解之后，即使没有术中超声仍能借助肝外的解剖标识以及肝内的路标完成解剖性肝切除，这就是所谓的"心中有超声"。当然，任何技术都需要反复练习和揣摩，术中超声也不例外。年轻的外科医生只有自己手持探头反复练习，术后复盘超声录像，反复识别、标记肝内管道结构，不断研习提升对肝脏解剖的理解，才能够掌握术中超声这一先进技术，并借助于其辅助作用精进手术。

鉴于此，在时任解放军总医院肝胆外科主任卢实春教授和《中华肝胆外科杂志》总编辑顾万清教授的支持下，我发起并成立了"中国肝胆外科术中超声学院"。经过5年多时间，在学院讲师团的共同努力下，尽管经历了3年的新冠疫情，我们仍然培训了一千多名肝胆外科医生。很多医生培训完后反映没有掌握肝脏外科术中超声的技术，还想再次学习。我想这除了大家回到自己的医院没有术中超声可用、疏于练习外，很重要的就是没有相关的参考书籍。我在初期组织大家编写培训教材时也曾想过是否顺便写一本书，后来想想只要学员有教材可用，我们有学习班可办就好，何必在意非得编书出版呢。现在看来，由于培训教材是非公开发行的，影响力有限，还是经常有很多学员问我有什么好的术中超声的书籍可以学习，我们除了推荐国内翻译的两本专著外，只有讲师团成员编写的教材和术中超声学院公众号中的培训班回看内容供大家参考，因此大家对于一本肝脏外科术中超声的参考书有迫切需求。2021年春节前夕，看着新冠疫情毫无结束的苗头，自己平时忙碌的工作能够暂停修整思考，加上我从2020年9月由解放军总医院肝胆外科来到国家癌症中心—中国医学科学院肿瘤医院肝胆外科工作，新的岗位面临新的挑战，我决定组织"中国肝胆外科术中超声学院"的讲师们编写一本中国自己的肝脏外科术中超声书籍。遂于2022年1月27日建立编者沟通群，1月29日开线上启动会，经过大家的共同努力，克服了新冠疫情带来的焦虑和不安，7个月时间全部交稿。

本书完全从外科医师视角出发，第1章外科医师学习，涉及肝脏外科临床基本功以及术中超声培训的相关内容：肝脏解剖、手绘图、三维重建、术中超声基本操作等；第2章肝内管道结构的识别和肝脏分段则从经皮、开腹、腹腔镜超声角度对肝脏解剖分段进行了详细阐述；第3章肝脏肿瘤诊断与评估，结合超声造影和弹性成像，论述了术中超声在肝脏肿瘤术中诊断和分期中的作用；第4章肝脏肿瘤消融，着重阐述术中超声引导的消融适应证及联合融合影像超声和超声造影的操作要点以及不同消融工具的特点；第5章手术实战则针对我国高发的肝胆管结石和肝脏肿瘤，通过经皮、开腹、腹腔镜、机器人、肝移植等治疗手段，详细介绍了术中超声的应用。

最后，本书能够顺利出版需要再次感谢"中国肝胆外科术中超声学院"讲师们的倾情付出，也感谢唐伟教授在组稿时给予的指导和帮助，也感谢马凤溪老师绘制的精美插图为本书增色添彩。希望能对广大的肝胆外科医师学习术中超声有所借鉴。

时间仓促，水平有限，本书不足之处在所难免，恳请前辈、同道不吝指教。

王宏光

2022年9月

目　录

第4章　肝脏肿瘤消融

第5章　手术实战

第1章
外科医师学习

第 **1** 节
肝脏外科术中超声发展和中国肝胆外科术中超声学院

一、肝脏外科术中超声发展

1977年日本的Makuuchi教授通过改进实时B型超声平面线阵探头[1]为指夹式凸阵探头（Makuuchi探头），并将其主要用于肝脏的术中超声（intraoperative ultrasound，IOUS）扫查[2]，IOUS现已成为肝脏手术中唯一实时、高分辨率的影像学检查方法。20世纪80年代，IOUS被广泛用于外科领域。尤其是日本东京大学Makuuchi教授团队利用术中超声创立了系统性解剖性肝段切除的术式[3]，后又创立了4种保留肝右后下静脉的肝切除术式[4]，并对基于上述12种新型术式取得的临床成果进行总结，Makuuchi教授团队于1987年出版了肝脏外科学经典著作*Abdominal Intraoperative Ultrasonography*（Igaku-shoin，1987年）一书。20世纪90年代，两种新的超声形式，彩色和能量多普勒成像及腹腔镜超声检查（laparoscopic ultrasonography，LUS）被融合到IOUS中；彩色和能量多普勒超声提高了IOUS的应用价值，提供的图像信息不仅能够证实术前影像学的诊断，也能发现术前影像或术中触诊遗漏的隐蔽病变，而且可以帮助外科医师识别肝内解剖结构，明确肝脏肿瘤与这些结构之间的关系，从而安全、精准地引导肝切除术的完成[5]。LUS拓展了IOUS的应用范围，随着腹腔镜肝脏外科技术的普及，LUS已经成为腹腔镜肝脏外科不可或缺的工具，极大地弥补了腹腔镜肝脏手术触觉缺失和容易迷路的弱点，成为腹腔镜肝脏外科医师的"指路明灯"[6-8]。意大利的Guido Torzilli教授在1992年跟随Makuuchi教授学习肝脏外科术中超声技术，2000年回到意大利后进行了卓有成效的工作并进一步在欧美推广肝脏外科术中超声技术，他撰写的*Ultrasound-Guided Liver Surgery*：*An Atlas*一书于2014年出版，并于2016年由周翔和邹如海教授翻译成中文，成为中国肝胆外科医生学习肝脏外科术中超声技术的重要参考书[9]。

二、肝脏外科医师术中超声培训

超声与外科有一种天然的密切联系。外科医师已有扎实的解剖基础及独一无二的评估空间结构关系的能力，平时工作所培养的开阔的临床思维空间使得其一旦接受并运用了超声影像检查技术，释读图像的能力将迅速而直接地提升，并能与外科临床紧密结合。但是，很难获得全面的培训并取得专业上的认证，已经成为 IOUS 和 LUS 在外科医师中广泛应用的主要障碍。外科医师的超声培训及资格认证已经成为一个重要的问题。在美国，很多外科住院医师的培养计划及外科组织已经开始进行包括 IOUS 和 LUS 在内的超声教育和培训[10]。美国外科医师学会（American College of Surgeons，ACS）成立了术中超声学组，由公认的擅长超声和培训的外科医师组成教学组，对教学课程质量进行监督，并保证此课程的更新和超声技术的发展同步。ACS 还出版了《外科医师超声考试须知》，帮助学会成员将超声学与外科实践结合起来。对超声在外科领域重要性的认识推动了 ACS 发起的超声教育计划[11]，并设计了基础课程和高级课程，高级课程中包含书面和实践考核。通过正规的培训、训练和监督下的实习，ACS 鼓励外科医师掌握术中超声技术，并且和外科各专业学会协调，在确保外科医师接受超声培训的同时，对考核和证书的颁发制定了标准。

由于外科医师熟悉解剖结构，并且术中的目的明确，可以此为基础，练习成为优秀的术中超声操作者。国外的使用经验显示，外科医师只有自己掌握术中超声技术，并不断练习才能更好地指导手术。然而，国内学科设置的体制壁垒及术中超声使用的效益成本比差，使得外科医师无术中超声可用，也很少有医院超声科能提供专人专机配合外科开展术中超声工作。因此，中国的肝胆外科医师非常缺乏术中超声的培训。虽然肝胆外科专科医师培训可选择轮转超声科，但国内的超声科医师多进行的是经皮超声诊断或介入方面的工作，较少学习术中超声的内容。中华医学会和中国医师协会等学术组织也未设立"术中超声学组"，没有相应的培训课程极大地限制了 IOUS 和 LUS 在肝脏外科的推广和普及，从而阻碍了肝脏外科技术，尤其是精准的解剖性肝脏切除术的发展。

2010 年前后，Makuuchi 教授在国内多次演示解剖性肝段切除手术，并展示了娴熟的术中超声技术（图 1-1-1）；刘允怡院士也曾在国内举办十几场肝脏外科解剖的培训班，涉及部分术中超声的内容（图 1-1-2）。2010 年 3 月董家鸿教授牵头成立"中国人民解放军总医院阿洛卡肝胆外科超声示范中心"，逐步摸索、培训肝胆外科医师自己进行术中超声操作。随后，以王宏光教授为代表的一代年轻医师逐渐结合自己的实践操作，以外科医师的视角将术中超声相关知识和技术与超声科大会相结合进行推广（图 1-1-3）。为了增加术中超声实践的培训，分别在北京平谷模拟医院及大连医科大学（图 1-1-4）举办了"肝脏外科术中超声动物实验模拟训练班"。

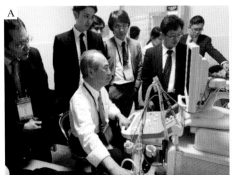
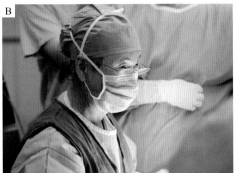

图 1-1-1 Makuuchi 教授在国内进行术中超声引导的解剖性肝段切除演示

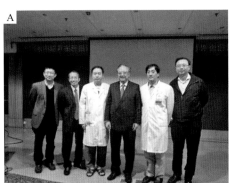
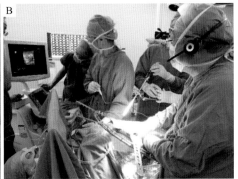

图 1-1-2 刘允怡院士在国内举办十几场肝脏外科解剖的培训班

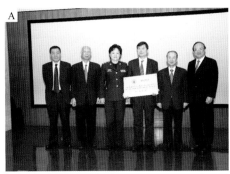
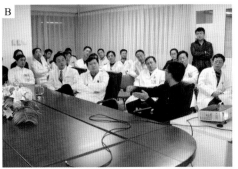

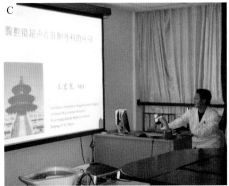

图 1-1-3 国内肝脏外科术中超声培训

A. 董家鸿教授牵头成立"中国人民解放军总医院阿洛卡肝胆外科超声示范中心"(右 2:Makuuchi 教授,左 2:黄志强院士,右 1:刘允怡院士,右 3:董家鸿教授,左 3:郭渝成副院长);B. 经翔教授给中国人民解放军总医院肝胆外科医师进行术中超声培训;C. 王宏光教授在中国人民解放军总医院肝胆外科术中超声培训中第一次讲解"腹腔镜超声在肝胆外科的应用"

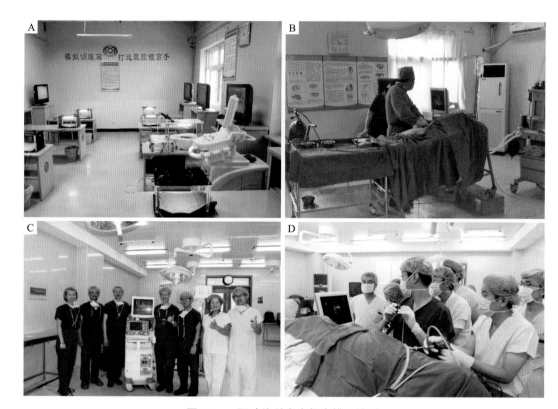

图1-1-4 肝脏外科术中超声模拟培训

A、B. 在北京平谷模拟医院进行术中超声的模拟训练及动物试验；C、D. 在大连医科大学举办实验动物猪肝脏外科腹腔镜超声的模拟训练班

　　要点提示：术中超声影像资料的日常收集至关重要。2009年4月董家鸿教授指派纪文斌教授和笔者开展中国人民解放军总医院肝胆外科首例机器人肝切除手术，当时术中超声只有阿洛卡（Aloka）的α5，配备了腹腔镜线阵探头UST5536，术中超声机器自身没有录像功能，笔者就去中关村买了一个简易的视频采集卡，用笔记本电脑进行腹腔镜超声影像的收集。2010年8月，董家鸿教授邀请天津第三中心医院的经翔教授和王彦冬教授来北京给中国人民解放军总医院肝胆外科进行术中超声的培训。因为笔者之前在昆明总医院工作期间和陈训如教授及罗丁主任学习到了腹腔镜超声的内容，虽然当时LUS的应用仅局限于肝外胆道的扫查，但笔者已得到了LUS的基本训练。在中国人民解放军总医院做博士后的临床工作中，因为掌握了LUS的基本技术，也得到了很多机会可以在腹腔镜或机器人肝脏手术中进一步摸索LUS在肝脏术中的应用。鉴于此，董家鸿教授指派笔者来讲LUS在肝胆外科的应用。在培训会议前一天才接到任务，笔者将之前的LUS录像翻出，结合机器人肝切除的手术录像，用了半天时间就完成了培训PPT，内部培训讲完后在座医师都感觉这种以外科医师的视角讲LUS的应用内容很新颖，因为当时国内超声医师也没有人可以讲这部分内容，笔者就受邀在超声

界的大会上多次介绍了"LUS在肝胆外科的应用"，也因此很早就成为了全国的讲者。也正因为腹腔镜超声的使用更深入展示了机器人在肝切除方面的工作，笔者对早期刚开展13例的总结文章发表在 *Annals of Surgery* 上，成为该外科临床顶刊杂志上第一篇介绍机器人肝切除的文章。结合自己的成长，可给年轻的外科医师几点提示：①对新技术的探索可能给你打开一扇大门；②临床影像资料的收集有备无患；③跨界助你脱颖而出。

三、中国肝胆外科术中超声学院

视频1-1-1　肝胆外科术中超声概述

　　由于中国的肝胆外科医师极度缺乏术中超声的培训，中国肝胆外科术中超声学院应运而生。2017年9月3日，由中国人民解放军总医院肝胆外科团队牵头，在日立-阿洛卡公司的支持下，Makuuchi教授和刘允怡院士任荣誉院长、卢实春教授和顾万清教授任院长的中国肝胆外科术中超声学院正式成立（图1-1-5）（视频1-1-1）。学院联合国内多家肝胆外科中心组成讲师团（图1-1-6），2017年12月于三亚召开核心讲师团会议（图1-1-7），确定培训班形式并着手编写培训教材。本书即由主要讲师团成员在培训教材的基础上编写而成。经过4年半的努力，中国肝胆外科术中超声学院共举办36期培训班，累计参训医院635家，累计完成1785人次肝胆外科医师的术中超声技能培训，覆盖29个省（自治区、直辖市）。参训医师中、副高级职称以上学员915人次（占比57%），参训学员科室分布（有重叠）：452家医院肝胆外科参训，125家医院普外科参训，83家医院其他外科参训；累计投入教学超声设备141台，线上累计观看10余万人次（图1-1-8）。培训教程通过公众号（术中超声 肝胆视界）进行直播和回看（图1-1-9）。截至2022年2月14日，公众号总用户数6360人，阅读总次数140 908次（图1-1-9）。

　　2017年11月，中国肝胆外科术中超声学院与《中华肝胆外科杂志》合作推出"机器视觉下的肝脏外科"专刊。卢实春教授述评[12]指出：精准肝胆胰外科2.0版时代以机器视觉为标志，外科的操作层面进入组织细胞水平，需借助机器视觉才能感知与实现。术中超声和ICG荧光染色为机器视觉下的肝胆外科代表性技术。"院士论坛"栏目中，刘允怡院士详细介绍了术中超声的探头和开腹术中超声的应用及操作要点[5]。他指出：术中超声要求有特殊的设备和专业的人员才能良好地进行。该技术在肝切除的应用范围很广，如需推广应用应首先建立一个良好的培训制度，培训足够的人才。另有多位讲师通过"专家论坛"和"论著"详细介绍了术中超声在肝胆外科的应用[13-15]。在"指南与共识"栏目中，"中国肝胆外科术中超声学院"讲师团专家通过专题讨论、反复修订，发布了《腹腔镜超声在肝脏外科的应用专家共识（2017）》[16]，旨在进一步规范和推广腹腔镜超声在肝脏外科的应用。"中国肝胆外科术中超声学院"未依靠任何学术组织，培训班采取免费的公益形式开展，希望能切实推动普及IOUS在肝胆外科的应用，帮助广大肝胆外科医师掌握这一基本技术，从而更好地为患者服务。

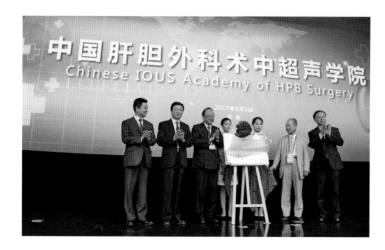

图1-1-5 中国肝胆外科术中超声学院在中国人民解放军总医院正式成立

右2：Masatoshi Makuuchi教授；左3：刘允怡院士；右1：卢实春教授；左2：顾万清教授；左1：郎明先生

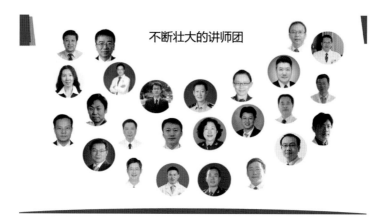

图1-1-6 中国肝胆外科术中超声学院讲师团

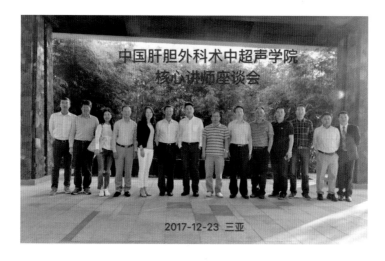

图1-1-7 三亚核心讲师团会议

中国肝胆外科术中超声学院

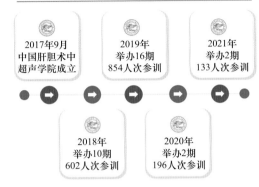

中国肝胆外科术中超声学院

2018年术中超声学院纪实

72%

8%

20%

基础班
4月-北京46人
6月-上海49人
7月-南京53人
7月-广州48人
10月-西安57人
11月-北京107人
12月-深圳72人

大师巡讲班
8月-南昌50人

高级班
8月-包头45人
8月-西宁75人

中国肝胆外科术中超声学院

2019年术中超声学院纪实

39%

39%

22%

基础班
5月-大连50人
7月-广州34人
8月-长沙68人
8月-北京42人
10月-西宁55人
12月-杭州42人
12月-杭州45人

大师巡讲班
3月-合肥50人
6月-南京50人
8月-重庆30人
8月-包头50人
10月-乌鲁木齐100人
11月-武汉55人

高级班
7月-昆明40人
8月-赤峰85人
8月-郑州58人

中国肝胆外科术中超声学院

2020年术中超声学院纪实

0%

0%

基础班
11月-北京104人
12月-南昌92人

大师巡讲班

高级班

中国肝胆外科术中超声学院

2021年术中超声学院纪实

0%

0%

基础班
4月-长沙55人
10月-合肥78人

大师巡讲班

高级班

省（区、市） \ 年份	2018	2019	2020	2021
	北京	合肥	北京	长沙
	上海	大连	南昌	合肥
	南京	南京		
	广州	昆明		
	西安	重庆		
	深圳	广州		
	南昌	长沙		
	西宁	赤峰		
	包头	包头		
		乌鲁木齐		
		武汉		
		郑州		
		杭州		

中国肝胆外科术中超声学院大事记

➢ 2017年9月3日中国肝胆外科术中超声学院成立
➢ 2017年11月发布《腹腔镜超声在肝脏外科的应用专家共识(2017)》
➢ 2017年12月1日学院核心专家讲师团成立
➢ 2017年12月23日学院教材汇编启动
➢ 2018年1月"肝胆术中超声频道"公众号成立
➢ 2021年4月23日湖南省人民医院挂牌湖南省"肝胆外科术中超声培训基地"
➢ 2021年10月24日中国科大附一院挂牌安徽省"肝胆外科术中超声培训基地"

图 1-1-8　中国肝胆外科术中超声学院发展历程

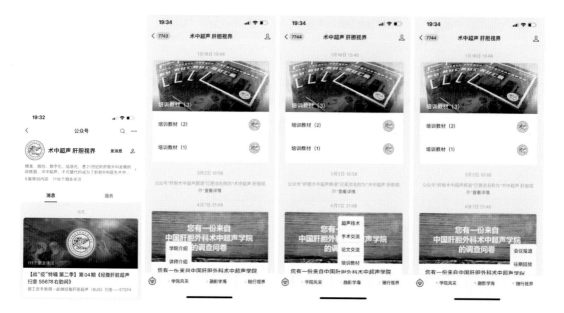

图1-1-9 术中超声 肝胆视界公众号

中国肝胆外科术中超声学院的培训班分为基础班、"融影随行"高级班和大师巡讲班（图1-1-10）（视频1-1-2）。最受欢迎的是基础班，基础班通过严格分组递进教学的方式（表1-1-1、表1-1-2），从超声机器基础操作到经腹超声扫查（真人模特）、介入穿刺（开腹、经皮）、开腹（腹腔镜）探查，以及腹腔镜穿刺进行授课和Demo演示，经过充分的分组练习后，由培训导师根据具体的模块要求进行考核，通过后颁发证书（图1-1-11）。每一期的基础班根据投入机器数量及导师数量

视频1-1-2 肝胆外科术中超声学院介绍

招收50～100人，学员的交通费和住宿费自理。每一期都在培训班招生信息发出后1周内，报名人数即超过招收人数的3倍，可见其受欢迎程度（图1-1-12）。"融影随行"高级班主要由黄凯文教授进行RVS融合影像引导肝脏肿瘤经皮消融演示，王宏光教授进行腹腔镜超声引导的解剖性肝切除或肝脏肿瘤射频消融手术演示（图1-1-13）。大师巡讲班则结合学会和各省市外科大会进行肝胆外科术中超声专场会议，介绍最新的肝胆外科术中超声进展（图1-1-14）。每期学员组成微信群，定期进行培训效果回访，巩固培训成果（图1-1-15）。成立3周年之际，在已培训学员中进行"寻找最闪亮的新星"活动，鼓励大家学以致用（视频1-1-3）。2020年和2021年仅分别举办了2届基础班，为了适应新形势，进一步扩大培训范围，中国肝胆外科术中超声学院相继在湖南省人民医院、中国科技大学第一附属医院、南昌大学第二附属医院授牌成立肝胆外科术中超声培训基地，以便于更多的基层肝胆外科医师得到术中超声的培训（图1-1-16）。

视频1-1-3 肝胆外科术中超声学院介绍

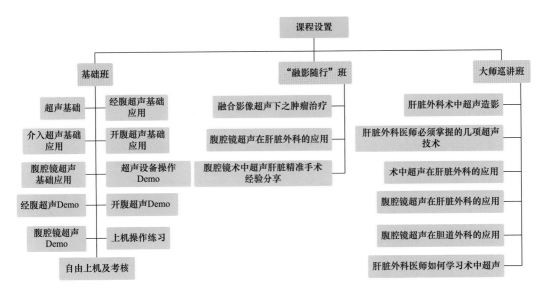

图 1-1-10 中国肝胆外科术中超声学院培训班课程设置

表 1-1-1 基础班课程安排及练习考核签到表（2021 年 11 月 15—16 日）

课程安排及练习考核签到表			姓名_____	
课程编号	课程名称	练习及考核要点	练习签到	考核签到
A	机器基础操作	1.电源的ON/OFF		
		2.探头与应用程序的选择		
		3.ID的输入		
		4.各模式检查		
		5.基本测量		
		6.图像储存及读取		
B	经腹超声扫查	1.正确识别探头方向：屏幕上图像方向可通过轻触探头任一侧来确定（屏幕上图像左侧应该始终保持朝向患者的右侧或头侧）		
		2.掌握基本扫查切面：横切面（声束方向与身体长轴相垂直）、纵切面（声束方向与身体长轴相平行）及斜切面（声束方向与身体长轴非平行和垂直的任意角度）		
		3.选择合适透声窗：经剑突下透声窗可扫查左肝、胰腺、胆总管及腹膜后等；经右肋间透声窗可扫查右肝、胆囊等；经右肋下透声窗扫查可显示右肝		
		4.熟悉并掌握肝脏分段（S1~S8）扫查方法，依据Couinaud分段法来定位肝内病变，以门静脉作为支配区域的标志，以肝静脉作为区域境界的标志，再结合探头与肝脏的位置关系来确定		
		5.熟悉并掌握胆道扫查方法：遵循肝内胆管→左右肝管→汇合部→肝总管→胆总管→胆胰壶腹部→十二指肠、胰头及周围组织的扫查顺序。胆囊扫查通常在胆管扫查前进行，按照底部、体部、颈部、胆囊管走行详细扫查		

续表

课程安排及练习考核签到表				姓名_____	
课程编号	课程名称	练习及考核要点		练习签到	考核签到
C	介入（开腹、经皮）穿刺	1.理解经腹穿刺采用的是切面内穿刺技术：进针路径必须位于超声切面内，整个穿刺过程中，必须保证针尖、针杆可视			
		2.根据实际情况采用引导架穿刺或徒手穿刺，各有利弊。引导架容易上手，穿刺较准确，但进针角度受限制；徒手穿刺进针角度灵活，但穿刺难度较大，难以掌握			
D	开腹、腹腔镜探查	开腹	腹腔镜		
		1.识别及调整探头方向	1.识别及调整探头方向		
		2.练习探头扫查基本手法	2.腹腔镜超声探头常用戳卡孔位置的选择		
			3.腹腔镜超声扫查不同于经皮以及开腹超声扫查，并没有"标准切面"		
		3.第一肝门横切面（显示第一肝门Glisson三联管道的横切面"米老鼠征"）	4.掌握腹腔镜超声探头滑动扫查及轴向旋转扫查两种方式		
			5.通过腹腔镜超声扫查寻找左右肝蒂及汇合部，辨认左右肝蒂主干中的门静脉、肝动脉、胆管结构		
		4.门静脉左右分支切面	6.依据Glisson鞘连续性，超声扫查寻找Ⅱ～Ⅷ段肝蒂起始部		
			7.辨认第二肝门结构，识别下腔静脉及肝左中右静脉根部		
		5.右肝蒂分支切面	8.经剑突下戳卡孔进入超声探头，超声横切/斜切/纵切下腔静脉，超声横切/斜切/纵切肝中静脉，超声斜切/纵切肝左静脉，超声横切/斜切肝右静脉		
		6.右肝前叶肝蒂切面	9.连续追踪肝中静脉至末梢，辨认主要分叉		
		7.右肝后叶肝蒂切面	10.寻找肝内占位，超声定位肿瘤边缘在肝脏表面的投影，辨识Glisson系统及肝静脉相对于肿瘤的位置关系		
		8.左矢状部切面	11.显示胆囊的底、体、壶腹部，辨识胆囊管结构		
		9.第二肝门切面	12.辨识右侧肝肾间隙		
		10.肝中静脉长轴切面	13.超声扫查肝外胆道及血管结构的手法，显示及辨认肝十二指肠韧带内"米老鼠征"		
			14.超声显示胆总管末端		

续表

课程安排及练习考核签到表			姓名＿＿＿＿	
课程编号	课程名称	练习及考核要点	练习签到	考核签到
E	腹腔镜穿刺	1.根据占位位置选择戳卡孔位置		
		2.皮肤进针位置的选择，原则上针与超声切面的夹角小于30°，针体尽量与超声探头保持平行；肝脏进针位置的选择，预估占位深度及穿刺路径长度寻找肝表面穿刺进针点		
		3.针尖进肝实质2cm以内需停止进针		
		4.在占位切面内寻找针尖，必要时通过回拉超声探头寻找针尖		
		5.全程超声引导下显露针尖，实时评估针尖与占位相对位置关系，逐步推进穿刺占位		
		6.肿瘤多针消融的常用布针技巧		
		7.腹腔镜超声引导下肝内门静脉系统穿刺（进阶）		

注意事项：

1.共分10组，每组5人，每项操作时间限时5分钟，25分钟大组顺时针换动一次，严格时间控制。

2.练习和考核每一项均需导师签字，代表完成。

表1-1-2　基础班导师指南（2021年11月15—16日）

导师指南								
15号下午讲课、Demo国际会议中心第十一会议室，15日晚上到16日上午上机操作考核均在第八会议室								
A组			a组			内容	考核要点	探头
导师	机型	工作人员	导师	机型	工作人员			
导师A	交响70	××	导师B	Noblus	××	机器操作	1.电源的ON/OFF；2.探头与应用程序的选择；3.ID的输入；4.各模式检查；5.基本测量；6.图像储存及读取	标配探头×2
导师C	小二	×××	导师D	交响60	×××	经腹扫查	1.必选题：经剑突下横切面扫查显示S1、S2、S3、S4段；显示一肝门切面、二肝门切面 2.随机题：经右肋间斜切面扫查显示门静脉S5、S6、S7、S8段中任一肝段；显示门静脉右前支或右后支分叉切面；显示P5～P8分支；显示P6～P7分支	经腹探头×2
导师E	传奇		导师F	Noblus		开腹腹腔镜探查	1.开腹探查考核时8个切面随机抽查3个切面，按要求显示者合格 2.腹腔镜探查考核时前4点须掌握，能够分辨门静脉及肝静脉，能够辨认肝肾间隙，能够寻找并认胆囊，能够辨认"米老鼠征"，Glisson系统及肝静脉的追踪扫查随机抽查考核	Makuuchi探头×2 OL334×2

续表

导师指南								
15号下午讲课、Demo国际会议中心第十一会议室，15日晚上到16日上午上机操作考核均在第八会议室								
A组			a组			内容	考核要点	探头
导师	机型	工作人员	导师	机型	工作人员			
导师 G	Noblus	××	导师 H	交响70	××	腹腔镜穿刺	1、2、3、4、5必须掌握，6、7了解即可，不做特殊要求	OL334×1 5418×1 （大接口）
导师 I	Noblus		导师 J	图腾		开腹经皮穿刺	徒手穿刺在超声切面内显示针杆及针尖，并刺中1~2个靶目标	Makuuchi 探头×2 B715×2

注意事项：

1.所有导师请严格控制时间，每位学员上机操作时间为5分钟，机器旁附有计时器，请使用。

2.上机操作分黄绿两队，用胸牌区分，黄队上机操作时间为11月15日19:30—21:45，考核时间为11月16日110:45—13:00；绿队上机操作时间为16日上午8:00—10:15，考核时间为16日上午10:30—11:45。

3.工作人员会在相应机器全程配合，有任何问题随时解决。

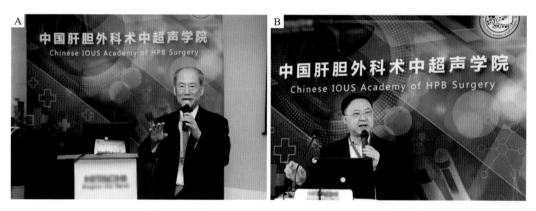

图1-1-11　中国肝胆外科术中超声学院讲师风采

A. Makuuchi教授出席培训班并讲话；B. 卢实春教授出席培训班并讲话；C. 王宏光教授（中国医学科学院肿瘤医院）进行腹腔镜超声肝脏扫查演示；D. 宋天强教授（天津医科大学肿瘤医院）进行开腹超声肝脏扫查演示；E. 王恺教授（南昌大学第二附属医院）进行开腹超声肝脏扫查演示；F. 姚爱华教授（南京医科大学第一附属医院）进行经皮超声肝脏扫查演示；G. 王彦冬教授（天津市第三中心医院）进行经皮超声肝脏扫查演示；H. 蒋小峰教授（广州医科大学附属第二医院）进行经皮超声肝脏扫查演示；I. 王晓颖教授（复旦大学附属中山医院）进行腹腔镜超声肝脏扫查演示；J. 卢鹏教授（中国人民解放军总医院海南医院）进行腹腔镜超声肝脏扫查及穿刺演示；K. 张雯雯博士（中国人民解放军总医院）进行腹腔镜超声肝脏扫查演示；L. 杨建辉教授（湖南省人民医院）进行开腹超声肝脏扫查演示；M. 杨秀华教授（哈尔滨医科大学第一附属医院）进行经皮超声肝脏扫查演示；N. 张克明教授（北京大学国际医院）进行开腹超声肝脏扫查演示；O. 成伟教授（湖南省人民医院）进行开腹超声肝脏扫查演示；P. 于铭教授（空军军医大学附属西京医院）进行经皮超声肝脏穿刺演示；Q. 葛勇胜教授（中国科学技术大学第一附属医院）进行腹腔镜超声引导肝脏穿刺演示；R. 黄凯文教授（台湾大学医学院附属台大医院）进行经皮超声肝脏扫查RVS演示；S. 项灿宏教授（清华大学附属北京清华长庚医院）进行经皮超声肝脏扫查演示；T. 王奕教授（上海交通大学医学院附属同仁医院）指导学员进行腹腔镜超声肝脏扫查练习

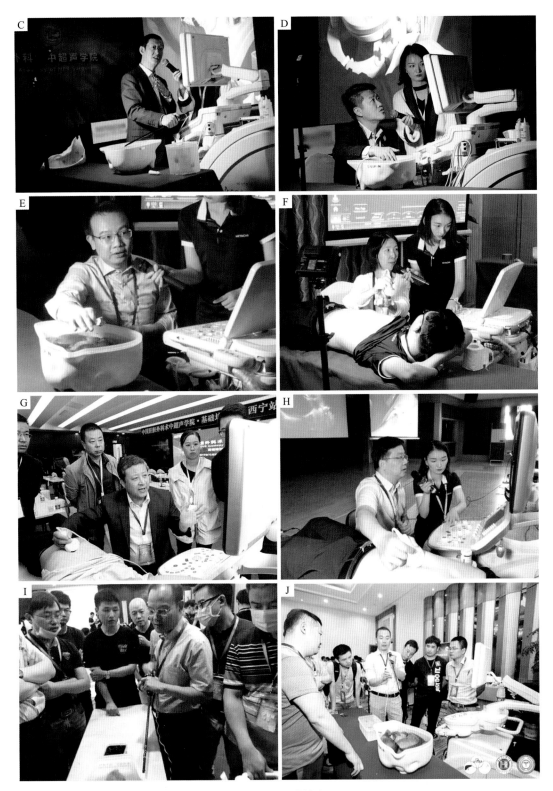

图 1-1-11　（续）

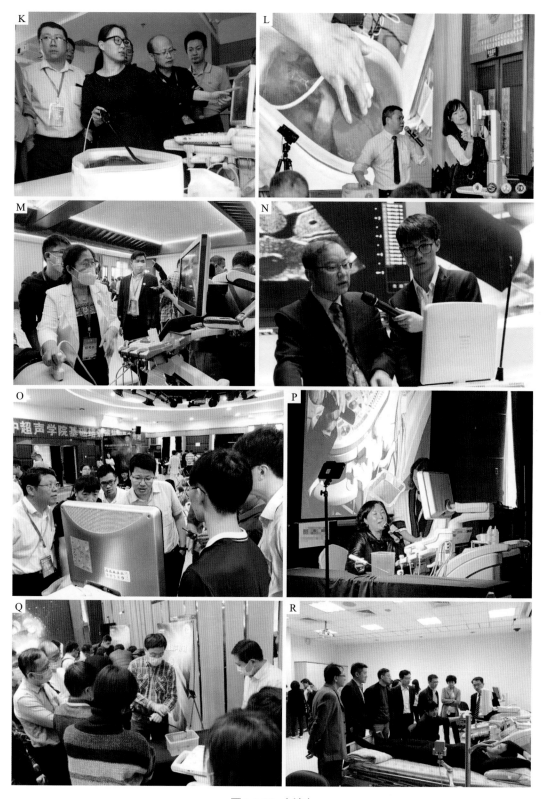

图 1-1-11　（续）

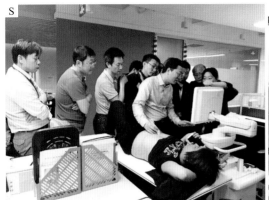
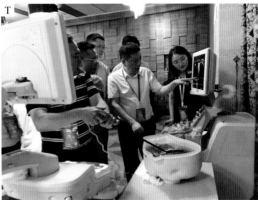

图 1-1-11 （续）

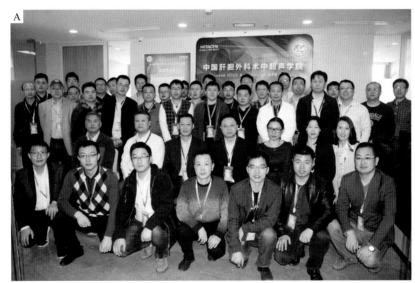

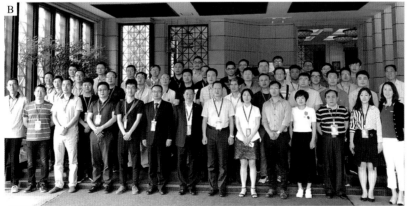

图 1-1-12 中国肝胆外科术中超声学院基础培训班

A. 2018年北京；B. 2018年上海；C. 2018年南京；D. 2018年广州；E. 2019年合肥；F. 2019年长沙；G. 2019年广州；
H. 2019年西宁；I. 2019年杭州（邵逸夫医院）；J. 2019年杭州（浙江省人民医院）；K. 2019年大连；L. 2020年南昌；
M. 2021年合肥；N. 2021年长沙

C
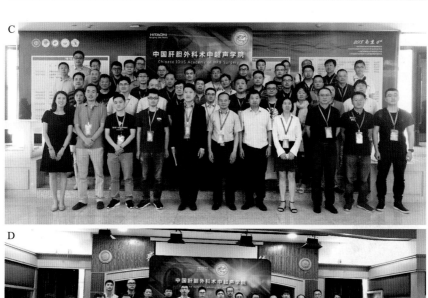

D
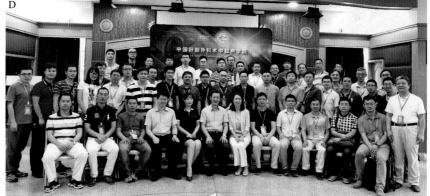

E
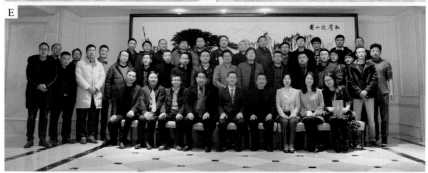

F
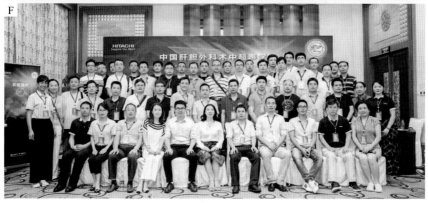

图 1-1-12 （续）

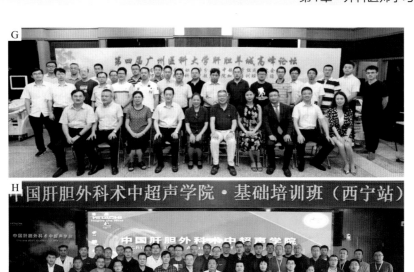

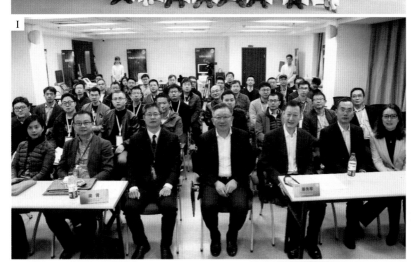

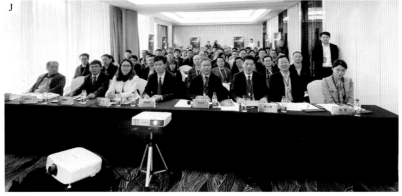

图1-1-12 （续）

K

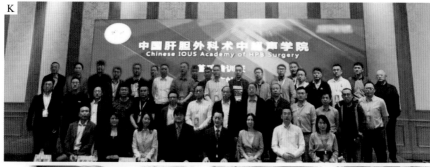

L

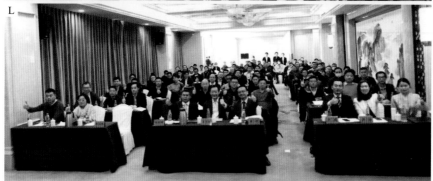

M

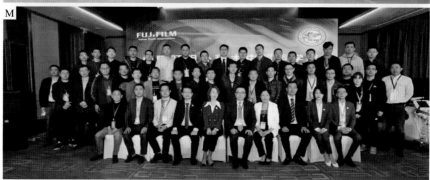

N

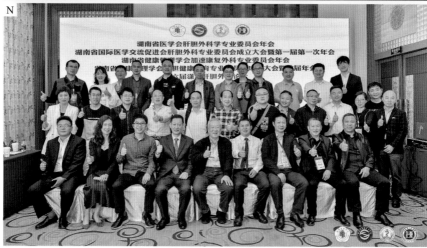

图 1-1-12 （续）

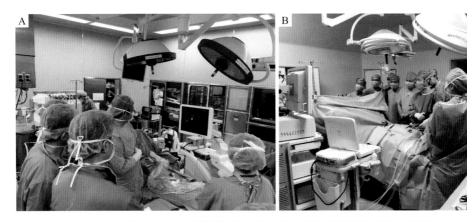

图1-1-13　中国肝胆外科术中超声学院"融影随行"高级班

A. 黄凯文教授（台湾大学医学院附属台大医院）进行RVS引导肝脏肿瘤消融的手术演示；B. 王宏光教授（中国医学科学院肿瘤医院）进行腹腔镜超声引导肝脏肿瘤射频消融手术演示

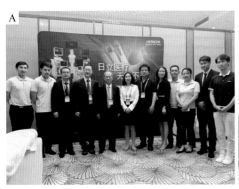

图1-1-14　中国肝胆外科术中超声学院大师巡讲班

A. 2019年南京；B. 2019年乌鲁木齐

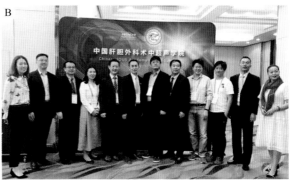

图1-1-15　培训效果调查问卷

第10题 你认为培训是否达到了自己的预期目的？ [单选题]

选项	小计	比例
是的	223	46.07%
没有，我还想学	261	53.93%
本题有效填写人次	484	

第11题 你认为当前培训模式的不足还有： [多选题]

选项	小计	比例
培训时间不够	271	55.99%
实际操作时间不够长	330	68.18%
课程深度不够	105	21.69%
教材尚需完善	148	30.58%
其他	23	4.75%
本题有效填写人次	484	

第12题 你认为当前实际工作中是否有限制你使用IOUS的原因？ [单选题]

选项	小计	比例
是的	364	75.21%
没有	120	24.79%
本题有效填写人次	484	

第13题 那么，你在临床工作中遇到的困难主要是什么？ [多选题]

选项	小计	比例
单位没有IOUS设备	208	57.14%
领导不支持使用IOUS	60	16.48%
麻醉、护理等认为增加手术时间	71	19.51%

培训时间较少，技术尚有不足	245	67.31%
其他	15	4.12%
本题有效填写人次	364	

第14题 是否还想再参加一次（或多次）术中超声学院的培训？ [单选题]

选项	小计	比例
是的	474	97.93%
不是	10	2.07%
本题有效填写人次	484	

第15题 那么，你还想继续参加术中超声学院的哪个培训模块？ [多选题]

选项	小计	比例
基础培训班	267	56.33%
融影随行班	317	66.88%
大师巡讲班	255	53.8%
其他，我认为还应该增加以下内容	16	3.38%
本题有效填写人次	474	

第16题 你向朋友及同事推荐术中超声学院的可能性有多大？ [单表题]
本题平均分：9.14

选项	小计	比例
不可能	0	0%
1	2	0.41%
2	0	0%
3	2	0.41%
4	1	0.21%
5	7	1.45%
6	23	4.75%
7	25	5.17%
8	66	13.64%
9	44	9.09%
极有可能	314	64.88%
本题有效填写人次	484	

第17题 请选择你所在的省份城市与地区： [填空题]
填空题数据请通过下载详细数据查取

图1-1-15 （续）

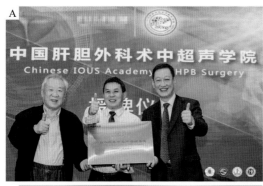

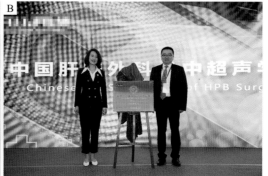

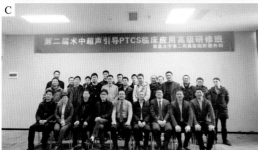

图1-1-16 中国肝胆外科术中超声学院培训基地成立

A. 湖南省人民医院肝胆外科；B. 中国科学技术大学第一附属医院肝胆外科；C. 南昌大学第二附属医院肝胆外科

（王宏光）

参 考 文 献

[1] Makuuchi M, Hasegawa H, Yamazaki S, et al. Newly devised intraoperative probe [J]. Image Technol Info Display Med, 1979, 11: 1167-1169.

［2］ Makuuchi M, Hasegawa H, Yamazaki S, et al. Intraoperative ultrasonic examination for hepatectomy [J]. Jpn J Clin Oncol, 1981, 11: 367-390.

［3］ Makuuchi M, Hasegawa H, Yamazaki S. Ultrasonically guided subsegmentectomy [J]. Surg Gynecol Obstet, 1985, 161 (4): 346-350.

［4］ Makuuchi M, Hasegawa H, Yamazaki S, et al. Four new hepatectomy procedures for resection of the right hepatic vein and preservation of the inferior right hepatic vein [J]. Surg Gynecol Obstet, 1987, 164 (1): 68-72.

［5］ 刘允怡. 术中超声在肝脏切除中的应用 [J]. 中华肝胆外科杂志, 2017, 23 (11): 729-731.

［6］ Ferrero A, Lo TR, Russolillo N, et al. Ultrasound-guided laparoscopic liver resections [J]. Surg Endosc, 2015, 29 (4): 1002-1005.

［7］ Kleemann M, Hildebrand P, Birth M, et al. Laparoscopic ultrasound navigation in liver surgery: technical aspects and accuracy [J]. Surg Endosc, 2006, 20 (5): 726-729.

［8］ 张雯雯, 王宏光. 腹腔镜超声在腹腔镜肝切除术中应用价值和评价 [J]. 中国实用外科杂志, 2017, 37 (5): 580-585.

［9］ Guido T. 超声引导下肝脏外科手术图解 [M]. 周翔, 邹如海, 译. 北京: 人民卫生出版社, 2016.

［10］ Machi J, Staren E.D. 外科超声学 [M]. 2版. 王光霞, 徐松, 译. 天津: 天津科技翻译出版公司, 2007.

［11］ Committee on Emerging Surgical Technology and Education. American College of Surgeons. Statement on ultrasound examinations by surgeons [J]. Bull Am Coll Surg, 1998, 83 (6): 37-40.

［12］ 卢实春. 浅谈精准医学时代的肝胆胰外科 [J]. 中华肝胆外科杂志, 2017, 23 (11): 732-734.

［13］ 王晓颖, 朱小东. 术中影像引导在腹腔镜和机器人肝切除术中的应用 [J]. 中华肝胆外科杂志, 2017, 23 (11): 741-744.

［14］ 宋天强. 术中超声在肝脏恶性肿瘤切除中的应用 [J]. 中华肝胆外科杂志, 2017, 23 (11): 745-749.

［15］ 张雯雯, 王宏光, 陈明易, 等. 腹腔镜超声引导的腹腔镜肝脏切除术 [J]. 中华肝胆外科杂志, 2017, 23 (11): 762-765.

［16］ 中国肝胆外科术中超声学院. 腹腔镜超声在肝脏外科的应用专家共识 (2017) [J]. 中华肝胆外科杂志, 2017, 23 (11): 721-728.

第 ② 节
日本肝胆外科专业超声技术训练体系介绍

自20世纪80年代开始，以幕内雅敏为代表的日本肝脏外科学者开始将超声技术引入肝癌的诊治体系中。经过近40年的发展，超声已成为肝段/亚肝段的解剖性切除、经皮门静脉栓塞和肝肿瘤局部等治疗项目的技术基石。在此过程中，日本各大学附属医院的肝胆胰外科专业也逐步发展和完善了自身的超声技术教学和训练体系。

一、肝胆外科专业超声技术的特点

与普通超声专业不同，肝胆外科运用超声技术不仅需进行疾病的诊断，更需要立足于手术，因此需特别强调对肝胆系统超声解剖知识的掌握和训练，从而为术中肿瘤的精确定位、门静脉穿刺肝段染色、显露肝内解剖标志等环节打下坚实的基础。

二、技术标准和训练体系

肝胆外科专业超声诊疗分为体表超声和术中超声，前者是后者的基础。肝胆外科医师只有熟练掌握体表超声的相关知识储备和技术标准，才能具备灵活运用术中超声的能力。以下结合日本肝肿瘤的超声诊疗技术标准，介绍其训练体系。

（一）体表超声

1. 肝肿瘤的超声诊断流程和技术标准

1）定期超声随访的适宜人群和告知义务：

应充分告知肝癌的高危人群，即感染乙型或丙型肝炎病毒的患者每6个月进行一次超声检查；极高危人群，即肝硬化患者，每3～4个月进行一次超声检查。

2）超声检查前的准备工作：

（1）仔细询问病史，进行细致的体格检查，认真分析实验室检查结果；

（2）结合CT、MRI等其他影像学检查，初步判断肝内占位性病变的大小、个数和性质，以及背景肝脏的病理性改变[2]；

（3）做出肝脏的三维重建或手绘图，明确肝内占位的解剖位置及其和主要脉管的关系。

3）肝肿瘤的初步诊断及其分类：

相较CT和MRI，超声受患者体格、背景肝脏病变和操作医师经验等因素影响较大。因此，当超声首次发现肝内可能存在占位性病灶时，无须立刻判断其性质，应首先确认病灶真实存在，按以下标准分为存在肿瘤、疑似存在和暂缓诊断3类[3]。

（1）存在肿瘤。同时满足以下条件：①病灶与周围肝组织的回声水平明显不同或轮廓清晰；②在两个（如右侧肋间切面和肋下切面）或多个扫查方向均能发现该病灶（图1-2-1）。

体表超声可见邻近肝包膜一直径1.5cm左右的中高回声结节影，右侧肋间切面和肋缘下切面扫查均可见，边界清晰，由此确认肿瘤存在。

（2）疑似存在。应同时满足以下条件：①病灶与周围肝组织的回声水平明显不同或轮廓清晰；②仅在一个扫查方向能发现该病灶。

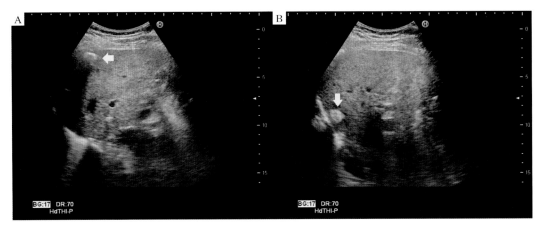

图 1-2-1 肝肿瘤的初步超声诊断

A. 右侧肋间切面，病灶外侧无回声区为肺组织内气体形成的干扰；B. 同一病灶在肋缘下切面的表现

（3）暂缓诊断。同时满足以下条件：①病灶与周围肝组织的回声水平略有差异或轮廓不清晰；②在两个或多个扫查方向均能发现该病灶。

（4）注意事项。①当出现疑似存在或暂缓诊断的情况时，应注意结合其他影像学手段进行排除和鉴别。局部不规则脂肪浸润、肝岛和肝圆韧带等特殊组织病理学和解剖学结构，也不能单一依赖超声进行诊断。②由于许多肿瘤在常规 B-mode 模式下表现为"等回声"，除关注肿瘤在超声下的直接表现外，也应注意重要的间接特征，例如：脉管的异常受压（图1-2-2）、中断、内部异常回声（癌栓）（图1-2-3）、肝肿瘤从肝被膜上呈圆弧形隆起的"驼峰征"（hump sign）（图1-2-4）、转移性肝肿瘤的高回声周围有环状低回声的"牛眼征"（bulls eye sign）或"靶环征"（target sign）（图1-2-5）、肝细胞癌周围的薄层环状低回声带（hypoechoic halo sign），即"halo 环"（图1-2-6）、肝内胆管局部扩张表现提示肝内胆管癌等。最初开始进行肝肿瘤超声诊断训练的肝胆外科医师，可参考表1-2-1的形式进行记录。

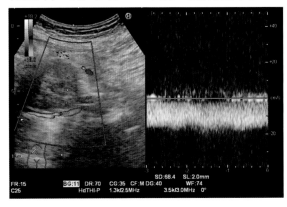

图 1-2-2 受肿瘤压迫的门静脉

右肝一外生型占位，肝门区门静脉受压显著变细

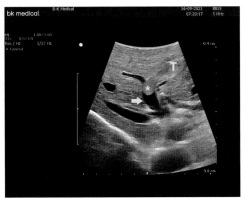

图 1-2-3 门静脉癌栓的超声表现

门静脉矢状部主干被癌栓阻塞并侵出血管，与肿瘤相连 T. 肿瘤（肝细胞癌）；蓝箭头. 门静脉矢状部；*. 门静脉癌栓

表1-2-1 肝肿瘤超声初步诊断记录表

病灶序号	初步诊断			解剖位置			
	存在肿瘤	疑似存在	暂缓诊断	跨左右半肝	所属半肝	所属肝段	所属亚段

具体超声表现（B-mode）							
背景肝	形状	大小	轮廓	边缘回声	内部回声	后方回声	附加表现

超声造影	
B-mode下未发现的新发病灶：是□；否□	B-mode下为等回声的病灶：是□；否□
侵犯或毗邻的脉管	下腔静脉：□；肝静脉：_____；门静脉：_____；肝门部：□
肿瘤性质诊断	肝细胞癌□ 肝内胆管癌□ 转移性肝肿瘤□ 肝腺瘤□ 肝血管瘤□ 肝脏局灶性结节增生（FNH）□ 肝肉瘤□ 其他□：_____ 结合其他影像学检可诊断：□；结合其他影像学检查仍无法诊断：□
其他情况	

注：

1.背景肝：填写"正常回声""脂肪肝"（弥漫型增强回声）、"肝硬化"（肝脏体积的缩小及肝脏表面凹凸不平与实质回声的增高、增粗）等。

2.形状：填写"圆形""类圆形""不规则"等。

3.病灶大小：通过两个接近垂直或交叉的扫查方向发现病灶，分别以病灶的最大径测量。

4.轮廓：填写"清晰""不清晰"等。

5.边缘回声：填写肿瘤边缘是否存在异常的回声带，如有，则注明回声带的粗细。

6.内部回声：填写"高回声""低回声""等回声""不规则混合回声"等。

7.后方回声：填写"无异常回声""回声增强""出现声影"等。

8.附加表现：可填写肝肿瘤的特殊超声表现、脉管内部是否存在异常回声、有意义的肝门和肝外超声表现等。

9.其他情况：可填写超声扫查时是否存在胃肠道气体、腹壁瘢痕、腹壁肠道造口、腹腔粘连、胸廓畸形、呼吸影响等干扰诊断的情况。

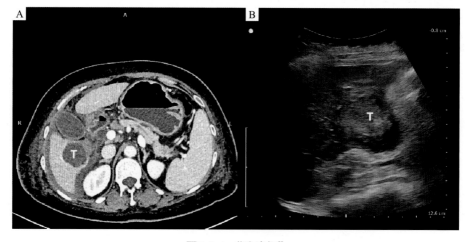

图1-2-4 "驼峰征"

Ⅴ段肝细胞癌突出肝包膜，呈典型的"驼峰征"。A. CT表现；B. 超声表现；T. 肿瘤（肝细胞癌）

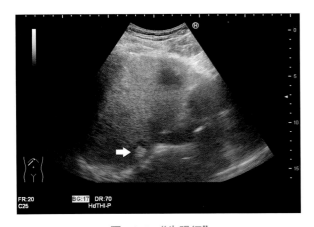

图 1-2-5 "牛眼征"

乙状结肠癌肝转移，肿瘤呈高回声，周围有环状低回声带

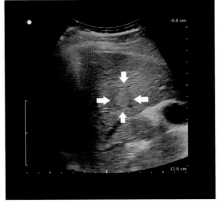

图 1-2-6 "halo环"

肝细胞癌，可见稍高回声的肿瘤四周围绕纤细的环状低回声带

4）肝肿瘤的定位诊断：

（1）对于肝段内的小肿瘤，直接记录其在亚肝段或肝段的位置。例如：位于Ⅷ背侧亚段的肿瘤，记为S8d。对于横跨两个不同肝段的肿瘤，首先记录其占据更大体积所在的肝段，然后记录剩余的肝段。例如：横跨Ⅶ和Ⅵ段，主体位于后者的肿瘤，可记为S7，6。

（2）标注肿瘤毗邻或侵犯的脉管。例如：位于Ⅷ段的肿瘤，侵犯门静脉Ⅷ段腹侧支和肝静脉Ⅷ段内分支，可记为P8d＋/V8＋。

（3）对于仅凭文字难以清楚描述定位或脉管侵犯情况的肿瘤，应辅以手绘图或三维重建加以直观说明，有利于保证术中超声扫查的准确性。

5）多普勒模式检查：

通过多普勒模式可以探明肿瘤内部的血流是否丰富、毗邻血管的血流方向和波形特征，由此可以明确其属于肝静脉或门静脉系统。对于邻近肝门部的肿瘤，多普勒模式亦能准确识别肝动脉（图 1-2-7）。

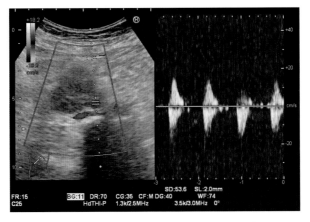

图 1-2-7 多普勒模式显示肝门区的右肝动脉

右肝近肝门部一外生型占位，多普勒模式联合血流波形分析提示瘤体毗邻右肝动脉

6）超声造影：

超声造影（contrast-enhanced ultrasound，CEUS）是肝胆外科医师必须掌握的技能。其原理是利用肝脏具有肝动脉（25%～30%）和门静脉（70%～75%）双重血液供应的特点，经外周静脉注射超声对比剂后，通过观察肿瘤和肝实质在血流灌注时期（phase）的差异实现肿瘤的诊断。超声对比剂存在于血管内的时相称为血管期（vascular phase），对比剂流出血管后的时相称为后血管期（post vascular phase）。

（1）血管期。进一步分为动脉期和门静脉期。①动脉期：为静脉注射对比剂后最长约30s止，此期可先后显示肝细胞癌内部的动脉血管图像和灌注情况。②门静脉期：为静脉注射对比剂后9～25s至120～180s止，此期肿瘤内的对比剂洗脱（wash-out），门静脉开始显影直至肝实质显著增强。我国的《超声造影应用指南》中将此期再细分为注射对比剂后9～25s至20～40s的门脉期及之后的实质期（图1-2-8）。

（2）延迟期。为实质期结束后至对比剂完全从肝脏消失为止，为静脉注射对比剂后360s左右。

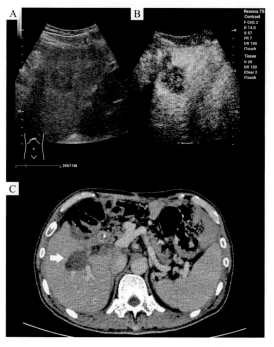

图1-2-8　超声造影鉴别等回声的胃癌肝转移病灶
右肝一27mm×25mm×28mm胃癌肝转移病灶。A. 普通B-mode下转移瘤呈等回声，不易与周边肝实质区别；B. 超声造影显示的动脉期与门脉期重叠时相，瘤体内对比剂开始洗脱，同时，肝实质显著增强；C. 转移瘤的CT图像

（3）后血管期，又称Kupffer期，是指运用全氟丁烷微球为超声对比剂，被肝脏的Kupffer细胞摄取后显影的时相，始于注射后10min左右开始，可持续1h以上甚至更长时间。由于多数肿瘤中不含或仅含少量Kupffer细胞，因此在此期呈显著的低回声。长久的Kupffer期使得医师能从容地进行全肝扫查，为小肿瘤及等回声肿瘤的定位提供有利条件。

总之，血管期用于肿瘤的定性诊断，后血管期以确认肿瘤存在为主要目的。

7）体表超声扫查结果总结：

注意结合其他影像学检查结果明确肝内病灶的解剖定位和性质。确系无法明确诊断的，应准确标注在手绘图中，待术中超声进一步检查。

（二）术中超声

1. 术中超声的作用

术中超声（intraoperative ultrasound，IOUS）的便捷、动态、实时、可定量分析病

灶血流情况等优点使之成为目前唯一普遍用于引导肝切除的影像学技术。IOUS有以下作用：①发现肝内小肿瘤和微小肿瘤。术中超声造影（contrast-enhanced intraoperative ultrasound，CE-IOUS）诊断转移性肝癌的敏感性、特异性、准确性分别高达98.8%、100%和98.9%，对于直径<1cm的转移性肝癌的检出率高达95.7%。对于术前漏诊、中位直径0.7cm的微小肝细胞肝癌，CE-IOUS的敏感性、特异性、准确性分别可达65%、94%和87%，有效降低了漏诊的发生率[4-7]。②明确肿瘤和脉管的关系。高频术中超声探头可清晰显示肿瘤是否存在包膜、与肝内脉管结构是否压迫、接触或浸润，引导手术方式的选择。③引导门静脉穿刺和解剖性肝切除，显露肝静脉等解剖标志。④引导肝肿瘤的局部治疗。

2. 术中超声的操作流程和技术标准

IOUS应在完善体表超声检查的基础上进行。操作者应清楚掌握肝内病灶的个数、大小、与脉管的关系及解剖变异等信息。IOUS仍依次进行B-mode和造影两个步骤。

1）全肝扫查：沿各肝段的Glisson鞘进行全肝扫查。具体路线可参考：Ⅲ段→Ⅱ段→$Ⅳ_A$/$Ⅳ_{sup}$（头侧）段→$Ⅳ_B$/$Ⅳ_{inf}$（尾侧）段→肝门部→Ⅴ段→$Ⅷ_{vent}$（腹侧）段→$Ⅷ_{dor}$（背侧）段→$Ⅷ_{lat}$（外侧）段→Ⅶ段→Ⅵ段→Ⅰ段（尾状叶）。扫查时，应将所见的重要脉管结构、解剖变异和新发现的肿瘤等随时告知全体手术组成员并反复演示，直至全员理解。

2）重点扫查：完成全肝扫查后，重点扫查肿瘤及其毗邻脉管结构：①运用CE-IOUS了解肿瘤内部的血流灌注情况。随着新辅助治疗药物的快速发展，临床上出现了越来越多"消失的肝转移癌"（disappeared liver metastasis，DLM），即在术前无法经传统影像学检查发现的转移瘤。而IOUS的高频探头可显著提升肿瘤的检出率，结合CE-IOUS，通过对比观察B-mode、血管期和Kupffer期肿瘤大小的变化和血流灌注情况，则能进一步降低漏诊具有肿瘤活性的假性DLM风险（表1-2-2，图1-2-9）。②评估肿瘤和毗邻脉管的关系。通过超声探头的轴向旋转，追踪血管属于肝静脉还是门静脉系

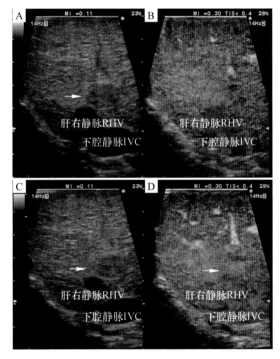

图1-2-9　CE-IOUS诊断结肠癌肝转移

靠近下腔静脉-右肝静脉汇入部的结肠癌肝转移病灶，约9mm×8.5mm×8mm。术前发现CEA持续性上升，但常规增强CT未发现该病灶。A. IOUS的B-mode下转移瘤呈接近背景肝的稍低回声；B. CE-IOUS动脉期早期，可见瘤体内血流开始灌注；C. 动脉期-门静脉期重叠时相，IOUS的B-mode下转移瘤仍呈稍低回声；D. CE-IOUS显示瘤体内对比剂完全充盈，增强回声已稍高于背景肝

统。存在困难时，可结合多普勒模式或血流波形分析加以明确。考虑术中探头分辨率高、波长短，扫查深度有限的特点，可灵活在肝脏膈面、脏面的多个角度观察肿瘤和脉管的关系，客观评价侵犯或受压程度。③接近于肝表面平坦型病灶的诊断。此类病灶易被遗漏。应充分游离和翻转肝脏，结合触诊、吲哚菁绿（indocyanine green，ICG）荧光显影技术进行扫查，必要时可在肝表面置超声垫，提高检出率。

表1-2-2　肝肿瘤术中超声诊断和评估记录表

病灶序号	病灶性质	解剖位置			
	术前已诊断□ 术中新发现□	跨左右半肝	所属半肝	所属肝段	所属亚段

		病灶特点			
1	病灶大小	B-mode	CE-IOUS		
			血管期（动脉期）		Kupffer期
		mm³	mm³		mm³
2	瘤内血流灌注	术前影像学	血管期		Kupffer期
			动脉期	门静脉期	
		有□ 无□	有□ 无□	有□ 无□	对比剂填充：是□ 否□
3	脉管情况	受侵犯的脉管			其他征象
		下腔静脉：□；肝门部：□ 门静脉：____；肝静脉：____；胆管：____			扩张胆管：_____ 癌栓部位：_____

注：

1. 动脉期测量的病灶大小提示内部血流的最大灌注范围，Kupffer期提示病灶的总体大小。

2. 标注肿瘤侵犯的脉管。例如：位于Ⅷ段的肿瘤，侵犯门静脉Ⅷ段腹侧支可记为$P8_{dor}$＋。

3. 标注扩张的胆管。例如：肿瘤侵犯矢状部，Ⅱ、Ⅲ、Ⅳ段胆管扩张，可记为B2/B3/B4。

4. 标注癌栓所在部位。例如：肿瘤侵犯矢状部，Ⅱ、Ⅲ门静脉有癌栓，可记为P2/P3。

3）引导肝切除：

（1）解剖性肝切除。按手绘图或三维重建所示，运用IOUS寻及正确的门静脉穿刺点，超声监视下逐步进针，在门静脉管腔中确认针尖的金属高回声，回抽见血液后，缓慢注入染料直至目标肝段完成染色（图1-2-10）。肝切除期间，随时以IOUS判断切除平面是否正确，以及肿瘤和切缘的距离，确认肝段所属门静脉主干并引导肝静脉的显露。

腹腔镜下操作门静脉穿刺时，因穿刺针的活动范围受限，需要以探头的轴向旋转和小范围移动寻找针尖的金属高回声影，以便确定最佳的穿刺点。

（2）局部切除。局部切除多用于复发的肝细胞癌、转移性肝癌等无须解剖性肝切除的情况。技术难点是如何避免显露肿瘤。IOUS引导局部切除的技术步骤如下：①定位肿瘤，扫查肿瘤底部深面有无明显的脉管作解剖标志，作为切除面的最深部；②在肝脏面选择合适的切除面，IOUS引导下以相互垂直的方向，在肝表面画出肿瘤边界的投影，共4个点；③距离上述4个投影点外1～2cm再画4个点连线作为切缘，设置切缘前，需预想切入面和

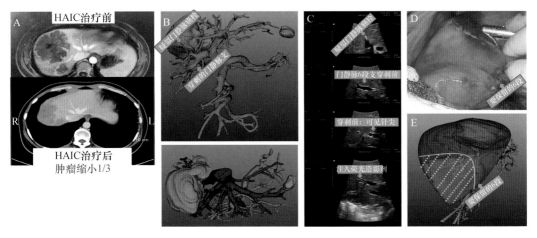

图1-2-10 IOUS引导门静脉穿刺肝段染色

巨大肝细胞癌，行HAIC治疗后肿瘤显著缩小。肿瘤主灶位于Ⅶ和Ⅷ段，左外叶边缘有一肝内转移灶。患者肝储备功能差，决定通过反染Ⅵ段将其保留。A. HAIC治疗前后同一CT层面肿瘤大小对比；B. 肿瘤的三维重建图像，肿瘤占据Ⅶ和Ⅷ段，距门静脉右支主干稍近，但未侵犯，P8v分支可见癌栓；C. IOUS引导P6穿刺，首先运用超声确认拟穿刺的P6，缓慢、稳定进针，确认在门静脉管腔内存在针尖的金属高回声影，缓缓注入ICG染料，IOUS监视下确认染料在门静脉的飘动回声；D. Ⅵ段染色完成后的图像，与三维重建所示范围相符

HAIC. 肝动脉灌注化疗；P6. Ⅵ段门静脉；P8v. Ⅷ段腹侧亚段门静脉分支；ICG：吲哚菁绿

切出面，注意切出面距离肿瘤应距切入面稍远，保证安全的切除距离（图1-2-11）；④沿切入面至肿瘤底部深面的标志脉管为方向逐步切入，直至越过该最深部，结扎标志脉管；⑤沿切出面行进，随时以IOUS监视切出面与肿瘤的距离是否足够。

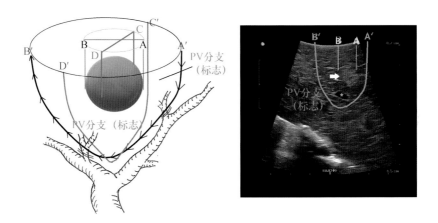

图1-2-11 IOUS引导肝肿瘤的局部切除

IOUS引导局部切除时避免肿瘤显露的关键步骤。①避免肿瘤底部显露：定位肿瘤，观察其底部深面有无可作为切除引导标志的脉管，切除时越过该点。②避免肿瘤侧面显露：选定预切除平面后，以相互垂直的方向在肝表面作肿瘤的投影，设为A、B、C、D四点，在其外侧1～2cm延长线处再作A′、B′、C′、D′，此四点连线为切缘，切缘线和肿瘤底部深面作为解剖标志的脉管形成的锥形曲面为切面。若以A′→B′、C′→D′的方向展开切除，需注意BB′和DD′的距离要分别稍大于AA′和CC′。PV. 门静脉

（周 迪 李 俊）

参 考 文 献

［1］ Maruyama H, Sekimoto T, Yokosuka O. Role of contrast-enhanced ultrasonography with Sonazoid for hepatocellular carcinoma: evidence from a 10-year experience [J]. J Gastroenterol, 2016, 51 (5): 421-433.

［2］ Conlon R , Jacobs M , Dasgupta D , et al. The value of intraoperative ultrasound during hepatic resection compared with improved preoperative magnetic resonance imaging [J]. Eur J Ultrasound, 2003, 16 (3): 211-216.

［3］ 熊田卓, 松田康雄, 飯島尋子, et al. 肝腫瘤の超音波診断基準 [J]. 超音波医学, 2012, 39: 317-326.

［4］ Arita J, Ono Y, Takahashi M, et al. Usefulness of contrast-enhanced intraoperative ultrasound in identifying disappearing liver metastases from colorectal carcinoma after chemotherapy [J]. Ann Surg Oncol, 2014, 21 (Suppl 3): S390-S397.

［5］ Lim C , Vibert E. Identification of Metastatic Liver Cancer [J]. Frontiers of gastrointestinal research, 2013, 31: 18-24.

［6］ 幕内雅敏, 高山忠利. 要点与盲点——肝脏外科 [M]. 2版. 董家鸿, 译. 北京: 人民卫生出版社, 2013: 316-318.

［7］ 周迪, 唐伟. 肝胆胰外科访学笔记 [M]. 北京: 人民卫生出版社, 2021: 62-65.

第 ❸ 节
日本肝胆外科专业医师解剖手绘图训练体系介绍

日本大学医院外科各专业医师的教育训练体系中，解剖手绘图（日语：スキーマ/シェーマ；英语：schema）是独具特色的内容。解剖手绘图作为最重要的临床基本功之一，是自住院医师生涯开始就必须学习、训练并逐步掌握的技能。

解剖手绘图是指在综合分析患者的病史资料、体格检查、生化结果，特别是在影像学表现的基础上，通过手绘图的形式，全面、直观地呈现患者的诊断、疾病的解剖学特点，从而为手术等临床决策提供重要依据。

一、解剖手绘图的绘制流程

计算机三维重建技术的问世解决了精确计算残肝体积的难题，推动了精准肝胆外科手术的快速发展，而手绘图正是这一技术的理念基础。相较计算机三维重建仅能单纯提供病灶的解剖学信息，手绘图最大的意义在于可以训练和提升外科医师综合运用解剖学、生理学、病理学及影像学知识把握疾病本质的能力。

肝胆外科疾病，从患者入院到完成治疗，期间需要经过达成诊断、可切除性分析、术前准备和手术规划、手术（手术记录和标本处理），以及术后处理五个环节。按日本大学医院的诊疗规范，手绘图在前四个环节中均有重要作用。

（一）达成诊断

在仔细的病情询问和体格检查基础上，对影像学结果的规范化分析和总结是达成诊断和正确作图的基础。以下以肝细胞肝癌（hepatocellular carcinoma，HCC）的作图流程为例进行介绍。就HCC而言，主要涉及体表超声（ultrasound，US）、计算机断层扫描（computed tomography，CT）及磁共振成像（magnetic resonance imaging，MRI）的规范化读片分析，作图时需将其中的重要信息或特征性表现标注于图上。

1. US

超声检查包括B-mode和超声造影两部分。①在B-mode下扫查并记录肝脏的形态：边缘是否锋利，表面是否光滑，肝脏内部回声模式，诊断是正常肝、脂肪肝还是肝硬化等。②描述肿瘤：位置、直径、瘤周有无halo环、肿瘤内部的回声模式（图1-3-1），以及运用多普勒模式确认可能流向肿瘤的动脉血流，判断门静脉/肝静脉内有无癌栓。③完成B-mode检查后进行超声造影，并描述血管期和Kupffer期的发现。根据肿瘤内部血流灌注的时间轴确定HCC的诊断[1]。④描述肿瘤与Glisson鞘和肝静脉的位置关系。

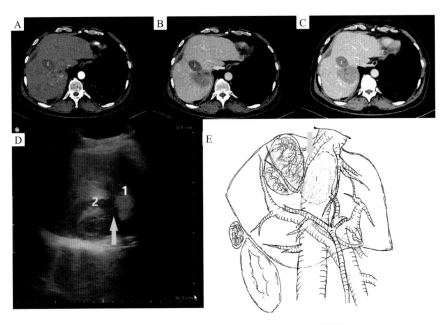

图1-3-1 结合超声和CT表现完成手绘图举例

A. 增强CT动脉期，可见病灶2内部有不均匀小部增强表现；B. 增强CT门静脉期，可见病灶2内部增强部分已经消退；C. 增强CT延迟期，可见病灶2内部呈低密度，病灶1始终呈均匀低密度，未见增强；D. 病灶超声表现，可见病灶2内部呈不均匀的混合性低回声，而病灶1呈均匀的高回声（术中证实为前次手术放置的止血生物材料）；E. 该病例的手绘图，矢状位视角，目的是表现两个病灶的相对位置关系。绿色箭头：病灶1和2之间的肝中静脉，作图时需注意显示

2. CT

建议运用双源薄层增强CT进行检查：①描述肿瘤的位置和大小；②描述肿瘤在动脉期、门静脉期和平衡期的灌注和消退（wash out）情况，是否具备"快进快出"的典型表现；③描述肿瘤与门静脉、肝动脉、肝静脉和胆管的位置关系（图1-3-1）；④门静脉/肝静脉内有无癌栓；⑤描述围肝门区有无肿大的淋巴结及其位置。

3. MRI

建议运用钆塞酸二钠增强MRI（gadolinium ethoxybenzyl diethylene triamine pentaacetic acid enhanced MRI，Gd-EOB-MRI）进行检查。除了描述与增强CT相似的经典三期表现外，关键是记录Gd-EOB-MRI肝胆期的特征性表现。Gd-EOB-DTPA肝胆期扫描时间一般推荐在注射对比剂后20min开始扫描，正常肝细胞因能够摄取EOB成分而呈明显强化，与不摄取该成分的HCC细胞形成明显对比。

4. 其他

运用PET-CT等检查可以排除远处转移，也可评估经过新辅助转化治疗后的HCC肿瘤坏死的程度和范围。内镜检查发现的重要结果，如通过Spyglass发现的分支胆管内的隆起型病变及其活检结果，也需精确标注在手绘图的相应位置上。

（二）可切除性分析

可切除性分析包括解剖学分析和肝储备功能分析两个层面。①解剖学层面：在肝脏亚段水平明确肿瘤位置，特别标记与肿瘤毗邻或侵犯的重要脉管，结合三维重建计算出具体的切除门静脉流域体积和肝静脉淤血域体积。②肝储备功能层面：结合吲哚菁绿15min潴留率试验（indocyanine green retention rate at 15 minutes，ICG-R15）的检查结果，确定拟切除的脉管或必须保留的脉管。例如，在Ⅶ段单发的5cm HCC，接近右肝静脉（right hepatic vein，RHV）的情况下，首先要分别计算肿瘤所在Ⅶ亚段、整个Ⅶ段，整个后叶的体积，以及残肝体积，然后考虑联合切除RHV的条件下，计算RHV回流区域体积和淤血域体积。最后结合肝功能指标及ICG-R15检查结果确定是否保留RHV及具体的肝切除范围。

（三）术前准备和手术规划

术前准备和手术规划的重要内容包括以下两方面：①根据拟切除的肝叶、肝段或亚肝段，确认并标注相关的变异脉管结构。例如：拟行左半肝切除时，需确认右后叶胆管是否发自左肝管；行Ⅷ段切除时，需确认Ⅴ段门静脉分支（P5）是否发自Ⅷ门静脉（P8）；行Ⅱ段切除时，需明确Ⅱ、Ⅲ、Ⅳ段胆管B2、B3和B4的汇合部位和汇合方式等。②规划手术路径和步骤，标注拟切除的范围、可能涉及的重要结构，以及拟离断的重要脉管。例如：拟行Ⅷ背侧亚段（S8d）染色时用醒目颜色标记该门静脉P8d分支。

（四）手术记录和标本处理

日本大学医院的手术记录要求以"文字＋术中照片＋手绘图"的形式书写[2]。其中，手绘图需准确提示相应术中照片中显示的重要解剖结构。其优点是直观、精确地呈现出手术路径、术中的重要发现、切除和保留的结构、引流管放置，以及手术标本处理等信息，从而为术后管理、随访、学科教育和临床科研等提供原始资料。

1. 完成时间

完成手术记录者需为主刀医师或第一助手，文责为主刀医师。综合外科医师的工作强度、对手术的最佳记忆时间和病例归档时限等因素，手术记录应在手术后当天或2～3天内完成。因归档需要，手术记录的手绘图必须以不易褪色的防水笔绘制。

2. 主要内容

手绘式手术记录的主要内容包括以下6个部分，笔者将以一例"解剖性Ⅵ段切除治疗复杂肝胆管结石"的手术病例加以说明。

（1）标记切口的位置、形状和长度。腹腔镜手术需标记每个Trocar戳孔的位置和长度。腹壁上原有的造口、既往手术瘢痕和穿刺管等亦需要注明（图1-3-2）。

（2）手术涉及脏器的质地、组织学特点及病变的具体解剖位置等，可用术前手绘图代替（图1-3-3和图1-3-4）。

（3）术中探查所见、标记手术路径，例如前入路的尾状叶切除、胆管癌手术时以Kocher切口行No.13和No.16组淋巴结活检等（图1-3-5）。

（4）与术中照片对应，描绘主要的切除步骤、切除范围、和病灶一并切除及保留的重要脉管（图1-3-6和图1-3-7）。对于解剖性肝切除，需标注显露的肝静脉及肝段或亚段所属门静脉断端的名称。涉及消化道重建者，需绘制出吻合方式、所用缝线、缝合针数及吻合肠段的长度等信息（图1-3-8）。

（5）术后放置引流管的具体位置（图1-3-8）。

（6）标本处理。按各疾病相应的《处理规约》要求，对手术标本进行切开、测量、描绘标本形态并标记病灶和毗邻脉管位置。

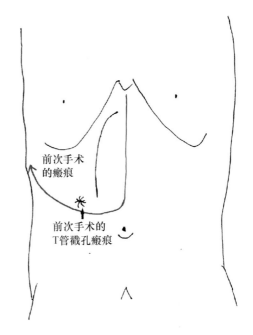

图1-3-2　复杂肝胆管结石行Ⅵ段肝切除＋胆肠吻合术的切口示意图

患者既往曾行胆道探查＋T管引流术，绘图时应注明原先的切口以及原腹壁T管戳孔瘢痕位置

前次手术的瘢痕

前次手术的T管戳孔瘢痕

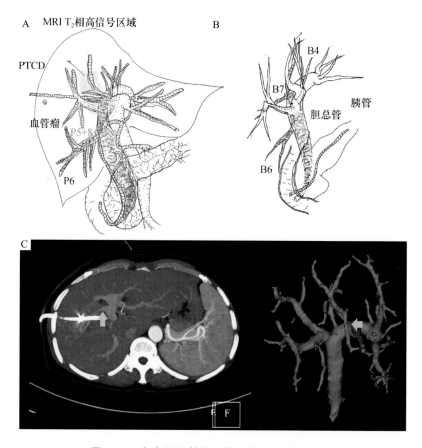

图1-3-3 复杂肝胆管结石的示意图（腹侧面观）

术前绘制的肝胆管结石示意图（腹侧面观），需标注胆管结石的范围、术前PTCD引流置管的位置、MRI发现的异常高信号（炎症水肿）区域和一并发现的血管瘤位置。A. 腹侧面观整体示意图；B. 单独显示胆管及结石的示意图；C. 增强CT和三维重建提示门静脉右前支发自门静脉左支主干；蓝箭头. 门静脉右前支

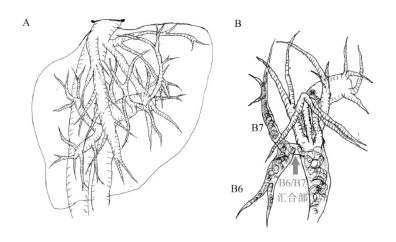

图1-3-4 复杂肝胆管结石的示意图（矢状位观）

术前绘制的肝胆管结石示意图（矢状位观），因右肝结石较多，需绘制矢状位观，体现胆管结石的范围

A. 门静脉和肝静脉的交错关系；B. 矢状位显示的胆管及结石分布情况

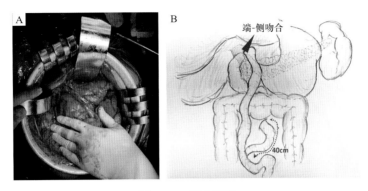

图 1-3-5　探查所见

腹腔内广泛粘连，可见一段空肠粘连于肝门部；分解粘连后，探查胆总管全程结构完整，但内部充满结石，可见前述的空肠和胆总管进行过端 - 侧吻合

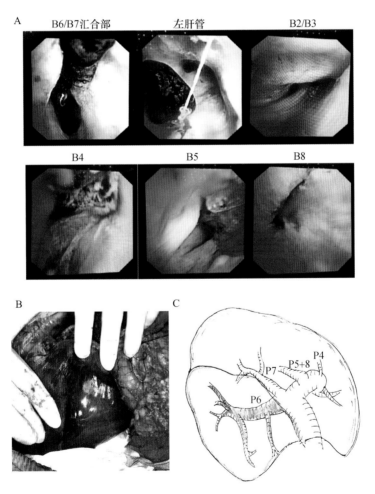

图 1-3-6　Ⅵ段门静脉 P6 的染色及解剖性切除

按胆道镜探查的结果，确认 B6/B7 汇合部结石堵塞，经胆道镜难以取出，故决定行Ⅵ段解剖性切除，自 B6 断端将 B6/B7 汇合部阻塞结石疏通。A. 术中胆道镜探查发现 B6/B7 汇合部结石堵塞；B. 超声定位下 P6 染色；C. 手绘图提示染色的 P6 和染色范围

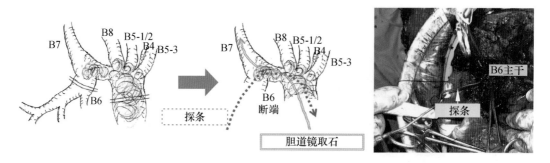

图 1-3-7　B6/B7 汇合部→肝总管的取石

Ⅵ段切除后，自 B6 主干的断端内插入一根胆道探条，在超声定位下，通过 B6/B7 汇合部并最终到达肝总管断端；最终探查发现：B6/B7 汇合部被质硬的结石和胆泥完全堵塞；运用胆道探条将结石和胆泥完全推入肝总管内（由末梢胆管→肝总管主干方向）

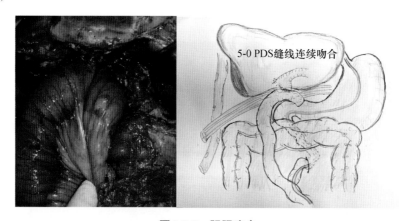

图 1-3-8　胆肠吻合

胆肠吻合以 5-0 PDS 缝线行连续缝合，营养管置入空肠远端；肝段面和 Winslow 孔置引流管各一根

3. 注意事项

绘图时须保证解剖结构相对位置关系的准确性。例如：对于肝门部胆管癌，不仅要体现肿瘤的大小和浸润深度，更需准确描绘肝门区门静脉、胆管和肝动脉的交叉走行关系，尤其是肝动脉在胆管后方的延伸和并行长度，由此体现肿瘤对血管的浸润范围。

二、绘制手绘图所需的知识储备

（一）肝胆系统的正常解剖结构和常见变异形式

绘制手绘图应熟悉肝脏的正常形态、肝脏表面的标志性结构、各韧带和毗邻；熟悉门静脉、肝动脉和胆管在肝门部的常见分支形态和常见变异形式，特别是结合影像学检查正确把握三者相对位置关系的能力；熟悉肝静脉的合流形式，特别是结合影像学检查通过识别肝静脉属支确认肝叶、肝段和亚肝段分界的能力；熟悉肝十二指肠韧带内左、右肝动脉的分叉水平、肝固有动脉与胆管的走行关系及淋巴结的分支等。

（二）《原发性肝癌处理规约》和《胆道癌处理规约》

《原发性肝癌处理规约》和《胆道癌处理规约》分别是日本肝癌研究会和肝胆胰外科学会编纂的全国性诊治规范，分为临床和病理两方面[3]。以《原发性肝癌处理规约》为例，包括肝癌的定义、影像学诊断规范、相关临床检查（肝功能损害程度、食管-胃静脉曲张/静脉瘤、组织活检）、肝切除术（切除范围、淋巴结清扫、是否 R_0 切除）、局部治疗（消融、冷冻、酒精等）、经肝动脉置管治疗（化疗、栓塞等）、化疗、手术标本的处理规范、肝癌分期、肝切除术的根治性，以及复发的综合判定标准、病例随访和统计学处理方法等内容[4-7]。

其中，掌握病理标本的处理规范是正确描绘肝癌标本、临床分期和出具病理报告的基础。肝癌手术标本须严格按如下项目记载：

1）肿瘤部位（代号Lo）：位于右后叶、右前叶、左内叶、左外叶和尾状叶的肿瘤分别记为P、A、M、L、C。

2）肿瘤大小、个数和浸润范围（代号H）：单发者记为St，多发者记为Mt；肿瘤浸润范围从位于亚段内至超过3个肝叶者分别记为 $H_s \sim H_4$。

3）标本的大体病理学特征：①肿瘤生长模式：膨胀性（代号Eg）、浸润性（代号Ig）；②有无被膜（代号Fc +/-）；③浸润被膜（代号Fc-Inf +/-）；④肿瘤内部是否有分隔（代号Sf +/-）；⑤是否浸润肝脏浆膜（代号S）；⑥淋巴结转移（代号N）；⑦血管侵犯（代号V）：对于门静脉、肝静脉和肝动脉的侵犯分别运用Vp、Vv和Va表示；⑧胆管侵犯（代号B）；⑨腹膜播散（代号P）；⑩切除断端是否阳性（代号Sm +/-）；⑪非肿瘤部分的描述（代号NL.正常肝脏；CH.慢性肝病表现；LF.肝纤维化；LC.肝硬化）。

在处理标本时，切割刀应全程穿过肿瘤面，沿冠状位依次平行切开。测量切开后每部分标本及肿瘤的长、宽、高。描绘标本断面及肿瘤的位置，分清头侧和尾侧，标记肿瘤切缘是否为阴性，以及距肝切缘的确切距离（图1-3-9和表1-3-1）。所有标本经上述处理后再送病理科检查。

表1-3-1 该患者标本术语符号及其意义

符号	意义	符号	意义
Fc（－）	无包膜形成	Va0	未侵犯肝动脉
Fc-inf（－）	包膜浸润（－）	B0	未侵犯胆管
Sf（－）	肿瘤内部无分隔	N0	无区域淋巴结转移
S0	未侵犯浆膜	Sm（－）	切缘（－）
Vp0	未侵犯门静脉	Eg	膨胀性生长
Vv0	未侵犯肝静脉	NL	非癌部位肝组织正常

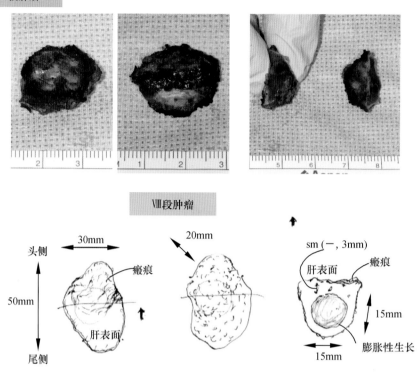

图1-3-9　空肠神经内分泌肿瘤肝转移的肝切除标本处理
Sm（－，3mm）：切缘阴性，肿瘤距肝切缘3mm

（周　迪　李　俊）

参 考 文 献

［1］ Maruyama H, Sekimoto T, Yokosuka O. Role of contrast-enhanced ultrasonography with Sonazoid for hepatocellular carcinoma: evidence from a 10-year experience [J]. J Gastroenterol, 2016, 51 (5): 421-433.

［2］ Ishibashi H, Shimada M, Kamisawa T, et al. Japanese Study Group on Congenital Biliary Dilatation (JSCBD). Japanese clinical practice guidelines for congenital biliary dilatation [J]. J Hepatobiliary Pancreat Sci, 2017, 24 (1): 1-16.

［3］ Takamichi I, Shinji U. The Operative Record for Biliary Surgery [J]. Jpn J Gastroenterol Surg, 2020, 53 (1): 91-97.

［4］ 中川圭, 深瀬耕二, 益田邦洋, 等. 肝動脈変異症例に対する肝門部領域胆管癌手術 [J]. 手術, 2017,

71 (6): 845-852.

［5］ 神谷顺一. 肝門部の外科解剖 [J]. 胆道, 2007, 21: 91-96.

［6］ Okumoto T, Sato A, Yamada T, et al. Correct diagnosis of vascular encasement and longitudinal extension of hilar cholangiocarcinoma by four-channel multidetector-row computed tomography [J]. Tohoku J Exp Med, 2009, 217 (1): 1-8.

［7］ Nagino M, Hirano S, Yoshitomi H, et al. 日本肝胆胰外科协会胆道恶性肿瘤临床管理实践指南2019版英文第三版 (第二部分) [J]. 肝胆外科杂志, 2021, 29 (5): 3.

第 **④** 节
术前解剖手绘示意图的训练方法

一、绘制手绘图所需的知识储备

在肝切除术中，必须了解门静脉和肝静脉的解剖结构。虽然对于每个具体病例而言，这些解剖结构可能不尽相同，但需要了解其普遍的走行和分支形式。

1. 门静脉的分支形式

人群中约90%分为左、右门脉分支，然后从右门静脉分为右前支和右后支；约6%为左支、右前支和右后支的三分支模式；约2%是右后叶分支首先分出的形式。门静脉左支首先分出Ⅱ段门静脉（P2），行进至肝左上方和后部，Ⅲ段门静脉（P3）为矢状部分出P2后发出至左外叶的分支，主要由左下方向前方走行[1]。P4从门静脉的脐部延伸至右上和右下。门静脉右前支向上走行延伸为Ⅷ段门静脉分支（P8），P8又分为腹侧分支（P8v）和背侧分支（P8d）。P5从门静脉右前支主干或P8延伸至肝门下方，通常有多个分支。静脉右后支分为向右后上方分支的Ⅶ段门静脉（P7）和右后下方分支的Ⅵ段门静脉（P6）。尾状叶门静脉分支（P1）常从门静脉右支干或左支干分支，但因其较细，CT常无法显示。此外，还应了解右脐静脉遗留在胚胎期应闭合的右侧肝圆韧带这一特例。

2. 肝静脉的分支形式

肝左静脉位于左外叶Ⅱ段（segment2，S2）和Ⅲ段（segment3，S3）之间；肝中静脉位于左内叶（S3，S4）和右前叶（S5，S8）之间；肝右静脉则行走于右前叶（S5，S8）和右后叶（S6，S7）之间。引流左内叶和右前叶的静脉分支汇入肝中静脉。右前叶主要由右肝静脉引流，但也可能有肝右后中静脉（middle right hepatic vein）引流Ⅶ段（S7）和肝右后下静脉（inferior right hepatic vein）引流Ⅵ段（S6），肝静脉分支形态存在许多变异情况。还需注意的是，肝主静脉的根部和肝门的实际距离很近[2-3]。

在绘图之前需要掌握上述基本解剖结构，厘清需要关注的解剖学要点可以做到更高效地绘图。可以首先练习画大致的解剖图，然后在此基础上反映每个病例的解剖变异。

二、手绘图的绘制流程

手绘图是将患者术前病情充分进行分析的重要手段。与离断面无关的血管不必详细描述，但对于肿瘤附近的Glisson鞘和静脉，横断时将出现哪些血管，以及如何按计划设定离断线很重要，应标记这些出现在离断面的血管。

以下说明手绘图的具体绘制步骤。可以通过薄层CT轴向图像、SPIO-MRI或EOB-MRI确认肝内血管的走行。首先，描绘从门静脉主干分出的左、右分支和门静脉脐部，并描述从那里分出的P2～P8各个分支。然后，描绘下腔静脉和肝左静脉、肝中静脉及肝右静脉，注意它们与门静脉之间的位置关系。同时，也需要意识到肝右后中静脉和肝右后下静脉的存在。最后描绘肿瘤（图1-4-1）。描绘门静脉和肝静脉到分支层级的程度取决于肝切除的具体术式。如前所述，应尽可能详细地描绘预期在肝断面出现的血管。此外，需要通过游离、翻转右肝切除的肿瘤，可绘制右侧矢状位手绘图，获得接近实际切面视野的图像（图1-4-1B）。手绘图对于多发肿瘤也很有用。每个肿瘤的位置、附近的血管等都可以在术前进行描绘，以便在术中进行对照，作为识别肿瘤的参考（图1-4-2）。

对于涉及肝门部操作的手术，显示肝十二指肠系膜内脉管走行的手绘图也十分必要。肝右动脉在胆总管腹侧或背侧走行，或者是否有肝右动脉从肠系膜上动脉分支发出并行至肝十二指肠系膜右侧，胆囊动脉分支的部位，肝中动脉（A4）是否存在，以及尾状叶门静脉的分支位置等，都是肝门区脉管鞘内分别处理脉管时所需的信息。此外，如果存在副肝左动脉或从胃左动脉发出的替代性肝左动脉，则需要在阻断肝十二指肠韧带之外，再阻断这些入肝血流，这也是需要标注在手绘图上的（图1-4-3）。

A　　　　　　　　　　　B

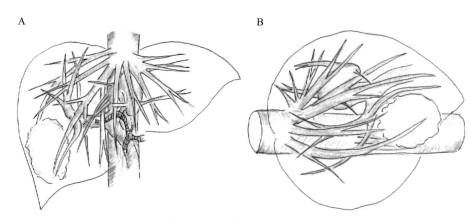

图1-4-1　肝脏S6肿瘤手绘图

A. 腹侧前面视角的手绘图；B. 右侧矢状位视角的手绘图

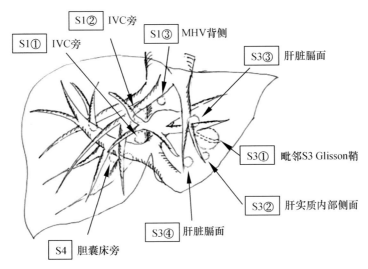

S1① IVC旁
S1② IVC旁
S1③ MHV背侧
S3③ 肝脏膈面
S3① 毗邻S3 Glisson鞘
S3② 肝实质内部侧面
S3④ 肝脏膈面
S4 胆囊床旁

图1-4-2　多发肝癌的术前手绘图

肝脏内发现了8个肿瘤。手绘图显示肿瘤与血管的位置关系，是手术中寻找肿瘤的参考

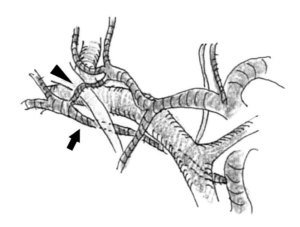

图1-4-3　肝门部结构的手绘图

肠系膜上动脉发出的替代性肝右动脉（箭状箭头），肝左动脉与替代性肝右动脉（三角箭头）之间有细交通支

三、如何判断手绘图是否合格

术中所见将会给出答案。术中超声检查所见的肿瘤与血管的关系是否按手绘图绘制的方式显示，肝脏横断面出现的血管是否符合手绘图的预期是最好的检验手段。

近年来，肝脏三维重建软件已经普及，只需读取CT图像即可轻松构建3D图像。但是只依赖仿真软件，可能会忽略了解基本的肝内解剖结构，因此，最好的方式是医师自己仔细阅读CT图像后绘制手绘图，然后用3D图像检验手绘图是否准确，这是一种捷径。

宫田明典　有田淳一　长谷川潔　周迪（译）

第 ⑤ 节
术中超声训练方法

一、术中超声前的准备工作

术中超声（IOUS）是幕内雅敏等学者自20世纪80年代开始推广到世界范围内的一项技术，是肝脏外科医师在肝切除术中实时掌握肝脏解剖结构的重要技术[4]。与体表超声波不同，IOUS对探头应用的位置限制较少，因此可以从各个位置以相对自由的角度进行扫查。这对于技术熟练的外科医师来说是一个很大的优势。但是，因为术中经常获得非标准扫查切面的图像，所以对于初学者理解相关结构是非常不利的。

要了解IOUS，首先要掌握体表超声。掌握每个肋下和肋间扫查操作的典型图像。在实际手术中，我们首先尝试将超声探头以与体表超声相同的角度应用，由此可以获得类似来自体表超声的图像，并且通过跟踪血管结构到其中枢和末梢位置，可以获得血管的整体走行图像。随着操作经验的逐步丰富，医师头脑中可预想扫查范围内的图像，所需的扫查时间也就相应缩短了。当探头的应用位置与体表超声有显著差异时，例如肝脏游离翻转或通过脏面进行扫查时，很难对获得的图像进行标准化和定型化。这时，需要在头脑中形成肝脏立体结构的清晰概念（图1-5-1）。

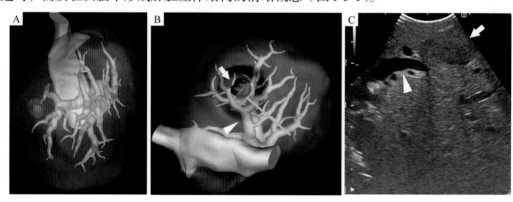

图1-5-1　肝脏游离翻转时的超声检查图像

A. 肝脏Ⅶ段（S7）转移性肝癌的三维重建图像，肿瘤位于P7背侧；B. 肝脏游离翻转时的超声检查图像以及如何应用超声探头；C. 实际超声图像。屏幕右侧显示的P7 Glisson，术中超声和体表显示的切面完全不同
箭状箭头：肿瘤；三角箭头：P7

进行IOUS的机会不如体表超声多，为了提高IOUS的操作水平，即使不是术者，也必须努力争取在肝离断的放开阻断的间隙时间内积极进行超声检查操作。

二、超声检查所需硬件设备及参数调整方法

笔者使用的超声波设备是 FUJIFILM Healthcare 的 ARIETTA 系列，它使用了术中

微凸探头（图1-5-2）。该探头具有小型机头，可将其夹在两根手指之间使用，即使在横膈和肝脏之间的狭窄间隙中也可以操作。此外，一些设施使用 T 形线性探头。

近年来，我们经常使用 Daiichi Sankyo Co., Ltd. 的 Sonazoid® 进行对比度增强超声。由于 Sonazoid® 使用成分来自蛋黄，因此对鸡蛋过敏者禁用。需要注意的是，超声波设备的设置因制造商和型号而异，但作为参考，笔者对常规的设置进行说明。IOUS造影以宽幅对比谐波成像模式

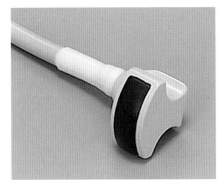

图 1-5-2 术中微凸探头
探头很小，可以用两根手指夹住它来使用

（脉冲反转法）或组织还原对比谐波成像模式（调幅法）成像，但通常会抑制来自组织的信号，使对比谐波成像模式图像更清晰。在组织还原对比谐波成像模式下，发射频率为5MHz，接收频率为以5MHz为中心的宽幅，动态范围为50dB，MI 为0.2，帧率为15Hz。IOUS波具有较低的声压（MI）设置，因为与体外超声相比，没有腹壁造成的超声波衰减。

三、具体操作流程

剖腹探查后，解剖镰状韧带和肝圆韧带。当从肝脏表面观察深部时，特别是在术中超声造影（CE-IOUS）时，需设置低声压，以免破坏对比剂微泡。与 B-mode 相比，造影时深部超声波衰减较明显，因此时常需要通过游离翻转肝脏或改变探头的扫查位置，以缩短超声探头与肿瘤之间的距离以获得清晰的图像。具体而言，如果患者不存在脂肪肝或肝硬化，肿瘤在5cm以下的情况下都能显示，但如果肿瘤距探头超过10cm，则会导致图像失真或不甚清晰。

首先，在 B-mode 下观察目标肿瘤。检查肿瘤是否正常，与血管的位置关系，有无浸润。由于超声的高空间分辨率和对比度分辨率，可能获得与术前影像学检查不同、更为详细的信息。此外，由于可以在手术过程中实时了解肿瘤状态，对于术前影像学检查时间过早，或者经过较长等待后再行手术的肿瘤患者，IOUS可用于判断肿瘤生长速度、有无血管浸润和癌栓等信息，便于术中分期。由于在开始造影后无法进行彩色多普勒超声检查，因此如有必要，应在此阶段进行血流评估。

其次，进行超声造影。目的是评估肝脏结节中的血流动力学并筛查肝脏肿瘤。静脉注射0.5ml CE-IOUS试剂 Sonazoid®（每瓶 2ml），并在上述超声增强模式下观察。对于肝细胞癌等富血供肿瘤，注射对比剂后观察靶肿瘤约1min。在大约15s内，对比剂进入肝脏血管，肿瘤立即被染色。观察这种情况将有助于肿瘤诊断（血管期）（图1-5-3）。由于时间限制，在血管期只能观察到单个肿瘤，因此要重点观察的肝内结节：①未增强的

B-mode下IOUS新发现的结节；②术前诊断未能确认的结节；③术前首先考虑诊断为肝细胞癌的结节。在中断观察约10min或更长时间后，重新开始观察，即进入Kupffer期。在Kupffer期，Sonazoid®微泡被Kupffer细胞吞噬并在肝脏中积累，因此不存在Kupffer细胞的恶性肿瘤表现为明显的低回声肿块[5]。一些肿瘤在B-mode下边界不清，CE-IOUS在此时十分有用（图1-5-4）。此外，在从中央到外周的S2～S8区域中观察每个Glisson鞘的同时确认肝实质，最后观察尾状叶进行全肝扫查。可能会发现术前图像中未指出的肿瘤，应谨慎操作。

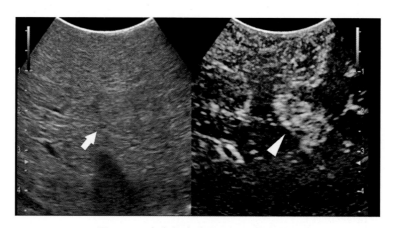

图1-5-3　术中超声造影显示血管期的肝癌

Ⅳ段（S4）的肝细胞癌。屏幕左侧是B-mode，屏幕右侧是造影增强模式。在B-mode下可见肿瘤周围存在halo环（箭状箭头）。在造影增强模式下，可见肿瘤被显著染色（三角箭头）

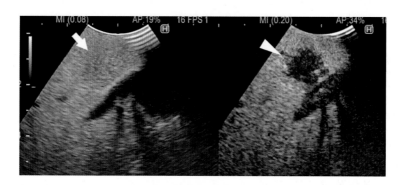

图1-5-4　超声造影的Kupffer期

右后叶的转移性肝癌。屏幕左侧是B-mode，屏幕右侧是造影增强模式。在B-mode下，肿瘤显示为边界十分不清楚的略低回声肿块（箭状箭头）。在造影增强模式下，肿瘤呈显著的低回声，且与血管有清晰的边界（三角箭头）

四、术中超声的适用范围

临床普遍运用IOUS。在肝切除术之前，确认肿瘤和肝内血管的关系并扫查全肝，但IOUS也用于以下目的[6]。

1. 门静脉穿刺染色

在亚段切除术中，常在超声引导下穿刺门静脉进行肝脏染色。重点是在扫查切面显示需要被穿刺的Glisson鞘的长轴，并用左手握住探头使其稳定，右手进行穿刺。从肝脏表面穿刺，同时目视确认穿刺针位于扫查平面内，并确认穿刺针刺入门静脉壁（图1-5-5）。对比剂注入时，可通过超声确认其在门静脉内的流动。

2. 确认肝脏离断线

在离断肝脏时，随时检查、确认离断线是否正确。可将纱布塞入离断面，使离断线清晰可见。检查肿瘤的切缘是否阴性，不应切除的Glisson鞘是否得到保留，必要时纠正离断线（图1-5-6）。

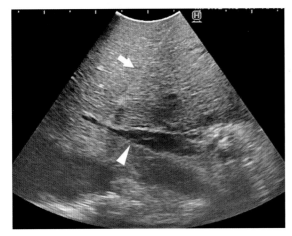

图 1-5-5　超声引导下门静脉穿刺染色

扫查平面内完整显示整个穿刺针（箭状箭头），显示被穿刺的门静脉分支长轴（三角箭头）

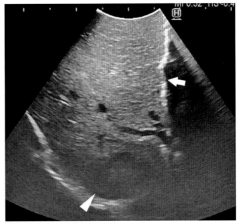

图 1-5-6　确认肝脏离断线

将纱布放置于离断面并行IOUS，则很容易显示离断线（箭状箭头）；三角箭头. 肿瘤

3. 辅助Belghiti法

Belghiti等提出的绕肝提拉法（Hanging手法），便于在左、右半肝切除，右前叶切除等情况下显示下腔静脉腹侧面[7]。但该法常需要将血管钳在不可视情况下通过下腔静脉腹侧，导致其损伤发生大出血。在操作Belghiti绕肝提拉法时，可以通过IOUS显示血管钳的尖端而安全地进行血管钳操作。

宫田明典　有田淳一　长谷川洁　周迪（译）

参 考 文 献

[1]　Kishi Y, Imamura H, Sugawara Y, et al. Evaluation of donor vasculobiliary anatomic variations in liver

graft procurements [J]. Surgery, 2010, 147: 30-39.

［2］ Nagai M, Kubota K, Kawasaki S, et al. Are left-sided gallbladders really located on the left side? [J]. Ann Surg, 1997, 225: 274-280.

［3］ Tani K, Shindoh J, Akamatsu N, et al. Venous drainage map of the liver for complex hepatobiliary surgery and liver transplantation [J]. HPB, 2016, 18: 1031-1038.

［4］ Makuuchi M, Hasegawa H, Yamazaki S, et al. Intraoperative ultrasonic examination for hepatectomy [J]. Ultrasound Med Biol Suppl, 1983, 2: 493-497.

［5］ Arita J, Takahashi M, Hata S, et al. Usefulness of contrast-enhanced intraoperative ultrasound using Sonazoid in patients with hepatocellular carcinoma [J]. Ann Surg, 2011, 196: 992-999.

［6］ Arita J, Ono Y, Takahashi M, et al. Routine Preoperative Liver-specific Magnetic Resonance Imaging Does Not Exclude the Necessity of Contrast-enhanced Intraoperative Ultrasound in Hepatic Resection for Colorectal Liver Metastasis [J]. Ann Surg, 2015, 262: 1086-1091.

［7］ Kokudo N, Imamura H, Sano K, et al. Ultrasonically assisted retrohepatic dissection for a liver hanging maneuver [J]. Ann Surg, 2005, 242: 651-654.

第 ⑥ 节
肝脏外科精细解剖

医学界对肝脏的理性认识始于1654年，当年出版的*Anatomia hepatis*是第一部重要的肝病学著作，该书作者Francis Glisson清楚地描述了肝脏解剖，特别是肝动脉、门静脉和胆管的分布，首次描述肝段解剖学的概念。他描述了肝脏的纤维框架，并通过注射和铸型的方法说明了肝脏血管和胆道解剖技术。此外，在当时还没有对肝脏进行显微研究的背景下，他还推断出血液能通过门静脉穿过毛细血管进入腔静脉。Glisson绘制的一些肝脏插图与如今用三维计算机断层扫描显示的图像已经非常相似。随着肝脏解剖研究技术进展及解剖性肝切除理念的诞生，我们对肝脏分叶、分段解剖及其应用的认识在不断更新，尤其在近半个世纪，肝脏外科也因此一次次突破所谓的手术禁区，每一次对肝脏解剖的新认识都会引起肝脏外科技术和理论的重大革新。

一、肝脏分段的历史发展

几个世纪以来，我们对肝脏的解剖学理解发生了巨大变化。历史上，对肝实质最早的分段是基于肝脏表面形态特征，形成了镰状韧带分割左、右半肝的概念。

1888年，德国的Rex H教授通过对大量肝脏标本进行深入解剖分析，他首次以门静脉分支将肝脏分为左半肝和右半肝，分界线为胆囊床至下腔静脉左侧，这条线也因此被称为Rex线[1]。左、右半肝又根据各自的矢状裂分为两个部分。1897年，苏格兰的James Cantlie教授解剖了一具右半肝萎缩而左半肝肥大的尸体之后，提出了Cantlie线[2]。他写的尸检描述："右肝萎缩为大量纤维结缔组织，而左肝明显肥大，左右半肝的连接处为通过胆囊底部到肝后部下腔静脉中心的连线（Cantlie线）"。这一发现颠覆了当时以脐裂划分左、右半肝的认识。后来的研究证明，他提出的这条线代表了真正的左半肝和右半肝的解剖划分，认为这条线是门静脉左、右支分布的分界线。在Cantlie之后的几十年里，涌现了众多肝脏解剖的分段方法。

1951年瑞典学者Hjortsjo通过对肝脏管道铸型腐蚀标本和胆道造影结果的研究，将肝脏以主裂为界分为左、右半肝[3]。左半肝以脐裂为界（相当于镰状韧带与左矢状裂），分为中间部分和外侧部分；外侧部分又以段间裂为界（平行于右段间裂）分为背外侧段与腹外侧段。右半肝以背段裂和腹段裂分为尾侧-背侧段、中间段和头侧-腹侧段。

1952年法国巴黎大学的Claude Couinaud教授通过肝脏铸型的方法，使用溶剂溶解肝实质显示肝动脉、门静脉和胆道，研究了肝门部血管的分支方式并发表了论文。1954年，Couinaud教授详细分析了120例肝脏标本，他参照肺区的解剖、动物肝脏的分叶，依据门静脉的走行范围提出了Couinaud肝段分类法[4]。Couinaud分段法是基于肝脏的各个节段必须有独立的血管流入、流出和胆道引流的原则，在此基础上对肝脏进行分段。首先，肝脏由Cantlie线划分为左、右半肝，大致与肝中静脉对齐。随后由肝右静脉和肝中静脉从外侧向内侧细分，形成右后叶、右前叶和肝左叶。肝左叶被镰状韧带分为左外叶（S2）和左旁正中叶（S3＋4）。目前，改良的Couinaud分段法在门静脉分支基础上将肝脏分为8段，顺时针给出1～8的数字来表示8个肝段。第Ⅰ段为尾状叶，左尾状叶为分叶状外观，右尾状叶位于肝中、肝右静脉及肝门板的内侧。第Ⅱ段为左外上叶，位于肝左静脉的后上方。第Ⅲ段为左外下叶，位于肝左静脉前下方。第Ⅳ段为肝左静脉与肝中静脉之间的区域。第Ⅴ段为右前下叶，第Ⅷ段为右前上叶，均位于肝中静脉和肝右静脉之间。第Ⅵ段为右后下叶，第Ⅶ段为右后上叶，均位于肝右静脉的外侧[5-7]。由于尾状叶的特殊性，最初Couinaud将其定义为单独的Ⅰ段，1989年Couinaud将其重新定义，称其为背扇区[8-9]。1994年Couinaud教授又将背扇区分为Ⅰ、Ⅸ两个段[10-11]。Couinaud肝分段法是目前临床中应用最为广泛的肝脏分段法。

1953年美国学者Healey和Schroy等提出了以Rex-Cantlie线将肝脏分为左、右两叶，以右段间裂将右叶分为前、后两叶，以左段间裂将左叶分为左内叶（S4）、左外叶（S2+3）。尾状叶作为一个独立的部分存在[12]。左、右叶的4个段中，每个肝段根据其胆管引流情况又各自分为上、下两段，尾状叶根据其胆管引流情况被划分为3个部分，分别是尾状突、左尾状叶和右尾状叶部分[13-15]。

1957年美国学者Goldsmith和Woodburne以门静脉和肝静脉的走行为基础，提出了通过下方胆囊窝和上方肝中静脉的垂直平面将肝脏分为左、右两叶，左叶被肝圆韧带至上方肝左静脉的垂直平面一分为二，分为左内叶和左外叶[16]。右叶则被肝右静脉走行的垂直平面分为右前叶和右后叶。每个段又分为上、下支两个亚段。尾状叶作为一个独立的叶，同时接受肝左动脉和肝右动脉的血液供应，尾状叶的肝静脉则直接汇入下腔静脉。三条主要肝静脉走行于肝段之间，Glisson鞘进入每个段的中央，但Goldsmith和Woodburne的分段对于主段中亚段的划分并没有提出明确的分段界限。

1982年法国学者Bismuth根据Goldsmith和Woodburne分段法与Couinaud分段法，结合了三条主肝静脉所形成的平面和通过门静脉左、右支的水平面，将肝脏分为左、右半肝，右半肝分为前内、后外两个扇区，每个扇区分成为上下两个段，左半肝分为左前、左后两个扇区[17]。为避免左内侧上、下两亚段的混淆，Sugarbaker提出修改方案分别以Ⅳa、Ⅳb亚段指代其上、下亚段。而日本的肝段的命名在Couinaud分段法的基础上，Ⅳa段和Ⅳb段两个亚段的位置与Bismuth分段法相反，阅读日本专业书籍时需要特别关注此处命名。

1986年日本学者高崎健（Ken Takasaki）从临床手术的角度，根据肝脏血供来源于Glisson系统的三个二级分支，每个二级分支供应一个肝段，同时加上直接接受一级分支营养的尾状叶，再将各肝段按三级分支分成6～8个单元（即锥状单元），提出了将肝脏分为左段（Couinaud SⅡ、Ⅲ、Ⅳ）、中段（Couinaud SⅤ、Ⅷ）、右段（Couinaud SⅥ、Ⅶ）三段和一个尾状叶（Couinaud SⅠ、Ⅸ）的Takasaki分段法[18]。

1999年日本学者竜崇正、赵明浩等以门静脉走行、肝静脉回流为基础，结合影像学、胚胎学提出将肝脏分为左肝的外上段、外下段和内侧段，右肝分为前腹侧段、前背侧段、后段，尾状叶为一段，共7段的分段法[19-20]，并且提出了前裂这一新概念[21]，即隐藏在肝里的第3扇门，在这个前裂内走行着一支前裂静脉，并指出门静脉是左、右对称的，后段对应Couinaud S6+7，右前叶不应该分为上、下两段（即S5、S8），而是以前裂静脉平面分为前腹侧段和前背侧段。门静脉右前支主干对应左门静脉脐部。肝静脉也是对称的，以肝中静脉为中轴，肝右静脉相对肝左静脉，脐裂静脉相对前裂静脉[22, 23]。

2009年瑞士学者Fasel对于肝脏分段提出了自己的见解，即"1-2-20"的概念[24]。他用CT扫描分析了25例门静脉铸型标本后，发现来自左、右门静脉二级分支水平的分支有9～44支，平均20支。于是将肝脏在门静脉主干水平称为1个门静脉区，而在左、右门静脉一级分支水平分为左、右2个区，在左、右门静脉二级分支水平分为20个区，就是"1-2-20概念"。这一概念虽然与Couinaud分段法不一致，但Couinaud分段法是对于肝门静脉的二级分支进行集合重组而得出的结论。

肝脏的分段虽然方法众多，但上述各分段方法所基于的肝脏解剖基础无外乎以下几种：如Hjortsjo分段法、Healey和Schroy分段法以肝动脉/胆管系统走行为解剖基础；Couinaud分段法、Bismuth分段法、Goldsmith和Woodburne分段法以门静脉/肝静脉走行为解剖学基础；竜崇正等则以门静脉走行、肝静脉回流为基础，并结合了胚胎学及影像学；而Takasaki分段法以肝脏血供Glisson系统来源为解剖学基础；"1-2-20概念"

则单独以门静脉走行为解剖基础。不同地区对于分段法的偏好明显不同。在美国一般采取 Goldsmith 和 Woodburne 分段法。Couinaud 分段法则在亚洲和欧洲应用广泛。

由于上述肝脏分段方法众多，在国际交流中肝脏的解剖学名词显得非常混乱。为解决这一问题，国际肝胆胰协会于1998年在瑞士伯尔尼（Bern）召开会议，成立命名委员会以统一肝脏解剖学名词和手术命名。2000年5月，由20位国际专家提供的统一命名方式在澳大利亚的布里斯班（Brisbane）会议上通过表决，成为了肝脏外科统一的命名规则——"The Brisbane 2000 Terminology of Liver Anatomy and Resections"[25]。同年10月，我国为与国际标准接轨，在众多肝胆外科专家的努力下，以布里斯班命名规则为基础，翻译了一组新的名词，称为"肝脏解剖和切除手术统一名称"[26]（表1-6-1）。

表1-6-1　主要肝段分段法命名之间的比较

Couinaud肝分段法			Healey 和 Schroy 分段法		Takasaki 分段法	竜崇正分段法			Bismuth 分段法		Brisbane命名法	
左半肝	II	左外扇区	左外段	左外上区		外侧叶	外上段		后扇区	II 段		2
	III		左外段	左外下区		外侧叶	外下段			III	外侧	3
	IV	左旁正中扇区	左内段	左内上区	肝左段	内侧叶	内侧段		前扇区	IV	内侧	4
			左内段	左内下区		内侧叶						
右半肝	V	右旁正中扇区	右前段	右前下区	肝中段	前叶	前腹侧段	前背侧段	前内扇区	V	前侧	5
	VIII		右前段	右前上区		前叶				VIII		8
	VI	右外扇区	右后段	右后下区	肝右段	后叶	后段		后外扇区	VI	后侧	6
	VII		右后段	右后上区		后叶				VII		7
尾状叶	I	背扇区	尾状段	右侧尾状叶	尾状叶	尾状叶	尾状叶		尾状叶	I		1
	IX		尾状段	尾状突								

二、肝裂与肝段划分的关系

在肝脏中存在不属于Glisson系统分布的间隙，位于肝叶和肝叶、肝段与肝段之间，是它们的分界线，这些间隙称为肝裂。根据修改后的肝段划分法，门静脉是确定肝段的关键标志，以肝静脉确定肝段范围，用肝脏的自然沟、裂、窝及韧带作为确定肝段的重要辅助标志（图1-6-1）。

1）正中裂：即主门裂或Cantlie线，是左、右半肝的分界线，内有肝中静脉走行，分为左内叶（IV段）及右前叶（V、VIII段）。表面标志为肝脏膈面从前下方胆囊窝中点至后上方下腔静脉的左侧壁的连线。

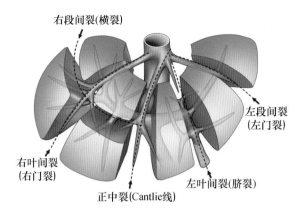

右段间裂(横裂)

左段间裂
（左门裂）

右叶间裂
（右门裂）

正中裂(Cantlie线)

左叶间裂(脐裂)

图1-6-1　肝裂及肝脏Couinaud分段的关系

2）左叶间裂：即脐裂，相当于左纵沟位置，是左外叶（Ⅱ、Ⅲ段）和左内叶（Ⅳ段）的分界线，内有左叶间静脉和门静脉左支矢状部走行。表面标志是在肝脏膈面为肝镰状韧带左侧1cm处与下腔静脉左壁的连线，于脏面则为肝圆韧带。

3）右叶间裂：即右门裂，位于正中裂右侧，是右前叶（Ⅴ、Ⅷ段）与右后叶（Ⅵ、Ⅶ段）的分界线，内有肝右静脉走行。表面标志是肝脏膈面为肝前缘胆囊切迹右侧部的外、中1/3交界处斜向右上方至下腔静脉右缘的连线。

4）左段间裂：即左门裂，是左外上段（Ⅱ段）和左外下段（Ⅲ段）的分界线，内有肝左静脉走行。表面标志为肝脏膈面起于肝左静脉汇入下腔静脉处，向左达肝左缘中、后1/3交界处，转至脏面，多止于脐静脉窝上1/3处。

5）右段间裂：即横裂，将右前上段（Ⅷ段）、右后上段（Ⅶ段）与右前下段（Ⅴ段）、右后下段（Ⅵ段）分开，内有门静脉右支走行。表面标志为肝脏脏面起于肝门横沟右端，向右经肝脏右缘中点达膈面，再水平向左与右叶间裂汇合。

6）背裂：将尾状叶（Ⅰ段）与左内叶（Ⅳ段）及右前叶（Ⅴ、Ⅷ段）分开，位于尾状叶前方，表面标志为起自第二肝门（肝左、中、右静脉出肝处），下至第一肝门。

三、胆道解剖

熟练掌握肝内胆管正常分支及其变异、肝管及其汇合变化对于肝脏外科及肝移植医师至关重要，缺乏这一领域的知识可能会导致并发症发生。

（一）胆道的血供

胆道的动脉血供在肝移植术后、血管胆道损伤后缺血性胆管炎和胆道狭窄的发展中具有重要的意义[27-28]。有研究认为有50%的肝动脉血液供应胆道[29]。肝外胆管系统在十二指肠上部胆总管、肝总管、胰后胆总管、肝门部胆管和肝内胆管形成血管网。胆管的胰后、肝门部和肝内部分胆管有良好和丰富的血液供应，而十二指肠上部胆总管的血管网最弱，因此更容易发生缺血性胆管炎。包括肝总管在内的十二指肠上部胆总管主要由6～8条直径约0.30mm的小动脉供血，纵行上行或下行，相互吻合成网状。最明显的轴向血管分布于胆管外侧，命名为3点钟动脉和9点钟动脉，也称左侧边缘动脉和右侧边缘动脉。左侧边缘动脉（3点钟动脉）来自胰十二指肠上后动脉、十二指肠上动脉、胃十二指肠动脉和门静脉后动脉，右侧边缘动脉（9点钟动脉）来自肝右动脉、胆囊动脉。2/3的动脉血流来自升支动脉，其余1/3来自降支动脉。在胆囊管的下缘处有升降血管重叠区。升、降支动脉有细小分支在胆总管表面形成一个细网状的血管丛[30-31]（图1-6-2）。

源自腹腔干（42%）或肠系膜上动脉（58%）的门静脉后动脉是十二指肠上部和十二指肠后部胆总管的重要动脉供应来源[32]。这条动脉在门静脉后表面和胰头上行，可以加入胰十二指肠上后动脉或在十二指肠上部胆总管的后表面上升汇入肝右动脉[33-34]。

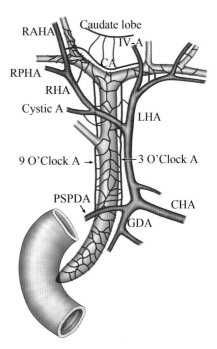

图1-6-2 胆管周围血供
RPHA. 右后肝动脉；RAHA. 右前肝动脉；RHA. 肝右动脉；CA. 尾状叶肝动脉；IV-A. 四段肝动脉；LHA. 肝左动脉；PSPDA. 胰十二指肠上后动脉；CHA. 肝总动脉；GDA. 胃十二指肠动脉

（二）胆管的分型和变异

1. 肝内胆管分支形态

肝内胆管分支形态根据Couinaud的理论在肝段内进一步划分为亚段分支和尾状叶胆管分支（图1-6-3，表1-6-2）。

左外叶下段（S3）胆管分为上支（B3a）和下支（B3b），B3a纵向走形至右膈下，而B3b斜形在肝左静脉前方。左内叶（S4）胆管可分为3支：下支（B4b）、上支（B4a）、内侧支（B4d）和背侧支（B4c）。B4c位于门静脉左支矢状部的上方。B4c以外的S4胆管可以矢状部平面为界分为左内叶下支（B4b）和上支（B4a）[35]（本文4b和4a按照欧美的标注方法，和日本标注相反）。

右前叶以肝门平面为界可分为上段（S8）和下段（S5）。S8胆管分为4支：腹侧支（B8a）、外侧支（B8b）、内侧支（B8d）和背侧支（B8c）。内侧支（B8d）是汇入B8c主干或其下流方向的较细胆管。S5胆管分为3支：腹侧支（B5a）、背侧支（B5b）和外侧支（B5c）。B5a走行在主门静脉裂附近，B5b走行在胆囊床右缘附近，B5c走形距胆囊较远。右后叶也以肝门平面为界分为上段（S7）和下段（S6）。S7胆管可分为腹侧支（B7a）和背侧支（B7b）。S6胆管分为3支：腹侧支（B6a），背侧支（B6b）和外侧支（B6c）[36-37]。

尾状叶胆管（B1）可分为4组：右支（B1r）、左上支（B1ls）、左下支（B1li）和尾状突支（B1c）。B1r或B1ls位于右肝管、右后叶胆管、左肝管或左外叶胆管上方。B1li位于左肝管下方，B1c位于右肝管后面或下方。B1li和（或）B1c形成合干后汇入右肝管或右后叶胆管。此外，B1li一般有2支，分为腹侧支和背侧支，呈"分叉"样[38]。

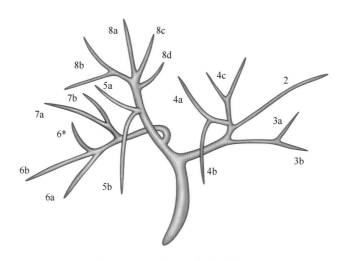

图1-6-3　肝内胆管分支形态

表1-6-2　肝内胆管分支略语表

	右半肝				尾状叶		左半肝
5a	S5腹侧支	7a	S7腹侧支	1r	S1右尾状叶支	2	S2后支
5b	S5背侧支	7b	S7背侧支	1ls	S1左上尾状叶支	3a	S3上支
5c	S5外侧支	8a	S8腹侧支	1li	S1左下尾状支	3b	S3下支
6a	S6腹侧支	8b	S8外侧支	1c	S1尾状突支	4a	S4上支
6b	S6背侧支	8c	S8背侧支			4b	S4下支
6c	S6外侧支	8d	S8内侧支			4c	S4背侧支

2. 胆管的分型

近一半的人存在胆道变异，对胆道解剖变异有清晰的认识是肝胆外科手术成功的关键因素，缺乏这一领域的知识可能会导致肝切除术、劈离式肝移植术的并发症发生率增加。已有多种检查可在术前进行胆道可视化分析，包括逆行内镜胆道造影（ERC）、经皮肝胆管造影、多普勒超声、CT及MRI。根据Couinaud的理论，肝管的走行与门静脉相近。肝总管是由左肝管（Ⅰ～Ⅳ段）和右肝管（Ⅴ～Ⅷ段）在肝静脉水平合并而成。肝总管长约3cm，下行于肝十二指肠韧带内，并在韧带内与胆囊管以锐角结合成胆总管。肝门部胆管在Glisson鞘中的位置最高，大致呈"T"字型，从门静脉前在门静脉左、右支的上后方走行，汇合的方式多种多样。

1）左、右肝管汇入分型：

Nakamura[39]和Varotti[40]等对左、右肝管汇入方式进行了详细的描述，综合两者的研究结果，左、右肝管汇入分型如下（图1-6-4）。

Ⅰ型：右前肝管、右后肝管汇合后与左肝管形成肝总管（55.8%）。

Ⅱ型：右前肝管、右后肝管及左肝管呈三叉型（14.3%）。

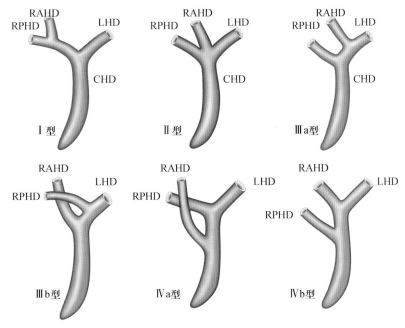

图 1-6-4 左、右肝管汇入分型

RPHD. 右后肝管；RAHD. 右前肝管；CHD. 肝总管；LHD. 左肝管

Ⅲa型：右前肝管汇入左肝管（5.2%）。

Ⅲb型：右后肝管汇入左肝管（15.6%）。

Ⅳa型：右前肝管汇入肝总管（2.6%）。

Ⅳb型：右后肝管汇入肝总管（5.5%）。

2）右肝管解剖分型和变异：

根据既往的研究[41]，将右前肝管、右后肝管的汇入部位可将右肝管分为5种常见的类型及其他罕见类型（3.5%）（图1-6-5）。

Ⅰ型：右前肝管与右后肝管汇合形成右肝管（62.6%）。

Ⅱ型：右肝管缺如，右前肝管、右后肝管、左肝管呈三叉型汇入肝总管（19%）。

Ⅲ型：右后肝管汇入左肝管（11%）。

Ⅳ型：右后肝管汇入肝总管（5.8%）。

Ⅴ型：右后肝管开口于胆囊管或周围区域（1.6%）。

3）左肝管的分型和变异：

根据既往的研究[42]，左肝管解剖主要是按Ⅳ段的汇入点不同分为5种常见解剖变异及其他罕见类型（1.2%）（图1-6-6）。

Ⅰ型：Ⅳ段开口于左肝管（63%）。

Ⅱ型：左肝管缺如，Ⅳ、Ⅱ和Ⅲ段分别汇入右肝管（16%）。

Ⅲ型：Ⅳ段胆管汇入右前肝管（4%）。

Ⅳ型：Ⅳ段胆管汇入肝总管（1%）。

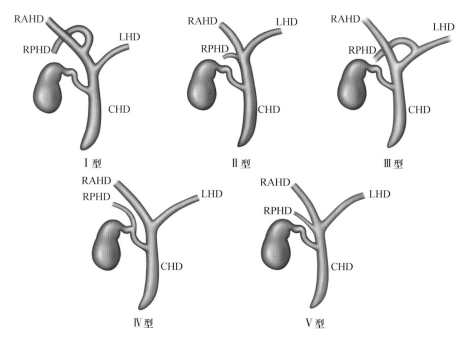

图1-6-5　右肝管的解剖分型及变异

RAHD. 右前肝管；RPHD. 右后肝管；LHD. 左肝管；CHD. 肝总管

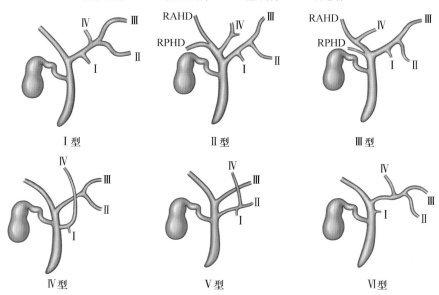

图1-6-6　左肝管的分型和变异

RAHD. 右前肝管；RPHD. 右后肝管

Ⅴ型：Ⅳ段胆管汇入Ⅱ段肝管或其他肝管（3%）。

Ⅵ型：Ⅳ段胆管汇入Ⅱ和Ⅲ段合干（13%）。

4）左肝管分支汇入分型：

日本肝胆胰外科学会高度技能医师制度委员会将左肝管分支汇入形态分为四型[35, 42]

（图1-6-7）：①左半肝的B2和B3在门静脉矢状部的背侧汇合，然后在门静脉矢状部的右侧缘与B4合流（78%）；②B2、B3、B4同时汇合（2%）；③B3和B4汇合后，再和B2汇合（16%）；④B2、B3汇合后，在右肝管汇合部与B4汇合（4%）。

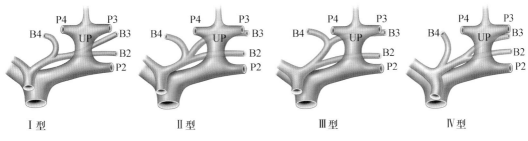

Ⅰ型　　　　　　　　Ⅱ型　　　　　　　　Ⅲ型　　　　　　　　Ⅳ型

图1-6-7　左肝管的汇入分型

四、肝动脉解剖

肝动脉是腹腔干的三大分支之一。其由腹腔干发出为肝总动脉；先后分出胃右动脉、胃十二指肠动脉及肝固有动脉；与门静脉、胆总管在肝十二指肠韧带内上行，多数在第一肝门外分为肝左、右动脉，少数分成肝左、中、右静脉3个分支，分别进入左、右肝叶。肝动脉供血量为全肝血供的25%左右，供氧量约为50%。

（一）肝动脉的解剖

在最常见的动脉形态中，肝总动脉与胃左动脉和脾动脉起源于腹腔干。肝总动脉向外侧延伸，分为肝固有动脉和胃十二指肠动脉。胃十二指肠动脉的尾侧分支支配幽门和十二指肠近端，并有几个间接分支与胰腺相连。肝固有动脉在肝十二指肠韧带和肝门的内侧走行，分成肝右动脉和肝左动脉，供养各自的肝叶，胆囊动脉通常起源于肝右动脉。

一般情况下肝左动脉有两个分支：左内侧支和左外侧支。左内侧支分布于左侧方叶。左外侧支进一步分为左外上支和左外下支，供给肝左外叶。肝右动脉有两个分支：右前支和右后支，再分为上段动脉和下段动脉供应肝右叶。右前支下段也供给肝方叶。

（二）肝动脉的变异

肝动脉变异常见，它们在保留肝脏的有效功能方面非常重要，特别是肝叶切除、劈离式肝移植、亲体肝移植[43-44]。

肝动脉的走行及分支变异众多，人群中肝动脉的变异为31%～49%。为了更容易判断肝动脉变异及分型，要清楚以下两点内容：①副肝动脉（accessory hepatic artery，aHA）和替代肝动脉（replaced hepatic artery，rHA）的概念。副肝动脉是指既存在传统位置的肝动脉，又存在发自其他位置且与该肝动脉供应同一半肝的肝动脉。替代肝动脉是指肝动脉不是从传统的肝固有动脉发出，而是发自其他动脉血管，具有唯一性。如果在肝门部进行血流阻断时，出血仍无法控制，就要考虑替代肝动脉及副肝动脉存在的可能性。②变异肝动脉发出位置：变异肝左动脉最常见发自胃左动脉；变异肝右动脉最常见发自肠系膜上动脉。变异肝动脉还可以有其他少见的发出位置。以上两方面对于我们理解肝动脉变异及分型有很大帮助，根据术前肝脏增强CT/MRI检查，手术规划时对肝动脉变异情况进行术前决策，这在术前是完全可以做到的。反之，在术中对于常见变异肝动脉发出位置，要进行重点观察，发现异常分支，要考虑变异肝动脉的可能。

1966年Michels根据200例患者的尸检结果，归纳出肝动脉10种类型[45]，迄今为止，是应用最为广泛的肝动脉分类法。

Michel分类法如下（图1-6-8）。

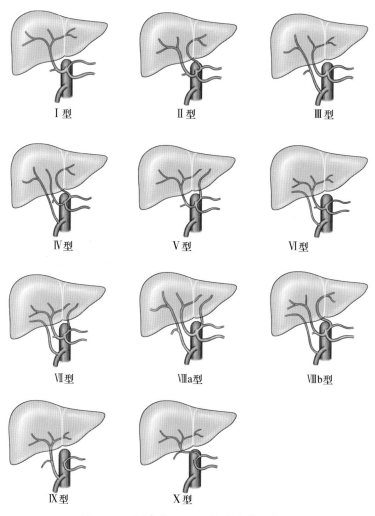

图1-6-8　肝动脉Michels分类法的示意图

Ⅰ型：正常型，肝固有动脉分出肝左、中、右三支动脉。

Ⅱ型：替代肝左动脉来源于胃左动脉。

Ⅲ型：替代肝右动脉来源于肠系膜上动脉。

Ⅳ型：替代肝左动脉来源于胃左动脉＋替代肝右动脉来源于肠系膜上动脉。

Ⅴ型：副肝左动脉来源于胃左动脉。

Ⅵ型：副肝右动脉来源于肠系膜上动脉。

Ⅶ型：副肝左动脉来源于胃左动脉＋副肝右动脉来源于肠系膜上动脉。

Ⅷ型：替代肝右动脉＋副肝左动脉（Ⅷa）或替代肝左动脉＋副肝右动脉（Ⅷb）。

Ⅸ型：肝总动脉起源于肠系膜上动脉。

Ⅹ型：肝总动脉来自胃左动脉。

肝总动脉是腹腔干的一个分支（Ⅰ型），有时起源于肠系膜上动脉（Ⅸ型），肝左动脉的常见变异发自于胃左动脉（Ⅱ型、Ⅴ型），肝右动脉的常见变异发自于肠系膜上动脉（Ⅲ型、Ⅵ型），替代肝动脉变异比副肝动脉变异更为常见。最常见的变异是肝左动脉发自胃左动脉，发生率约为25%。副肝左动脉可提供左外侧段的全部血流。约有17%的病例存在来自肠系膜上的副肝右动脉，其中12%提供了右叶的全部血供。尽管Ⅳ段通常从肝左动脉获得供血，但穿过Cantlie线的肝右动脉分支供应Ⅳ段并不少见。肝右动脉较长时，还向Ⅱ段和Ⅲ段提供小分支。没有识别出这种变异可能会导致右叶供肝中Ⅳ段的血液供应受损。由于这些血管可能在肝门处存在，因此可以通过将肝右动脉分离到Ⅳ段动脉的起点之外来仔细识别并保留该血管。每条变异的动脉，无论是副肝动脉还是替代肝动脉，都必须保留，因为它具有特定的供血区域。

Hiatt等将肝动脉变异分为6型[46]：Ⅰ型为正常类型，肝总动脉从腹腔干发出，形成胃十二指肠动脉和肝固有动脉，肝固有动脉在远端分为肝动脉左右支；Ⅱ型为替代肝左动脉或副肝左动脉起源于胃左动脉；Ⅲ型为替代肝右动脉或副肝右动脉起源于肠系膜上动脉；Ⅳ型为肝右动脉起源于肠系膜上动脉，肝左动脉起源于胃左动脉；Ⅴ型为肝总动脉起源于肠系膜上动脉的分支；Ⅵ型为肝总动脉起源于腹主动脉。

Varotti等将肝动脉变异分为5型[40]。其中又按副肝动脉和替代肝动脉分为a、b两型，Ⅰ型为正常类型；Ⅱ型为副肝左动脉或替代肝左动脉起源于胃左动脉，分为Ⅱa/Ⅱb型；Ⅲ型为副肝右动脉或替代肝右动脉起源于肠系膜上动脉，分为Ⅲa/Ⅲb型；Ⅳ型为同时存在副肝左、右动脉或替代肝左、右动脉，分为Ⅳa/Ⅳb型；Ⅴ型为肝总动脉起源于肠系膜上动脉。

除肝左动脉、肝右动脉存在大量变异外，肝中动脉作为主要供应Ⅳ段（Couinaud分段法）的血管，也存在解剖多样性的特点。黄洁夫教授团队通过分析研究了145例患者的肝中动脉变异情况[47]，发现103例（73%）患者存在肝中动脉，42例（27%）患者不存在肝中动脉，这42例患者的Ⅳ段血供主要来源于脐裂中的肝左动脉。他们还发现当存在替代肝动脉时，肝中动脉总是发自不存在替代肝动脉一侧的肝动脉，当肝左、右动脉均存在替代肝动脉时，肝中动脉直接起自肝总动脉。极少数情况下替代肝中动脉可起自胃十二指肠动脉、肠系膜上动脉和右肾动脉。

黄洁夫教授团队根据解剖特点将肝中动脉MHA分为5种类型[47]（图1-6-9）。Ⅰ型占所有肝中动脉（43.7%），MHA来源于肝右动脉（RHA）；Ⅱ型占26.2%，MHA来源于肝左动脉（LHA）；Ⅲ型占12.6%，在有替代肝左动脉（rLHA）的情况下，MHA来源于RHA；Ⅳ型占10.7%，在有替代肝右动脉（rRHA）的情况下，MHA来源于LHA；Ⅴ型占6.8%，MHA起源于沿肝总动脉（CHA）轴线走形的动脉，既不是RHA，也不是LHA，而是肝总动脉（CHA）、肝固有动脉（PHA）和右前肝动脉（RAHA）等。Ⅳ段功能上属于肝左叶，对于劈离式肝移植或肝切除来说，主要向肝Ⅳ段供血的肝中动脉损伤可能导致左肝的功能性肝脏体积减小，该叶胆管的供血减少。这种动脉损伤的并发症可能很严重，包括小肝综合征、缺血性胆管炎、受体的肝动脉血栓形成。因此在左叶供肝肝移植中，需要对肝左动脉和肝中动脉进行重建来确保供肝足够的血供。

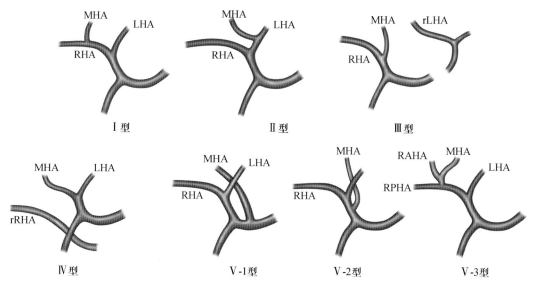

Ⅰ型   Ⅱ型   Ⅲ型

Ⅳ型   Ⅴ-1型   Ⅴ-2型   Ⅴ-3型

图1-6-9 肝中动脉分型示意图

RHA. 肝右动脉；MHA. 肝中动脉；LHA. 肝左动脉；rRHA. 替代肝右动脉；RAHA. 右前肝动脉；RPHA. 右后肝动脉

上海交通大学医学院附属仁济医院胆胰外科开发的CRL肝动脉分类系统描述了25种肝动脉亚型，提供了关于肝动脉分型的详细信息[48]。有超过10%的肝动脉不能按照Michels、Hiatt或Varotti的分类法进行分类。虽然后来修订的一些分类法比这三个系统的覆盖率高，但它们很难实现。CRL分类中描述的许多肝动脉变异在Michels或Hiatt的分类中无法定义。忽视变异肝动脉可能会增加变异肝动脉的损伤风险，导致肝脏缺血、胆道缺血、肝脓肿或胆道-肠道吻合失败[49-54]。肝外胆道树的大部分血液供应来自RHA或rRHA。在肝脏手术中，这些肝动脉的意外损伤可能会导致胆管吻合口的缺血[55-60]。肝移植受体的肝动脉解剖变异使移植后肝动脉并发症的风险增加18%[61]。

五、门静脉解剖

门静脉供应肝脏75%的血流及50%的氧，一旦门静脉出现变异引起手术损伤，后果是十分严重的，同时门静脉作为Glisson系统中的解剖标志，在劈离式肝移植和解剖性肝切除术中其变异会直接影响手术策略的制订，因此术者要清晰地了解门静脉的正常解剖及变异。

（一）肝段的门静脉解剖

门静脉由脾静脉和肠系膜上静脉组成，是将胃肠道和脾的血液输送至肝脏的重要血管。门静脉入肝后分为左右两支。门静脉左支主干在肝外走行较长，常向尾状叶发出分支，但尾状支流入变化大，也可起源于门静脉主干或门静脉右支。门静脉左支的分支不常发生变异，分为横部、角部、矢状部和囊部，横部走行于左前上方，位于横沟。之后是角部，在角部以接近直角转弯形成矢状部，行走于肝圆韧带内，矢状部向前走行为囊部[62]。

门静脉各肝段及亚肝段的常见划分，遵循着Couinaud分段的原则，又根据各自亚段的特点，进一步划分（图1-6-10和表1-6-3）：门静脉左支分出P2后在UP（umbilical portion，UP）点左侧分出P3，在右侧分出P4。P4在UP点处分出P4a（腹侧支）和P4b（腹侧支），两者共干较短。P4d（背侧支）则自UP点向背侧走形。门静脉右支主干依次发出右前支（P5、P8）和右后支（P6、P7）分支。P5及其分支形态丰富多样。通常发向S8的门静脉分支有4个，分别是P8a（腹侧支）、P8b（背外侧支）、P8c（背侧支）、P8d（内侧支）。P8b是自P8a或P8c发出的末梢分支。P6在P点发出P6a（腹侧支）及P6b（背侧支）。P7则发出P7a（腹侧支）及P7b（背侧支）两个分支。但是由于解剖的变异经常存在，在术前规划时要针对个体化情况进行分析[63-66]。

表1-6-3 肝脏亚段门静脉分支略语

右半肝				尾状叶		左半肝	
5a	S5腹侧支	7a	S7腹侧支	r-sup	S1右上支	2	左背外侧支
5b	S5背侧支	7b	S7背侧支	r-inf	S1右下支	3	腹侧支
6a	S6腹侧支	8a	S8腹侧支	L-sup	S1左上支	4a	S4腹侧支
6b	S6背侧支	8b	S8背外侧支	L-med	S1左内侧支	4b	S4腹侧支
6*	S6外侧支	8c	S8背侧支			4d	S4背侧支
		8d	S8内侧支				

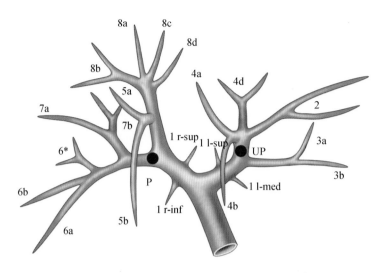

图1-6-10　各个肝脏亚段门静脉分支示意图

　　肝门静脉的解剖变异占10%～15%[64]，这些变异不仅在肝移植中需格外注意，而且在多数肝胆手术中都应特别关注。肝门静脉分型对指导以半肝、肝叶为单位的解剖性肝切除有重要指导意义。门静脉的分型如下[39]（图1-6-11）。

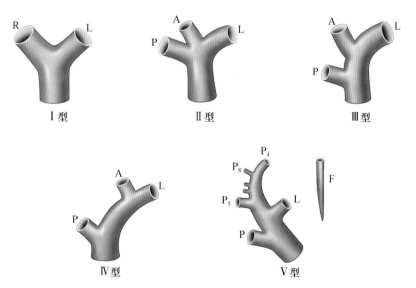

图1-6-11　门静脉分型

门静脉右支（R）和门静脉左支（L）；门静脉右前支（A）和门静脉右后支（P）；
P4、P5和P8分别是通往第4、5和8段的门静脉分支；镰状韧带（F）

　　Ⅰ型：正常型（92.5%），门静脉主干分为左右二支，门静脉右支分为前后二支。

　　Ⅱ型：右后支独立型（2.5%），门静脉右后支先自肝门处门静脉主干发出，随后发出门静脉左支和门静脉右前支。

Ⅲ型：三支型（2.5%），无门静脉右支主干，门静脉左支、门静脉右前支、右后支呈三支型发出。

Ⅳ型：右前支从左支发出型（1.7%）。

Ⅴ型：直接发出各段门静脉型（0.8%）。

（二）门静脉亚肝段的分型和解剖变异

1. 门静脉尾状叶支分型

目前对于尾状叶比较公认的定义为：肝脏尾状叶位于肝脏深面，其具体覆盖范围为下腔静脉（inferior vena cava，IVC）的前方，三条主肝静脉（肝左、中、右静脉）的后方，向上至三条主肝静脉汇入下腔静脉处，向下至肝门。因此，发生在尾状叶的肝癌由于其独特的位置，需要密切关注。Couinaud对尾状叶的认识和命名也在不断修正，1981年Couinaud把肝尾状叶命名为CouinaudⅠ段，而在1994年他把尾状叶命名为CouinaudⅠ段和Ⅸ段，随后1999年，Couinaud放弃了CouinaudⅠ段的命名，而认为是左侧背侧段（lefe doral sector），同时放弃了CouinaudⅨ段的命名方法，而以右侧背侧亚段Sb和右侧背侧亚段Sd来定义尾状叶的右侧部分和中间部分。目前，尾状叶的命名是根据1985年Kumon提出尾状叶的分段，即Spiegel叶、腔静脉旁部（paracaval portion）、尾状突（caudate process）[67]。并在2020年根据肝脏铸型标本深入探讨了各亚段门静脉、肝静脉、胆管和肝动脉的解剖[68]，现已成为目前肝尾状叶命名与分段的常用术语。

金武男等利用肝癌、转移癌患者术前检查CTAP，重建门静脉及肝静脉的三维图像，发现尾状叶平均有3～7支门静脉。其中门静脉Spiegel叶支主要来源于门静脉主干及左支，占88.2%；门静脉腔静脉旁部支主要来源于门静脉右支，占56.1%；门静脉尾状突支主要来源于门静脉右支，占70.3%。

2. 门静脉左外叶支分型

门静脉左外叶支的分型（图1-6-12和图1-6-13）：Ⅰ型，P2和P3仅1支的情况最多见，约占59%；Ⅱ型，2支P3和1支P2，约占29%；Ⅲ型，2支P2和1支P3的情况约占10%；Ⅳ型，2支P2和2支P3的情况最少见，约占2%。

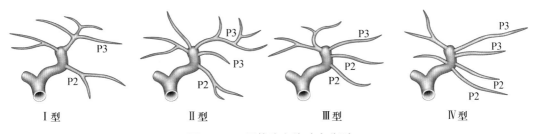

Ⅰ型　　　　　　　　Ⅱ型　　　　　　　　Ⅲ型　　　　　　　　Ⅳ型

图1-6-12　门静脉左外叶支分型

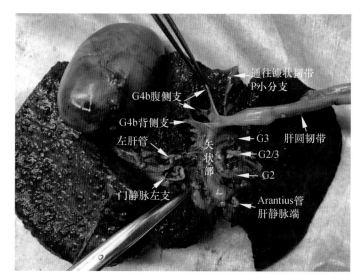

图1-6-13　门静脉左外叶分支（病肝解剖标本）

3. 门静脉左内叶支

人们对左内叶（Ⅳ段）的认识不同：大部分学者对于Ⅳ段没有进行再划分，将其看成一个总体部分。而日本学者Onishi及Kawarada[69-70]则将Ⅳ段分为下方的Ⅳa亚段及上方的Ⅳb段两个亚段，以利于肝门部胆管癌及胆囊癌的手术切除范围的确定，尽可能保存正常肝组织。我国临床将Ⅳ段分为上方的Ⅳa亚段及下方的Ⅳb两个亚段，两者在命名和位置上与日本刚好相反。目前，对于P4的来源及其分支数目也存在着诸多争议，以门静脉为分段基础的学者认为其发自门静脉矢状部，而以动脉/胆管为分段基础的学者则认为其发自门静脉左支横部，对于其分支数也一直没有得到完全的定论。

Ⅳ段门静脉供应主要来自门静脉左支。门静脉左支沿S4下表面的后缘水平行进，这部分也称为门静脉横部。Ⅳ段门静脉很少只有一个分支，通常为主要来自脐裂静脉的血管束。在某些情况下，分支于门静脉横部发出。Maurer等在分析了102例右肝切除术患者的CT后，发现84.3%的患者S4段有3～6支仅起源于脐裂静脉的分支；11例（10.8%）患者有同时起源于门静脉横部的分支；3例（2.9%）有起源于门静脉右支的分支（图1-6-14）。

笔者解剖了10个肝移植废弃的供肝，对于G4a的分支一般3～5支呈放射状沿着矢状部上方分布，通常比较细小，偶有粗大的分支。G4b位置及分支比较固定，通常有2～3支G4b腹侧支，1～2支G4b背侧支（图1-6-15）（G4位置及分布：A头尾侧视角；B正位）。一般亲体肝移植时通常通过粗大的G4b腹侧支进行胆管造影，如果比较细小时，也可以通过粗大的G4b背侧支进行胆管造影。

4. 门静脉右前叶支

Goldsmith、Couinaud、Healey等将右前叶定义为肝中静脉与肝右静脉之间的区域，经门静脉右支主干分为上、下两支（P8、P5），门静脉右前支分为右前上支（P8）和右前下支（P5）。然而，门静脉右前支并不总是分支为P8和P5，因为P5可以直接来自右

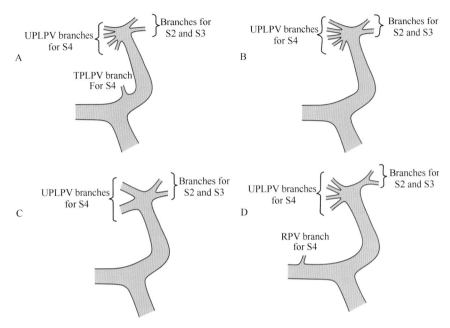

图1-6-14　Ⅳ段门静脉支的解剖模式

A. 所有分支均起源于门静脉左侧，其中有1～2支门静脉横部分支和一束来自脐裂静脉的血管；B. 所有分支为脐裂静脉发出的血管束；C. 两条大分支产生于脐裂静脉；D. 一个分支起源于门静脉右支和脐裂静脉发出的血管束。（UPLPV. 门静脉左支囊部；RPV. 门静脉右支）

前支主干、右前上支（P8）或右后支主干的第一部分的多个分支。

　　学者Takasaki则将其看为一个总体以便于手术切除，而目前以日本竜崇正、Kogure等[71-72]学者通过对CT三维重建的研究，建议将右前叶分为腹侧段及背侧段，而不是上、下两段，前腹段由肝中静脉引流，前背段由肝右静脉引流，前腹段与前背段的分界线是位于其中的前裂静脉。

　　Akio Saiura等通过三维重建归纳了常见的P5和P8的分支方式。P5的分支类型根据其起始部来自右前支主干、P8和（或）门静脉右支主干的分支点被分为5种分支类型（图1-6-16）。

　　P8根据其方向分为4种类型（图1-6-17）：腹侧支（P8v）、背侧支（P8d）、外侧支（P8l）和内侧支（P8m）

　　由于S8段门静脉分支众多，Cho A等[73-76]对27例S8段无病损的患者CTAP进行进一步分析，以验证门静脉的走行。Takayasu等[77]根据S8段门静脉在肝内的走行，将S8门静脉支分为4个亚段支，即腹侧支（P8a）、被外侧支（P8b）、背侧支（P8c）、内侧支（P8d）。在所有患者中，门静脉右侧前上支分支为腹侧支和背侧支，其大小大致相等，在56%的患者中，外侧支发自背侧支。在33%的患者中，外侧支发自腹侧支。在11%的患者中，没有发现外侧支。在93%的患者中，背侧支指向头侧。内侧支分为3种类型：在1型中，内侧支发自门静脉右支主干或背侧支的近端部分；2型是发自腹

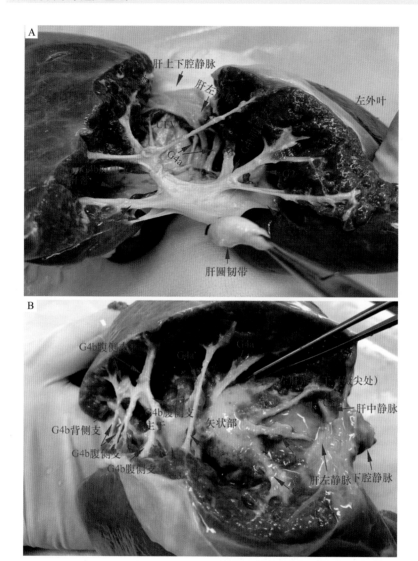

图 1-6-15　G4 位置及分布

A. 头尾侧视角；B. 正位

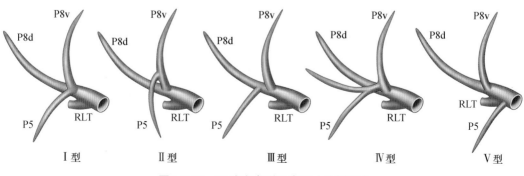

图 1-6-16　P5 分支类型示意图（头尾侧）

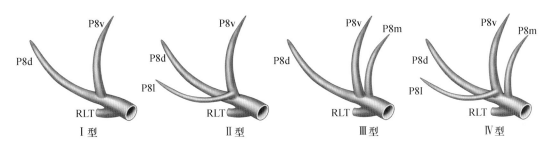

图1-6-17　**P8分支类型示意图（头尾侧）**

侧支或背侧支远端分支的微小门静脉分支，或者没有发现存在内侧支；3型的特点是发出多个分支（图1-6-18）。

5. 门静脉右后支的分型

在解剖性肝切除的时代，右后叶位于肝脏的深面，手术难度相对较高，与肝右叶相关的亚肝段切除术应该从理解复杂的门静脉分支形态开始。

对于右后叶，虽然各学者之间命名存在差异，但大部分学者均将其分为上、下两段（P6、P7），且上、下两段的分界线为Glisson鞘一级分支水平面。

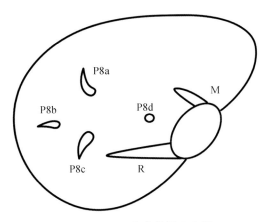

图1-6-18　**P8分支位置示意图**

近年来日本学者竜崇正等对其提出了质疑，他们通过对门静脉进行3D重建，发现门静脉右后叶的二级分支只有30%存在明显的上、下两个分支，70%的二级分支存在多个细小的分支，故建议将右后叶看作一个整体部分。门静脉右后支灌注肝右后叶，其从根部向右侧作弓状走形，形态根据分支数量可分为三种类型（图1-6-19）[78-81]：A型（33%）只有1条侧支PPa；B型（38%）有2条侧支PPa和PPb；C型（29%）有3条侧支PPa、PPb和PPc。

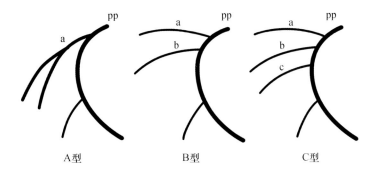

图1-6-19　**门静脉右后支的分支类型（竜崇正法）**

　　Hirofumi Ichida等[82]报道门静脉右后支还存在另一种分类方式，在大多数病例中，P7在周边分叉为2条主要分支［即腹侧支（P7v）和背侧支（P7d）］。考虑到P7的这种分支模式，门静脉右后支的分支类型被分为以下3组（图1-6-20）：弓状型（A型）、二分支型（B型）和三支型（C型）。弓状型又根据P6的数目又细分为3个小型：2条P6的A1型、3条P6的A2型、4条或更多P6的A3。B型是二分支型，即分出P6和P7，根据P6的分出起始部距离主干的情况分为B1和B2。C型是三分支型。

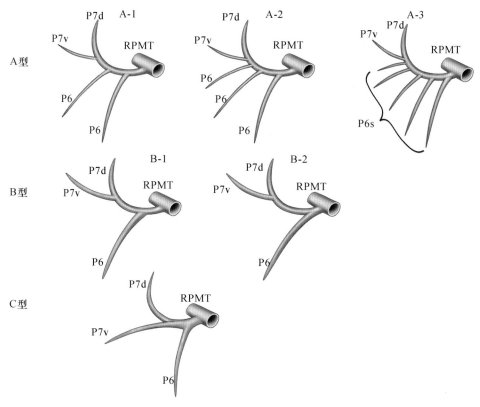

图1-6-20　门静脉右后支的分支类型（Hirofumi Ichida法）

　　日本学者裵正宽等[83]报道，将门静脉右后支分为3型（图1-6-21）：P6、P7为2分支型（54%），此型更符合Couinaud分段方法；发出数支S6并与S7相连的弓状型（32%），此型按照Couinaud分段很难区分S6和S7段；在P6、P7发出不规则分支的同时，P6、P7部分分支相连的复杂分支型（14%），此型不能按Couinaud分段法分段。

　　有研究[84]比较了相对于RHV位于Ventral-P6a患者（n＝17）和Dorsal-P6a患者（n＝25）的3D图像的解剖特征和手术结果，研究显示（图1-6-22）：在Ventral-P6a中，在左三叶切除术或肝中叶切除术中，完全暴露RHV的情况很少，外科医师应该在术前认识到肝动脉右后支、肝右后肝静脉的存在，以及S6-S7成角；在Dorsal-P6a中，后部切面的体积比Ventral-P6a小，但在2D图像中往往被高估。

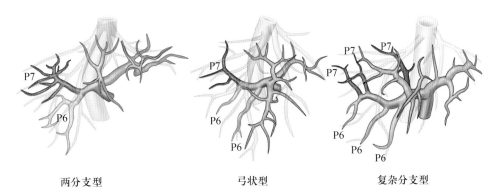

两分支型 弓状型 复杂分支型

图1-6-21 门静脉右后支分支形态（裴正宽分段法）

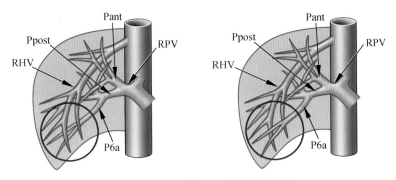

图1-6-22 P6a和RHV的位置关系

Pant. 门静脉右前支；Ppost. 门静脉右后支；RHV. 肝右静脉；P6a. 门静脉六段腹侧支

六、肝静脉解剖

肝静脉系统为肝脏的引流系统，肝内的血液经肝静脉回流入下腔静脉。肝静脉系统的特点是缺少静脉瓣膜，并且肝静脉的血管壁薄，在手术操作时容易破裂出血，且其位于肝实质内，不易收缩，在破裂时出血较多。在进行肝移植手术时，需要考虑肝静脉解剖的两个关键点。一是肝静脉与下腔静脉（IVC）交界处的解剖，这成为移植肝流出道重建的关键。二是肝静脉和肝内分支的肝内引流区域，因为在劈离式或者亲体肝移植、肝切除术过程中，必须注意保证静脉引流区域畅通，否则会引起肝脏淤血，影响移植肝或残余肝脏的功能。同时肝静脉可能存在变异。对于外科医生来说，在确定肝脏的离断面时，肝静脉作为解剖标志有着重要的意义，同时在准备重建肝静脉时有必要了解它的解剖类型，以及与其他肝静脉的交通支及其引流的范围，因此了解肝静脉的解剖是非常重要的。

（一）肝静脉的解剖

肝实质内的肝静脉是独特的，与门静脉系统不同，它们缺乏纤维性的Glisson鞘包裹。肝脏的静脉引流包括肝左、中、右三个主要的肝静脉，这些静脉汇入下腔静脉的肝上部分，除肝左、肝中、肝右静脉以外，直接从肝脏汇入下腔静脉的静脉称为肝短静脉，大部分情况下汇入肝后下腔静脉。还有脐裂静脉和前裂静脉这两支叶间静脉，此外还存在两支外侧上缘支（表浅肝静脉），分别汇入肝左、右静脉外侧上缘支（图1-6-23）。

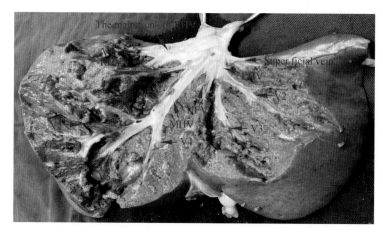

图1-6-23 不同肝静脉的走行

LHV. 肝左静脉；MHV. 肝中静脉；RHV. 肝右静脉；AFV. 前裂静脉；UFV. 脐裂静脉；SHV. 表浅肝静脉

（二）肝右静脉的分型

肝右静脉系统由肝右静脉（RHV）和右后下肝静脉（IRHV）组成。肝右静脉是肝脏中最长的静脉，在91.6%的病例中独立存在，并在右叶的前段和后段之间的节段平面内延伸。主干位于右侧门静脉裂中，由主要引流Ⅴ段和Ⅵ段的右前支和主要引流第Ⅶ段的右后支汇合形成，其汇合部多位于右叶间裂中1/3偏上处汇入。

日本学者[85-86]将肝右静脉分为3型（图1-6-24）：Ⅰ型（38.6%）两支汇流型，肝右静脉粗长，分别引流S6、S7，无或有右后下肝静脉；Ⅱ型（37.3%）：肝右静脉中等粗细，引流V6、V7两支，但肝短静脉或右后下肝静脉也引流S6；Ⅲ型（24.1%）肝右静脉细、短，引流S7，不引流S6，肝短静脉或右后下肝静脉、右后中肝静脉引流S6，右前区由肝中静脉引流。

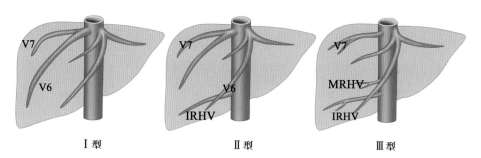

图1-6-24 肝右静脉的分型

MRHV. 右后中肝静脉；IRHV. 右后下肝静脉；V6. 第六段肝静脉；V7. 第七段肝静脉

竜崇正[71]等认为，肝右静脉负责引流右后叶和右前叶背侧段，这两者的门静脉的分支形式决定了肝右静脉的引流范围的大小，将肝右静脉的汇流形式分为3型：主干型（43%）：此型起自V6以上直至下腔静脉汇入部，形成一个稍弯向右侧的主干，途中接受数支细小分支汇入；两支汇流型（48%）：由左右两支同等粗细的末梢静脉汇流形成肝右静脉主干，最后直至汇入下腔静脉。多数时候，左侧的静脉分支引流右前叶背侧段下部的V5d，右侧的引流右后叶下部的V6。三支汇流型（9%）：由三支末梢肝静脉汇流呈肝右静脉主干，此型较少见。左侧的静脉分支是引流右前叶背侧段下部的V5d，中间或右侧的是引流右后叶下端的V6分支。

（三）肝中静脉的分型

肝中静脉从两个肝叶中引流血液，Neumann[87]将肝中静脉分为3型（图1-6-25）：Ⅰ型占59%，MHV由两个大小相等的次级血管形成，分别起源于Ⅴ段和Ⅳb段，其汇合点多位于正中裂1/3偏下。在两条次级血管的连接点上方，来自Ⅷ段和Ⅳa段的静脉分支与两侧的主干相连。Ⅱ型为一根单一的MHV，接受邻近分支的血管，占23%。Ⅲ型占18%，其大体上与Ⅰ型相似，但是其右侧支接受Ⅴ和Ⅵ段的引流。Ⅷ段腹侧和背侧之间的静脉称为前裂静脉，在Ⅷ段的亚段切除时通常会以前裂静脉作为界线。84.9%病例中前裂静脉汇入肝中静脉，而15.1%的病例中前裂静脉汇入肝右静脉。

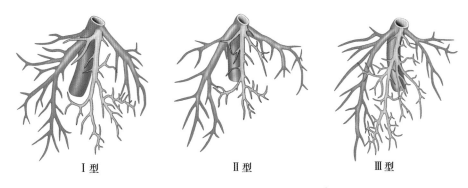

Ⅰ型 Ⅱ型 Ⅲ型

图1-6-25 肝中静脉（Neumann）

（四）肝左静脉的分型

肝左静脉由左外上支和左外下支汇合而成，主要引流左外叶的血液，主干位于左叶间裂内。肝左静脉的解剖分型分为3种类型（图1-6-26）[88-90]：Ⅰ型（主干型）：V2和V3形成共干，占57%，Ⅱ型（合干型）：V2和V3分别汇入肝中静脉，占23%；Ⅲ型（放射型）：V2汇入肝中静脉而V3汇入下腔静脉，占57%。

（五）肝中、肝左静脉合干分型

肝中静脉沿着主门静脉裂的Cantlie线行进，在大多数情况下与肝左静脉形成一条共

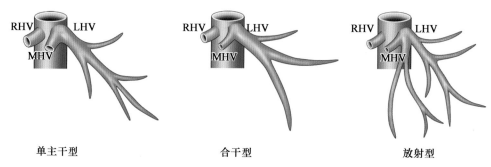

图 1-6-26　肝左静脉分型

RHV. 肝右静脉；MHV. 肝中静脉；LHV. 肝左静脉

干，并通向肝上下腔静脉。此外，引流的Ⅲ段或Ⅳa段的小静脉，可直接排入靠近肝上下腔静脉的左侧共干，而在右侧共干通常引流Ⅷ段的小静脉。肝中静脉通常引流肝脏的中央部分，接受左侧的Ⅳ段及右侧的Ⅴ段和Ⅷ段血流，但有时肝中静脉也会引流Ⅵ段，部分尾状叶静脉也汇入肝中静脉。当肝左静脉不与肝中静脉形成共干时，它独立引流左外叶的静脉，也会引流Ⅳ段，与肝中静脉分开引流。研究表明（图1-6-27）[91-93]，肝中静脉与肝左静脉形成共干占81%，肝左、肝中独立流入下腔静脉为19%。Ⅳ段引流以肝左静脉（66.6%）最多，其次为肝中静脉（29.6%）和下腔静脉（3.8%）。

（六）特殊肝静脉

肝脏的肝静脉系统，除3条主要的肝静脉（肝左、中、右静脉）外，还存在几条特殊肝静脉。

脐裂静脉（umbilical fissure，UFV）命名较多，也有学者称为裂静脉或肝左内侧上静脉，位于镰状韧带深面，可视为肝左内叶与左外叶的分界标志。脐裂静脉的发生率约为91%，该静脉既往在肝脏解剖学上出现的频率不高，未引起肝脏外科医师的足够关注。一般认为脐裂静脉位于Ⅱ、Ⅲ段和Ⅳ段之间，引流S3、S4b段区域的静脉血。随着精准肝脏外科时代的到来，在肝脏外科手术中越来越多地涉及精准的肝段切除、亲体左外叶供肝的获取等，因此增加对脐裂静脉的认识非常具有必要性。

脐裂静脉常见汇入部位分为3型（图1-6-28）[94]：Ⅰ型，脐裂静脉汇入肝左静脉（72%）；Ⅱ型，汇入肝中静脉和肝左静脉的共干（10.8%）；Ⅲ型，直接汇入肝中静脉（17.2%），主要引流Ⅲ段和Ⅳ段。在部分病例中脐裂静脉可以作为替代肝中静脉的一个回流途径，在不带肝中静脉的劈离式或亲体右半肝移植时脐裂静脉重建对于减少S4肝静脉回流具有重要意义（图1-6-29）[95-96]。

前裂静脉（anterior fissure vein，AFV）由Hjortsjo[97]首先提出，位于右前叶引流V8段和V5段，与左侧脐裂对称。75.5%的人有前裂静脉。根据连接部位不同，观察到3种不同类型的前裂静脉与肝静脉的位置关系（图1-6-30）[98]：①AFV连接到肝中静脉（MHV，指定为M）的末端部分（12.2%）；②AFV连接到MHV的近端部分

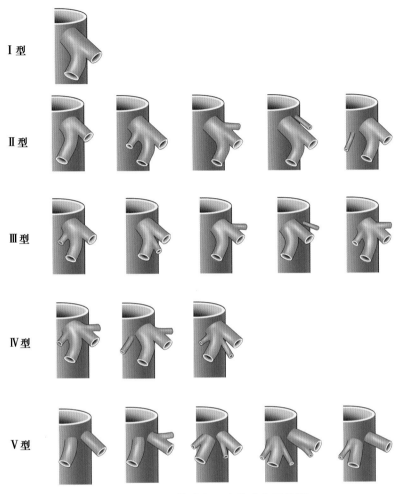

图 1-6-27 肝左静脉和肝中静脉合干类型

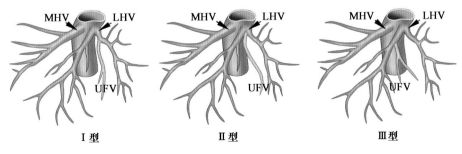

图 1-6-28 脐裂静脉常见汇入部位

UFV. 脐裂静脉；MHV. 肝中静脉；LHV. 肝左静脉

（79.7%）；③AFV连接到肝右静脉（RHV，指定为R）的末端部分（8.1%）。

左侧上肝静脉称为表浅肝静脉（superficial hepatic vein，SHV），行走于Ⅱ段的头侧，其多数情况下汇入共干的左侧壁，但是也可直接汇入下腔静脉，引流Ⅱ段。右侧有时也会出现一条表浅肝静脉，少数人可同时出现左、右侧表浅肝静脉。

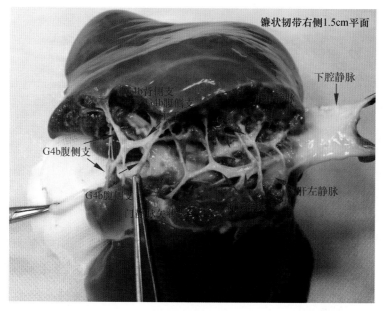

图1-6-29 脐裂静脉走行示意图（废弃供肝标本，汇入肝左静脉根部）

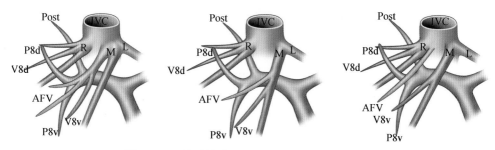

图1-6-30 前裂静脉与肝静脉关系（头尾侧视图）

V8v. Ⅷ段肝静脉腹侧支；V8d. Ⅷ段肝静脉背侧支；P8v. Ⅷ段门静脉腹侧支；P8d. Ⅷ段门静脉背侧支；AFV. 前裂静脉；IVC. 下腔静脉；Post. 门静脉右后支；R. 肝右静脉；M. 肝中静脉；L. 肝左静脉

早在1952年，Elias和Petty就报道存在第二肝门以外的肝静脉，随着国内外学者的研究进一步深入，将肝脏血液从腔静脉窝下段处直接汇入下腔静脉的众多静脉出入区域称为第三肝门。这些除了三支主要的肝静脉外，直接从肝脏汇入下腔静脉的肝静脉称为肝短静脉（small hepatic vein，SHV）。肝短静脉与肝右静脉的管径呈负相关，即肝右静脉直径越大，则肝短静脉直径越小，反之亦然。肝短静脉数目众多，变异度极大，主要引流尾状叶及右后叶的血液，因此行右半肝切除或尾状叶切除时应仔细解剖，避免发生损伤出血（图1-6-31）。

右后肝静脉系统通常分为右后中肝静脉（MRHV），右后下肝静脉（IRHV），而目前部分文献中还存在右后上肝静脉（SRHV）（图1-6-32）。右后上肝静脉定义为直接从Ⅶ段延伸的肝右静脉紧邻区域内直接流入肝内下腔静脉的静脉，主要引流Ⅶ段上部的静脉血。右后中肝静脉，主要引流Ⅶ段中部的静脉血。右后下肝静脉引流Ⅵ段和Ⅶ段

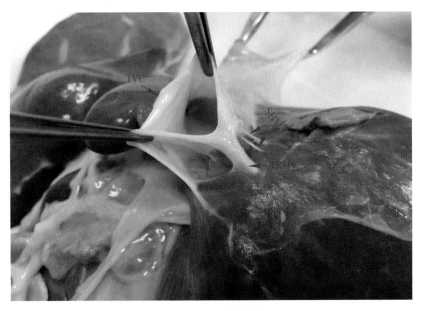

图 1-6-31　肝短静脉

SHV. 肝短静脉；IVC. 下腔静脉；IRHV. 右后下肝静脉

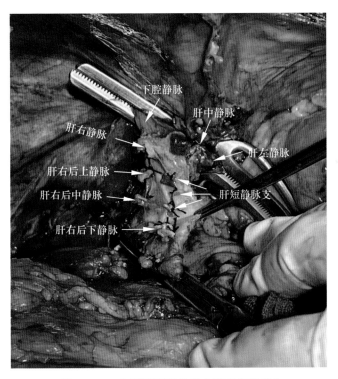

图 1-6-32　右后肝静脉分类（手术示意图）

下部的静脉血，较粗的右后下肝静脉主要引流Ⅵ段和Ⅶ段的下部，较细的右后下肝静脉引流Ⅴ段的下部。在进行肝移植或肝切除手术时，了解RHV和IRHV之间的变异和关系对于静脉回流和肝静脉重建是至关重要的。在20%和34%的受试者的CT图像上发现有直径较大（＞3mm）的MRHV和IRHV。MRHV和IRHV分别占整个肝静脉引流的8.0%和10.6%。在MRHV、IRHV单独存在及MRHV和IRHV同时存在的患者中，RHV平均分别占整个肝静脉引流的40.2%、34.1%和20.9%。

综上所述，肝脏的解剖已经进入"段"时代，熟练掌握胆道和肝动脉的常见分型和变异，是避免损伤的重要保障；重视各种肝静脉的分型及特殊肝静脉（脐裂静脉、前裂静脉、肝短静脉、右后肝静脉、表浅静脉）的解剖走行，减少术中出血，解决肝段静脉回流以保证有效肝脏功能。肝脏的精细解剖为劈离式肝移植、解剖性肝切除提供解剖基础和依据。

（张　彤　任钧楷　曾繁信）

参 考 文 献

［1］ Rex H. Beitrage zur Morphologie der Saugerleber [J]. Morphol Jahrb, 1888, 14: 517-616.

［2］ Hjortsjo CH. The topography of the intrahepatic duct systems [J]. Acta Anato (Basel) 1951, 11: 599-615.

［3］ Couinaud C. Lobes et segments heptiques. Notes sur l'architecture anatomique et chirurgicale du foie [J]. La Presse Medicale, 1954, 62: 709-712.

［4］ Healey JE, Schroy PC. Anatomy of the biliary ducts within the human liver. Anatomy of the prevailing pattern of branchings and the major variations of the biliary ducts [J]. Arch Surg 1953, 66: 599-616.

［5］ Trinh Van Minh. Capitolo 1. Le differenti concezioni moderne sulla segmentazione del fegato second i diversi autori. in Trinh Van Minh (ed)；Ton That Tung Le resezioni epatiche per via transparenchimale. Le varianti anatomishe del sistema portale intraepatico [M]. Torino. Edizioni Minerva Medica, 1985.

［6］ Cantlie J. On a new arrangement of the right and left lobes of the liver [J]. J Anat Physiol (London)1898, 32: Ⅳ-Ⅸ.

［7］ Couinaud C. Ⅸ. Anatomical data for left liver surgery. in Couinaud C (ed)；Surgical anatomy of the liver revisited [M]. Paris, Couinaud C, 1989: 83-89.

［8］ Couniaud C. Lobes et segments hépatiques : notes sur l'architecture anatomique et chirurgicale du foie [J]. Presse Med, 1954, 62 : 709-712.

［9］ Couinaud C. Le foie；etudes anatomiques et chirurgicales [M]. Paris: Masson, 1957.

［10］ Couinaud C. Surgical Anatomy of the Liver Revisited [M]. Paris: Acheve D, imprimer Sur Les Presses, 1989: 130-132.

［11］ Couinaud C. Surgical approach to the dorsal section of the liver [J]. Chirurgie, 1993—1994, 119: 485-

488.

[12] Healey JE, Schroy PC, Sorensen RJ. The intrahepatic distribution of the hepatic artery in man [J]. J Int Coll Surg, 1953, 20: 133-148.

[13] Healey JE. Clinical anatomic aspects of radical hepatic surgery [J]. J Int Coll Surg, 1954, 22: 542-550.

[14] Healey JE, Schroy PC. Anatomy of the biliary ducts within the human liver; analysis of the prevailing pattern of branchings and the major variations of the biliary ducts [J]. AMA Arch Surg, 1953, 66: 599-616.

[15] Goldsmith NA, Woodburne RT. The surgical anatomy pertaining to liver resection [J]. Surg Gynecol Obstet, 1957, 105: 310-318.

[16] Bismuth H. Surgical anatomy and anatomical surgery of the liver [J]. World J Surg, 1982, 6: 3-9.

[17] Strasberg SM, Phillips C. Use and dissemination of the brisbane 2000 nomenclature of liver anatomy and resections [J]. Ann Surg, 2013, 257: 377-382.

[18] Takasaki K. Glissonean pedicle transection method for hepatic resection: a new concept of liver segmentation [J]. J Hepatobiliary Pancreat Surg, 1998, 5: 286-291.

[19] Cho A, Okazumi S, Makino H, et al. Relation between hepatic and portal veins in the right paramedian sector: proposal for anatomical reclassification of the liver [J]. World J Surg, 2004, 28: 8-12.

[20] Cho A, Asano T, Yamamoto H, et al. Relationship between right portal and biliary systems based on reclassification of the liver [J]. Am J Surg, 2007, 193: 1-4.

[21] Cho A, Okazumi S, Makino H, et al. Anterior fissure of the right liver--the third door of the liver [J]. J Hepatobiliary Pancreat Surg, 2004, 11: 390-396.

[22] 竜崇正. 肝臓の外科解剖 [M] 2 版. 東京: 医学書院, 2011: 12.

[23] Fasel JH, Majno PE, Peitgen HO. Liver segments: an anatomical rationale for explaining inconsistencies with Couinaud's eight-segment concept [J]. Surg Radiol Anat, 2010, 32: 761-765.

[24] Pang YY. The Brisbane 2000 terminology of liver anatomy and resections [J]. HPB (Oxford), 2002, 4: 333-339; author reply 99-100.

[25] 中国肝脏专家组. 肝脏解剖和肝脏手术切除术统一名称 [J]. 中华外科杂志, 2002, 40: 22-24.

[26] Seaman DS. Adult living donor liver transplantation [J]. J Clin Gastroenterol, 2001, 33 (2): 97-106.

[27] Strunk H, Stuckmann G, Textor J, et al. Limitations and pitfalls of Couinaud's segmentation of the liver in transaxial imaging [J]. EurRadiol, 2003, 13 (11): 2472-2482.

[28] Deltenre PD C. Valla, Ischemic cholangiopathy [J]. Semin Liver Dis, 2008, 28 (3): 235-246.

[29] 神谷順一. 肝内区域胆管枝の外科解剖. 幕内雅敏 監; 二村雄次 編: Knack & Pitfalls胆道外科の要点と盲点 [M]. 2 版. 文光堂, 2009: 2-4.

[30] Northover J, Terblanche J, Bile duct blood supply. Its importance in human liver transplantation [J]. Transplantation, 1978, 26 (1): 67-69.

[31] Northover JM , Terblanche J. A new look at the arterial supply of the bile duct in man and its surgical

implications [J]. Br J Surg, 1979, 66 (6): 379-384.

［32］ Chen WJ, Ying DJ, Analysis of the arterial supply of the extrahepatic bile ducts and its clinical significance [J]. Clin Anat, 1999, 12 (4): 245-249.

［33］ Vellar ID. The blood supply of the biliary ductal system and its relevance to vasculobiliary injuries following cholecystectomy [J]. Aust N Z J Surg, 1999, 69 (11): 816-820.

［34］ Ramesh BC, Sharma M. Biliary tract anatomy and its relationship with venous drainage [J]. J Clin Exp Hepatol, 2014, 4 (Suppl 1): S18-26.

［35］ Chaib E, Alexandre FK, HFG Flavioet al. Bile duct confluence: anatomic variations and its classification [J]. Surg Radiol Anat, 2014, 36 (2): 105-109.

［36］ Takeishi K, Shirabe K, Yoshida Y, et al. Correlation between portal vein anatomy and bile duct variation in 407 living liver donors [J]. Am J Transplant, 2015, 15 (1): 155-160.

［37］ Huang TL, Cheng YF, Chen CL, et al. Variants of the bile ducts: clinical application in the potential donor of living-related hepatic transplantation [J]. Transplant Proc, 1996, 28 (3): 1669-1670.

［38］ Nakamura T, Tanaka K, Kiuchi T, et al. Anatomical variations and surgical strategies in right lobe living donor liver transplantation: lessons from 120 cases [J]. Transplantation, 2002, 73 (12): 1896-1903.

［39］ Varotti G, Gondolesi G E, Goldman J, et al. Anatomic variations in right liver living donors [J]. J Am Coll Surg, 2004, 198 (4): 577-582.

［40］ Eleazar C, Alexandre FK, Flavio HFG, et al. Bile duct confluence: anatomic variations and its classification [J]. Surg Radiol Anat., 2014, 36 (2): 105-109.

［41］ 日本肝胆膵外科学会高度技能医制度委員会編. 肝胆膵高難度外科手術 [M]. 东京: 医学書院, 2010: 11-20.

［42］ Sitarz R, Berbecka M, Mielko J, et al. Awareness of hepatic arterial variants is required in surgical oncology decision making strategy: Case report and review of literature [J]. Oncol Lett, 2018, 15 (5): 6251-6256.

［43］ Nemeth K, Deshpande R, Máthé Z, et al. Extrahepatic arteries of the human liver-anatomical variants and surgical relevancies [J]. Transpl Int, 2015, 28 (10): 1216-1226.

［44］ Venara A, Deshpande R, Máthé Z, et al. Aberrant right hepatic artery with a prepancreatic course visualized prior to pancreaticoduodenectomy [J]. J Gastrointest Surg, 2013, 17 (5): 1024-1026.

［45］ Chamberlain RS, El-Sedfy A, Rajkumar D. Aberrant hepatic arterial anatomy and the whipple procedure: lessons learned [J]. Am Surg, 2011, 77 (5): 517-526.

［46］ Pallisera A, Morales R, Ramia JM. Tricks and tips in pancreatoduodenectomy [J]. World J Gastrointest Oncol, 2014, 6 (9): 344-350.

［47］ Ishigami K, Zhang Y, Rayhill S, et al. Does variant hepatic artery anatomy in a liver transplant recipient increase the risk of hepatic artery complications after transplantation? [J]. AJR Am J

Roentgenol, 2004, 183 (6): 1577-1584.

［48］ Chaib E, Bertevello P, Abrão S W, et al. The main hepatic anatomic variations for the purpose of split-liver transplantation [J]. Transplant Proc, 2005, 37 (2): 1063-1066.

［49］ Sakai H, Okuda K, Yasunaga M, et al. Reliability of hepatic artery configuration in 3D CT angiography compared with conventional angiography/special reference to living-related liver transplant donors [J]. Transpl Int, 2005, 18 (5): 499-505.

［50］ Futara G, Ali A, Kinfu Y. Variations of the hepatic and cystic arteries among Ethiopians [J]. Ethiop Med J, 2001, 39 (2): 133-142.

［51］ Wang S, He X, Li Z, et al. Characterization of the middle hepatic artery and its relevance to living donor liver transplantation [J]. Liver Transpl, 2010, 16 (6): 736-741.

［52］ 幕内雅敏, 高山忠利. 肝脏外科要点与盲点 [M]. 2版. 董家鸿, 译. 北京: 人民卫生出版社, 2010.

［53］ Abdel-Misih SR, Bloomston M. Liver anatomy [J]. Surg Clin North Am, 2010, 90 (4): 643-653.

［54］ Renz JF, Emond JC, Yersiz H, et al. Split-liver transplantation in the United States: outcomes of a national survey [J]. Ann Surg, 2004, 239: 172-181.

［55］ Perez-Saborido, B. Incidence of hepatic artery variations in liver transplantation: does it really influence short- and long-term results? [J]. Transplant Proc, 2012, 44 (9): 2606-2608.

［56］ Michels NA. Newer anatomy of the liver and its variant blood supply and collateral circulation [J]. Am J Surg, 1966, 112 (3): 337-347.

［57］ 幕内雅敏. 幕内肝脏外科学 [M]. 曾勇, 唐伟, 译. 北京: 人民卫生出版社, 2016: 28.

［58］ Hiatt JR, Gabbay J, Busuttil RW. Surgical anatomy of the hepatic arteries in 1000 cases [J]. Ann Surg, 1994, 220 (1): 50-52.

［59］ Yan J, Feng H, Wang H, et al. Hepatic artery classification based on three-dimensional CT [J]. Br J Surg, 2020, 107 (7): 906-916.

［60］ Varotti G, Gondolesi E, Goldman GJ, et al. Anatomic variations in right liver living donors [J]. J Am Coll Surg, 2004, 198 (4): 577-582.

［61］ Lopez-Andujar R, Moya A, Montalvá E, et al. Lessons learned from anatomic variants of the hepatic artery in 1, 081 transplanted livers [J]. Liver Transpl, 2007. 13 (10): 1401-1404.

［62］ Suzuki T, Nakayasu A, Kawabe K, et al. Surgical significance of anatomic variations of the hepatic artery [J]. Am J Surg, 1971, 122 (4): 505-512.

［63］ Abdullah SS, Nagel SN, Kausche S, et al. Anatomical variations of the hepatic artery: study of 932 cases in liver transplantation [J]. Surg Radiol Anat, 2006, 28 (5): 468-473.

［64］ Loschner C, Nagel SN, Kausche S, et al. Hepatic arterial supply in 1297 CT-angiographies [J]. Rofo, 2015, 187 (4): 276-282.

［65］ 秋田恵一. ほか: 画像診断と IVR のための腹部血管解剖 [J]. 日獨医報, 2014, 59: 186-208.

［66］ 伴大輔, 秋田恵一, 工藤篤, 等. 肝臓の外科解剖 [J]. 手術, 2016, 70 (4): 335-345.

［67］ Onishi H, Kawarada Y, Das Bc, et al. Surgical anatomy of the medial segment (S4) of the liver with special reference to bile ducts and vessels [J]. Hepatogastroenterology, 2000, 47: 143-150.

［68］ Kawarada Y, Das BC, Onishi H, et al. Surgical anatomy of the bile duct branches of the medial segment (B4) of the liver in relation to hilar carcinoma [J]. J Hepatobiliary Pancreat Surg, 2000, 7: 480-485.

［69］ Hirofumi I, Hiroshi I, Ryuji Y, et al. Re-evaluation of the Couinaud classification for segmental anatomy of the right liver, with particular attention to the relevance of cranio-caudal boundaries [J]. Surgery, 2021, 169 (2): 333-340.

［70］ Cho A, Okazumi S, Miyazawa Y, et al. Limited resection based on reclassication of segment 8 of the liver [J]. Hepato-gastroenterology, 2004, 51: 575-576.

［71］ Cho A, Okazumi S, Miyazawa Y, et al. Limited resection of the right hemiliver based on reclassification of the right anterior seg-ment of the liver [J]. Hepatogastroenterology, 2004, 51: 820-821.

［72］ Cho A, Okazumi S, Takayama W, et al. Anatomy of the right anterosuperior area (segment 8) of the liver: evaluation with helical CT during arterial portography [J]. Radiology, 2000, 214: 491-495.

［73］ 竜崇正. 肝臓の外科解剖——門脈 segmentation に基く新たな肝区域の考え方 [M]. 2版. 東京: 医学書院, 2004.

［74］ Takayasu K, Moriyama N, Muramatsu Y, et al. Intrahepatic portal vein branches studied by percutaneous transhepatic portography [J]. Radiology, 1985, 154: 31-36.

［75］ Kogure K, Kuwano H, Fujimaki N, et al. Reproposal for Hjortsjo's segmental anatomy on the anterior segment in human liver [J]. Arch Surg, 2002, 137: 1118-1124.

［76］ Cho A, Okazumi S, Miyazawa Y, et al. Proposal for a reclassification of liver based anatomy on portal ramifications [J]. Am J Surg, 2005, 189: 195-199.

［77］ 裹正宽, 栗本亚美, 波多野悦朗, 等. 肝亜区域切除術、肝前区腹側、背側領域切除術 [J]. 消化器外科, 2017, 40 (5): 247-256.

［78］ Yamamoto Y, Sugiura T, Okamura Y, et al. The Pitfalls of Left Trisectionectomy or Central Bisectionectomy for Biliary Cancer: Anatomical Classification Based on the Ventral Branches of Segment VI Portal Vein Relative to the Right Hepatic Vein [J]. J Gastrointest Surg, 2017, 21 (9): 1453-1462.

［79］ Covey AM, Brody LA, Getrajdman Gi, et al. Incidence, patterns, and clinical relevance of variant portal vein anatomy [J]. AJR Am J Roentgenol, 2004, 183: 1055-1064.

［80］ Cheng YF, Huang TL, Chen CL, et al. Anatomic dissociation between the intrahepatic bile duct and portal vein: Risk factors for left hepatectomy [J]. World J Surg, 1997, 21: 297-300.

［81］ Schmidt S, Demartines N, Soler L, et al. Portal vein normal anatomy and variants: implication for liver surgery and portal vein embolization [J]. Semin Intervent Radiol, 2008, 25 (2): 86-91.

［82］ Sureka B, Patidar Y, Bansal K, et al. Portal vein variations in 1000 patients: surgical and radiological importance [J]. Br J Radiol, 2015, 88 (1055): 326.

［83］石崎陽一, 川崎誠治. 肝臓の手術に必要な臨床局所解剖 [J]. 消化器外科, 2017, 40 (5): 692-700.

［84］Nakamura S, Tsuzuki T. Surgical anatomy of the hepatic vein and the inferior vena cava [J]. Surg Gynecol, Obstet, 1981, 152: 43-50.

［85］Kobayashi K, Hasegawa K, Kokudo T, et al. Extended Segmentectomy Ⅱ to Left Hepatic Vein: Importance of Preserving Umbilical Fissure Vein to Avoid Congestion of Segment Ⅲ [J]. J Am Coll Surg, 2017, 225 (3): e5-e11.

［86］Cho A, Okazumi S, Makino H, et al. Relation between hepatic and portal veins in the right paramedian sector: proposal for anatomical reclassification of the liver [J]. World J Surg, 2004, 28: 8-12.

［87］Watanabe A, Yoshizumi T, Harimoto N, et al. Right hepatic venous system variation in living donors: a three-dimensional CT analysis [J]. Br J Surg, 2020, 107 (9): 1192-1198.

［88］Sureka B, Sharma N, Khera PS, et al. Hepatic vein variations in 500 patients: surgical and radiological significance [J]. Br J Radiol, 2019, 92 (1102): 487.

［89］Tani K, Shindoh J, Akamatsu N, et al. Venous drainage map of the liver for complex hepatobiliary surgery and liver transplantation [J]. HPB (Oxford), 2016, 18 (12): 1031-1038.

［90］Yang Y, Guan T, Si Y, et al. Correlation of clinical features with inferior right hepatic vein incidence: a three-dimensional reconstruction-based study [J]. Surg Radiol Anat, 2020, 42 (12): 1459-1465.

［91］Neumann JO, Thorn M, Fischer L, et al. Branching patterns and drainage territories of the middle hepatic vein in computer-simulated right living-donor hepatectomies [J]. Am J Transplant, 2006, 6 (6): 1407-1415.

［92］Taniai N, Machida T, Yoshida H, et al. Role of the anterior fissure vein in ventral or dorsal resection at Segment 8 of liver [J]. Eur J Surg Oncol, 2018, 44 (5): 664-669.

［93］Ryu M, Cho A. New liver anatomy: portal segmentation andthe drainage vein [J]. Berlin: Springer, 2009.

［94］Noujaim HM, Mirza DF, Mayer DA, et al. Hepatic vein reconstruction in ex situ split-liver transplantation [J]. Transplantation, 2002, 74 (7): 1018-1021.

［95］Wenli X, Chonghui Li, Weidong Duan, et al. Three-Dimensional Computed Tomography Scan Analysis of Anatomical Variations in the Hepatic Veins [J]. Int Surg 1 January, 2021, 105 (1-3): 2-9.

［96］Kobayashi K, Hasegawa K, Kokudo T, et al. Extended Segmentectomy Ⅱ to Left Hepatic Vein: Importance of Preserving Umbilical Fissure Vein to Avoid Congestion of Segment Ⅲ [J]. J Am Coll Surg, 2017, 225 (3): e5-e11.

［97］Hjortsjo CH. The topography of the intrahepatic duct systems [J]. Acta Anat (Basel), 1951, 11 (4): 599-615.

第 **7** 节
肝脏外科解剖与解剖性肝切除

解剖性肝切除（anatomical resection，AR），是肝脏外科学史上有较高价值的领域之一。各级 Glisson 系统及走行在其间的各级肝静脉（hepatic vein，HV）构成了肝脏的主要解剖内容。AR 理论和技术的核心，即追溯门静脉流域（portal territory，PT）（亦即通过 PT 追溯 Glisson 系统），同时对 HV 予以显露，实现荷瘤 PT 的完整切除以获取肝细胞癌（hepatocellular carcinoma，HCC）的肿瘤学疗效[1]。AR 立足于真实的肝脏生理解剖，也正是因此具备了外科学和肿瘤学意义。

历经数十载的发展，目前认为 AR 可能带来以下获益：①获取 HCC 的外科肿瘤学疗效；②指引肝脏解剖；③增加围术期疗效及减少并发症。客观而言，以上三点获益均存在一定争议，目前大部分支持 AR 及少数呈现争议的研究结果也多为回顾性分析，高等级循证医学证据较少。肝脏外科术式本身固有的难度和风险，以及整体领域发展的局限和不均，导致了以上状况。随着肝脏外科学整体理论与技术的进一步发展，特别是近年来以腹腔镜肝切除术为代表的精准微创肝脏外科领域研究的迅猛发展，微创解剖性肝切除（minimally invasive anatomic liver resection，MIALR）相较于传统开腹术式，在同质性、可重复性和推广性方面得到显著提升[2-3]。在此背景下，重启对 AR 的大范围评价和进一步深入研究，将是肝脏外科学领域目前和未来的重要工作之一。

一、AR 获取 HCC 的外科肿瘤学疗效

HCC 具有高度侵袭性，沿 PT 播散是其主要的病理学传播途径，也是 HCC 易发生肝内转移及术后局部复发的重要原因之一。幕内雅敏教授自 20 世纪 80 年代提出 AR 理论体系，即以门静脉流域肝段/亚段为基本解剖单位，对荷瘤 PT 进行系统性切除，同时也是对 PT 所供应和标记的荷瘤 Glisson 系统进行完整切除，以获取更好的外科手术肿瘤学疗效[4]，这是 AR 的核心内容，也是阐述 AR 时必须首先提及的问题。AR 是针对 HCC 肿瘤学疗效开展的重要术式，但针对其是否切实带来肿瘤学获益的质疑却一度存在，AR 肿瘤学疗效的差异性结果也确实客观存在于实践中[5-9]。这些差异性结果，可能来自于实践中技术标准的差异[10]，更可能来自于经典 AR 理论和实践一直以来所存在的偏差。

AR 的理论标准是切除荷瘤 PT 以获取 HCC 的肿瘤学疗效，但传统 AR 的技术标准讲究完整显露 HV 主干，两者并非一致。AR 理论提出伊始，受制于当时的技术条件，即无法在术前规划中获得准确的 PT 分析，也不能在术中通过亚甲蓝染色法优质、真实地对 PT 进行显示。所以幕内教授借助"基于 Couinaud 肝分段法的 HV 主干显露技术"，

结合亚甲兰染色法来指引断肝面，以获得近似的荷瘤PT切除效果。但AR的本质是个体化的PT肝段切除，本就与Couinaud人为分段不同；PT肝段（或Glisson分段系统）与Couinaud HV分段系统也并非同一概念。PT间面（或Glisson系统间面）实则为三维立体的不规则曲面，并非沿HV主干划分的规则平面[11]。无论是从肝小叶汇管区的组织胚胎微观结构层面（图1-7-1），还是从PT肝段/亚段的宏观结构层面来看，每一级Glisson系统（或PT系统）的PT间面中都应有相对应级别的HV走行，即流域间静脉（inter-territory hepatic vein，IHV）。多支IHV走行共同组成的三维立体曲面即为该对应级别的PT间面（包括PT肝叶、区、段、亚段间面）。理论上显露所有的IHV也可显露真实的PT间面，并获得完整的PT；实际操作中显露的IHV分支越多、级别越高，所获得的曲面越无限接近于真实的PT间面。由此可见，单纯依靠某一条或两条HV主干走行获取PT间面是远远不足的，即便左右肝叶间面也并非单纯沿HV主干走行所划分的规则平面，更不用说区、段、亚段间面。在左右半肝叶切除、右前/右后肝区切除，或者PT分型比较单纯的S7、S8段切除，Couinaud肝分段仅在部分病例能勉强近似于PT分段。而S5、S6段切除和PT分型比较复杂的S7、S8段切除，Couinaud分段已难以涵盖，况且Couinaud肝分段法在S5、S8和S6、S7之间的界限本就模糊。Couinaud肝分段法在理论上仅明确了左、中、右肝静脉的主干，即便近年来部分学者提出的Couinaud段间静脉（如S5、S8段间静脉）也仅仅探索到了HV主干下一级的静脉分支，且仍停留在以某一条主要静脉"一线代面"获得的规则平面，并非真实的三维立体流域段间曲面。一方面，随着现代精准肝脏外科学理论和技术的发展，肝切除术中涉及亚段（4级肝蒂）解剖的情况越来越多，份量越来越重，而亚段层面的解剖已经完全超出了Couinaud分段的范畴[20]。在肝段/亚段层面实施的个体化解剖中仍仅仅依靠显露有限且模糊的HV小分支走行来确定段间面是远远不足的。另一方面来，目前的Glisson肝蒂分段体系已达到了3级，甚至4级肝蒂（亚段肝蒂）水平，并具有实际解剖操作的可行性。4级肝蒂所对应的PT亚段，即锥形单位（cone-unit），正是目前肝脏外科技术水平所能达到的最小解剖单位。而目前肝静脉Couinaud分段体系则落后于肝蒂分段体系，肝段/亚段间静脉的显露技术也远远尚未达到对其进行三维立体逐一显露的要求。总的来说，受制于以往的技术条件水平，经典AR理论在实践层面向Couinaud肝分段法进行了妥协。Couinaud肝分段法是由HV主干走行制定的人为分段，而并非生理学或肿瘤学意义上的真实个体化PT分段，两者存在偏差。AR理论上要求追溯荷瘤PT，实践中却依附了HV Couinaud肝分段系统，这正是一直以来经典AR理论和实践所存在的偏差，更可能导致了AR肿瘤学效果的偏差。

纵观数十年来的研究结果，支持AR的声音越来越多，特别是最近越来越多的高质量文献报道了AR相对非解剖性肝切除（non anatomic resection，NAR）可能获得了更加优异的围术期和中长期肿瘤学疗效[12-19]。近期更多支持AR的研究结论的出现，可能与肝脏外科领域整体技术水平的提高有关。最新的腹腔镜技术体系将三维重建、流域分析、荧光导航、LUS等一系列新技术整合，构建了一个全新的理论技术体系。以此为基础出现的门静脉流域解剖性肝切除（anatomic resection based on portal territory，PT-AR），以肿瘤为中心设计荷瘤门静脉流域（tumor-bearing portal territory）切除术式[20]，更好地实现了完整切除荷瘤PT的同时保留了更多更为完整的功能性未来剩余肝脏（future liver remnant，FLR）体积。PT-AR旨在术前使用三维重建流域分析获取荷瘤PT的真实区域并据此进行手术规划，术中以PT肝段/亚段为基本解剖单位，使用ICG荧光染色导航实施精准的荷瘤PT系统（或荷瘤Glisson系统）的完整切除。实际操作中以荧光导航引导解剖荷瘤PT（正染、反染）为主，以显露IHV（包括亚段、段、区、叶的IHV）为辅，沿荷瘤PT间裂（亦即Glisson系统间裂，同时也是生理肝裂），实施断肝（图1-7-1）。同时结合HV流域分析，使以往对HV的评估定位从传统的断肝平面标志回归其回流的本职功能上来。从理论上看，首先，PT-AR是对以cone-unit为最小解剖单位的各级Glisson系统或组合进行的完整切除，实现了在完整切除荷瘤Glisson系统的同时保留FLR完整的正常Glisson系统，在尽可能清除荷瘤PT的同时保证FLR的完整功能。根治性切除和更多的功能性FLR的保留，分别是HCC的两个独立预后因素[21]，这也正是现代精准肝切除理论的要求[22-24]。其次，断肝面的确定思路，将由以

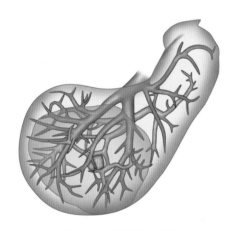

图1-7-1　荷瘤PV流域

往的"依托HV走行来确定切除范围"，转变为"优先依据荷瘤PT确定切除范围，再辅以显露代表性荷瘤PT间静脉"。即便在当下的多学科综合治疗时代，获取HCC的外科手术肿瘤学疗效仍然将继续在共识和指南中占据相当的份量。正是依靠近年来更加深入的理论研究和技术进步，让AR无论在方案设计、入路规划还是解剖技巧层面，都比以往任何时候更加接近"完整清除HCC荷瘤PT"这一经典核心理论。PT-AR更是有望从技术层面修正传统AR理论和实践所存在的偏差，实现AR理论真正意义上的完整实践。

二、AR指引的肝脏解剖

肝脏是实体器官，其内走行的各级Glisson系统和HV系统共同组成了肝脏的主要解剖内容。Glisson系统和HV系统的分支、分型、变异繁多，相互交错，同时肝脏肿瘤的发生、发展在物理空间和肿瘤学层面又与这些复杂的解剖结构紧密联系、息息相关。正是由于以上肝脏解剖固有的难度风险，导致了过去相当长一段时间内，肝脏外科整体技术水平仍处于探索和发展之中。肝切除术从最初的试探性边缘切除，到大范围切除，再到中央深部无禁区，历经了较相邻学科更为遥远的距离。随着探索的逐渐

深入，NAR已不再能满足需求，急需更为深入和精准的解剖认知和操作技巧，来满足术式规划和疗效获益的要求。AR是肝脏外科整体理论技术发展到一定水平程度的产物，反过来后者也正是20世纪80年代AR被提出的时代背景。肝脏外科进入微创时代以后，解剖技术所面临的问题和挑战更为突出。微创式具有更为清晰、手术视野更大和解剖操作更为精准的优势，但其固有的局限性包括操作受限、丧失手触觉和全局视野掌控能力下降等，可能导致术中解剖方向的迷失，更可能进一步导致肝内解剖的误判甚至误伤。所以断肝面的判定和掌控，是肝脏外科解剖的主要内容之一，在《微创解剖性肝切除国际专家共识（2021年版）》[25-26]（以下简称为"2021共识"）中，更是将解剖方向的迷失作为需要解决的首要问题。

获取HCC的肿瘤学疗效是实施AR的主要目的，但AR的临床意义并不止于此。经典AR在追溯荷瘤PT获取肿瘤学疗效的同时，以门静脉（portal vein，PV）穿刺染色和显露HV作为引导肝实质离断的方法。使用传统染料进行的PV穿刺染色，因染料渗出和弥散导致仅能在肝脏表面显示断肝线，进入到肝实质深部时已无法再行使引导功能，所以肝实质深部的断肝面引导主要还是依附于HV显露技术，而后者也引出了幕内AR 180° 显露HV主干的技术标准。以此循某一两条主要HV，以一线代面获得规则解剖平面的方法，也决定了在传统或经典AR中最终将获得规则断肝平面的结果。具有规则断肝平面的经典AR也因此被称为"规则解剖性肝切除"，以此与后来具有不规则断肝曲面的PT-AR相对应。循HV实施的经典AR一直以来成为AR的主流术式，在MIALR领域也得到了较高质量的复刻。这是符合当前肝脏外科领域整体发展水平要求的，甚至可以预见在未来相当长一段时间内也能够满足大部分的病例和术式规划需求。故在"2021共识"中，循肝静脉的解剖入路（hepatic vein guided approach，HVGA）仍然获得了较高等级的文献证据和专家推荐。循HV实施的经典规则性AR发展至今，其理论、技术体系已较为完整，对设备要求较低，有助于获取较为安全、有效的手术结果，达成AR手术的标准化、同质化，有助于AR及MIALR的进一步推广。需要指出的是，HV显露技术仍然具有较高的难度和风险，特别是MIALR中HV的损伤往往是导致中转开腹甚至危及患者生命安全的主要因素，所以高质量HV显露仍是肝脏外科医生需要掌握的重要技能之一。在以后的PT-AR中甚至需要对三维立体分布的各级、多支IHV进行显露，这将对HV显露技术提出更高的要求。

从技术表相来看，PT-AR以荧光腹腔镜下的ICG荧光导航替代了经典AR中的物理染色方法，但实则借助先进的设备和技术手段，将经典AR理论贯彻到更为精准和个体化的高度。PT-AR通过高质量荧光染色指引肝实质深部的断肝面，进一步指引了Glisson系统间面，这是以往的物理染色方法难以实现的。其本质是循荧光追溯荷瘤PT，循荷瘤PT追溯荷瘤Glisson系统。从真实的肝脏生理解剖上来看，PT间面（或Glisson系统间面）为三维立体的不规则曲面。各级PT之间（或各级Glisson系统之间）理论上存在一个肝蒂分支缺乏或较少的"血管裸区"，称之为"生理性肝裂"，其间走行着各级 IHV。相邻 Glisson 系统之间在病理状态下可能形成交通支，但生理状态下是少有交通支存在的。不同级别 Glisson 系统之间的肝裂，对应为 PT 肝叶、区、段、亚段间面，这也正是 PT-AR 理论上的断肝面。所以 PT-AR 的断肝面应走行在荷瘤 PT 之间（荷瘤 Glisson 系统之间），走行于生理性肝裂之上。每一级 Glisson 系统（或 PT 系统）的流域间面中都有相对应级别的 HV（即 IHV）走行。多支 IHV 走行共同组成的三维立体曲面即为该对应级别的 PT 间面（包括 PT 肝叶、区、段、亚段间面）。PT-AR 正是循荷瘤 PT 间面进行手术规划，使用荧光导航引导沿荷瘤 PT 间面（亦即生理性肝裂）实施断肝，同时对行走在荷瘤 PT 间面的三维立体曲面分布的多支 IHV 进行显露。理论上沿荧光边界解剖，完整追溯 PT 即可显露三维立体空间上的所有 IHV；实际操作中显露的 IHV 分支越多、级别越高，所获得的曲面越无限接近于真实的 PT 间面。但目前对于肝段/亚段间细小 HV 的显露技术远未达到对其进行三维立体逐一显露的要求，这是目前 HV 显露技术客观存在的局限性。所以代表性流域间静脉（typical inter-territory hepatic vein，TIHV）被定义为行走在荷瘤 PT 间的，能被目前解剖技术水平所显露的 HV 主干和主要分支（图 1-7-2）。目前三维重建系统对 HV 的重建效果不尽如人意，能重建到的 HV 分支数量和级别有限。所以我们需要在术前的三维重建流域分析中尽可能地重建出更多的 TIHV，并在术中通过解剖技术手段予以显露。

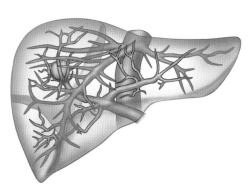

图 1-7-2　行走在荷瘤流域间的流域间静脉

需要指出的是，传统 AR 中对于 HV 特别是 HV 次级分支显露与否的判断，主要依据术前有限的二维影像信息，再结合术中所见与术者经验来决定。HV 次级分支的显露具有一定的随机性和主观性，术者往往选取术中遇到的某支走行或解剖条件较好的 HV 分支作为定构标志来实施显露和 HV 主干追溯，并以此决定断肝面。PT-AR 倡导以 PT 主导断肝，改变了传统 AR 中以 HV 主导断肝的思路，进入荷瘤 PT 间的 HV 才是需要显露的 TIHV，而对进入荷瘤 PT 的 HV 分支则予以离断，进入 FLR 的 HV 分支则无须追溯。PT-AR 实施个体化的 HV 显露，需要追溯显露的 TIHV 在术前个体化的三维重建流域分析中已经被确定，术中再依据荧光边界导航予以判定。此外，某些次级 HV 的命名方法也同时需要做出调整。以前裂（anterior fissure，AF）和前裂静脉（anterior fissure vein，AFV）的命名和判定为例，前裂是右前区腹、背侧之间的生理性肝裂，是右前区腹背侧 PT 肝段之间的流域间面，其间行走着右前肝蒂主干和可能的 AFV[27]。传统 AR 的做法是先认定某一条走行在右前区 MHV、RHV 之间较为粗大或走行较为理想的 HV，将其定义为 AFV，再以其走行定义为前裂，据其腹、背侧将右前区划分为腹、背侧段。

在PT-AR理论指导下，则需优先通过术前的流域分析，获得右前区腹、背侧段PT，这个PT间面方能被定义为前裂，走行在这个PT间面的HV才能被命名为AFV，并在涉及右前区腹、背侧段的切除中，将其作为TIHV予以显露。所以，以往的AFV分型方法都将失去意义，同理脐裂静脉（umbilical fissure vein，UFV）亦然。

综上所述，PT-AR的肝段或亚段的划分方法应完全遵从PT分段体系，代替传统的HV分段体系；手术规划和断肝面的判定也应以PT为导向，代替传统的以HV为导向。总的来说，以荧光导航荷瘤PT为主，以显露TIHV为辅，沿生理性肝裂，实施断肝。

三、AR增加肝切除术围术期疗效及减少并发症

部分传统观点认为，AR在获益证据不够显著的前提下，带来了更高的难度风险和技术要求，可能增加术中医源性损伤和并发症的发生概率，这也是一直以来AR的观点受到质疑的原因之一。在既往的大量回顾性分析中，支持AR围术期疗效和并发症率非劣性甚至更优于NAR的证据，比肿瘤学疗效对照研究更早出现。特别是近年来AR理论和技术的进步，实现了更为精准的解剖和随之而来的更多围术期获益。针对HCC开展的肝切除术的手术目标，一方面是肿瘤学获益，另一方面是减少手术并发症，帮助患者安全渡过围术期。前者虽需要更多循证医学证据支持，但后者是切实可见的。

肝切除术中、术后并发症主要包括解剖方向的迷失、出血、胆漏、缺血、淤血，以及肝功能不全甚至肝衰竭。以上并发症可共同来源、复合发生又相互促进：①解剖方向的迷失是断肝解剖中需面临的首要问题，解剖方向迷失可能导致肝动脉（hepatic artery，HA）、PV和HV的损伤引发术中、术后出血，导致胆管损伤引发胆漏；②HA、PV的损伤或误扎，可能导致术后FLR缺血，进一步诱发术后迟发性胆漏或肝功能不全；③HV的损伤或误扎，可能导致术后FLR淤血，进一步诱发肝功能不全[28]。经典AR借助Couinaud肝分段系统，追溯显露HV主干及主要分支，并以此为定构标志实施断肝。在大范围肝叶、肝区的切除中，此断肝平面是近似于Glisson系统间面的。所以追溯HV主干获得的断肝平面上遭遇的Glisson系统分支较少，减少了术中因HA、PV和胆管的误伤导致的出血、胆漏，也减少了术后缺血或因管道结扎松脱导致的迟发性并发症。另外，HV主干和其主要分支的显露和保留，在一定程度上也保障了FLR的静脉回流，淤血减少。以上要素为经典AR较NAR获取更好的围术期疗效提供了理论基础。

但Couinaud认为分段系统与PT分段（即Glisson肝蒂分段）的个体化生理分段系统之间存在偏差；单纯循缺血线与HV主干获得的断肝平面，与三维立体曲面状态的PT间面（即Glisson系统间面）的偏差，都必将导致经典AR在当下的精准外科时代或不再能满足个体化病例和术式规划更高的需求。经典AR在大范围肝叶、肝区切除中遭遇跨越Couinaud断肝平面的肝蒂分支的情况并不少见，而在肝段或联合亚段层面的切除中，单纯依靠缺血线和追溯某一两支HV末梢支的方法更是难以保证手术质量。诚然，经典AR较NAR已明

显获得了更好的围术期疗效和更低的并发症发生率，但它在技术上对于部分跨越断肝平面的Glisson系统和HV小分支仍进行了妥协，并寄希望于术后FLR的交通支形成以形成代偿。然而正常生理状态下的PT系统（或Glisson系统）之间不存在（或极少存在）交通支情况，即便在肝硬化等病理状态下PT系统或HV系统内部形成的代偿交通支，或者在围术期短期内形成的新生交通支，往往也并非足够发达或有效。此外，传统方法完成切除后仅仅依据肝脏表面缺血或淤血范围判断FLR功能，缺失了对内部深处肝实质入、出肝血流的整体评估，而对于FLR体积和功能呈临界状态的患者，在这方面的要求应更为苛刻。

PT-AR以荧光染色PT，循PT进一步追溯Glisson系统，不同级别Glisson系统之间的生理性肝裂，即是PT-AR理论上的流域荧光边界断肝面。在术前流域分析和术中荧光染色良好的情况下，流域荧光边界将稳定、持久、清晰且不会晕染。完全循荧光边界解剖断肝时，理论上不应遭遇到来自肝蒂的分支，只可能遭遇来自肝静脉系统的分支。如果在荧光边界上遭遇了较大的肝蒂分支，则可能提示术前的流域分析或术中的荧光染色出现了错漏。所以沿生理性肝裂实施断肝，切除的是由一个个完整的Glisson系统组成的荷瘤PT，保留的也是由一个个完整的Glisson系统组成的FLR。在完整切除荷瘤PT的同时保留了FLR入、出肝血流的完整性，理论上将更有助于减少胆瘘、缺血、淤血等术后并发症。从另一个方面来看，对于传统的"扩大"或"缩小"术式，在PT-AR理论的指导下手术规划也将发生改变。比如因肿瘤紧贴RHV导致右后区切除切缘不足而实施的扩大右后区切除，传统的做法是将断肝面移至紧贴RHV左侧或1~2cm；又如因FLR临界状态而实施的缩小右半肝叶切除，传统做法是将断肝面向右侧偏移1~2cm，不显露MHV。这些传统的"扩大"或"缩小"术式并未考虑FLR入、出肝血流的完整性，且不论荷瘤PT的清除效果，其术后胆瘘、缺血、淤血等并发症率必将增加。所以，以右后区联合右前区背侧段切除代替传统的扩大右后叶切除，或者以右前腹侧段或某一亚段作为增加的保留体积实施缩小右半肝切除，可能是这些变异术式更好的选择[29]。

综上所述，各级Glisson系统及走行在其间的各级HV构成了肝脏的主要解剖内容，AR正是立足于真实的肝脏生理解剖，也因此具备了外科学和肿瘤学意义。AR可能在带来HCC的外科肿瘤学疗效的同时，还有助于指引肝脏解剖，并增加围术期疗效及减少并发症。PT-AR则立足于经典AR的核心理论，有望从技术层面修正传统AR理论和实践所存在的偏差，可能将推动AR理论技术体系的整体发展。进一步完善和规范AR理论和技术体系，获取更多高等级循证医学证据，是肝脏外科领域发展的当务之急。

（曹　君）

参 考 文 献

[1]　Takamoto T, Makuuchi M. Precision surgery for primary liver cancer [J]. Cancer Biol Med, 2019, 16:

475-485.

［2］ Buell Joseph F, Cherqui Daniel, Geller David A et al. The international position on laparoscopic liver surgery: The Louisville Statement, 2008 [J]. Ann Surg, 2009, 250: 825-830.

［3］ Wakabayashi Go, Cherqui D, Geller DA, et al. Recommendations for laparoscopic liver resection: a report from the second international consensus conference held in Morioka. [J]. Ann Surg, 2015, 261: 619-629.

［4］ Shindoh J, Makuuchi M, Matsuyama Y et al. Complete removal of the tumor-bearing portal territory decreases local tumor recurrence and improves disease-specific survival of patients with hepatocellular carcinoma [J]. J Hepatol, 2016, 64: 594-600.

［5］ Figueroa R, Laurenzi A, Laurent A, et al. Perihilar Glissonian Approach for Anatomical Parenchymal Sparing Liver Resections: Technical Aspects: The Taping Game. [J]. Ann Surg, 2018, 267: 537-543.

［6］ Roayaie S, Obeidat K, Sposito C, et al. Resection of hepatocellular cancer ≤ 2 cm: results from two Western centers. [J]. Hepatology, 2013, 57: 1426-1435.

［7］ Hokuto D, Nomi T, Yasuda S, et al. Does anatomic resection improve the postoperative outcomes of solitary hepatocellular carcinomas located on the liver surface? [J]. Surgery, 2018, 163: 285-290.

［8］ Famularo S, Di Stefano S, Giani, A et al. Recurrence Patterns After Anatomic or Parenchyma-Sparing Liver Resection for Hepatocarcinoma in a Western Population of Cirrhotic Patients. [J]. Ann Surg Oncol, 2018, 25: 3974-3981.

［9］ Ju Michelle, Yopp Adam C. The Utility of Anatomical Liver Resection in Hepatocellular Carcinoma: Associated with Improved Outcomes or Lack of Supportive Evidence? [J]. Cancers (Basel), 2019, 11.

［10］ Ciria Ruben, Berardi Giammauro, Nishino Hitoe, et al. A snapshot of the 2020 conception of anatomic liver resections and their applicability on minimally invasive liver surgery. A preparatory survey for the Expert Consensus Meeting on Precision Anatomy for Minimally Invasive HBP Surgery [J]. J Hepatobiliary Pancreat Sci, 2021.

［11］ Shindoh Junichi, Mise Yoshihiro, Satou Shoichi, et al. The intersegmental plane of the liver is not always flat--tricks for anatomical liver resection [J]. Ann Surg, 2010, 251: 917-922.

［12］ Viganò Luca, Procopio Fabio, Mimmo Antonio, et al. Oncologic superiority of anatomic resection of hepatocellular carcinoma by ultrasound-guided compression of the portal tributaries compared with nonanatomic resection: An analysis of patients matched for tumor characteristics and liver function [J]. Surgery, 2018, 164: 1006-1013.

［13］ Kaibori Masaki, Kon Masanori, Kitawaki Tomoki, et al. Comparison of anatomic and non-anatomic hepatic resection for hepatocellular carcinoma [J]. J Hepatobiliary Pancreat Sci, 2017, 24: 616-626.

［14］ Moris Dimitrios, Tsilimigras Diamantis I, Kostakis Ioannis D, et al. Anatomic versus non-anatomic resection for hepatocellular carcinoma: A systematic review and meta-analysis [J]. Eur J Surg Oncol, 2018, 44: 927-938.

［15］ Wu Jia-Yi, Sun Ju-Xian, Bai Yan-Nan, et al. Long-Term Outcomes of Anatomic Versus Nonanatomic Resection in Hepatocellular Carcinoma Patients with Bile Duct Tumor Thrombus: A Propensity Score Matching Analysis [J]. Ann Surg Oncol, 2021.

［16］ Li S-Q, Huang T, Shen S-L, et al. Anatomical versus non-anatomical liver resection for hepatocellular carcinoma exceeding Milan criteria [J]. Br J Surg, 2017, 104: 118-127.

［17］ Marubashi S, Gotoh K, Akita H, et al. Anatomical versus non-anatomical resection for hepatocellular carcinoma [J]. Br J Surg, 2015, 102: 776-784.

［18］ Jung Dong-Hwan, Hwang Shin, Lee Young-Joo, et al. Small Hepatocellular Carcinoma With Low Tumor Marker Expression Benefits More From Anatomical Resection Than Tumors With Aggressive Biology [J]. Ann Surg, 2019, 269: 511-519.

［19］ Hidaka Masaaki, Eguchi Susumu, Okuda Koji, et al. Impact of Anatomical Resection for Hepatocellular Carcinoma With Microportal Invasion (vp1): A Multi-institutional Study by the Kyushu Study Group of Liver Surgery [J]. Ann Surg, 2020, 271: 339-346.

［20］ 曹君, 王宏光, 梁霄, 等. 门静脉流域解剖性肝切除治疗肝细胞癌的理论与技术实践 [J]. 中华消化外科杂志, 2022, 21 (5): 591-597.

［21］ Chan Anthony WH, Zhong Jianhong, Berhane Sarah, et al. Development of pre and post-operative models to predict early recurrence of hepatocellular carcinoma after surgical [J]. J Hepatol, 2018, 69: 1284-1293.

［22］ 董家鸿, 张宁. 精准外科 [J]. 中华外科杂志, 2015, 53 (5): 321-323.

［23］ 陈亚进, 曹君. 精准医学和循证医学与精准外科的发展对肝细胞癌综合治疗模式的影响 [J]. 中华消化外科杂志, 2017, 16 (2): 120-123.

［24］ Shindoh Junichi, Hasegawa Kiyoshi, Kokudo, Norihiro. Anatomic resection of hepatocellular carcinoma: a step forward for the precise resection of the tumor-bearing portal territory of the liver [J]. Ann Surg, 2015, 261: e145.

［25］ Gotohda Naoto, Cherqui Daniel, Geller David A, et al. Expert Consensus Guidelines: How to safely perform minimally invasive anatomic liver resection [J]. J Hepatobiliary Pancreat Sci, 2022, 29: 16-32.

［26］ Morimoto Mamoru, Monden Kazuteru, Wakabayashi Taiga, et al. Minimally invasive anatomic liver resection: Results of a survey of world experts [J]. J Hepatobiliary Pancreat Sci, 2022, 29: 33-40.

［27］ Fujimoto Jiro, Hai Seikan, Hirano Tadamichi, et al. Anatomic liver resection of right paramedian sector: ventral and dorsal resection [J]. J Hepatobiliary Pancreat Sci, 2015, 22: 538-545.

［28］ 陈亚进, 曹君. 从创新到标准化: 腹腔镜肝切除术进展和展望 (1990—2020) [J]. 中国实用外科杂志, 2020, 40 (2): 158-162.

［29］ 陈捷, 殷涛, 王安志, 等. 腹腔镜解剖性肝右后区联合右前区背侧段切除术治疗肝细胞癌的临床疗效 [J]. 中华消化外科杂志, 2022, 21 (7): 949-955.

第 ⑧ 节
肝脏术前三维重建与术中超声

一、肝脏术前三维重建

随着现代科技的发展，科学技术为人们的生活带来了巨大的便利，也推动着人类社会的进步，同时医学领域也受益于科技的发展，人们不再满足于只依靠人体本身的感官去诊治疾病，于是超声成像（ultrasound）、X线成像（X-ray）、计算机断层扫描（CT）、磁共振成像（MRI）、正电子发射断层显像（PET）、单光子发射计算机断层成像（SPE-CT）等影像学技术应运而生[1]。肝脏外科手术因其结构复杂、功能多样、血供丰富、导致手术难度大。超声有着损伤小、安全及定位精准等优点，在1979年便被应用于肝脏外科手术，术中超声在肝脏外科手术中血管和肿瘤的定位、门静脉分支的染色，以及肝实质上的解剖线的确认有着重要指导作用，因此术中超声（intraoperative ultrasound，IOUS）也开始逐渐被应用于肝脏外科手术中。

现代三维可视化技术在各个领域的应用逐渐广泛起来，CT、MRI等影像学技术虽然是在医师的临床经验下对疾病进行诊断，但始终是人体信息的二维图像反馈，仍然需要医师对疾病的主观判断，因此在医学领域也开始追求将医学的二维图像转变为三维层面的几何模型，而1994年Speci®c 软件的出现让医学三维重建（3D reconstruction）可行，随着各种医学三维重建软件的完善与发展，医学三维重建技术也日渐趋于成熟。本节旨在介绍肝脏术前三维重建技术在肝脏外科手术中的应用。

（一）肝脏术前三维重建的定义及发展

肝脏肿瘤疾病在我国和世界各国的人群中均较为常见，对人体健康产生了较为严重的威胁，肝癌在全球的发病率位于第6位，全球死亡率排在第3位[2]。在我国，肝癌的发病率和死亡率高，发病率位居第5位，死亡率居第2位。手术切除在目前仍然是肝肿瘤的众多治疗方法中首推的办法，肝脏在人体中是体积最大的实质性器官，其解剖结构复杂，且肝脏实质内含有极其复杂的脉管结构，分为门静脉、肝动脉、肝静脉和胆管等四套脉管系统，再加上各种脉管在不同人体中的变异是比较常见的，肝脏和肝脏内的血管结构之间存在复杂的联系，从而增加了肝脏切除手术的难度及风险。在基于二维图像的传统手术方法中，临床外科医师只能根据自己的经验，通过二维成像自行建立病灶与周围其他组织的空间几何关系，对手术的帮助有限，受临床医师个人主观性及个人的临床经验的影响，在一定程度上缺乏客观性，不同的临床手术医师在面对同一病例也会有不同的病灶划分区域，这使得传统肝脏切除手术的术前规划往往与术中实际情况存在一定的偏差，增加了手术的不确定性，也不符合精准肝切除的理念。此外，传统肝脏切除手术前的临床手术医师难以通过二维图像准确量化判断术后剩余肝脏体积，这增加了患者术后肝衰竭或肿瘤残留的风险[3]，因此，临床手术医师迫切需要一种客观的、可靠性强的方法改善这种情况，以提高手术的效率和准确度。现有的一些数字技术，将在建立虚拟肝脏模型和分析肝脏的各种病理生理参数方面发挥重要作用，以便临床医师能够在肝脏手术前准确评估和预测结果并制订手术计划。

随着数字化技术与现代医学的联系日益紧密，传统的经验性手术模式已逐渐被现代精密手术模式所取代。21世纪初，董家鸿院士和黄志强院士提出了肝脏精准切除理论，这不仅是对病变的精准切除，而且要求手术对肝脏造成最小的损伤和最少的出血量，尽可能保证剩余肝脏生理结构和功能的完整性，从而达到让患者尽快恢复的目的，对手术质量评估已转向并采取"最大化切除病灶，最大化保护肝脏，最小化创伤侵袭"的均衡策略[4]的观念。随着现代外科理念与技术的更新，腹腔镜技术、能量平台、机器人手术、活体供肝移植技术和三维重建技术等一系列肝脏手术微创技术和数字化新技术迅猛发展，在肝脏手术中，这些技术的使用也越来越广泛，这些技术不仅提高了手术的效率和准确性，也减少了术后并发症的发生，逐步实现了肝脏手术治疗的精准化。

肝脏三维重建技术（3D reconstruction technique）是利用序列断层的医学二维图像，包括二维结构图像（CT、MRI、US）和二维功能图像（SPE-CT、PET），通过计算机处理，构建客观性肝脏、病变、血管等组织器官的三维几何模型，并对三维模型进行处理和分析，最终得到高精度、高立体、虚拟的三维重建模型。并将其在电脑屏幕上真实、具体、全面地显示出来。肝脏术前的三维重建可以使肝脏呈现可视化的立体显示，通过在计算机上对肝脏的透视处理及不同视角全方位的观察，更加清楚地了解肝脏、病灶、血管及胆道的相对位置关系，对肝脏和复杂的肝脏内部解剖结构及其周围器官的空间信息进行个性化显示，从而使外科医生能够更加直观、全面、准确地了解肝脏的信息。

早在20世纪70年代，计算机断层扫描技术的出现，国外的学者便开始进行了有关医学三维重建的研究。而从20世纪90年代开始，随着相关学者对医学三维重建的研究逐渐深入，肝脏的三维重建技术也得到一定的关注与发展，肝脏结构的三维效果图最早于1990年被首次报道，Hashimoto等[5]使用工作站和图形处理软件在CT图像中提取影像数据，将肝脏结构的轮廓整合在一起，重建了肝脏血管及肝脏肿瘤的解剖结构，用于指导肝癌的外科治疗，并证实肝脏术前三维重建技术是一种极其具有发展前景的技术。三维重建技术能加强在手术前后对病变区域和血管的解剖位置进行简单的三维立体识别。在1991年Soyer等[6]报道利用三维经动脉性门静脉造影CT（three-dimension CT arterial portography，3D CTAP）的病例中，通过3D CTAP成功地确定了肝段与亚肝段解剖（图1-8-1），二维CTAP的精确度明显低于3D CTAP。此后三维重建技术逐渐在肝脏外科领域中受到青睐，并在肝脏外科逐步开始广泛应用。当然，1991年开始进行的虚拟人（Visible Human）项目也对肝脏术前三维重建的发展起到了重要作用。1994

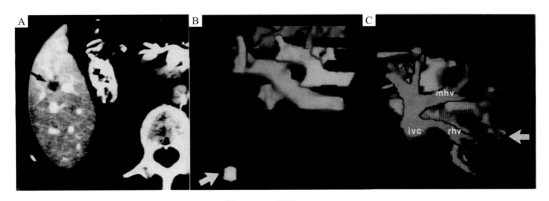

图 1-8-1 三维 CTAP

A. 2DCTAP 图像；B. 3DCTAP 图像侧面观；C. 3DCTAP 图像上面观

Ivc. 下腔静脉；mhv. 肝中静脉；rhv. 右肝静脉

年 P.Lacroute 等提出的 Shear-warp 算法对人体数据的体绘制进行加速，进一步加快了医学三维重建的发展，并且开发了 Volpack 体绘制函数库，该函数库是在 Shear-warp 算法上结合其他加速技术以提高三维重建速度。基于肝脏结构 3D 重建的手术计划最早是在 2000 年，Lamadé 等[7] 使用体积渲染系统在虚拟患者中进行的，他们开发了一种新的交互式计算机——基于肝脏定量三维手术计划系统，其三维重建技术依赖于德国公司的 Steinbeis-Transferzen-trum Medizinsche Informatik 软件，三维重建步骤如图 1-8-2 所示，最终用于对解剖和病理结构的 3D 可视化（图 1-8-3）、体积和距离的准确评估后，对虚拟患者实施虚拟肝切除术（图 1-8-4）。

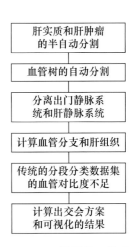

肝实质和肝肿瘤的半自动分割

血管树的自动分割

分离出门静脉系统和肝静脉系统

计算血管分支和肝组织

传统的分段分类数据集的血管对比度不足

计算出交会方案和可视化的结果

图 1-8-2 最早的三维重建步骤

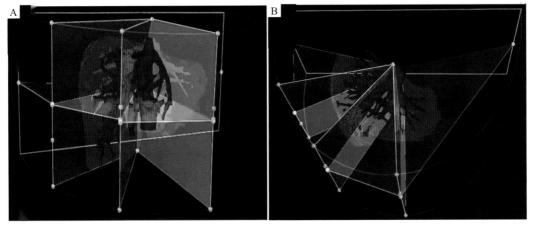

图 1-8-3 最早的 3D 可视化图

A. 正面观；B. 上面观

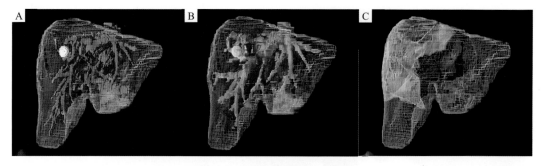

图 1-8-4　三维重建模型的建立

A. 门静脉血管树、肝脏以及肝肿瘤的重建；B. 肝静脉和门静脉血管树、肝脏以及肝肿瘤的重建；C. 重建后的切除方案

　　国内最早在 2004 年由方驰华教授等[8-9]报道的根据 CT 薄层扫描及 MRI 采集图像和数据，再通过最大密度投影法（maximum intensity projection，MIP）、表面覆盖显示法（surface shade display，SSD）和电脑处理法进行肝脏脉管结构的三维重建，得到较为理想清晰的肝脏脉管管道结构三维重建图像（图 1-8-5）。同年方驰华教授等[10]报道了国内首例根据采用数字化虚拟中国人女性 1 号（virtual Chinese human female No. 1，VCH-F1）数据中的肝脏图像（图 1-8-6 和图 1-8-7）经肝脏术前三维重建技术施行虚拟肝切除术。肝脏三维重建技术的发展离不开医学图像处理软件的研发。随着医学界对三维重建技术的研究，国内外学者先后构建了各种类型的三维可视化重建系统，如美国宾夕法尼亚大学健康中心早期开发的 3D VIEWNIX 系统。近年来，中科院自动化研

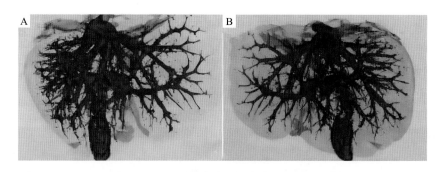

图 1-8-5　三维重建后肝脏实体和脉管结构

A. 膈面观；B. 脏面观

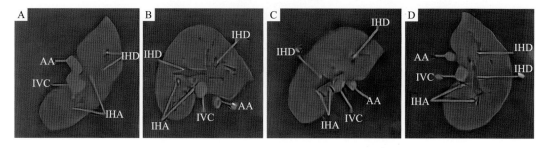

图 1-8-6　数字化虚拟中国人女性一号肝脏图像

A. 从前上到后下旋转图像；B. 后面观图像；C. 左前下旋转图像；D. 向前上旋转 180° 右转 90° 图像

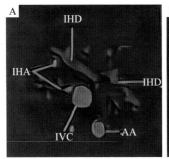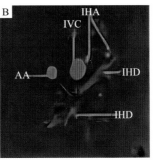

图1-8-7　数字化虚拟人中国女性Ⅰ号的三维重建图像

A. 上面观图像；B. 下面观图像

究所开发的MITK系统、南方医科大学珠江医院开发的MI3DVS系统，以及福建医科大学的Liver1.0系统等，这些系统在临床和科研工作中取得了很大的成绩。

精准外科理念因术前肝脏三维重建才在临床手术中被切实应用，将临床CT图像导入三维重建软件，并以此建立数字化的肝胆系统三维模型，三维模型可以将患者的肝脏、病灶及肝内外脉管系统的复杂空间关系在计算机上清楚、直观地展现出来，并在计算机上通过软件对肝脏三维可视化模型进行旋转、缩放、透明化处理等操作，提高模型的可观察性；从不同角度，我们可以清晰、直观地观察病变的位置，病变与周围血管和胆管的相对空间毗邻关系，以及肝脏的个体解剖结构，从而真正实现肝脏的精确分割，科学地确定每个肝段的空间解剖。科学、合理、准确、个性化地分析肝静脉及其分支回流区、血管吻合、尾状叶解剖及其临床治疗；手术程序的个性化设计模拟了肝脏手术中的各种手术方法和结果；同时能够在虚拟肝脏上进行模拟手术切除，在模拟手术中得到安全而准确的手术切线，在病灶切除过程中避免过度切除正常肝组织，并协助医师制订更准确的手术计划，以实现更准确的肝脏切除；甚至可以利用计算机模拟的血流计算对肝脏进行精确地分割和模拟切除，临床外科医师可以在虚拟的肝脏手术规划模型中重复模拟手术，进一步优化手术治疗，提高手术的安全性，更准确地切除病变，减少术中侧枝损伤和术后并发症的发生，真正实现个性化的手术计划[11]。因此，三维重建技术在肝脏切除手术中的应用使精准肝切除理念能够得到更好地运用，必将成为现代医学不可或缺的核心技术之一。

而随着三维重建算法的不断改进，使得原本需要在工作站花费几个小时才能完成的三维图像，现在可以在几分钟内能完成。目前的三维重建不仅能够在计算机上呈现出交互式的三维模型，还能够实现实时大小的3D模型打印，通过虚拟现实或增强现实设备进行虚拟模型演示[12]，这些新技术加深了操作者的感知深度，但还没能得到较好的研究开发。

（二）肝脏术前三维重建的技术方法

对于肝脏术前三维重建，目前大致可分为两种技术方法，即面绘制（通过几何单元来拟合物体表面的方法）和体绘制（直接将体素投影到计算机显示平面的方法）。而无论哪种技术方法，均离不开基础的体数据模型，肝脏术前的三维重建，所用到的体数据一般是由各种扫描设备所提供的，如CT、MRI等，因此可将这些体数据看作一个采样点等距、均匀分布、无方向的规则标量数据场，在规则的数据场中又将三维层面上的8个采样点所连接构成的正方体称作体素（voxel）。医学影像学所构建出的医学图像信息能够有效地反映人体的各种信息，通过不同的成像方式提供的人体解剖结构与器官功能信息能有效地协助医师对疾病的诊断与治疗。医学影像图像的空间、灰度与实际分辨率决定了体数据的质量，体数据的质量又决定了三维重建图像的质量。因此，如何对大量的医学影像数据进行高效、准确的处理是提高三维重建质量的重要步骤。

1. 面绘制

面绘制三维重建是对物体表面进行扫描，提取物体的体数据表面轮廓，通过构建中间几何单元来对物体表面进行拟合，最后通过计算机进行图像的后处理，得到所需物体的三维重建模型。这种方法速度较快，对于表面特征明显的组织器官更为实用（如骨骼、皮肤等）。

面绘制的算法可大致分为通过等值面构建的重建算法、基于局部区域增长的重建算法，以及基于空间Delaunay三角化的重建算法。

1）通过等值面构建的重建算法：

通过等值面构建的重建算法是典型的面绘制三维重建方法，该方法是通过散乱的点云数据构建出距离场，然后从距离场中抽取数据构建出物体的表面轮廓[13]。这种方法思路清晰，效率较高，拥有一定的时效性，但此方法需要密集、均匀的点云数据，对于薄壁、尖锐的器官信息难以呈现。

2）基于局部区域增长的重建算法：

基于局部区域增长的重建算法是在散乱点集中的部分选取一个基准三角面片，然后将其整合传递并覆盖整个物体表面，最终得出三维重建模型[14]。此方法效率高，重建效果好，但需要额外的附加限制或额外的信息。

3）基于空间Delaunay三角化的重建算法：

基于空间Delaunay三角化的重建算法是通过Delaunay三角化，按照一定规则将点云集中相关的三角片面提取出来重塑物体表面。该方法比较严谨，且通常不需要后处理，对于锐利、密度不均匀及噪点较多的物体数据均有一定适应性，但此方法效率不高，时间成本高。

2. 体绘制

在使用表面绘制时，三维重建技术只能提供物体的表面信息，而不能提供物体的内部信息，因此通常只用于具有明显表面特征的物体，而体绘制是模拟光在场景中的作用过程，并且在显示对象的内部信息方面具有更好的性能。其基本方法是根据三维体数据场中体素对光的反射、透射和发射，为每个体素指定不透明度和颜色属性，然后通过操作人员观察分析信息后绘制成图像。体绘制有光线投射算法、纹理映射算法、溅射算法、剪切扭曲算法及变换域算法等。

1）光线投射算法[15]：

光线投射算法是以图像空间为序的经典体绘制算法，主要是通过图像上的像素点发射的一条穿过身体数据的光线进行采样，通过函数获得所有采样点的不透明度和颜色属性值。根据不同的光照模型合成当前的不透明度值和颜色值，并作为像素的属性写入缓冲区。输入原始数据并进行预处理，根据不同数据的规则给出不同的透明度和颜色值，最后合成并显示图像。光照投影法目前应用广泛，但在处理大规模数据时处理速度较慢。

2）纹理映射算法[16]：

纹理映射算法是指依靠计算机图形处理器来加快体绘制算法的处理速度，通过将不同排列的图像切面转换为二维纹理图像，构建出纹理空间后进行绘制的算法。此算法的绘制速度与计算机图形处理器的性能密切相关。

3）溅射算法[17]：

溅射算法是物体空间为序的体绘制算法，将三维数据表示为由重构物体组成的矩阵，然后根据足迹表将体数据转换到图像空间。规则为不同的数据分配不同的透明度和颜色值，最终合成图像。溅射算法能够快速处理无用的数据，但无法实现光线提前结束的加速算法。

4）剪切扭曲算法[18]：

剪切扭曲算法是一种将以对象为顺序的方法中对体数据的快速找寻和以图像为顺序算法中光线的提前结束这两种优点相结合在一起的混合体绘制算法，主要是将三维数据剪切变换形成一个二维中间图像，然后对这个二维图像进行变形变换，最后形成图像。剪切扭曲算法有着较快的绘制速度，但是会增加数据的储存。

5）变换域体绘制法：

变换域体绘制法又可分为频域体绘制法和基于小波的体绘制法。频域体绘制方法是对三维体数据进行傅里叶变换，然后将三维谱重采样为二维谱，再进行傅里叶逆变换得到空间投影图。基于小波的体绘制方法可以分为小波域的光投影方法和小波足迹方法。小波域光投影方法是光投影方法在小波域的应用。小波足迹法利用傅里叶频域绘制所有小波和尺度函数的足迹，然后根据小波系数对图像进行加权。

（三）肝脏术前三维重建的方法

在肝脏外科手术中，了解复杂的肝脏结构并详细评估功能性肝残余体积，对于进行安全的外科手术至关重要。肝脏术前的三维重建可以有效地解决这一问题。目前，医学三维重建包括术前影像学采集、图像数据预处理、分割标注、配准融合、三维重建、可视化图像显示，以及三维重建的质量控制。

1. 术前影像学数据的采集与获取

肝脏术前三维重建影像学数据采集是通过CT、MRI等检测设备，对检测人体进行扫描，从而得到具有一定间距的连续二维图像。本节主要以CT图像为例进行肝脏术前三维重建。

肝脏术前CT扫描需要患者呈仰卧位，训练患者呼吸以减少伪影，扫描前4h要求患者禁食。CT螺旋扫描仪应选择64层或以上的检查设备扫描采集图像，切面厚度为0.625～1mm，间距为0.891～0.915mm，螺距为0.984mm，每旋转一周时间为0.5s，一般采用快速静脉团注法快速注入非离子型对比剂，通常剂量为1.0～2.0ml/kg（肥胖患者为1.5ml/kg），自动压力注射器速率为4.7～5.0ml/s，扫描延迟与给药同步计时，一般动脉期使用阈值触发技术或延时时间，CT扫描范围根据个体差异来决定，常规扫描范围是从膈肌顶部到两个肾脏的较低水平，以确保覆盖整个肝脏和门静脉，通常需平扫期、动脉期（20～30s）、门静脉（60～70s）及其延迟期（60～70s）四期的图像[19]。

2. 图像处理与三维可视化处理

专业的医学三维模型重建软件不同，对影像学资料处理的过程也不同，但目的均是构建目标组织与周围血管三维模型，应用软件处理工具对目标组织与血供三维重建模型进行平滑和去噪，得到源于原始数据又能清晰观测的目标组织和血管三维空间结构的三维模型。

对于采集到的图像数据，需要对图像进行大小变化、锐化、平滑、灰度变换、恢复校正等预处理技术，以提高图像质量，然后根据目标区域的边界进行精确分割，以保证三维重建的精度，将图像空间中对应的点位置与解剖位置进行配准，从而实现不同时期的图像融合。采用表面绘制、体绘制和各种改进算法对点云进行处理，重建表面和内部结构，获得器官和组织的三维模型，然后利用计算机图像图形技术和可视化技术对重建图像进行处理。包括色彩变换、色彩渲染、光照计算和隐藏面去除，以及旋转、缩放、平移、分割等效果，最终得到三维可视化模型[20]。对于高质量的CT和MRI图像，无须进行上述原始数据处理，可以直接将影像学数据导入三维重建软件［如MI-3DVS（南方医科大学）、IPS/3D-Med（旭东）、Liver1.0（福建医科大学）、IQQA系统、Mimics系统、Myrian系统等］进行数据分割并自动重建出肝脏、病灶、血管及胆道的三维可视化模型。重建后得到初步的重建模型，然后利用修改工具结合图像数据对不同组织器官的重建模型进行修改。修改后，将STL格式的重建模型数据导入相应的后处理软件中进行网格修复和实体化，再将所有重建的组织器官通过软件组合在一起，完成肝脏整体的三维重建。最后利用重建的肝脏三维可视化模型，根据内外血管在肝脏中的走行进行肝段划分，用不同的颜色区分不同的肝段、肿瘤和血管，形成一个立体、直观的三维可视化肝脏重建模型（图1-8-8）。在肝段划分时，不仅可以按照门静脉流域将肝脏分段，还可以按照供应肿瘤的血管流域，将肿瘤血管流域段进行单独划分。重建工作主要由专业的3D模型工程师完成，然后外科医师根据临床经验

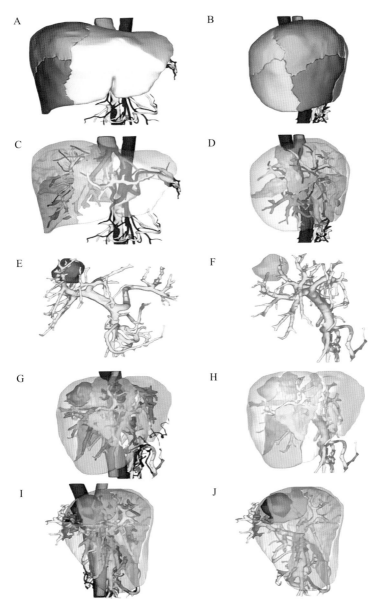

图1-8-8　肝脏三维模型肝段划分

对重建模型提出修改和校对条件，并相互配合完成最后的修改和整形，但以笔者经验，如果由外科医师来实施肝脏三维重建将会得到更接近临床、更精准的三维模型。

3. 术前评估和虚拟手术规划

通过仔细观察重建的肝脏三维可视化模型，分析肝动脉、门静脉、肝静脉、肝与肿瘤之间的相对空间关系，确定各血管系统的解剖类型和变异，充分了解其解剖结构特点。这项工作需要在经验丰富的放射科医师和外科医师的指导下完成。利用三维重建软件对三维模型进行定量计算和分析。在初步观察分析的基础上，根据肿瘤在肝脏中的具体位置、肿瘤的大小及与肝动脉、肝静脉的毗邻关系，在外科医师的指导下，利用三维可视化软件高精度模拟肝脏切除平面，切除平面设置为距离肿瘤表面2cm为安全切除边缘。通过正常肝组织、肿瘤组织、肝静脉系统、门静脉系统、肝动脉系统和虚拟肝切除术的三维可视化数据，获得残余肝体积（remnant liver volume，RLV）和肿瘤体积（tumor volume，TuV）等数据资料（图1-8-9）。

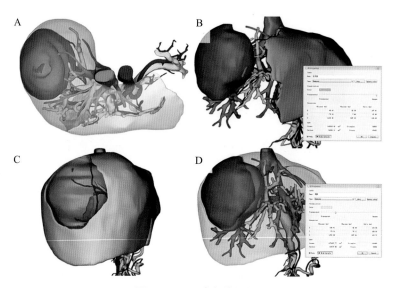

图1-8-9   肝脏术前规划

4. 肝脏3D打印模型制作

通过软件对三维视觉重建模型进行网格优化和固化，最终生成可用于三维打印的STL文件格式。将STL格式文件导入3D打印机，仔细设置3D打印三维柱、打印温度、打印基板等参数，根据打印机，可以选择不同的打印材料进行3D模型打印（图1-8-10）。此处以透明树脂和彩色树脂为例。打印实体时可以单独在肝脏、肝动静脉血管和肿瘤上进行打印，也可以将所有模型作为一个整体进行打印，打印工作完成后，通过精心设计的磁性吸力将肝段连接在一起，整个3D模型不仅可以通过透明打印直观了解肝脏实体的解剖结构，还可以将每个肝脏节段逐一分解，以便详细观察每个肝脏节段中包含的动静脉分支。

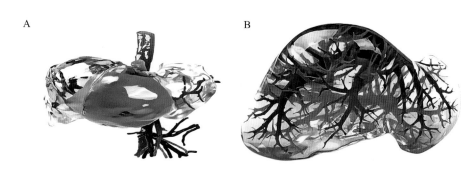

图1-8-10   肝脏3D打印模型

通过对3D打印模型的观察和拆卸，患者家属表示可以更好地了解患者的病情，了解具体的治疗和手术方案，从而医生可赢得患者家属的信任，并在术前宣传和通知中建立良好的医患关系。最后，笔者收集整理了病历、三维可视化重建数据和三维打印模型，用于临床医学教学，加强医学生对肝脏与周围器官关系的理解，逐步培养医学生的临床思维。

（四）肝脏术前三维重建的实现途径

在进行三维模型重建时，由于动脉期和静脉期分属不同的DIOCM文件，故需要分别对动脉期数据和静脉期数据进行处理，对于血管的重建方法大同小异，基本包含DICOM数据导入、调整对比度、阈值分割、区域增长和生成三维模型等几个步骤。

1. DICOM图像数据导入

进行脏器三维模型重建之前，首先将患者CT影像资料导入三维模型重建软件。打开软件Mimics 21.0，在主工具栏中单击"new project wizard"工具按钮，浏览整个打开的文件夹，选择DICOM文件夹，单击"next"将患者动脉期、静脉期及延时期CT影像资料的DICOM图像导入软件，软件本身能直接读取DICOM图像所带的标签，并且自动创建一个新的Mimics项目文件。单击"Convert"按钮完成转化（图1-8-11）。单击"OK"即可进入重建界面。

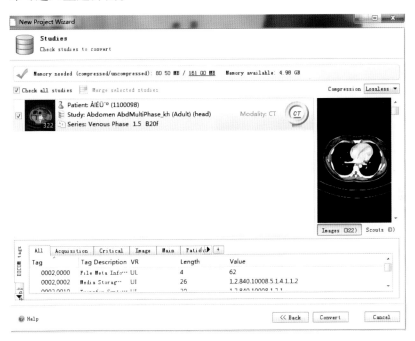

图1-8-11　Covert界面

2. 调整对比度

单击项目管理器中的"Contrast"标签，按住左键移动鼠标，调整视窗的灰度值，试着改变目的组织与血管跟它们周围组织的对比度，将目的组织与血管跟它们周围组织在视觉上明显区分开，利于构图（图1-8-12）。

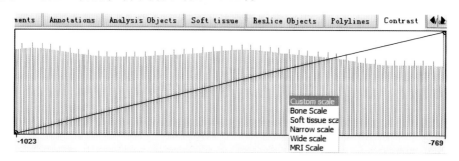

图 1-8-12　对比度调整

3. 阈值分割

提取组织，即对图像进行阈值分割，通过阈值的调整去除一部分杂乱的不需要的组织，保留目标组织及血管。首先单击主工具栏的"Segment"工具按钮，在对话框中单击"Thresholding"按钮，可按住左键移动鼠标，通过改变绿色区域的范围来改变阈值，如此将目的组织与血管跟它们周围的组织区分开（图1-8-13）。

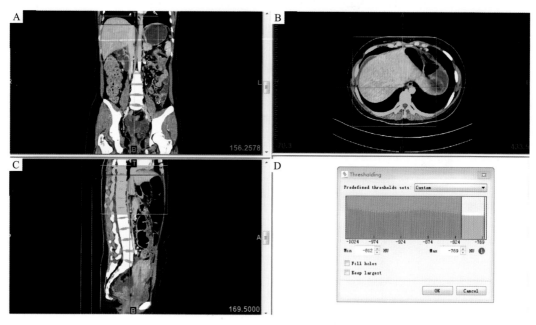

图 1-8-13　阈值区分

4. 区域增长

在大致提取出目的组织及血管以后，利用区域增长的方法将非目的组织、处在同一阈值的非目的血管及一些离散的体素去掉。首先在主工具栏中单击"region growing"工具按钮，用鼠标双击CT影像片层上已勾出的要重建组织及血管，这样相连的非目的组织、血管及离散体素将会由原来的"mask"添加到新的"mask"，此时离散的体素将被排除在外（图1-8-14）。

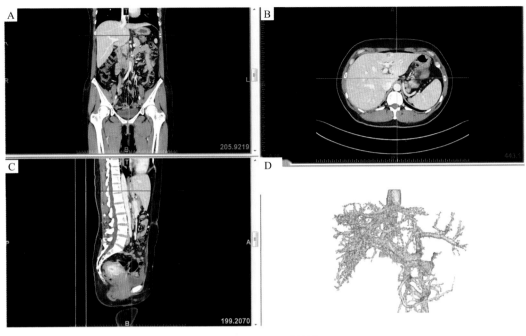

图 1-8-14 区域扩增

5. 生成三维模型

单击最终的"mask",选择"Calculate 3D"按钮。根据需要选择生成 3D 模型的质量。生成三维模型的质量越高所需要的时间越长。单击"Calculate"按钮即能生成目的组织及血管的三维模型(图 1-8-15)。

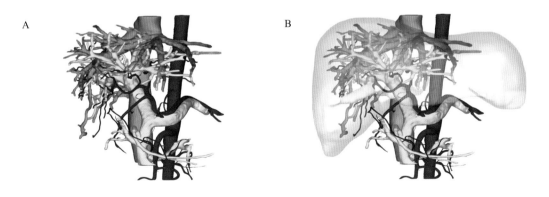

图 1-8-15 三维模型

对于肝脏结构的重建,使用 SEGMENT 中的 Dynamic Region Growth 功能来标注肝脏的大致结构。选择 Multiple Layer,将 Minimum 和 Maximum Deviation 设置为 5～10 HU,点击图层上的肝脏部分,计算机就可以大致识别肝脏的结构。此时的肝脏图像包含许多计算机无法有效区分的软组织、血管和周围骨骼。三维重建模型就可以在 3D 预览中看到。 使用 Mask Editing 中的 Lasso 功能对图像进行裁剪和补全,最终获得准确的肝脏结构并使用Calculate Part计算。

在重建肝脏和血管等主要结构后，需要对它们进行最后的修饰。此过程需要 3D TOOLS 中的编辑轮廓功能。使用 Edit Contours 的 Grab 和 Smooth 功能平滑每个肝脏组件的边缘并拉伸或减少错误识别的边缘以更好地拟合CT图像。Wrap 可以封闭各个部件表面的凹面和中空部分，使模型表面越来越光滑。基于CT数据的模拟肝脏重建模型可以导出为STL文件以支持3D打印。SLA打印可以赋予肝脏模型一定的弹性，在一定程度上模拟肝脏在生理状态下的实际触觉。此外，利用光敏树脂打印透明物体的能力，该模型可以显示肝脏内的静脉排列，甚至病变部位，这具有很高的临床价值。传统的CT诊断完全基于二维图像的经验，这非常依赖于临床医师的成像经验和对疾病的判断，在一定程度上是困难的[19]，三维重建所制作的肝脏可以将血管和病灶的精确位置呈现给医师和患者，让医师更直观地了解患者的病灶、血管和肝脏形态，这对于手术规划非常重要。同时，肝脏模型还可以让患者对自己的疾病有更直观的认识，加深对自身情况的了解，改善患者的心理状态，使他们对自己的手术充满信心。

（五）肝脏术前三维重建的优势与不足

肝脏三维重建下的术前评估相较于传统基于二维CT图像的手术规划方式具有以下诸多优势。

利用三维可视化技术重建的图像可以清晰、直观地观察肝脏、肿瘤及邻近血管系统。门静脉、肝动脉和肝静脉可以显示肿瘤与各动静脉的相对空间位置关系，有无压迫或浸润，也可以明确肿瘤所在具体肝段，以及手术中可能会涉及的血管与胆道位置。

使用肝脏的三维重建模型可以重建和更详细地显示脉管系统。门静脉和肝静脉可通过三维视觉重建模型显示4级及以上分支。这种独特的功能使我们能够利用肝脏门静脉的分布和形状进行精确的肝段分割。这提高了三维视觉重建模型的准确性和可靠性。在虚拟手术和真实手术的过程中，可以注意相邻较小的血管，以免损伤需要保存的血管，导致肝脏坏死和残肝损伤。

三维重建软件可以将伪彩加入到重建的模型中，还可以将模型进行透明化处理。使用不同的颜色标记不同的组织器官，可以清楚地识别每个组织器官的位置和形状，尤其是对于肝段的显示。三维可视化技术透明化可以在保留外部组织器官轮廓的基础上，直接观察到内部肿瘤和邻近血管的位置，直观地显示出人脑中原本需要形成的三维模型。这种对透明度处理是三维重建图像的独特功能特点。

利用三维重建软件，可以在计算机上精确计算肿瘤和肝脏的体积。传统的通过二维CT图像测量肿瘤的横向、冠状和矢状排列直径，然后通过公式来估计肿瘤的体积，这种方法要求肿瘤具有相对的形态规则，并且需要进行复杂的测量计算，并依赖于临床医生成像知识和丰富的临床经验。对于形状不规则的肿瘤或肿瘤周围坏死导致边界模糊的情况，这种传统的估计方法可能与实际情况有很大不同。肝脏模型的三维重建可以有效地解决这一缺点。首先，重建模型的肿瘤和组织数据是基于增强CT的，与普通CT相比，增强CT具有更高的分辨率和更薄的层厚，重建模型与肿瘤实体的体积差异较小。其次，用计算机计算固体表面模型的体积比用手工公式法计算体积更准确。因此，三维可视化重建模型在肿瘤体积估计中具有无可比拟的优势。不仅如此，肝脏三维可视化模型的重建可以从不同角度进行全方位的观察，组织器官和病变在软件自带的切割工具上进行三维可视化重建模型的模拟切割，逐步调整手术路径规划，进一步优化手术方案，还可以减少手术时间、术中出血和其他并发症。

利用三维可视化技术重建的肝脏三维可视化模型在医患沟通和辅助教学中得到了越来越多的应用。当临床医师与患者家属沟通病情时，使用三维可视化模型可以帮助患者及其家属快速、简要地了解患者病情，也可以帮助临床医师选择最合适的手术方案。与传统的医学教材相比，三维可视化重建模型使医学生学习更具体、更方便。医学生可以通过三维可视化重建模型更深入地了解和观察肝脏的解剖关系。与教科书中的文字描述和图片相比，肝脏模型的三维重建可以使学生更快、更准确地掌握解剖学知识。此外，将三维视觉重建模型与三维打印技术相结合，可以构建稳定、可靠、可复制的手术仿真模型，用于临床外科医师的基本技能训练，有利于提高手术速度，缩短手术学习曲线。

目前国内很多医院已经广泛地在肝脏外科应用三维重建技术辅助下开展术前评估，但是随着临床应用的逐渐增多，在实际应用的时候暴露出的问题也相应增多。

由于每个患者的个体差异，病理变化的随机性，以及肝脏等人体器官的生理特点，每个患者肝脏图像的肝脏体积、位置、结构都不尽相同，由于同一患者的肝脏CT图像腹壁组织的灰度值非常接近，使得提取和分割困难。在肝脏解剖过程中，医师会或多或少地进行手工校正，因为不同医师的水平及工作经验不同，手工误差是不可避免的。不准确的切口会影响术前评估的准确性。

三维重建辅助肝切除术是一种术前虚拟手术，目前仍在进行影像效果研究。即使采用三维打印技术，也只能依赖术前扫描图像。由于CT图像的质量和图像转换引起的图像误差会影响模型的精度。当下三维重建技术在肝脏手术术前评估中的首要任务应该是尝试将虚拟肝切除术应用到实际手术中，以尽量减少数据转换带来的误差[17]。

图像处理软件利用CT成像数据建立三维重建模型。而当巨大肿瘤对血管的压迫和肿瘤血栓的存在导致肝脏血管无法发育时，就无法完成三维重建模型。

血管和肿瘤的位置，以及肝实质的解剖学确认，必须进行适当的处理，以确保术前成像数据与术中情况一致，因为肝脏在手术过程中可能会受到变形和运动的影响。为了使三维重建达到临床应用水平，实时定位和图像配准技术需要进一步完善。

三维重建主要是基于残余肝脏体积的计算来评估手术和术后肝功能衰竭的风险。虽然已经证明残余肝体积与术后肝功能密切相关，但残余肝体积与术后肝功能状态之间仍存在差异。因此，有必要找到更多的指标来全面、准确地评估手术和术后肝功能衰竭的风险。

数字化技术出现与不断发展极大地提高了医师对肝脏外科疾病的理解，采用三维重建、三维打印、现代影像学与临床解剖学相结合的方式，通过跨学科、多学科交叉研究的默契配合，能够针对不同类别临床手术的特点和难点，根据CT三维重建数据可以清晰直观地深入观察手术部位的结构，可以提前进行定量化、精确的数字化分析与测量等术前规划，有助于医生制订出最适宜且最安全的个性化手术方案，将三维重建技术应用于肝脏外科手术前模拟仿真，可以对手术切除区域定位更精确，提高手术的成功率，在虚拟和现实之间搭起一座桥梁。

三维重建技术在术前的临床应用已被证明是可行的，但是肝脏手术的复杂性不仅体现在术前手术方式的规划，还包括术中手术方式的实施，在肝脏外科的手术中，需要在分离肝实质同时寻找血管和胆管，如果术中发现肝内变异，还需要识别变异类型并考虑是否改变手术方案，从而导致切除过程耗时较长。因此，如何将三维重建技术应用于术中手术方式实施的实时指导也是广大医务工作者应该思考的问题。混合现实技术（mixed reality，MR）是VR的进一步发展，可以将物理空间和虚拟空间在同一环境中共存并且实时互动，产生真实环境和虚拟空间交叠合一的现实可视化场景，并且能够提供实时回应和现实反馈[21-22]。在肝脏外科手术实践中将可透明化的数字虚拟立体模型与手术视野相融合，对肝内解剖结构可透视化，在手术过程中实时、立体地显示肝内脉管走行分布、肿瘤与重要脉管间的毗邻关系，对肝切除术实现实时导航的作用，其过程主要包括利用医学影像数据进行三维重建，通过外部显示器、投影或头戴式显示技术完成三维模型融合，通过电磁、红外线、光学等追踪技术完成人工配准或自动配准[23]。相较常规肝脏外科手术，在MR系统引导下的可准确提供病灶位置，更好地显示手术器械与病灶之间的相对关系，将三维重建技术和混合现实技术相结合，能够将三维重建模型和真实手术视野相融合，将有效地帮助术者在一定程度上提高手术准确性，降低手术风险。

但是，三维重建影像与肝脏精准融合仍具有挑战性。三维图像受到原始影像数据质量的影响，如层厚、运动伪影、巨大肿瘤造成的血管显影不良，肝脏位置改变、挤压变形及患者呼吸运动的影响，会导致融合不够精准；混合现实技术生成的覆盖手术区域的虚拟图像会遮挡一定手术区域，且目前技术无法实现在翻转器官时实现实时追踪匹配。当然，随着三维重建技术的进步、软件的更新及医学影像学的发展，MR重建的三维图像越来越清晰准确，展现出精准的手术辅助能力。

综上所述，混合现实技术应用在肝脏外科中，有利于术者术前更好地了解肝脏肿瘤与周围重要脉管系统的关系，为手术方案的制订提供主要依据，也有利于在手术过程中明确切除范围，最大限度保留剩余肝脏体积，减少术中出血，缩短住院时间。同时，随着5G通信技术的普及，加快了三维影像的下载与传输，也使得多个医学中心通过MR技术实现对肝胆外科手术操作的术前规划、术中指导，使实施多学科诊治成为可能。

二、肝脏术前三维重建引导术中超声

（一）肝脏术前三维重建导航术中超声检查路径

在肝脏外科手术中应用超声对肝脏、病灶、血管及胆道进行实时扫描，从而实现诊断及鉴别诊断，有利于术中了解脏器血流动力学变化、病理改变等资料，能发现漏诊的小型或深部病灶，有助于判断和确定切除范围[24]。在发现转移性病变时，术中超声对肿瘤的分期及在外科治疗过程中决定是否进行手术切除是非常重要的[25]。

1. 肝脏术中超声扫查路径

术中超声通常的探查扫描步骤要点如下。

（1）全面探查，系统地扫查肝脏实质，注意病变的部位、大小和特征，检查有无新发现病灶。

（2）重点探查病变与血管、胆管的关系，注意有无受累的情况及血栓或癌栓的形成。

（3）从左到右，从上到下，沿血管走行扫描；识别门静脉的分支并追踪入肝段内；识别第二肝门，并追踪肝静脉的属支。

具体扫查路径，首先是将探头在膈静脉与胆囊床之间从头侧向腹侧扫查，寻找显示出肝中静脉，确定左右半肝分界。其次，从肝中静脉向头侧寻找汇入肝上下腔静脉，并从肝中静脉根部向左右移动探头，以确定肝左、肝中、肝右静脉走行。再次，沿肝中静脉向足侧扫查，观察可能的裂静脉及其他肝短静脉[26]。最后，将探头置于肝脏膈面，由肝中静脉向左侧扫查，以各段肝蒂为标识，探查S4、S2、S3；同理，向右侧探查，以肝蒂为标识，按探查S8、S5、S6、S7。必要时应离断肝圆韧带、镰状韧带获得更好的扫描路径[27]。

术中超声扫查方式主要可分为滑行（沿着纵向或横向的扫描路径）、旋转（顺时针或逆时针的扫描路径）、摆动（探头方向或角度的改变与扫描平面相平行）及倾斜（探头方向或角度的改变与扫描平面相垂直）。一般情况下，滑行是术中超声最常用的扫查方法，进行滑行扫查时，需要探头在肝脏上扫描滑动的同时，尽量保持超声探头与肝脏的相对空间位置，在观察肝脏横断面结构时沿肝脏的纵向扫查路径滑动探头。在使用旋转扫查肝脏时，探头沿着超声波声束的方向顺时针或逆时针进行旋转，并在整个扫查过程中将重点区域保持在图像上，此扫查方法可以从纵向到斜向，再到横向或反向对区域进行连续性的显示，有助于术者了解区域三维情况。在进行摆动和倾斜扫查时，调整探头中轴进行不同角度的移动或摆动的同时需要保持换能器的相对固定，这种方法在手术空间狭窄的情况下更加适用[28]。

对于腹腔镜超声的扫查方法，与术中超声的扫描方法类似，但由于腹腔镜超声术区小，探头难以操作，所以对术者的要求也更高。

2. 肝脏术前三维重建导航术中超声扫描路径

肝脏术中的超声检查，通常术者使用二维图像（CT、MRI）来明确病灶或探查病灶的大致位置，然后从不同的部位方向扫查肝脏病灶，需要全面扫查病灶，获得病灶的纵向、横向及斜向的图像，以及肝静脉、肝蒂的走行情况。

肝脏术中超声扫描技术对无超声检查经验的医生来说颇为困难，因为术中超声所采用的技术与经皮超声检查有所不同，主要在于术中超声缩短了超声探头与病变之间的直接距离，自由度更好，避免了一些身体组织及气体对超声波束的影响，因此能够使用更高的频率来提升术中影像的分辨率，而腹腔镜术中超声是末端可屈曲的软质探头，弯曲范围一般为 $-90°$ ～ $+90°$，可以对腹腔脏器进行表面和背面的扫描探查[29]。但因为自由度过大，而扫描范围窄，缺乏标准切面，不能完整地显示出某个结构的全貌，需要术者自己持探头扫查并结合解剖判读，导致肝脏内在结构，如具体二级分支血管、胆管辨别困难，常需要依赖肝脏表面结构及膈血管来确定扫描路径。同时，常规术中超声不仅需要进行复杂的扫描，且需要术者自行结合术前影像学资料（CT、MRI 等）进行融合处理，既会增加手术时间，还会分散术者精力。因此要求操作者对肝脏的解剖关系相当清楚，具有更高的技术水平和更丰富的经验。

利用术前三维重建技术建立可视化肝脏 3D 模型，重现肝脏内在结构和病变情况，使肝脏、病灶、血管及胆道直观地呈现出来，术前即可明确血管及胆管及走行及变异情况，建立个体化扫描路径[30]。作为导航工具，术中能够准确地判断患者血管及胆道走行，病灶数目及位置，以预测手术相关的解剖及切除结构，快速指导术中超声重点扫描路径，验证先前在三维重建可视化的肝实质内结构的确切位置，减少手术时间的同时也能精准手术[31]。

术中应用三维可视化模型引导进行超声扫查（图 1-8-16）。

3. 术前三维重建辅助确定术中超声的扫描平面

术中超声扫描平面与传统经腹超声不同[32]，经腹超声所描述的纵切面包括矢状面和冠状面，而术中超声的纵切面及超声扫描沿脏器的长轴进行。有时对于病灶位置距离肝脏表面 5～10mm 的病灶，术中超声扫描成像并不能很好地显示，这时就需要采用隔离式或从另外的平面位置来扫描[33]。

根据解剖性肝切除要求，肝中静脉把肝分为左、右半肝；肝右静脉把右半肝分为前、后扇区；肝左静脉把左半肝分为内、外扇区；门静脉分支把不同扇区分为段，引流区域也不同。而术前的三维重建技术能将肝脏、病灶、血管、胆道的形态、空间分布，以及门静脉流域、肝静脉流域进行描述、解释，可直观、准确、快捷地将目标从视觉上分离出来，能够使术者快速、准确地定位各组织器官或病灶相对位置，从而帮助术者快速确定术中超声的扫描平面。

因此肝脏术中超声扫描应按照术前三维重建血管分段流域进行。我们以腹腔镜术中超声为例，描述应用术前三维重建引导肝脏门静脉、肝静脉及各段扫描路径、方法。

门静脉分段及流域：

按照门静脉分支重建的肝脏分段流域，各段边界并不是整齐的平面，而是由血流分布而形成的不均匀曲面（图 1-8-17）。

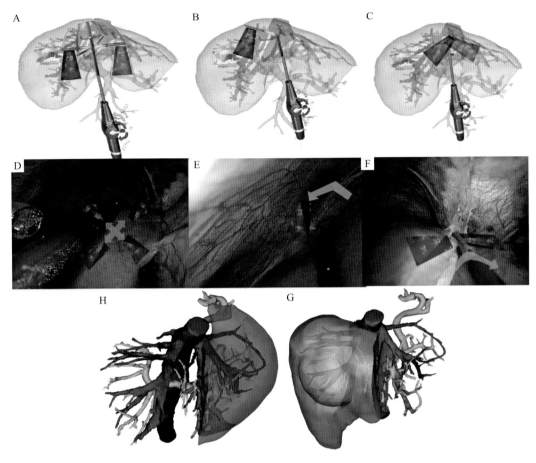

图1-8-16 三维可视化模型引导进行超声扫查

4. 扫描路径

术前三维重建确定门静脉有无变异及走行位置，在肝脏表面的投影和肿瘤关系，可明确各段流域边界。还可测量血管与肿瘤距离，术中可作为超声引导标记。

1）三维重建术中实时引导：

（1）门静脉左支引流S2、S3、S4段流域，术前三维重建可明确识别各分支位置及流域范围。术中可应用三维重建可视化模型引导术中超声扫查。如图1-8-18至图1-8-22及视频1-8-1至视频1-8-3所示。

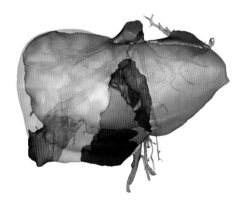

图1-8-17 门静脉流域

（2）门静脉右支引流S5、S6、S7、S8段流域，术前三维重建可明确识别各分支位置及流域范围。术中应用三维重建引导术中超声扫查，如图1-8-23至图1-8-25图及视频1-8-4至视频1-8-6所示。

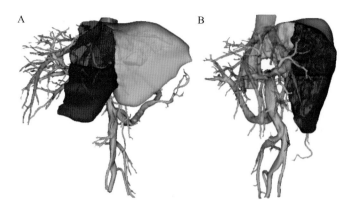

图1-8-18　门静脉左支及流域

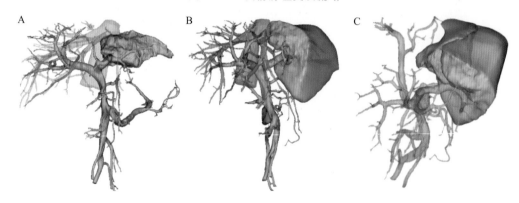

图1-8-19　门静脉左支流域

A. 门静脉2段流域；B. 门静脉3段流域；C. 门静脉2～3段流域

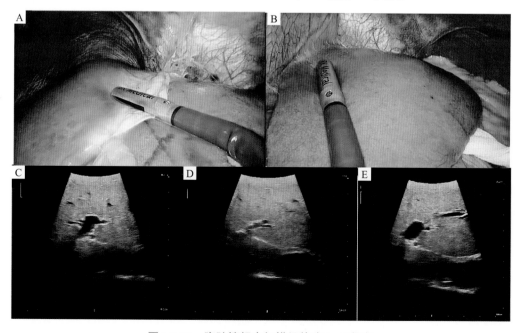

图1-8-20　腹腔镜超声扫描门静脉2～3段支

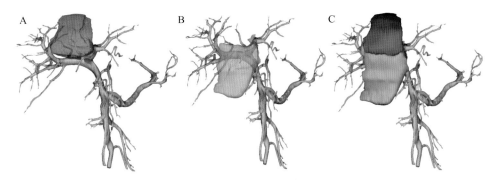

图 1-8-21 门静脉 4 段流域

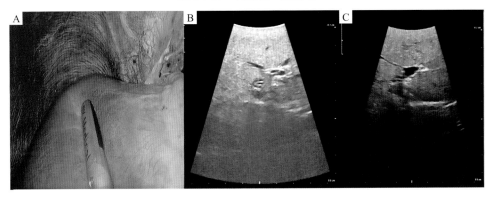

图 1-8-22 腹腔镜超声扫描门静脉 4 段支

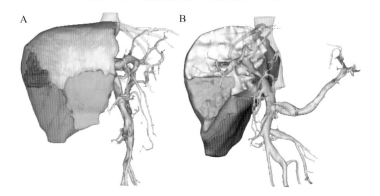

图 1-8-23 门静脉右支流域

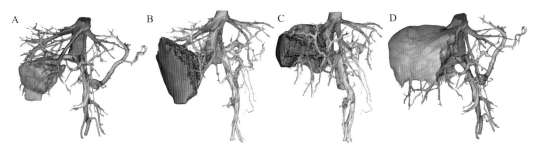

图 1-8-24 门静脉 5～8 段流域

A. 门静脉 5 段流域；B. 门静脉 6 段流域；C. 门静脉 7 段流域；D. 门静脉 8 段流域

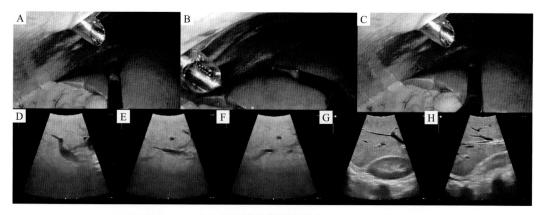

图1-8-25 腹腔镜超声扫描门静脉5、6、7、8段支

视频1-8-1 门静脉分段
及流域

视频1-8-2 门静脉
2~3段支

视频1-8-3 门静脉
4段支

视频1-8-4 门静脉
5~8段支

视频1-8-5 门静脉
6~7段支

视频1-8-6 门静脉
8-5-6段支

2）肝静脉分支及流域：

按照肝静脉分支重建的流域，与门静脉流域并不重合，各段边界并不是整齐的平面，而是由肝静脉引流区域分布而形成的不均匀曲面（图1-8-26，视频1-8-7）。

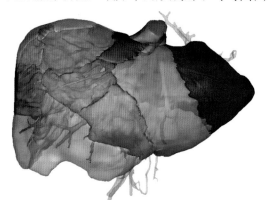

视频1-8-7 肝静脉流域

图1-8-26 肝静脉流域

5. 扫描路径

　　术前三维重建确定肝静脉分支情况，走行位置，在肝脏表面的投影，以及和肿瘤关系，可明确引流区域边界。

　　1）三维重建术中实时引导：

　　（1）肝左静脉一般来说引流左肝外叶，术前三维重建可识别肝左静脉位置及每个分支引流范围。术中可应用三维重建可视化模型引导术中超声扫查。如图1-8-27、图1-8-28及视频1-8-8所示。

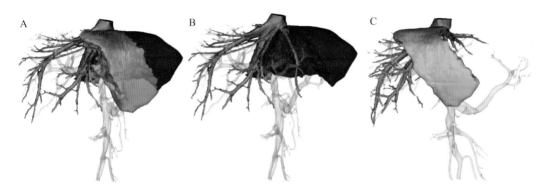

图 1-8-27　肝左静脉引流区域

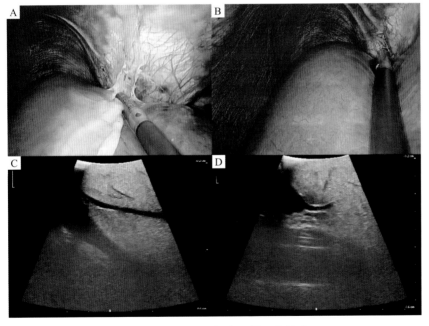

图 1-8-28　腹腔镜超声扫描肝左静脉

视频 1-8-8　肝左静脉汇入下腔

　　（2）肝中静脉引流中肝区域（S4、S5、S8），术前三维重建可识别肝中静脉走行及每个分支引流范围。术中应用三维重建可视化模型引导超声扫查。如图1-8-29、图1-8-30，视频1-8-9、视频1-8-10所示。

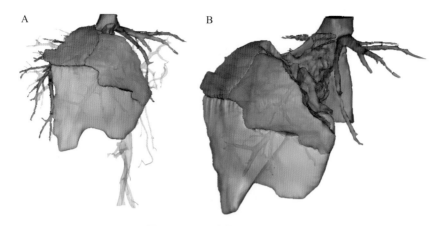

图 1-8-29　肝中静脉引流区域

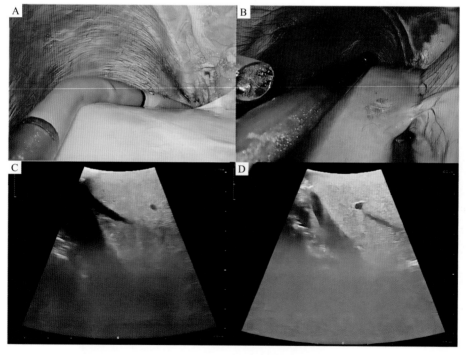

图 1-8-30　腹腔镜超声扫描肝中静脉

视频 1-8-9　肝左-中静脉　　　　　　　视频 1-8-10　肝右静脉汇入下腔

（3）肝右静脉引流右肝（S6、S7、S8），其分支较多，引流区域复杂，术前三维重建可识别肝右静脉走行及每个分支引流范围。术中应用三维重建可视化模型引导术中超声扫查（图1-8-31、图1-8-32，视频1-8-11）。

视频1-8-11 肝中-右静脉汇合

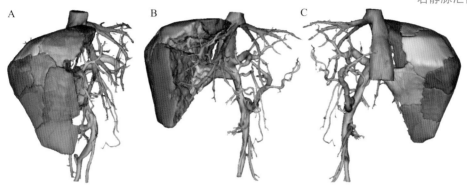

图1-8-31 肝右静脉引流区域

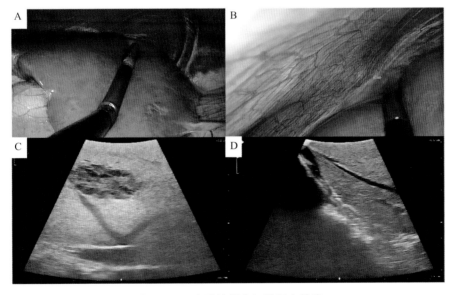

图1-8-32 腹腔镜超声扫描肝右静脉

（二）术前三维重建引导术中超声的优势与不足

术中超声有着便捷、安全及定位精准等优点，但对某些等回声肿瘤难以鉴别，术前三维重建可有效地解决此难题，将两者联合使用也能提高病灶的检出率，提升手术的准确性与安全性[34]。虽然肝脏术前三维重建能更好地显示在二维图像中容易被忽略的肝动脉、肝静脉及门静脉的走行与分布，并且能够显示出这些血管在肝内的流域与体积，减少手术并发症，但是现在的三维重建软件仍然需要人工辅助分割，尤其是肝脏边缘、分支血管、胆管等细节部分，这就需要重建者对二维图像有清晰的认识，并且需要不断对比二维图像与三维重建模型，避免一些细节问题[35]。因此，为了使肝脏手术更加精准，对比剂在肝脏手术中的使用正在逐渐增加，其中以吲哚菁绿（ICG）造影最为常见，ICG造影能探查胆囊、胆总管与肝总管的关键连接点，结合术中超声能更加精准地探查深层组织血管[36-37]。CT、MRI等多影像融合结合三维重建在术中进行自动配准融合，CT-MRI融合图像可提供更多病变信息，提高诊断的准确率。同时将基于CT-MRI融合图像重建的三维模型和虚拟手术图像带入手术室，用于指导术中关键部位超声的操作[31]。结合术中超声及ICG分子荧光影像，实现多模态图像融合，引导外科医师界定肿瘤边界和辨别隐匿的微小病灶，提高手术的精准度[38]。同时，在近年的研究中，混合现实技术可将虚拟影像叠加至客观世界，被越来越多地应用于手术可视化引导中。可以将三维重建的可视化三维模型通过HoloLens或zSpace叠加在物理现实中，形成一个交互反馈的信息回路，在手术中实施配准对比，将术中超声图像和腹腔镜视频图像进行融合导航（图1-8-33），显示当前位置与规划路径的偏差，使手术中术者能看到肝脏内血管、胆管及病灶的实时具体位置[39]，也可将手术的各项重要指标显示于医师视野中，同时，方便监控手术状态，避免反复查看设备，快速导航医师操作，从而使外科手术更加精准化、个体化。

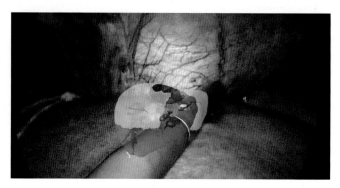

图1-8-33　术前三维重建导航术中超声

（晋　云　韦翔曦）

参 考 文 献

［1］ Crişan G, Moldovean-Cioroianu NS, Timaru DG, et al. Radiopharmaceuticals for PET and SPECT Imaging: A Literature Review over the Last Decade [J]. Int J Mol Sci, 2022, 23 (9): 5023.

［2］ Chow PK, Choo SP, Ng DC, et al. National Cancer Centre Singapore Consensus Guidelines for Hepatocellular Carcinoma [J]. Liver Cancer, 2016, 5 (2): 97-106.

［3］ 张玮琪, 方驰华. 原发性肝癌三维可视化精准诊疗与二维成像技术疗效比较的 Meta 分析 [J]. 中国实用外科杂志, 2019, 39 (8): 44.

［4］ 荚卫东, 陈浩, 葛勇胜, 等. 三维可视化技术在巨块型肝细胞癌精准肝切除中的应用价值 [J]. 中华肝脏外科手术学电子杂志, 2018, 7 (1): 35-39.

［5］ Hashimoto D, Dohi T, Tsuzuki M, et al. Development of a computer-aided surgery system: three -dimensional graphic reconstruction for treatment of liver cancer [J]. Surgery, 1991, 109 (5): 589-596.

［6］ Soyer P, Roche A, Gad M, et al. Preoperative segmental localization of hepatic metastases: utility of three-dimensional CT during arterial portography [J]. Radiology, 1991, 180 (3): 653-658.

［7］ Lamadé W, Glombitza G, Fischer L, et al. The impact of 3-dimensional reconstructions on operation planning in liver surgery [J]. Arch Surg, 2000, 135 (11): 1256-1261.

［8］ 方驰华, 周五一, 虞春堂, 等. 肝脏管道系统灌注后薄层CT扫描和三维重建的研究 [J]. 中华外科杂志, 2004, 42: 562-565.

［9］ 方驰华, 钟世镇, 吴坤成, 等. MRI、CT 三维重建肝脏管道系统的灌注和铸型的建模 [J]. 世界华人消化杂志, 2004, 12: 216-217.

［10］ 方驰华, 钟世镇, 原林, 等. 数字化虚拟肝脏图像三维重建的初步研究 [J]. 中华外科杂志, 2004, 42: 94-96.

［11］ Huettl F, Saalfeld P, Hansen C, et al. Virtual reality and 3D printing improve preoperative visualization of 3D liver reconstructions-results from a preclinical comparison of presentation modalities and user's preference [J]. Ann Transl Med, 2021, 9 (13): 1074.

［12］ Tang R, Ma LF, Rong ZX, et al. Augmented reality technology for preoperative planning and intraoperative navigation during hepatobiliary surgery: A review of current methods [J]. Hepatobiliary Pancreat Dis Int, 2018, 17 (2): 101-112.

［13］ Lorensen WE, Johnson C, Kasik D, et al. History of the Marching Cubes Algorithm [J]. IEEE Comput Graph Appl, 2020 , 40 (2): 8-15.

［14］ Cline HE, Lorensen WE, Ludke S, et al. Two Algorithms for Three Dimensional Reconstruction of Tomograms [J]. Medical Physics, 1988, 15 (3): 320-327.

［15］ Levoy M. Display of surface from volume data [J]. Computer Graphics and Applications, 1988, 8: 29-37.

［16］ Cabral B, Cam N, Foran J. Accelerated Volume rendering and tomographic reconstruction using, texture mapping handware [C]. Proceedings of 1994 symposium on volume visualization, Tysons corner virgima, united states, 1994.

［17］ westover L. Footprint evaluation for volume rendering [C]. SIGGRAPH' 90 computer Graphics, 1990, 24: 367-376.

［18］ Lacroute P, Levoy M. Fast volum rendering using a shear-warp factorization of the viewing transformation [C]. SIGGRAPH' 94, 1994.

［19］ 孔祥雪, 聂兰英, 肖菊姣, 等. 新型肝脏管道模型的数字化制造研究 [J]. 中国临床解剖学杂志,

2014, 32 (3): 256-258.

［20］ Kamiyama T, Kakisaka T, Orimo T. Current role of intraoperative ultrasonography in hepatectomy [J]. Surg Today, 2021 , 51 (12): 1887-1896.

［21］ Srimathveeravalli, Ezell. A study of porcine liver motion during respiration for improving；targeting in image-guided needle placements [J]. Int J Comput Assist Radiol Surg, 2013, 8 (1): 15-27.

［22］ Park BJ, Hunt SJ, Martin C, et al. Augmented and Mixed Reality: Technologies for Enhancing the Future of IR [J]. J Vasc Interv Radiol, 2020, 31 (7): 1074-1082.

［23］ Martin G, Koizia L, Kooner A, et al. Use of the HoloLens2 Mixed Reality Headset for Protecting Health Care Workers During the COVID-19 Pandemic: Prospective, Observational Evaluation [J]. J Med Internet Res, 2020, 22 (8): e21486.

［24］ Bartos A, Iancu I, Ciobanu L, et al. Intraoperative ultrasound in liver and pancreatic surgery [J]. Med Ultrason, 2021, 23 (3): 319-328.

［25］ Delorme S. Ultrasound in oncology: screening and staging. Internist (Berl), 2012, 53 (3): 271-281.

［26］ 汪磊, 李宏. 腹腔镜超声在腹腔镜肝脏外科中的应用进展 [J] 中国介入影像与治疗学, 2014 (11): 756-759.

［27］ J M. Technique of laparoscopic ultrasound examination of the liver and pancreas [J]. J Surgical Endoscopy, 1996, 10 (6): 684-689.

［28］ Ferrero A Ltr, Russolillo N. Ultrasound-guided laparoscopic liver resections [J] Surgical Endoscopy, 2015, 29 (4): 1002-1005.

［29］ 赵建勋. 肝脏的术中超声检查 [J]. 国外医学. 外科学分册, 1986 (3): 176-177.

［30］ 方驰华, 方兆山, 范应方, 等. 三维可视化、3D打印及3D腹腔镜在肝肿瘤外科诊治中的应用 [J]. 南方医科大学学报, 2015 (5): 639-645.

［31］ 方驰华, 卢绮萍, 刘允怡. 复杂性肝脏肿瘤三维可视化精准诊治指南 (2019版) [J] 中国实用外科杂志, 2019 (8): 766-774.

［32］ 刘吉斌. 现代介入性超声诊断与治疗 [M]. 北京: 北京科学技术文献出版社, 2004.

［33］ H C. Intraoperative ultrasonography during planned liver resections remains an important surgical tool [J]. Surg Endosc, 2008, 22: 1137-1138.

［34］ Torzilli GPF, Cimino M. Anatomical segmental and subsegmental resection of the liver for hepatocellular carcinoma: a new approach by means of ultrasound-guided vessel compression [J]. Ann Surg, 2010, 251 (2): 229-235.

［35］ 董家鸿. 精准肝切除的技术特征与临床应用 [J]. 中国实用外科杂志, 2010, 30 (8): 638-640.

［36］ Aibori M MK, Ishizaki M. Evaluation of fluorescence imaging with indocyanine green in hepatocellular carcinoma [J]. Cancer Imaging, 2016, 16 (1): 6-13.

［37］ Miyata AIT, Tani K. Reappraisal of a dyestaining technique for anatomic hepatectomy by the concomitant use of indocyanine green fluorescence imaging [J]. J Am Coll Surg, 2015, 221 (2): e27-36.

［38］ Aoki TYD, Shimizu Y. Image-guided liver mapping using fluorescence navigation system with indocyanine green for anatomical hepatic resection [J]. World J Surg, 2008, 32 (8): 1763-1767.

［39］ Saito Y, Sugimoto M, Imura S, et al. Intraoperative 3D Hologram Support With Mixed Reality Techniques in Liver Surgery [J]. 2020, 271 (1): 4-7.

第 ⑨ 节
术中超声基础知识、超声设备操作及功能介绍

一、术中超声基础知识

（一）超声波的概念

声波是一种机械波，机械振动可以通过介质进行传播。超声波是声波的一种，定义为频率超过人耳听觉上限的声波，其频率一般大于20 000Hz。目前医学诊断中常用的频率范围为2～20MHz。

（二）超声波的基本物理量

超声波有三个基本物理量，即频率、声速和波长。

1. 频率（f）

单位时间内声源振动的次数。

2. 声速（c）

单位时间内声波在介质中传播的距离称为声波的传播速度，简称声速。医学诊断超声在人体软组织中平均传播速度是1540m/s。

3. 波长（λ）

介质中的质点在平衡位置往返振动一次所需要的时间称为周期；一个周期内声波传播的距离就是一个波长。

三者之间的关系如下：

$$c = f \cdot \lambda$$

超声成像中，波长决定了成像的极限分辨力，而频率决定了可成像组织的深度[1]。频率越低，波长越长，分辨率越低，穿透性越好，适用于深部组织探查；频率越高，波长越短，分辨率越高，穿透性越差，适用于浅表组织探查。

4. 声特性阻抗

声特性阻抗简称声阻抗，是用来表达超声波经过介质特性的物理量。声阻抗（Z）的大小是介质的密度（ρ）和超声波在该介质中的声速（c）的乘积，即

$$Z = \rho \cdot c$$

不同介质存在不同的声阻抗值，声阻抗值大小一般是固体＞液体＞气体。

（三）超声波的传播特性

超声波在人体组织中传播时会产生一系列规律：反射、折射、散射、绕射和衰减吸收。它们主要是由于人体不同组织的特性阻抗和组织中的声速差异所产生。

超声波在人体主要组织中传播时的衰减排序是：肺＞骨骼＞肌肉＞肝＞肾＞乳腺＞脂肪＞血液＞尿液、胆汁[2]。

（四）超声换能器

超声换能器（即探头）的作用是产生和接收超声波。

依据探头扫描方式，将其分为凸阵探头、线阵探头、相控阵探头、环阵探头。依据肝胆外科术中的超声应用来分类，将其分为经腹超声探头、开放式术中超声探头、腹腔镜术中超声探头，如表1-9-1（视频1-9-1）。

视频1-9-1　术中超声探头介绍

表1-9-1　超声探头分类

探头种类	探头图片	特色及用途
经腹超声探头	①②③④	探头①：侧边穿刺探头 探头②：中央开槽穿刺，0°、15°、30°三个穿刺角度选择 探头③④：外观小巧、轻薄，带侧边穿刺功能 以上探头常用于介入治疗，如PTCS、射频/微波消融/穿刺活检、纳米刀治疗等
开放式术中超声探头	①②③④	探头①②分别为"T"型、"I"型指夹式凸阵探头 探头③："T"型线阵探头 探头④："曲棍球"型线阵探头，适用于术野狭窄位置扫查，如尾状叶探查 以上探头常用于开腹术中肝内管道结构识别、定位、穿刺、探查血流等

探头种类	探头图片	特色及用途
腹腔镜/机器人手术术中超声探头		探头①：探头细而长、前端可以上下、左右四个方向弯曲 探头②：缆线柔软、纤细，探头前端灵活，任意角度旋转，探查贴合度更高 以上探头用于复杂的微创入路手术，精准全面识别病变位置、深度和边界影像信息，监测病变周围血供以及重要血管的信息获取

（五）超声换能器的声场特性

超声能量作用的弹性介质空间称为声场（ultrasound field）。在超声探头的声场中，邻近探头的区域称为近场，远离探头的区域称为远场。

（六）多普勒效应基本原理

多普勒效应（Doppler effect，DE）是指声源与反射体之间发生相对运动时，声源的发射频率与反射体接收频率发生变化的现象。在DE中，把接收信号的频率与声源的频率之差称为多普勒频移（Doppler frequency shift，DFS）。

以多普勒效应为基础的多普勒技术主要用途包括探测血流状态、区分血流和湍流、鉴别液性暗区的性质、探测血流流速、压力差及血流量[3]。

（七）超声成像类型

1. 一维超声

1）A型超声：采用幅度调制模式反射的形式，以波幅的高低代表界面反射的强弱。这种最早出现的超声诊断法在脑中线探测、眼球探测等方面有一定的临床诊断意义，现在已经退出临床应用。

2）M型超声：M型超声成像方式属于亮度调制型，它是将单声束超声波经过的人体各层解剖结构的回声以"运动-时间"曲线的形式显示的一种超声诊断法[4]。主要用于心脏肌壁活动探查。

2. 二维灰阶超声

B型模式：采用辉度调制的方法显示扫查平面内强弱不等的反射信号，以不同亮度进行编码并显示在荧光屏上，可显示器官组织结构的形态、回声强度、距离及其时间变化，是目前临床使用最为广泛的超声诊断法。

根据回声强弱命名及图像灰度的不同，将回声分为不同的等级[5]（图1-9-1）。

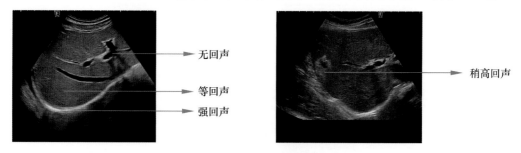

图1-9-1　超声声像图

1）强回声：灰度最亮最白，后方常可伴声影，如结石、骨骼、气体及钙化灶的回声等。

2）高回声：灰度较亮白，后方一般无声影，如结缔组织的回声。

3）等回声：一般将肝、脾的实质回声作为中等回声的标准。

4）低回声：较肝、脾回声稍灰暗的回声，如肾皮质的回声。

5）弱回声：介于低回声与无回声之间的回声，图像较低回声更灰暗，如肾髓质的回声。

6）无回声：通常不含具有声阻抗差异的界面部分呈无回声，如大多数澄清液体的回声。

3. 多普勒超声

C模式（CDFI）：彩色血流成像，在二维超声基础上，在感兴趣区域以彩色饱和度显示血流速度的大小，以色彩颜色显示血流的方向[6]（图1-9-2），直观显示血流动力学状态。

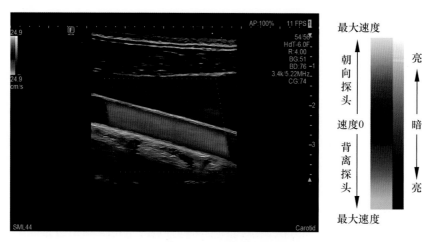

图1-9-2　血流方向示意图

朝向探头方向的血流以红色表示，背离探头方向的血流以蓝色表示；颜色暗代表流速慢，颜色亮代表流速快

D型模式（多普勒成像）：对人体运动的血流所产生多普勒频移的频谱分布进行分析的超声诊断法，以幅度的不同显示目标速度的大小，并在时间轴上展开显示速度随时间的变化（图1-9-3）。

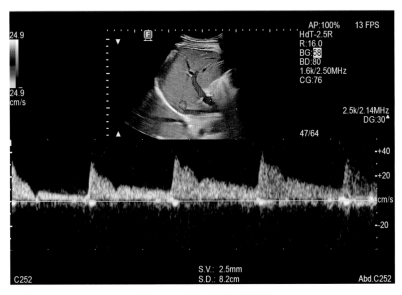

图1-9-3　肝脏血流频谱图

多普勒成像包括脉冲多普勒（PW）、连续多普勒（CW）和高脉冲重复频率多普勒（HPRF）。临床最常用的是脉冲多普勒技术。

除了以上三种超声显像模式外，还有超声组织弹性成像、超声造影、三维成像、微细血流成像、能量多普勒成像等多种模式[6]。

二、超声设备基础操作及功能介绍

优质的超声图像，不仅与机器性能有关，还与操作者操作手法、患者本身及机器基础参数的设置有关[7]。下文将简单介绍手术室常用超声设备的基础操作及基础功能（以FUJIFILM ARIETTA850机型操作为例）。

（一）超声设备的基础操作

1. 连接/拆卸探头

（1）探头连接时，注意接口处方向对准后，关闭锁扣（图1-9-4）。

（2）开机状态下，连接探头时，注意先冻结图像，再接探头。

2. 操作台

操作台的触摸屏，操作按键面板和探头放置卡座（图1-9-5）。

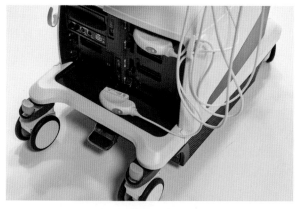
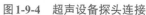

图1-9-4 超声设备探头连接

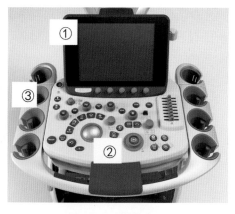

图1-9-5 操作台面

3. 开关机

（1）开机时，长按1s以上，指示灯由橙色变为蓝色，显示屏加载主机界面（图1-9-6）。

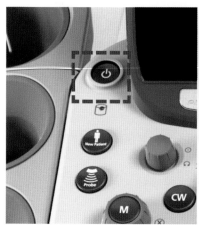
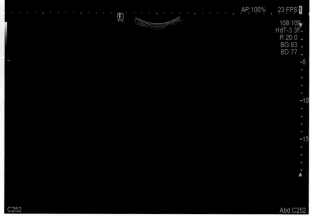

图1-9-6 超声仪器开关机

（2）关机时，长按1s以上，指示灯由蓝色变为橙色，停止闪烁，关机完成，方可拔下电源（视频1-9-2）。

4. 新建患者信息界面（图1-9-7）

（1）单击"New Patient"，新建病例，输入患者信息，如住院号、姓名等。

（2）输入患者信息是为了术中超声图像的存储、录像、回看及图像的导出。

视频1-9-2 整体外观介绍

5. 探头选择（图1-9-8）

在操作面板上单击"Probe"，在触摸屏上选择相应探头及条件。

6. 方向翻转

即超声图像方向翻转，在触摸屏上单击"Invert L/R"（图1-9-9）。

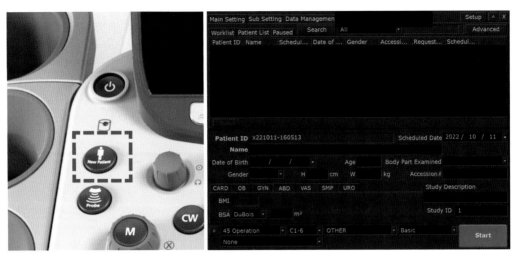

图1-9-7　患者信息录入

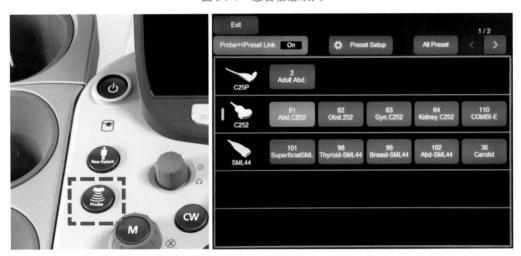

图1-9-8　探头选择

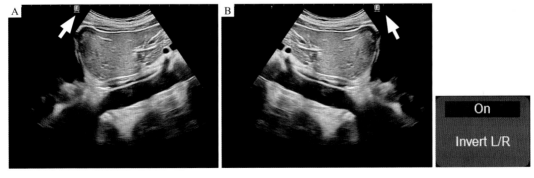

图1-9-9　探头方向切换显示

A. 探头标识点在超声图像右侧；B. 探头标识点在超声图像左侧

术中探查时，先确认好探头与超声图像的方向，以利于术中空间定位。如腹腔镜下术中超声扫查、定位，可根据术者操作习惯进行切换探头方向。

7. 增益

增益（gain）指整幅二维图像的亮度，故当图像整体偏暗或偏亮时，调节增益，改变明亮度（图1-9-10，视频1-9-3）。

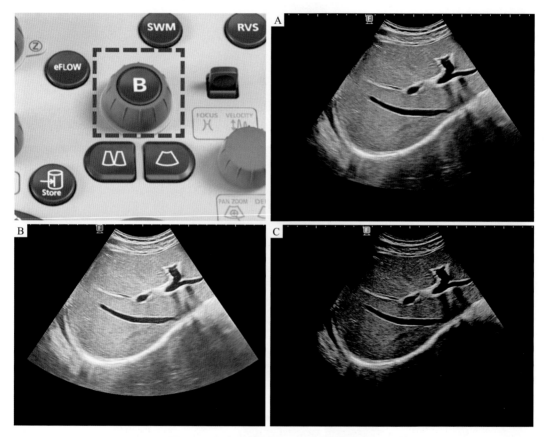

图1-9-10　不同增益水平的成像效果对比

A. 总增益适中；B. 总增益过高；C. 总增益过低

（1）通过旋转"B"键，调节增益，顺时针旋转为增加增益，逆时针旋转为降低增益。

（2）可根据图像视觉效果或手术室环境适当调节增益。

8. 时间增益补偿

时间增益补偿（time gain compensation，TGC）是对图像上不同深度的调节，故当某一深度的图像显示偏暗或过亮时，可以调节相应深度的时间增益补偿（图1-9-11）。

（1）向左、向右拨动TGC按键，分别为抑制增益和增强增益。

（2）使用TGC时，近、中、远场需平滑调节，以保证整场图像均匀性且对比度合适。

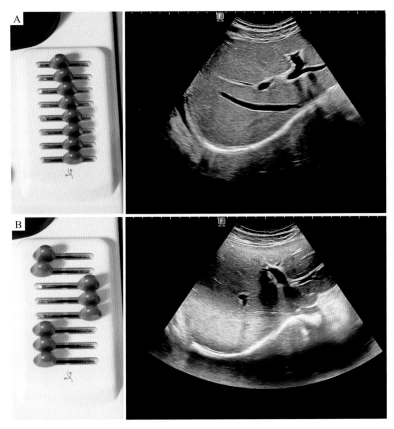

图1-9-11 时间增益补偿对图像不同深度的调节
A. TGC适中效果；B. TGC调节不当效果

9. 深度

对扫查深度（depth）的调节，根据所观察图像显示的完整度及观察区域的深浅进行相应调节。一般将扫查深度调至超出观察目标1～2cm即可，过深或过浅都可能影响对目标图像细节的观察（图1-9-12）。

（1）通过旋转"depth"按钮，调节扫查深度，顺时针旋转为增加深度，逆时针旋转为降低深度。

（2）调节的是断面图像显示的深度。

10. 焦点

焦点（focus）的位置常设定在观察目标同一水平，原则上聚焦范围要稍微超过观察目标，其范围越大，帧频就会越低，从而会损失超声图像的时间分辨率（图1-9-13）。

（1）通过上下拨动"focus"键，调节超声波声束聚焦点的位置。

（2）当观察目标位置线，可将焦点调至超声图像的近场；当观察目标位置深，可将焦点调至超声图像的远场。

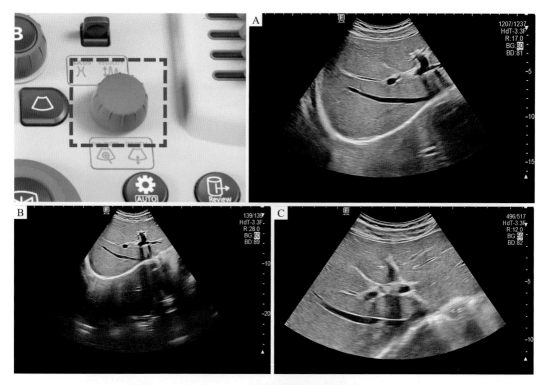

图 1-9-12 不同扫查深度的成像对比

A. 深度适中；B. 深度过深；C. 深度过浅

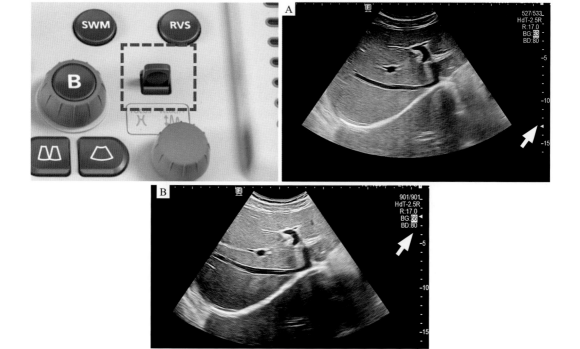

图 1-9-13 焦点不同位置的图像效果对比

A. 焦点位置靠近远场；B. 焦点位置靠近近场

11. 频率

频率越高穿透力越弱，近场图像分辨率越好，频率越低，穿透力越强，提高了远场图像分辨率。如术中超声扫查时，可根据超声图像显像效果，随时切换探头频率。

通过旋转"Frequency"下方对应的旋钮，调节超声探头频率（图1-9-14）。

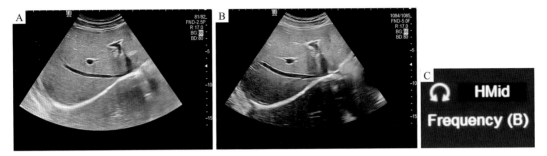

图1-9-14　同一切面不同频率成像效果对比

A．频率为2.15MHz超声图像；B．频率为5.0MHz超声图像

12. 动态范围

动态范围（dynamic range，DR）动态范围越大、灰阶信息越多、图像越细腻，但噪声也会相应增加；降低动态范围，灰阶信息少，太低会丢失部分信息，图像颗粒增粗，对比增强，但噪声也会减少（图1-9-15）。

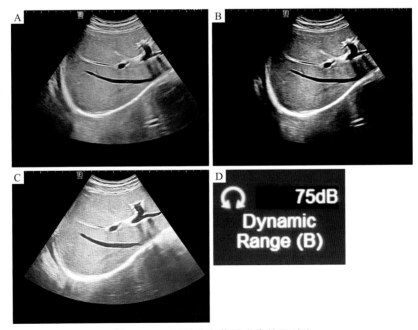

图1-9-15　不同动态范围成像效果对比

A．动态范围适中；B．动态范围过低；C．动态范围过高

13. 二维测量

B模式下，观察区域的测量（图1-9-16）。

（1）切面测量，如占位的大小、占位与肝脏表面的距离等各种径线测量。

（2）冻结图像后，找到观察区域的最大切面，进行精准测量。

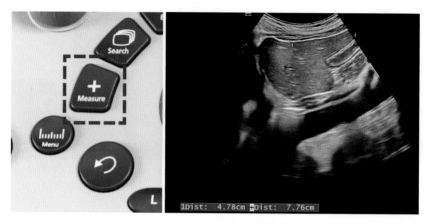

图1-9-16　二维超声测量

14. 彩色多普勒

在B模式基础上，添加彩色血流模式，即CDFI模式。可以观察肝内血流、肿瘤内部血流状态。

（1）单击操作面板上"CF"按键，进入彩色多普勒模式（CDFI模式）（图1-9-17）。

（2）旋转"CF"按键，调节彩色血流增益（视频1-9-4）。

15. 图像存储与导出

在超声使用环节中，可以进行超声图像的静态及动态录制功能，同时可以将存储的超声图像拷贝出来（图1-9-18）。

（1）操作面板上单击"Store"，当前图像被存储。冻结模式下，存储静态图像。实时动态模式下，存储动态图像。

（2）"Review"浏览存储的图片及导出。图像可以 DICOM 或 AVI 格式拷贝到媒介储存器（视频1-9-5）。

视频1-9-4　彩色超声模式操作介绍

（二）基础功能介绍

1. 图像一键优化功能

在超声使用过程中，由于操作不当引起的图像效果差时，可采用一键优化功能，将超声图像优化到相对较好的状态（图1-9-19）。

单击操作面板"AUTO"键，增益即可自动优化。

视频1-9-5　图像的存储与导出操作介绍

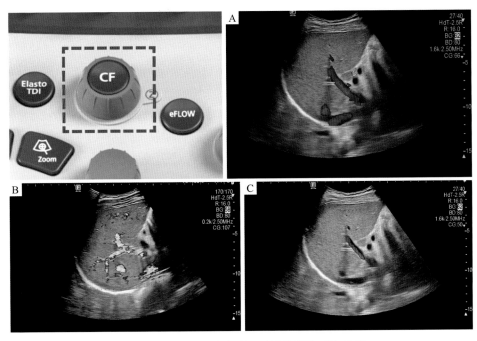

图1-9-17　不同程度色彩血流增益图像对比效果

A．血流正常增益；B．血流增益过高；C．血流增益过低

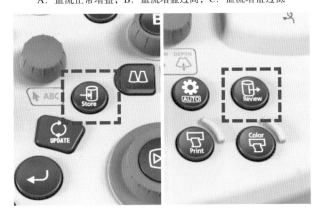

图1-9-18　图像存储与读取

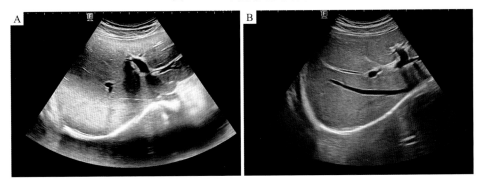

图1-9-19　一键优化功能

A．参数调节不当的超声图像；B．一键优化后的超声图像

2. 梯形扩展功能

线阵探头通常为矩形图像，指向性好，当需要更大范围的观察时，可开启梯形扩展功能，超声扫查视野扩大（图1-9-20）。

触摸屏菜单内：Trapezoidal Scanning → On。

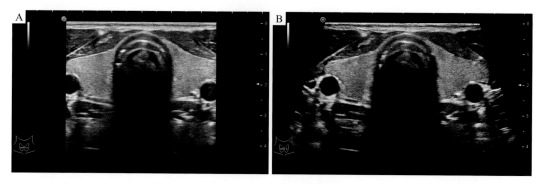

图 1-9-20　梯形扩展功能

A. 梯形拓展关闭时超声图像；B. 梯形拓展打开时超声图像

3. 穿刺引导功能

介入穿刺时，可调节出穿刺引导线和合适的穿刺角度，同时可以提前预测穿刺进针的深度，利于精准穿刺（图1-9-21）。

（1）在操作面板上点击"Puncture"按键，即穿刺引导线打开。

（2）选择"Puncture angle select"调节穿刺角度。

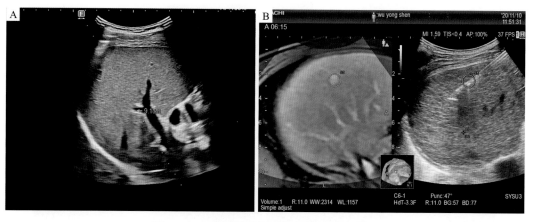

图 1-9-21　穿刺引导线调取及穿刺角度选择

A. 穿刺引导线及穿刺深度预测；B. 通过穿刺引导线进针，穿刺靶目标

4. 荧光棒技术

在穿刺过程中，打开荧光棒技术，穿刺针道回声增强，穿刺针显示更清晰，可视化程度大大提高，同时也提高了穿刺的准确性（图1-9-22）。

触摸屏菜单内，单击"Needle Emphasis"，荧光棒增强线显示在图像上。"Needle Emphasis"功能打开后，通过"Angle sel NE"选择更接近穿刺路径的角度。

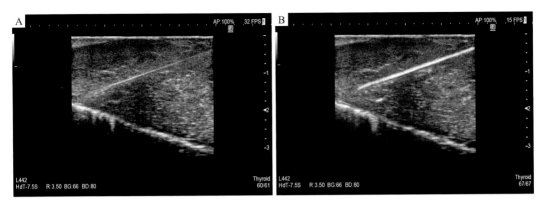

图 1-9-22 荧光棒技术功能

A. 普通模式下针道显示；B. 荧光功能开启针道的显示

5. Dual CF功能

实时同步双幅显示B模式及彩色血流模式，有利于在术中穿刺时，更精准识别血管，更清晰显示穿刺针尖（图 1-9-23，视频 1-9-6）。

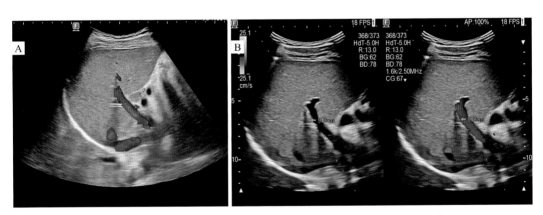

图 1-9-23 Dual CF功能

A. 普通血流模式；B. Dual CF功能开启后二维/血流双幅实时显示图

超声探头常用灭菌方法：化学溶液浸泡灭菌法、环氧乙烷气体熏蒸灭菌、过氧化氢低温等离子体系灭菌，具体操作方法依据探头说明书。

注意事项

（1）无论是探头在使用还是消毒过程中，要轻拿轻放，避免碰撞和挤压，避免缠绕和拖拽连接探头的线缆。

（2）探头接口注意保持干燥、慎防喷淋或浸泡。

（3）不要将探头及线缆放在紫外灯环境下消毒。

（4）不要蒸煮、热高压灭菌探头。

（5）定期清除设备接口、电缆接口、电源线插头上所有的灰尘。

视频 1-9-6 超声基础功能介绍

术中超声操作常见问题分析：

（1）腹腔镜术中超声图像显示不完整或部分显示高回声信号。

原因一：由于操作者操作不当，引起的超声探头扫查面与脏器表面贴合不完整。

改进措施：可适当旋转探头，将探头扫查面完全贴合于脏器表面。

原因二：患者自身条件，如肝硬化非常严重，肝脏表面凹凸不平，导致贴合度不佳。

改进措施：可以在超声探头扫查面与组织间隙添加耦合垫、水囊垫，注生理盐水等，可以提高超声图像的显像。

（2）彩色血流图像显示明显外溢或充盈欠佳。

原因：血流流速标尺过高或过低，或者血流增益过高或过低。

改进措施：应适当调节血流流速标尺或血流增益，提高彩色血流显示敏感度。

（3）超声显示屏出现"波纹状"异常信号，明显影响二维图像、血流图像成像。

原因：手术室其他正在使用器械的干扰和电源信号的干扰比较常见。

改进措施：器械干扰，如射频消融干扰，消融结束后超声信号自动恢复正常；电源信号干扰，可尝试将超声设备电源更换电源插口或通过连接地线等方法解决。

（4）超声图像通过媒介存储器导出后，在电脑上无法正常显示超声图像。

原因：超声图像导出时，未在超声设备上选择电脑端查看的格式。

处理措施：应在超声图像导出前，根据需求选择相应格式，如JPG、AVI等格式。

（卢 芳 赵 蓉）

参 考 文 献

［1］ 任卫东, 常才. 超声诊断学. 3版[M]. 北京: 人民卫生出版社, 2013.

［2］ 姜玉新, 王志刚. 医学超声影像学[M]. 北京: 人民卫生出版社, 2010.

［3］ 田家玮, 姜玉新. 临床超声诊断学[M]. 2版. 北京: 人民卫生出版社, 2016.

［4］ 周永昌, 郭万学. 超声医学[M]. 北京: 人民军医出版社, 2013.

［5］ 夏国园. 超声诊断学[M]. 北京: 人民卫生出版社, 2003.

［6］ Vivien G, David C, Antonio S. 超声物理基础必读[M]. 戴晴, 孟华, 译. 北京: 人民军医出版社, 2013.

［7］ （日）種村正. 超声解剖及扫查技巧图解[M]. 孙心平 译. 北京: 北京科学技术出版社, 2019.

第 ⑩ 节
肝胆外科医师如何学好超声

超声在肝胆外科的发展中起着重要的作用，外科医师在临床实践中又大大推动了超声在肝胆外科的应用。从20世纪80年代初期开始，日本幕内雅敏（Makuuchi）教授创新性地率先将超声技术融入肝胆外科手术，创造出一系列全新的外科手术方式，并总结出版了闻名世界的 *Abdominal Intraoperative Ultrasonograph*[1]一书。此后，又有数位肝胆外科专家编著了关于超声的专著[2-3]。随着超声在肝胆外科使用的日益广泛，超声已成为肝脏外科医师名副其实的"第三只眼"。超声犹如GPS，CT/MRI给了我们一张地图，但是如果没有超声，我们很难明确病灶的确切位置。可以说，正因为有了超声，才使得精准肝切除成为可能。超声不但可以用来精确规划肝切除的路径，引导肝切除、肿瘤消融、肝穿刺活检，还能应用在PTCD、肝胆管结石微创治疗（PTCSL）、穿刺引流处理术后并发症等，它已成为肝胆外科医师越来越不可或缺的工具。

一、外科医师学习超声的优势和劣势

外科医师与超声医师学习超声遵循不一样的学习模式和学习曲线。外科医师常常先学习的是穿刺和术中扫查，然后学习经腹扫查和诊断，而超声医师则相反。外科医师学超声的优势在于拥有很好的大体解剖学基础及CT/MRI影像学基础；劣势在于对机器不熟悉，甚至没有常备B超机可用；不熟悉超声相关切面解剖，超声图像是随探头位置变换的任意切面，而外科医师习惯的CT/MRI是标准的纵切或横断面；不熟悉超声图像灰度特点，比如气体和脂肪是高回声，钙化和骨质为高回声后伴声影，而气体和脂肪的CT表现都是极低密度。但是，所有这些"不熟悉"都可以通过学习而熟悉。

二、外科医师学习超声的主要目标

与超声医师着重于诊断不同，外科医师使用超声的主要目的在于治疗，故而应围绕以下几个目标有针对性地学习：①辨认肝内主要结构；②能找到CT/MRI上显示的目标病灶；③超声引导下精准地穿刺；④监测肝脏血流。对外科医师来说，尽管诊断是学习超声的次要目的，但如果牢固掌握，超声也可以在CT/MRI诊断困难时协助我们诊断，使得在鉴别诊断时如虎添翼。

三、外科医师学习超声的方法

1. 和超声医师建立良好的关系

超声是实践性很强的技术，扫查技法及检查中遇到问题大多不能通过直接查阅书本解决，因此在有疑惑时可以随时请教专业超声医师非常重要。有心向学的人总是会刻意营造利于学习的环境。专业超声医师提高技术也常常需要与临床医师交流，相互学习必定会促进彼此技艺的精进。

2．系统、有序地学习理论

这一点尤为重要。在学习一门技术之前，首先须对该技术相关的理论知识有一个系统的了解，特别是相关基础理论、原理。他人的经验指导、自身临床的实践，以及大量练习都不能代替系统的理论学习。老师或他人的指导固然很有价值，但是这种途径所获得的知识和经验往往是零散和有限的。

"有序"在这里是指按照一定的顺序来组织要学习的内容。比如，我们可以先学超声原理和设备方面的知识，接着学习超声解剖，然后去进行器官系统的超声扫查诊断学习。在对以上基础知识有一定了解之后，再进行超声介入的学习。按照这样的顺序，有计划、有步骤、系统地学习，可以起到事半功倍的效果。笔者顺序阅读了5本专著：《超声设备使用入门》《超声解剖彩色图谱》《腹部超声必读》《腹部超声精细讲解》《现代介入性超声诊断与治疗》[4-8]。每本精读了3～4遍，在读书的间隙，经常把患者的超声检查和CT或MRI进行比较分析，回味书本的内容，并自己制作模具进行穿刺练习，在极短的时间内就掌握了超声扫查及介入的基本技能。

3．克服初学时的心理障碍

初学者拿起探头，往往不知所措，非常胆怯，必须克服这种心理障碍。超声探头好比"手电筒"，没有什么神秘可言，更不必畏惧。开始扫查时我们需要先想象一下"手电筒"放置的体表位置下方对应肝脏的什么区域，能扫到什么样的结构，追踪这些结构的走向，比停着探头不动更容易做出判断。

四、肝胆外科超声常用技术要点

1．经皮肝胆超声扫查的技术要点

利用肋下、剑突下、肋间所有能够给予的视窗，灵活使用旋转、翻转、推挤等动作，做最大限度地扫查；配合呼吸运动利用吸气鼓腹下推肝脏，尽可能扩大肝脏扫查范围，减少扫查盲区。

2．肝内主要结构的辨识

肝静脉系统的特点为壁薄、走行直、向IVC方向汇聚、有搏动；门静脉系统的特点为走行在Glisson鞘内，厚、亮、分叉稍迂曲。胆管系统：胆管与门静脉伴行，段分支以下胆管不扩张时难以看到，扩张时有"双管征""枯藤征"等特征性表现，彩色多普勒显示无血流。肝动脉：在肝门部，门静脉主干和胆总管双管的中间的一个小圆点，顺着小点旋转可以显示；进肝后，肝动脉右支和左支分别为位于门静脉右支的左前方和门静脉矢状部左侧的细线样血流，频谱显示陡直的脉冲波形。

3．如何用超声进行肝脏的分叶分段

肝静脉是肝脏分叶的分界线，而门静脉左右支的分叉平面分别为上下肝段的分界线。肝脏的分叶分段正是以这些纵横阡陌的脉管系统作为标识来划分的。先分叶，再分段。看探头所处位置，分辨其下方属于哪个叶。当超声斜切时，可能难以判断某些结构，可以将探头旋转至横断面扫查，与CT切面一致，由于我们都比较熟悉CT的标准横断面解剖，比较、参照CT，并结合探头与人体解剖位置的上下前后关系可做出判断。

4. 如何寻找CT/MR上显示的小病灶

以主要脉管结构为参照，根据病灶与重要脉管结构之间的关系来寻找病灶。比如某个小病灶位于肝右静脉的后方，门静脉右支分叉平面的上方，紧邻S7段的一个分支，那么很显然这几个脉管结构就界定了这一病灶的位置。可以在超声上先找到这些重要的脉管结构，根据脉管结构与病灶的位置关系去寻找病灶。如果仍找不到病灶或病灶显示不清，可以用超声造影、人工胸腔积液、影像融合导航等方法帮助寻找病灶。

超声造影是最常用的方法。目前临床常用的超声对比剂除了注射用六氟化硫微泡（声诺维）外，还有一种肝脏Kupffer细胞特异性摄取的对比剂是注射用全氟丁烷微球（示卓安），因肿瘤组织内缺少Kupffer细胞，与正常肝组织形成信号差，因此除了具有普通对比剂的血管相外，其独有的Kupffer相，可持续1～2h之久，不仅有助于肝脏肿瘤的鉴别诊断，在肿瘤消融和外科手术时也有非常好的指示作用。

邻近膈肌的肿瘤，常规超声有时难以显示或显示不全，可以借助人工胸腔积液的方法。该方法多在肿瘤消融时使用，不仅能更好地显示肿瘤，还可以保护肺和膈肌，减轻消融导致的热损伤。

超声影像融合导航系统可将CT或MRI影像与超声影像实时匹配融合，结合三者优点，避免了超声易受肋骨、肺和胃肠道气体遮挡的缺点，当在超声影像上病灶显示不清时，可以帮助定位病灶，用于肿瘤的消融等，其缺点是操作耗时，定位的精准性尚待提高，以及对操作者技术要求较高。

5. 穿刺要诀

穿刺建议由一人执行。一手拿探头一手拿穿刺针，更便于调整穿刺方向。如果需要超声医师帮助引导，必须与有经验的超声医师配合，否则很容易出现安全问题。

穿刺者必须清晰明确超声探头、针与画面之间的关系。超声探头很厚，但扫查时只有中间很窄的范围内能看见针，可以理解为真正成像的扫描面是中间很窄的一条（焦点处最窄）。进针时保持穿刺针干与探头侧面中线在一个平面内，针可以侧动调整角度，但必须保证两者始终在同一个平面内，才能让超声监测到针（图1-10-1）。进针时应全程见到针前部在移动，如画面里针没有移动，意味着"偏离航线"（图1-10-2），必须立即停止。此时应微微翻转探头找穿刺针，调整后在超声监控下再进针。

穿刺方向偏离看不到穿刺针时，有两种调针方法：一是探头不动，始终瞄准目标位置调针（前后移动，与探头扫查面垂直方向）；二是调整探头找针，然后探头归位，调针。

肝穿刺要点：预判穿刺方向后先进针至肝内1～2cm，这样的深度容易找到针，调整方向、瞄准后再快速进针至目标位置。进针太浅，针全部在腹壁层，由于腹壁回声较高，与针体回声的对比度小，针道显影常常不清晰。肝穿刺过程中应注意避开肺和

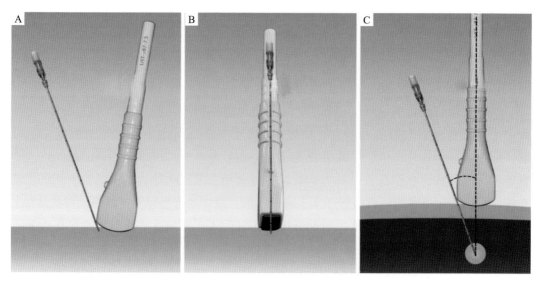

图 1-10-1　超声引导穿刺要点示意图

A. 从探头侧面进针；B. 使针干与探头侧面中线在同一个平面里；C. 探头正面观，探头和针之间的这个角度可变，只要针干与探头侧面中线在同一个平面里，无论这一角度如何变，都能在超声下看到针的全程

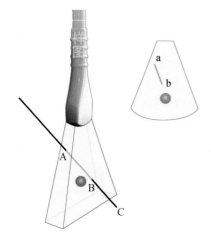

图 1-10-2　超声引导穿刺之探头、针、超声图像关系示意图

超声探头很厚，可是扫查时只有中间很窄的范围内能看见针，可以这么理解：真正成像的扫描面是中间很窄的一条（焦点处最窄）。穿刺针和扫查平面不平行会导致判别针尖位置。针体与扫查面交叉，AB 段在声束内，针 BC 段穿出扫查面（潜行），超声监测到 AB 段的回声 ab、BC 段不能显示，而将 b 点误认为是针尖，其特点是继续进针而超声图 b 点不动[8]

避免呼吸运动的影响。进针在右侧肋间位置较高时因有肺的遮挡，可以看到肺下缘随着呼吸运动像舌头一样一伸一缩。为避开肺，可以在呼气末肺退缩时快速进针至肝内，停顿调整。呼气和吸气之间通常有一个较长的停顿，可以选择在这个时间窗，瞄准目标位置再快速进针。

肝胆外科常见超声引导下的穿刺操作从易到难的顺序为：胸腔、腹腔积液穿刺引流、肝脓肿引流、肝穿刺活检、肝脏肿块消融、PTCD、经皮肝穿刺胆道镜取石术（PTCSL）。初学者可从最基本的胸、腹腔积液的穿刺引流开始，循序渐进，熟练以后可以进行更难、技术要求更高的操作。

6. 术中超声扫查和穿刺要点

开腹术中扫查时，探头直接放置在肝脏表面，无遮挡且显示的画面质量非常高，应根据不同的扫查深度选择合适的探头。当只有凸阵探头可用时，由于凸阵探头看浅表位置的肿瘤显示不佳，可以用乳胶手套做一个水囊，将目标部位与探头隔开一定距离进行扫查。术中穿刺超声扫查到目标病灶后，如果进针角度受限，可以调整探头位置和旋转方向，以利于从切口穿刺，必要时可以根

据需要游离肝脏。腹腔镜扫查的技术要点可以参考王宏光教授的文章[9]。

五、台下模拟训练的重要性

台下模拟训练极其重要，所有能够在台下模拟的操作都尽可能在台下熟练掌握，这样有助于提高穿刺操作者的信心，极大地缩短学习周期。模拟穿刺精准性练习可以借助于水、凝胶小球模型（可自制），帮助操作者辨识探头和画面、被扫查物体之间的对应关系，辨别左右、上下、前后方向感，学会如何调整穿刺方向等。

可以用经腹探头模拟术中腹腔镜探头进行穿刺练习。使用不带穿刺孔的腹腔镜探头进行穿刺有一定难度，由于无法从探头扫查面的正侧穿刺，而必须从斜侧边穿刺边调整方向，才能达到目标位置，所以在台下预先练习如何调针很重要。由于腹腔镜探头都在手术室保管使用，台下很少有机会拿到腹腔镜探头练习操作，我们可以拿经腹探头模拟术中腹腔镜探头进行穿刺练习，经腹探头左侧对应腹腔镜探头的头端，其右侧对应腹腔镜探头的尾端，模拟腹腔镜探头手指状纵行前伸，训练如何找针和调针。

必须指出，超声检查有一定的局限性，也会发生误判。比如腹腔内急性大出血时，由于血液迅速凝成血块，在超声下血块的回声较高，表现为超声下的腹腔积液量常常远低于实际出血量，故当怀疑腹腔出血时，应结合生命体征，特别是心率和血压等判断失血量，以免过分依赖超声误判造成严重的临床后果。外科术后发生胃肠吻合口漏和胰漏时，肠间、肠后腹腔积液因受胃肠气体的影响常常显示不清，此时应更多地依靠CT等检查手段，特别是在经过穿刺引流后仍然发热、心率快的患者，应及时行CT检查寻找隐匿的积液。

综上所述，肝胆外科医师应充分认识超声在肝胆外科中的作用，自觉学习这门技术，学习时应首先消除畏惧心理，遵循学习曲线，先理论后实践，在实际运用过程中由易到难，理论联系实际，勤于思考和总结，经过一段时间的学习一定能熟练地掌握并应用这项技术。

（姚爱华）

参 考 文 献

[1] Makuuchi. Abdominal Intraoperative Ultrasonograph [M]. Tokyo: Igaku-Shoin, 1987.

[2] Henri Bismuth, Denis Castaing. Operative Ultrasound of the Liver and Biliary Ducts [M]. Oxford: Springer Science Business Media, 1978.

[3] Guido, Torzilli. Ultrasound-Guided Liver Surgery [M]. Milan: Springer, 2014.

[4] 甲子乃人. 超声设备使用入门 [M]. 杨天斗, 朱强等, 译. 北京: 人民军医出版社, 2011.

[5] Block B. 超声解剖彩色图谱 [M]. 高岩, 过哲, 译. 北京: 中国医药科技出版社, 2008.

[6] Bates J. 腹部超声必读 [M]. 3 版. 张缙熙, 吕珂, 译. 北京: 人民军医出版社, 2013.

[7] 辻本文雄. 腹部超声精细讲解 [M]. 王建华, 李美兰, 译. 北京: 科学出版社, 2018.

[8] 刘吉斌. 现代介入性超声诊断与治疗 [M]. 北京: 科技文献出版社, 2004.

[9] 王宏光, 等. 腹腔镜超声在肝脏外科的应用专家共识 (2017) [J] 中华肝胆外科杂志, 201 7, 23 (11): 721-727.

第 11 节
肝脏外科医师如何学习术中超声

超声是肝脏外科医师的"第三只眼",尤其是近年来,术中超声(IOUS)在术中病灶定位、解剖性肝切除、门静脉穿刺染色等多方面发挥着越来越重要的作用。本节笔者将结合本中心 IOUS 的应用情况及个人学习心得,浅谈肝脏外科医师如何学习术中超声。

一、理论学习

1. 学习肝脏的解剖和超声基本知识

熟悉肝脏解剖是术中肝脏超声学习的前提。目前,临床肝脏分段理论主要是基于肝静脉和门静脉划分的 Couinaud 肝分段法[1],分段命名是顺时针的。在利用超声进行分段扫查时,需要有一个空间概念,在此初学者需要理解一个重要的概念,即超声切面是从肝脏脏面向膈面扫查,所以超声上显示的图像与图 1-11-1 示意的分段刚好上下翻转。

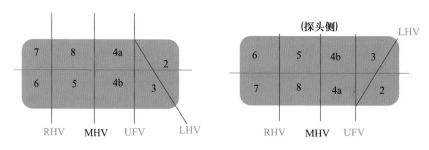

图 1-11-1 探头和肝脏的位置关系

2. 学习如何理解超声屏幕的超声图像

肝脏外科医师在开始学习超声时,因为习惯于 CT、MR 等常规的影像学图像,对超声图像理解比较困难,其实超声图像是基于探头的截面图像,和 CT、MRI 一样,超声可以形成横截面、冠状面、矢状面,但超声更多为任意角度的截面,只要我们理解了超声探头像"刀"一样切割肝脏,切割后在肝脏形成一个断面,而后这个断面结构就呈现在屏幕上(图 1-11-2),同时也要理解探头的方向是可以指向任意角度的。我们

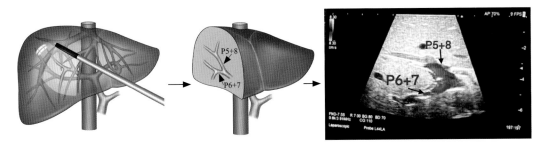

图 1-11-2 超声探头形成的截面

在超声学习过程中，如果能始终贯彻这一理念，那熟悉超声就是一个时间积累的过程了。

3. 学习如何绘画

在超声学习过程中，最好能学会绘图，包括3D和动画，这样可以不断提高学习兴趣，而且可以加深对超声和解剖结构的理解，下图是研究生结合《肝脏的外科解剖：以门静脉分段为基础肝脏新分段法的思路》一书提到的肝新分段法，绘制了肝脏血管示意图的动画（视频1-11-1），通过绘图体会该分段法是基于Couinaud分段的进一步完善，更贴近肝脏的真实解剖，如肝脏右前叶根据前裂静脉（AFV）分腹侧段（ventral，v）和背侧段（dorsal，d），这里肝S5、S8供应的门静脉对应分P5v、P5d和P8v、P8d，学习者在术中超声也对应能找到这些分支，这对手术方案制定（如门静脉穿刺染色）很有帮助，绘图后如有条件，可进行3D动画，不但可以提高年轻医师的学习兴趣，而且可以加深对超声的理解，也为今后深入研究超声提供了一个很好的基础。

视频 1-11-1 肝脏血管示意图

二、实践学习

（一）从模型、正常人到患者

首先在硬件上，需要科室里配备超声设备，如果一时没有超声设备可用，可向其他科室里协商使用，另外，如果有条件，肝脏外科医师可参加"超声上岗证"的考试。

初学时，由于受到患者体重、肝硬化程度、呼吸配合及病灶的影响，使得初学者在进行超声检查时，对肝脏的超声图像认识不够或理解错误，因此建议可以先在学习培训班或自购肝脏模型上熟悉肝脏的解剖、探头位置，了解经典的探头位置下肝脏解剖结构和血管关系，等有了初步体会后，可以选择体型瘦弱的志愿者进行肝脏超声检查的练习和学习，并体会呼吸状态下的探头调整及最佳位置。

在模型和志愿者身上了解到正常的超声下肝脏解剖结构后，可以进行患者的术中超声检查，由于正常肝脏和病理状态下肝脏解剖的差异，因此，在进行患者的肝脏检查时，还是要了解病理状态下的肝脏超声结构、病灶形态、病灶位置，尤其是病灶和肝内血管的关系。

（二）术中超声学习体会

1. 截取超声图像，同时截取超声探头位置

我们在学习术中超声时，如果只记录超声的画面，那对初学者来说，有时很难理解超声的图像和解剖，这时就需要同时储存超声探头的位置（图1-11-3）。

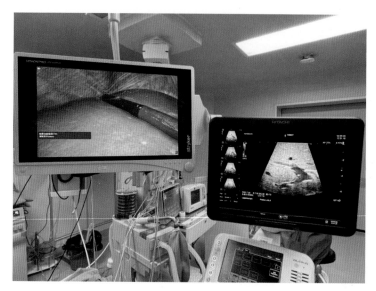

图1-11-3　储存超声探头的位置

2. 学习要点

1）增加练习机会：

把握术前、术中和术后3次学习机会，即每个患者提供给我们的学习机会是3次，因此我们的学习效率可提高3倍。术前超声（即术前床旁超声）可以帮助我们了解大致解剖、病灶"是否显像"等信息，这一步不受体位限制，节约术中探查时间；术前超声检查还可以对可疑的病灶或不清楚的解剖结构进行讨论和学习，做到有的放矢。

术中超声相不受腹腔气体干扰，结合术中视野，对超声下解剖结构可以有更清晰的了解；在手术过程中，超声探头经常变化，超声下所经过的截面不一定是经典的界面，因此需要我们个体化地理解和认识探头所在界面，对于一时不能理解的图像，可以及时存储视频，同时保留术中探头的位置，和高年资的医师或同事交流探讨，不断提高对术中超声的理解。

基于前面两次的超声，对解剖结构有了更深入地认识，可以更精细地辨认一些重要结构。例如做解剖性肝切除计划时，术前通过流域分析计划术中的穿刺门静脉，术前床旁超声找到需要穿刺的门静脉；术中超声再次确认术前规划要穿刺的门静脉；术后，通过CT复查分析切除的门静脉流域肝段与术前规划是否一致，并据此来修正和完

善术中超声引导下门静脉穿刺的数量和质量。

2）静态和动态相结合：

和CT、MRI等影像学比较，术中超声最大的优势在于可以动态地观察肝脏内结构，这里不仅仅要求留存术中超声静态图像，还包括动态图像，同时也要保存术中探头的图像。最好是当天的手术中图片，并及时存图、及时复盘、反复思考和总结，才能取得长足的进步和提高。

3. 学习如何穿刺

外科医师学习超声，对肝脏的超声图像和探头位置有了一定体会后，主要目的是应用，而非诊断，因此笔者认为一定要进行肝脏的穿刺练习，这样有助于更好地掌握和理解超声下的肝脏图像。而且在超声引导下进行穿刺学习，尤其是超声引导的门静脉穿刺染色，可以指引我们更好地进行解剖性肝切除。对于初学者，笔者建议是"从水到物，先细后粗"。超声引导下穿刺毕竟是一项有创操作，在患者身上穿刺前我们必须打好基本功，防止风险发生。笔者建议可以先拿穿刺针在模拟器或市售果冻上练习穿刺（视频1-11-2），主要熟悉探头成像及进出针的方向，提高穿刺定位手感。接着，进行简单的穿刺——液体穿刺，即穿刺腹腔积液、胆囊等，然后慢慢过渡到肝实质的穿刺，如肝穿刺活检、胆管、门静脉穿刺等。

视频 1-11-2　果冻穿刺练习

1）学习如何选择穿刺针：

穿刺针可以选择18～22G的乙醇针或PTC针，开始练习时，选择实心针或超声加强针比较好，熟悉后可选用空心针，比如注射器针头来练习穿刺，体会进针角度和探头切面的关系，主要熟悉探头成像及进出针的方向，提高穿刺定位手感。接着，进行简单的穿刺——液体穿刺，如腹腔积液穿刺、胆囊穿刺等，然后慢慢过渡到肝实质的穿刺，如肝穿刺活检、胆管、门静脉穿刺等。

2）学习门静脉穿刺：

学习到一定程度后，可以进行高难度的门静脉穿刺（图1-11-4），为解剖性肝切除做准备，尤其是腹腔镜超声引导下的徒手穿刺学习更为重要，笔者体会是腹壁穿刺点选择的技巧训练、进针方向和角度的练习，以及反复调整穿刺针的手感及左右手配合，笔者的习惯是右手持腔镜超声探头，左手进针穿刺，由于设备原因，笔者的门静脉穿刺染色均为无引导槽的徒手穿刺。

（三）刻意在术中学习

1. 常规手术中的刻意练习

即使在常规手术中，在不违反医疗常规和伦理下，例如腹腔镜胆囊切除术、胆总管探查术、腹腔镜肝囊肿开窗术中也可以进行肝脏的超声检查，特别是术前发现肝脏小血管瘤或囊肿，我们可以在术中应用超声进行肝脏的超声检查，进一步确定病灶的性质、部位和是否需要切除等。从这些常规手术中，获得术中超声学习的机会，提高

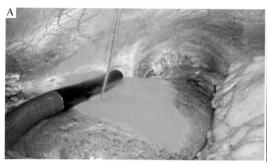
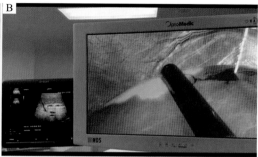

图1-11-4　腹腔镜超声引导下的穿刺染色

A. P3v；B. P8v

术中超声检查的技术和知识水平。

2. 肝切除手术中的刻意练习

1）解剖性肝切除的练习：

在肝切除过程中，尤其是原发性肝癌肝切除，争取每例进行解剖性肝切除，术前根据三维图像和流域分析规划好术中所需要的穿刺门静脉，尽量正染，因为解剖性肝切除主要是识别3级门静脉和切除肝段的标识肝静脉[2]，所以主要练习超声引导下的3级门静脉穿刺，珍惜每次机会，反复练习，及时总结每次成功和失败的原因并加以分析和改正，如腹壁穿刺点的选择、患者呼吸的影响、穿刺针的选择及穿刺角度等。

2）非解剖性肝切除的练习：

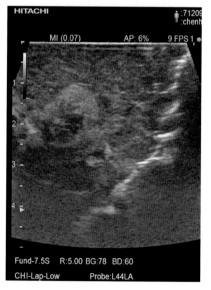

在非解剖性肝切除中，比如转移性肝癌的切除，利用术中超声和造影，在超声下定位肝肿瘤位置，并在术中连续跟踪和修正手术切缘，不断学习超声引导下的肝切除（图1-11-5），养成不依赖于个人经验和直觉的非解剖肝切除，而是以术中超声所见的肝切缘为标识进行肝切除，提高自己对超声的运用和掌握，同时在局部肝切除过程中，可以针对4级及以上的门静脉进行穿刺练习，积累门静脉的穿刺经验。

三、总结

超声是肝胆外科医师的一个重要工具，术中超声应用首先要学习好基本理论知识，然后在实践中循序渐进，刻意练习，不断纠错，反复练习，并进行穿刺的学习和练习。

图1-11-5　术中超声所见肿瘤（肿瘤）和切缘（高亮线）

（蒋小峰　张　鑫　黄镇辉）

参 考 文 献

［1］ 冯志强, 肖梅, 张洪义, 等, 原发性肝癌规则与非规则性肝切除术式探讨 [J]. 中国实用外科杂志, 2012.

［2］ Ahn KS. Benefit of systematic segmentectomy of the hepatocellular carcinoma: revisiting the dye injection method for various portal vein branches [J]. Ann Surg, 2013, 258 (6): 1014-1021.

第2章
肝内管道结构的识别和肝脏分段

第 ❶ 节
经皮超声肝内管道结构的识别和肝脏分段

一、经皮超声肝内管道结构的识别

肝脏是人体内最大的实质性器官，其内部结构相对均匀，正常情况下超声声像图表现为中等水平均匀弥漫分布的点状回声。肝包膜表现为线样高回声，平滑、完整。肝内血管灰阶超声可以显示门静脉和肝静脉，表现为走行自然的无回声管道样结构，其中肝静脉管壁菲薄，表现为细线样高回声，门静脉管壁厚而韧，且位于 Glisson 鞘内，超声表现为粗线样高回声，该高回声是门静脉管壁及 Glisson 鞘壁的重叠回声。肝静脉与门静脉在空间上为彼此近乎垂直的关系，当超声显示肝静脉为长轴切面时，门静脉常为短轴面或近似短轴面，当超声显示门静脉为长轴切面时，肝静脉常为短轴面或近似短轴面（图 2-1-1）。

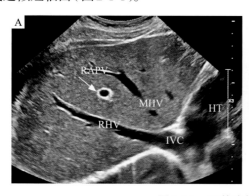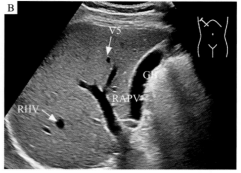

图 2-1-1　肝静脉与门静脉空间关系

A. 肝右静脉及肝中静脉显示为长轴，管壁呈细线样高回声，右前支门静脉（箭）显示为短轴，管壁呈粗线样高回声；B. 门脉右前支显示为长轴时，肝右静脉及肝中静脉 V5 支（箭）显示为短轴。RAPV. 门脉右前支；MHV. 肝中静脉；RHV. 肝右静脉；IVC. 下腔静脉；V5. 肝中静脉右前下支；HT. 心脏；GB. 胆囊

门静脉彩色多普勒通常显示为红色血流信号（血流方向朝向探头），脉冲多普勒为连续低速血流，可随呼吸运动轻微起伏，吸气时血流速度增快，呼气时血流速度减慢。肝静脉彩色多普勒显示为蓝色血流信号（血流方向背离探头），脉冲多普勒为三相波或四相波层流信号。临床中习惯采用"正红负蓝"显示血流方向，即血流朝向探头为红色，背离探头为蓝色。正常肝内动脉灰阶超声常无法显示，但彩色多普勒可以在门静脉血流旁显示明亮的红色肝内动脉血流信号，脉冲多普勒表现为收缩期单峰高速血流频谱（图2-1-2）。

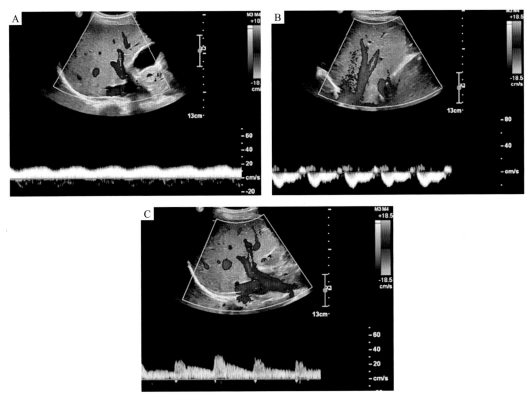

图2-1-2 门静脉彩色多普勒

A. 门静脉多普勒频谱；B. 肝静脉多普勒频谱；C. 肝动脉多普勒频谱

对于正常肝内胆管结构，灰阶超声显示比较困难，可完全或部分显示一、二、三级胆管，表现为门静脉旁纤细的管样回声（图2-1-3）。当胆管出现不同程度扩张时，超声容易显示胆管结构，表现为"枯树枝样"分布的管道样无回声，管壁为粗糙线样高回声。当灰阶超声无法鉴别肝内复杂的管道样结构时，可通过彩色多普勒观察有无血流充盈、血流颜色或脉冲多普勒频谱形态来辅助判断（图2-1-4）。

二、经皮超声肝脏分段

肝脏体积硕大，临床上需要对其分段以便于诊断与治疗。肝脏外科中最常采用的

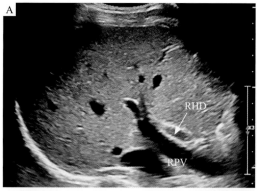
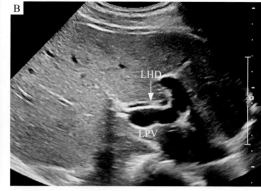

图 2-1-3　门静脉旁纤细的管样回声

A. 超声显示右肝管位于门脉右支腹侧；B. 超声显示左肝管位于门脉左支腹侧。RHD. 右肝管；LHD. 左肝管；RPV. 门脉右支；LPV. 门脉左支

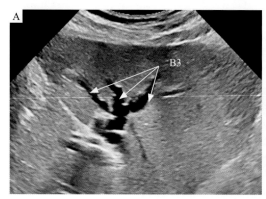
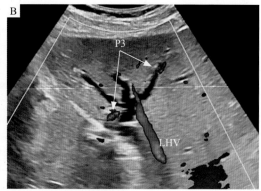

图 2-1-4　彩色多普勒观察肝内复杂的管道样结构

A. 超声显示左外下支胆管扩张，呈"枯树枝样"管状无回声（箭）；B. CDFI鉴别管道结构，其中无彩色充盈为扩张胆管，蓝色条状血流为肝左静脉（△），红色短棒状血流为门脉左外下支（箭）。B3. 左外下支胆管；P3. 门脉左外下支；LHV. 肝左静脉

是Couinaud分段法。依据功能将肝脏分为8个独立肝段，各段均有独立的流入、流出血管及胆管系统。在各段的中心区域存在属支门静脉、肝动脉及胆管分支，各段间区域则存在各级肝静脉分支作为流出血管。依据这种分法，每段都被看作一个独立功能单位，理论上切除任何一段不会影响其他各段的功能。

　　Couinaud分段法建立在门静脉分支和肝静脉走行的三维基础之上，各段之间有明确分界，且命名简单，因此被国际上广泛采用。Couinaud肝分段法中Ⅰ段为尾状叶（S1段）；Ⅱ段和Ⅲ段分别为左外叶上段和下段（S2段、S3段）；Ⅳ段为左内叶（S4段）；Ⅴ段和Ⅷ段分别为右前叶下段和上段（S5段、S8段）；Ⅵ段和Ⅶ段分别为右后叶下段和上段（S6段、S7段），其中Ⅳ段又被门静脉左支平面可分为上段（Ⅳa段、S4a段）及下段（Ⅳb段、S4b段）（图2-1-5）。

　　肝脏的"肝门"是经腹超声扫查及肝脏分段的重点。第一肝门为横沟，是肝脏下

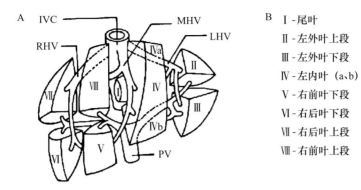

A

IVC MHV LHV
RHV
Ⅳa
Ⅷ Ⅳ
Ⅶ
Ⅴ
Ⅵ Ⅳb
Ⅴ PV

B Ⅰ - 尾叶
Ⅱ - 左外叶上段
Ⅲ - 左外叶下段
Ⅳ - 左内叶（a、b）
Ⅴ - 右前叶下段
Ⅵ - 右后叶下段
Ⅶ - 右后叶上段
Ⅷ - 右前叶上段

图 2-1-5 肝脏 Couinaud 分段示意图

方呈 H 形的浅沟，里面有肝总管、肝动脉及门静脉进入肝脏的位置，是肝脏主要的动脉血管及门静脉和胆管的汇入处（图 2-1-6）。第二肝门位于第一肝门上方 5cm 腔静脉沟的上端处，为上组肝静脉（左、中、右三支肝静脉）汇入下腔静脉处（图 2-1-7）。第三肝门为下组肝静脉（肝右后下静脉、肝短静脉）汇入下腔静脉处，位于腔静脉窝下段处，这些小短静脉少则 3~4 条，多至 7~8 条（图 2-1-8）。

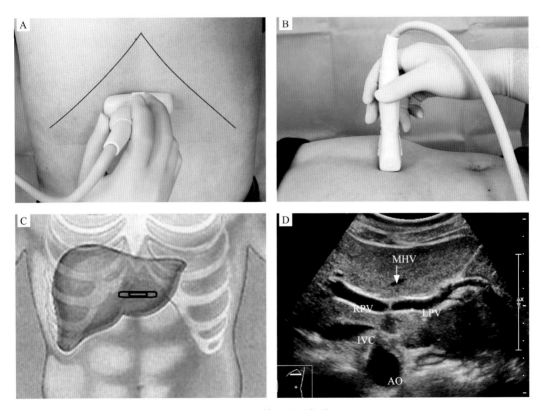

图 2-1-6 第一肝门扫查

探头置于剑突下声窗扫查，超声显示的第一肝门声像图。LPV. 门脉左支；RPV. 门脉右支；MHV. 肝中静脉；IVC. 下腔静脉；AO. 降主动脉

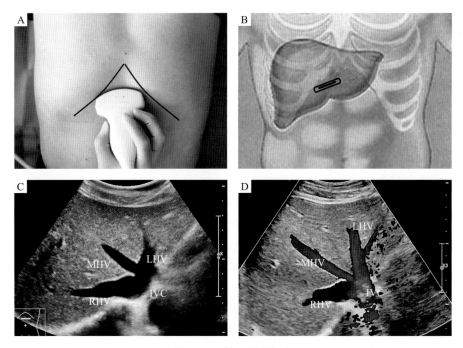

图 2-1-7　第二肝门扫查

探头置于剑突下声窗扫查，超声显示的第二肝门声像图。LHV. 肝左静脉；MHV. 肝中静脉；RHV. 肝右静脉；IVC. 下腔静脉

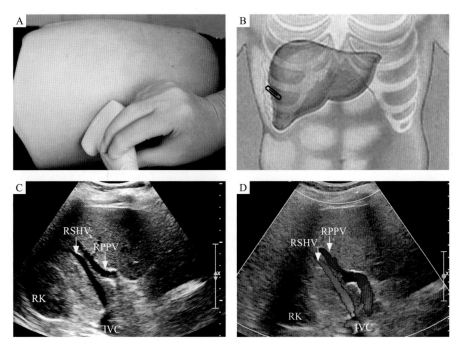

图 2-1-8　第三肝门扫查

探头置于右肋间声窗扫查，超声显示肝右后下静脉汇入下腔静脉，右后下静脉位于门脉右后支背侧，近似平行关系。RSHV. 肝右后下静脉；RPPV. 门脉右后支；IVC. 下腔静脉；RK. 右肾

　　经腹超声在肝脏分段过程中主要依靠追踪入肝的Glisson鞘系统，包括肝动脉、门静脉、胆管，以及周围结缔组织，同时结合肝脏血管流出道，主要是肝左静脉、肝中静脉和肝右静脉及分支进行。肝脏分段的要点是肝静脉与门静脉的解剖关系，两套血管系统在肝脏内形成手指交叉样。肝静脉可被视作分段的"界标"，而门静脉可被视作分段的"示标"。

　　肝脏经腹超声扫查应全面、完整，避免遗漏隐匿位置，规范扫查是实现超声准确评估的基础。通常扫查先从尾状叶S1段开始，然后从第一肝门处门脉左右支分叉部开始连续追踪门脉分支至末梢，依次扫查S2段、S3段、S4b、S4a段、S5段、S8段、S6段及S7段，扫查过程中结合肝静脉、肝圆韧带、胆囊、右肾、膈肌等解剖结构来辅助分段。左肝各段扫查通常采用剑突下、左肋弓下声窗完成，如遇肝左叶较大时也可从左肋间声窗进行。右肝各段扫查可采用剑突下声窗、右肋弓下声窗及右肋间声窗联合完成。

　　肝脏扫查分段需遵循门脉分支走向进行，如遇变异则根据变异情况来判断具体分段。扫查过程中可以灵活采用不同方法和技巧来提高肝段显示的清晰度和完整性，需灵活采用横切面、纵切面或斜切面，有时需要患者配合呼吸，有时需要变换体位，有时需要结合探头加压扫查或结合彩色多普勒来完成（图2-1-9至图2-1-17）。

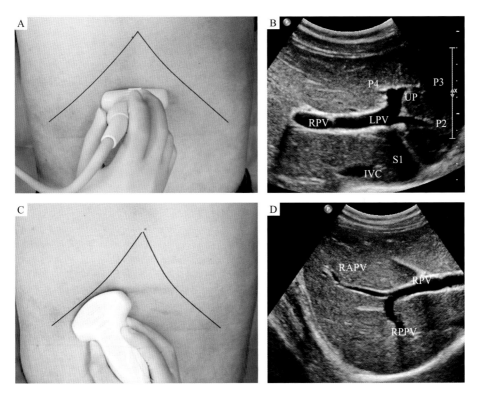

图2-1-9　门脉左、右支扫查

A和B. 探头置于剑突下声窗扫查显示的门脉左支及分支；C和D. 探头置于右肋弓下声窗扫查显示的门脉右支及分支。S1. I段；LPV. 门脉左支；UP. 左支矢状部；P2. 门脉左外上支；P3. 门脉左外下支；P4. 门脉左内支；IVC. 下腔静脉；RPV. 门脉右支；RAPV. 门脉右前支；RPPV. 门脉右后支

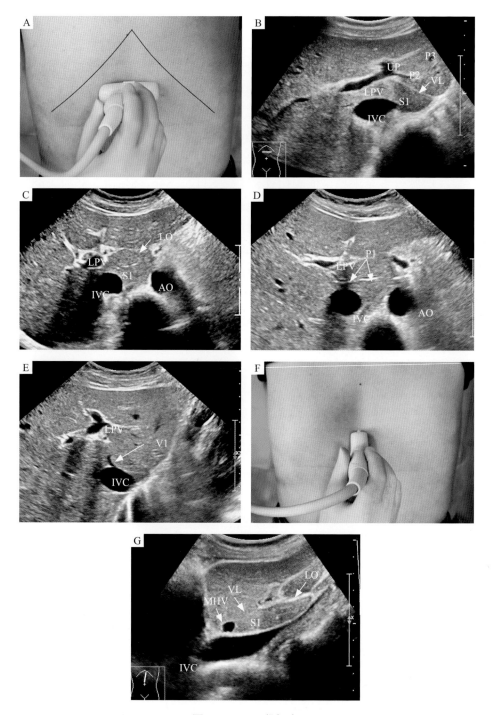

图2-1-10 S1段扫查

A至C. 探头置于剑突下声窗扫查，超声横切面显示的尾状叶S1段，前缘为门脉左支横部，后缘为下腔静脉，左前缘偏头侧为静脉韧带，偏足侧为小网膜；D. 超声显示门脉尾状叶支来源于门脉左支；E. 超声显示肝静脉尾状叶支直接汇入下腔静脉；F和G. S1段超声纵切面显示了静脉韧带与小网膜的关系。LPV. 门脉左支；UP. 左支矢状部；P1. 门脉尾状叶分支；P2. 门脉左外上支；P3. 门脉左外下支；VL. 静脉韧带；LO. 小网膜；MHV. 肝中静脉；IVC. 下腔静脉；V1. 肝静脉尾状叶分支；AO. 降主动脉

要点提示：

肝S1段扫查与辨识小视频请扫二维码（视频2-1-1）。

视频 2-1-1
S1 段扫查

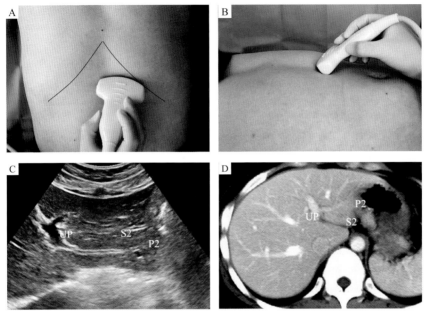

图 2-1-11 S2 段扫查

探头置于剑突下及左肋弓下声窗扫查，超声显示S2段斜切面及CT类似切面。UP. 左支矢状部；
P. 门脉左外上支

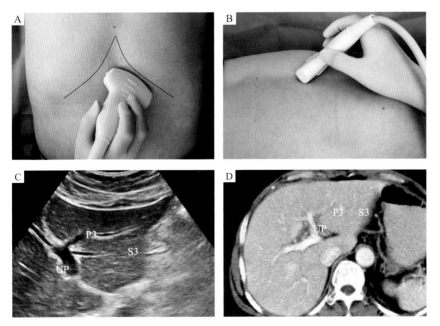

图 2-1-12 S3 段扫查

探头置于剑突下及左肋弓下声窗扫查，超声显示S3段斜切面及CT类似切面。UP. 左支矢状部；
P3. 门脉左外下支

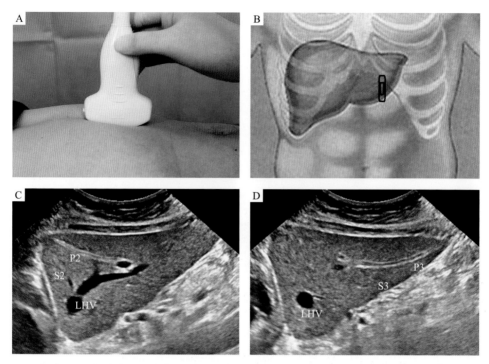

图 2-1-13　探头置于剑突下及左肋弓下声窗纵切面扫查左外叶，显示 S3 段、S2 段

P2. 门脉左外上支；P3. 门脉左外下支

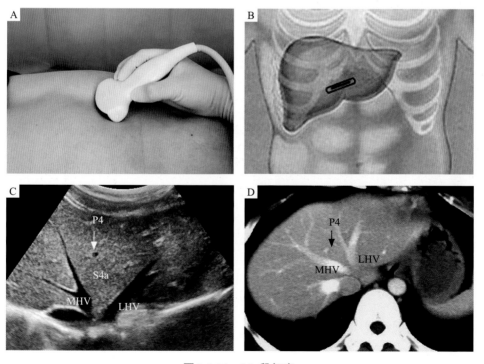

图 2-1-14　S4a 段扫查

探头置于剑突下及右肋弓下声窗扫查，超声及 CT 显示的 S4a 段，位于肝中静脉与肝左静脉之间的区域。

LHV. 肝左静脉；MHV. 肝中静脉；P4. 门脉左内支

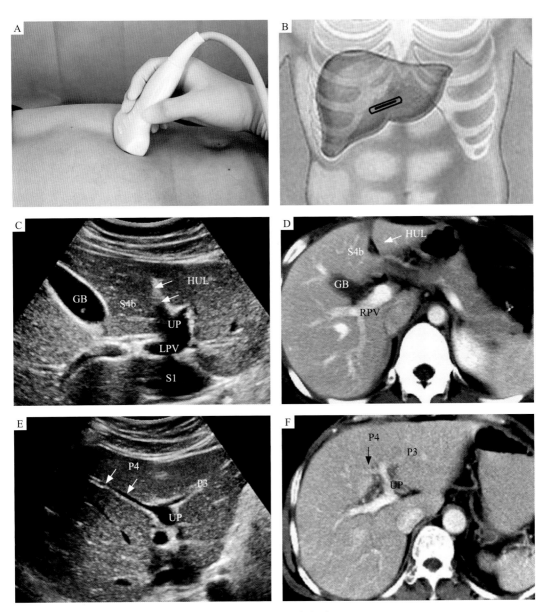

图 2-1-15　S4b 段扫查

探头置于剑突下及右肋弓下声窗扫查，超声及 CT 显示的 S4b 段，位于胆囊与肝圆韧带之间的区域。UP. 左支矢状部；HUL. 肝圆韧带；P4. 门脉左内支；P3. 门脉左外下支；LPV. 门脉左支；RPV. 门脉右支；GB. 胆囊

要点提示：

肝 S2、S3、S4 段扫查与辨识小视频请扫二维码（视频 2-1-2）。

要点提示：

肝 S5～S8 段右肋弓下扫查与辨识小视频请扫二维码（视频 2-1-3）。

视频 2-1-2　　　　视频 2-1-3
S2～S4 段扫查　　S5～S8 右肋缘下扫查

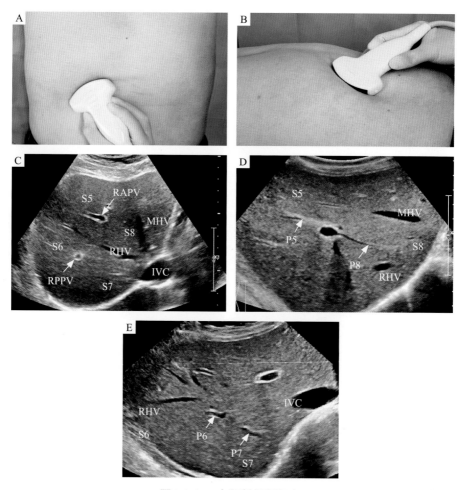

图 2-1-16　右肝斜切面扫查

探头置于右肋弓下声窗扫查，超声显示的 S5、S8、S6、S7 段，以肝右静脉为界，其左侧与肝中静脉之间区域为右前叶，右侧为右后叶，右前叶以门脉右前支短轴分为头侧 S8 段及足侧 S5 段，右后叶以门脉右后支短轴为界分为头侧 S7 段及足侧 S6 段。MHV. 肝中静脉；RHV. 肝右静脉；RAPV. 门脉右前支；RPPV. 门脉右后支；P5. 门脉右前下支；P8. 门脉右前上支；P6. 门脉右后下支；P7. 门脉右后上支；IVC. 下腔静脉

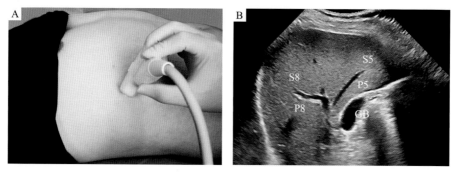

图 2-1-17　右肋间斜切扫查右肝

探头置于右肋间声窗扫查，A 和 B 显示的右前叶 S5 段和 S8 段，门脉右前下支向足侧走行，右前上支向头侧走行；C 和 D 显示右后叶 S6 段和 S7 段，门脉右后下支向足侧走行，右后上支向头侧走行。P5. 门脉右前下支；P8. 门脉右前上支；P6. 门脉右后下支；P7. 门脉右后上支；GB. 胆囊；RK. 右肾

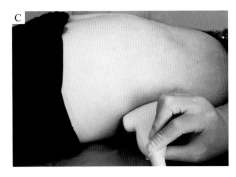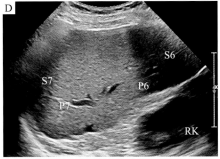

图 2-1-17 （续）

要点提示：

肝S5～S8段右肋间扫查与辨识小视频请扫二维码（视频2-1-4）。

（王彦冬 经 翔） 视频2-1-4
S5～S8右肋间扫查

参 考 文 献

［1］ 曹海根, 王金锐. 实用腹部超声诊断学 [M]. 2 版. 北京: 人民卫生出版社, 2006: 35-43.

［2］ Sutherland F, Harris J. Claude Couinaud: a passion for the liver [J]. Arch Surg, 2002, 137:1305-1310.

［3］ Abdalla EK, Vauthey JN, Couinaud C. The caudate lobe of the liver. Implications of embryology and anatomy for surgery [J]. Surg Oncol Clin N Am, 2002, 11:835-848.

［4］ Masamitsu K, Tatsuya K, Emiko T, et al. Definition of the caudate lobe of the liver based on portal segmentation [J].Glob Health Med, 2020, 2 (5): 328-336.

［5］ Draghi F, Rapaccini G L, Fachinetti C, et al. Ultrasound examination of the liver: Normal vascular anatomy [J]. J Ultrasound, 2007, 10 (1): 5-11.

［6］ Maria K W, Krzysztof S, Ireneusz G. Standards of the Polish Ultrasound Society-update. The liver, gallbladder and bile ducts examinations [J]. J Ultrason, 2012, 12 (51): 428-445.

第 ② 节
开腹术中超声肝内管道结构的识别和肝脏分段

一、技术背景

肝脏常用的Couinaud分段法是基于肝静脉及门静脉走行划分的。为表述清楚及便于外科医师与超声医师间的交流，超声下对肝脏分段及解剖结构的识别仍常用

Couinaud 分段法。但与经皮超声切面以体表剑突或肋间隙等解剖结构作为切面的描述不同，肝脏的术中超声（IOUS）探头直接接触肝脏表面，只可选用胆囊及肝内主要管道等作为解剖标志。IOUS 提供的声像图信息既能用于证实术前影像学的诊断，也能发现术前影像或术中触诊中遗漏的隐匿病变，同时可以帮助外科医师精准辨识肝内解剖结构，明确肝内病灶与这些结构之间的关系，从而安全、精确地引导肝切除术的完成[1-2]。

IOUS 探头小巧灵活，能实时成像，术中应用方便快捷。由于探头直接接触肝脏表面，对于表浅的肝脏占位或结构（5～10mm），或者不光滑的肝脏表面（最常见为肝硬化）是难以清晰显示的。这时可使用探头隔离式扫查法，即人工建立声窗，将肝脏浸泡在生理盐水中，通过生理盐水对肝脏进行扫查；或者使用充满生理盐水的水囊，将其放在探头与肝脏中间进行全面的检查。为了避免气体的影响，在游离肝脏之前，尤其是打开胆管之前，应该首先扫查肝脏以防气体干扰。

二、开腹术中超声技巧及常用超声切面

横切面的扫查是肝脏 IOUS 中最常用的切面，其图像特点类似于 CT 或 MRI 的横断面扫描。超声纵切面和斜切面成像对于显示肝内结构及在不同平面上来证实病变的存在或辨识重要解剖结构同样重要。在肝表面从头侧向足侧或从左/右侧向右/左侧的移动式扫查是肝脏 IOUS 的常用扫查方法。逆时针或顺时针旋转探头可以通过不同的断面对感兴趣的区域进行探查[3]。摆动或倾斜探头可扩展成像区域，从而可以对相邻的结构进行检查，以帮助对病灶或重要解剖结构的辨认。

（一）肝脏扫查的步骤及注意事项

1. 步骤

游离肝脏之前进行扫查；游离肝脏之后再次扫查；沿门静脉入肝处，识别门静脉的分支并追踪入肝段内，可系统探查所有肝段；识别第二肝门，并追踪肝静脉的属支；系统地扫查肝脏实质，注意肿瘤的部位、大小和特征，注意血管胆管的受累的情况，以及有无血栓或癌栓。

2. 扫查时的注意事项

从门静脉的横行部分至末端分支显示左右门静脉主干及分支（图 2-2-1 至图 2-2-6）。可以发现被肿瘤侵犯的血管。同时也要注意肝内胆管的情况，是否有异常的扩张或被病灶侵犯的征象，肝胆管结石病患者中还可见到典型的结石征象（后伴声影的强回声光团）。

从第二肝门处寻及各支肝静脉汇入下腔静脉的开口，并探查至其末端属支显示左、中、右肝静脉的分支走行（图 2-2-7 至图 2-2-10）。这一扫查步骤有助于发现被肿瘤侵犯

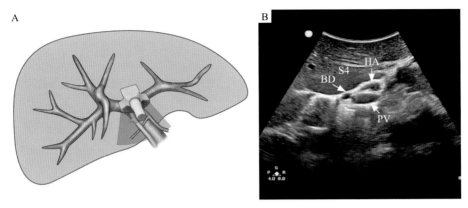

图 2-2-1　第一肝门

A. 探头扫查；B. 术中超声成像。BD. 胆管；HA. 肝动脉；PV. 门静脉

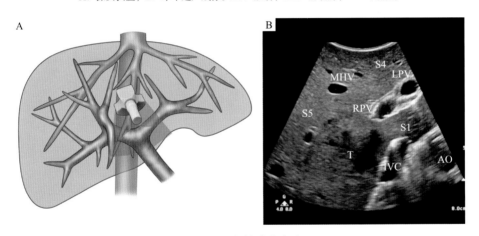

图 2-2-2　门静脉左右支

A. 探头扫查；B. 术中超声成像。T. 肿瘤；IVC. 下腔静脉；AO. 主动脉；
MHV. 肝中静脉；RPV. 门静脉右支；LPV. 门静脉左支

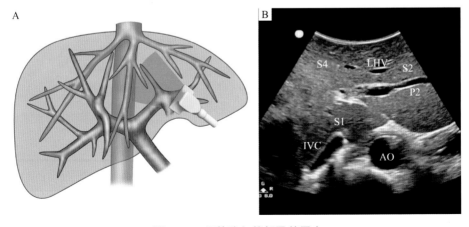

图 2-2-3　门静脉矢状部及其属支

A、C、E. 探头扫查；B、D、F. 术中超声成像。IVC. 下腔静脉；AO. 主动脉；MHV. 肝中静脉；LHV. 肝
左静脉；LPV. 门静脉左支；P2. 门静脉左外叶上段支；P3. 门静脉左外叶下段支；P4. 门静脉左内叶支

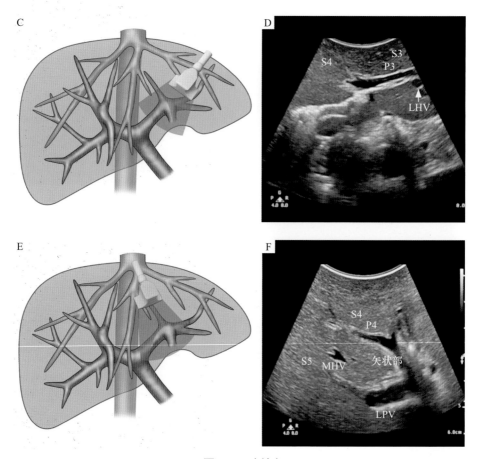

图 2-2-3 （续）

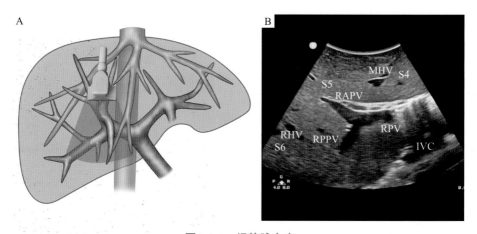

图 2-2-4 门静脉右支

A. 探头扫查；B. 术中超声成像。IVC. 下腔静脉；RHV. 肝右静脉；MHV. 肝中静脉；RPV. 门静脉右支；RAPV. 门静脉右前支；RPPV. 门静脉右后支

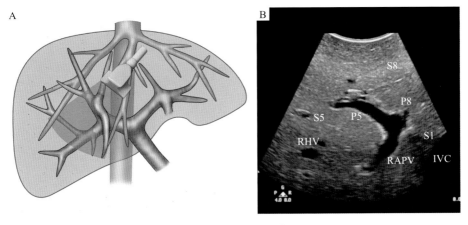

图 2-2-5　门静脉右前支

A. 探头扫查；B. 术中超声成像。IVC. 下腔静脉；RHV. 肝右静脉；RAPV. 门静脉右前支；
P5. 门静脉右前叶下段支；P8. 门静脉右前叶上段支

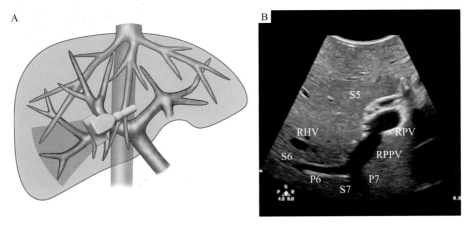

图 2-2-6　门静脉右后支

A. 探头扫查；B. 术中超声成像。RHV. 肝右静脉；RPV. 门静脉右支；RPPV. 门静脉右后支；
P6. 门静脉右后叶下段支；P7. 门静脉右后叶上段支

的肝静脉。

　　系统扫查整个肝脏。尤须注意术前影像学资料已经明确的病变及高度怀疑的隐匿性肿瘤。当需要更清晰地显示肝脏病变时，需从膈面和脏面分别进行检查。

　　扫查时应该注意门静脉及肝静脉与肿瘤之间的关系，尤其应注意准确的肝段定位。

　　对肝脏进行接触式扫查时，要从肝门部水平开始进行肝内血管的扫查（图2-2-1）。先从横切面扫查肝脏。辨认出门静脉的横断面（图2-2-2），并进行左支的扫查。追踪扫查门静脉左支的主干至矢状部起始处，由门静脉左支进入脐静脉裂内。沿门静脉左支的矢状部追踪扫查至镰状韧带的右侧，从而与S4分支相鉴别。扫查镰状韧带左侧的血管，可以辨认出位于肝左静脉腹侧的S3的外侧分支，以及位于肝左静脉背侧的S2外侧部的分支（图2-2-3）。然后通过滑行和旋转探头来追踪扫查门静脉右支的主干直至右肝

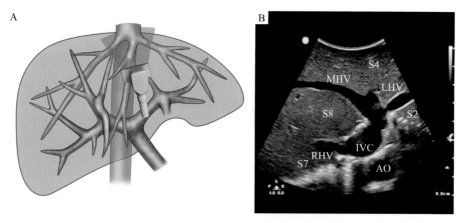

图 2-2-7 　第二肝门

A. 探头扫查；B. 术中超声成像。IVC. 下腔静脉；AO. 主动脉；RHV. 肝右静脉；MHV. 肝中静脉；LHV. 肝左静脉

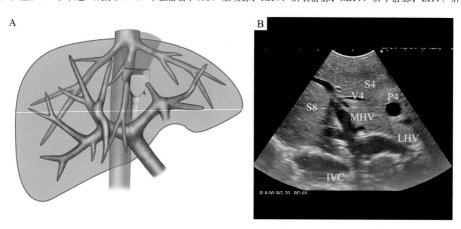

图 2-2-8 　肝左静脉

A. 探头扫查；B. 术中超声成像。IVC. 下腔静脉；MHV. 肝中静脉；LHV. 肝左静脉；
V4. 引流肝 4 段静脉；P4. 门静脉左内叶支

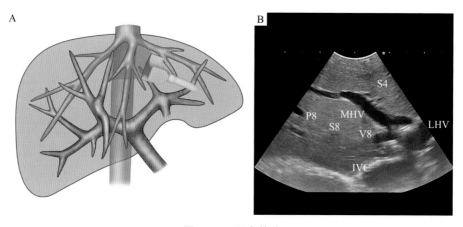

图 2-2-9 　肝中静脉

A. 探头扫查；B. 术中超声成像。IVC. 下腔静脉；MHV. 肝中静脉；LHV. 肝左静脉；
V8. 引流肝 8 段静脉；P8. 门静脉右前叶上段支

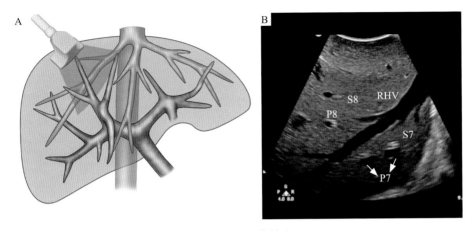

图2-2-10　肝右静脉

A. 探头扫查；B. 术中超声成像。RHV. 肝右静脉；P7. 门静脉右后叶上段支；P8. 门静脉右前叶上段支

前支和后支（图2-2-4至图2-2-6）。每个分支都要追踪至其足侧或头侧肝段内的下一级分支。

　　在肝脏第二肝门部进行扫查可以辨别出3支主要的肝静脉，通过滑动或旋转可以对每一支肝静脉进行追踪（图2-2-7至图2-2-11）。

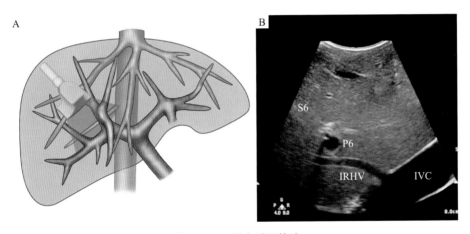

图2-2-11　肝右后下静脉

A. 探头扫查；B. 术中超声成像。IVC. 下腔静脉；IRHV. 肝右后下静脉；P6. 门静脉右后叶下段支

　　最后在纵切面上检查肝脏，再次检查和确认血管结构。通过这种方式，可以显示肝后下腔静脉长轴像。主动脉位于肝左叶的背侧，也可以在纵切面图像上显示。

　　在详细了解肝内血管系统后，将探头放在肝脏的膈面进行系统的接触式扫查。从肝脏的最左缘开始，检查S2和S3段。从头侧向足侧滑动探头做肝脏横断面检查。当扫查到肝脏的下界时，将探头向患者的右侧移动几厘米，然后继续沿头侧向足侧扫查。横断面扫查完成后，有时需要将探头旋转90°，在纵切面上再次对肝脏扫查。在对S7

的完整扫查要求应用摆动或倾斜探头的操作手法并结合探头隔离式扫查方法。扫查S6及S7的最深部时，要从肝脏的脏面或右外侧面进行。同样，在扫查尾状叶时也要从脏面进行。

（二）肝脏管道结构的识别及分段

1. 门静脉系统

将探头置于肝脏S4膈面下缘，可探见肝门部管道结构走行在肝十二指肠韧带内。Glisson系统回声强，其中门静脉管壁较厚；肝固有动脉管径较小、壁厚；肝总管为壁稍厚管腔结构，在肝外可与门静脉、肝固有动脉形成"米老鼠征"或"平行管征"（图2-3-7C）[4]。正常肝内三级以上胆管不可见。

2. 肝静脉系统

探头由第二肝门肝静脉汇入下腔静脉处向下扫查，可分别扫查3支肝静脉的引流区域。肝静脉逐渐变细，肝静脉壁薄，回声弱，肝静脉管壁不显示。

3. 肝段的识别

尽管近年来很多学者发现Couinaud分段与实际上的门静脉灌注区域并不完全一致，但目前仍然采用Couinaud法命名在超声声像图上的肝内各解剖结构（脉管）。

超声声像图上辨认各肝段，按照Couinaud分段法，由3支肝静脉（左/中/右）将肝脏分割为左外叶、左内叶、右前叶、右后叶、尾状叶（肝静脉背侧与下腔静脉之间）。各肝叶内由门静脉分支分为8段。具体声像图标识如图2-2-12至图2-2-19。

S1位于肝静脉和（或）门静脉背侧及下腔静脉腹侧之间，可有汇入下腔静脉的肝短静脉（图2-2-12）。

S2位于门静脉左外叶上段支所供血区域，肝左静脉左侧，内有高回声的门静脉左外叶上段支穿行（图2-2-13）。

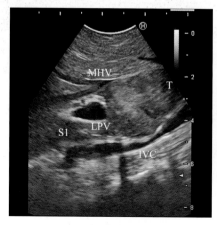

图2-2-12　肝尾状叶

IVC. 下腔静脉；LPV. 门静脉左支；
MHV. 肝中静脉；T. 肿瘤

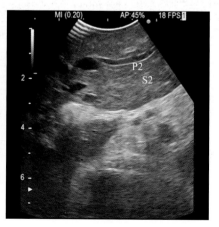

图2-2-13　肝左外叶上段

P2. 门静脉左外叶上段支

S3位于门静脉左外叶下段支所供血区域，肝左静脉左侧，内有高回声的门静脉左外叶下段支穿行（图2-2-14）。

S4位于肝左静脉和肝中静脉之间，内有稍高回声的门静脉左内叶支穿行，以及从肝中静脉或肝左静脉发出的无回声静脉分支（图2-2-8和图2-2-15）。

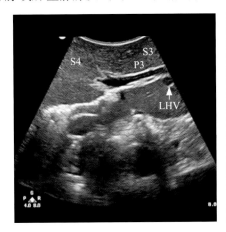

图2-2-14　肝左外叶下段
LHV. 肝左静脉；P3. 门静脉左外叶下段支

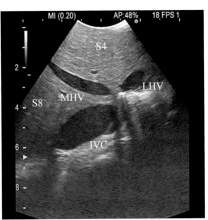

图2-2-15　肝左内叶
IVC. 下腔静脉；MHV. 肝中静脉；
LHV. 肝左静脉

S5位于门静脉右前支足侧，肝中静脉及肝右静脉之间，内有高回声的门静脉右前支及右前叶下段支穿行（图2-2-16）。

S6位于门静脉右后叶下段支所供血区域，肝右静脉右侧，内有高回声的门静脉右后支及右后叶下段支穿行（图2-2-17）。

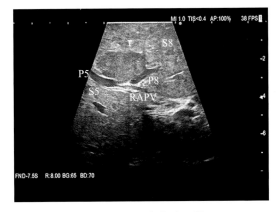

图2-2-16　肝右前叶下段
RAPV. 门静脉右前支；P5. 门静脉右前叶下段支；
P8. 门静脉右前叶上段支；T. 肿瘤

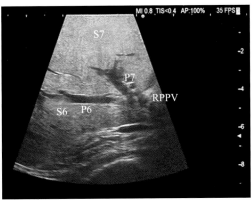

图2-2-17　肝右后叶下段
RPPV. 门静脉右后支；P6. 门静脉右后叶下段支；
P7. 门静脉右后叶上段支

S7位于门静脉右后叶上段支所供血区域，肝右静脉右侧，下腔静脉腹侧，内有高回声的门静脉右后叶上段支穿行，以及从肝右静脉发出的无回声静脉分支（图2-2-17

至图2-2-19）。

S8位于门静脉右前支头侧，肝中静脉及肝右静脉之间，下腔静脉腹侧，内有高回声的门静脉右前叶上段支穿行，以及从肝右静脉或肝中静脉发出的无回声静脉分支（图2-2-15、图2-2-16、图2-2-18、图2-2-19）。

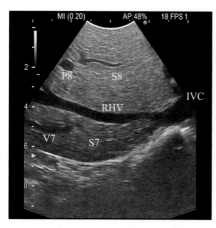

图2-2-18　肝右后叶上段
IVC. 下腔静脉；RHV. 肝右静脉；P8. 门静脉右前叶上段支；V7. 引流肝7段静脉

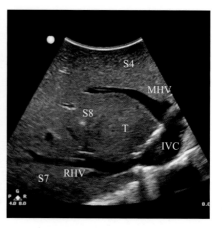

图2-2-19　肝右前叶上段
IVC. 下腔静脉；RHV. 肝右静脉；MHV. 肝中静脉；T. 肿瘤

（王　恺　易建伟）

参 考 文 献

［1］ 刘允怡. 术中超声在肝脏切除中的应用 [J]. 中华肝胆外科杂志, 2017, 23 (11): 729-731.

［2］ Kruszewski WJ, Walczak J, Szajewski M, et al. The value of intraoperative liver ultrasound assessment using an intraabdominal probe during laparotomy performed for oncological reasons [J]. Pol Przegl Chir, 2013, 85 (2): 78-82.

［3］ Guido T. 超声引导下肝脏外科手术图解 [M]. 周翔, 邹如海, 译. 北京: 人民卫生出版社, 2016.

［4］ 辻本文雄. 腹部超声精细讲解: 切面解剖、扫查方法与疾病解读 [M]. 王建华, 李美兰, 译. 北京: 人民军医出版社, 2015.

第 ❸ 节
腹腔镜超声的特点与肝脏管道结构的识别

20世纪90年代，超声技术和腹腔镜技术的融合促使了腹腔镜超声（laparoscopic

ultrasound，LUS）的出现。随着腹腔镜肝脏外科技术的普及，LUS在腹腔镜肝脏手术中的作用凸显。LUS能够发现微小的卫星灶和转移灶，标记重要管道结构，确定切缘、引导穿刺，真正弥补了腹腔镜肝脏手术不能进行触诊、探查显露受限等缺点，洞悉肝脏内部重要解剖结构的辨识"盲区"[1-3]，其被形象地称为外科医师的"第三只眼"[4]。但由于LUS的应用技术要求较高，外科医师缺乏超声基本技术的培训，加之国内学科设置的体制壁垒，极大地限制了LUS在肝脏外科的推广和普及，从而阻碍了腹腔镜肝脏外科技术，尤其是精准的解剖性肝脏切除术的发展[5]。本节旨在介绍腹腔镜超声的特点，建立腹腔镜超声肝脏扫查的标准手法和常用切面，帮助外科医师正确辨识肝内的管道结构、缩短学习曲线，进而将LUS在肝脏外科的应用技术规范化，以使这项技术得以更好地推广、应用。

一、LUS的特点

LUS是一种特殊类型的术中超声（IOUS），在腹腔镜场景下，LUS特点包括配备特有的末端可屈曲式探头（多为四向调节，直径10mm），高频（5.0~10.0MHz）、高清，探头一般体积小，扫查范围窄，侧方扶持，需通过12mm一次性Trocar进入腹腔进行肝脏扫查[6-7]。目前国内市面上LUS主流机型包括日立阿洛卡Noblus、日立阿洛卡ARIETTA Precision，以及BK FF800，均能进行彩色多普勒血流成像，个别机型配备的探头还可进行术中造影和弹性成像，但实时虚拟超声（real-time virtual ultrasound，RVS）还不能在腹腔镜超声下实施。

与开腹的肝脏术中超声不同，LUS探头必须通过腹壁固定的Trocar进入，探头与肝脏表面的全面紧密接触有时难于实现，探头操作的手法及目标切面的扫查比开腹术中超声更加困难。加之LUS探头扫查范围小，通过不同戳孔位置扫查的切面不同，且多为斜切面，缺乏正规超声培训的外科医师难以掌握，超声医师往往对获得的图像也不熟悉，无法复制国内多数单位开腹术中超声肝脏扫查的模式（外科医师拿探头，超声医师帮看图像），而且难以理解外科医师使用LUS扫查的意图，对腹腔镜下的肝脏解剖也不熟悉，更不习惯操作腹腔镜探头，因此外科医师必须自己进行LUS肝脏扫查的操作[8]。

二、LUS肝脏扫查的技法要领

（一）LUS探头的选择

LUS探头分为线阵探头和凸阵探头，其中线阵探头因其垂直的对应关系更加准确，更适用于术中肝内管道结构在肝表面投影的标记；而凸阵探头扫查范围更大，便于穿

刺操作时对于针道的判别，也有助于深在肝段管道结构的辨识。当前，国内肝脏外科
LUS探头主流产品是日立阿洛卡的L44LA、OL334和BK的8666（图2-3-1），其中，
L44LA为线阵探头带梯形拓展功能，OL334为凸阵探头，8666为凸阵探头带穿刺引导
槽（图2-3-2）。将超声探头频率调整为7.5～10.0MHz，频率越高，图像分辨率越高，
但探查深度越低。尽量将超声显示屏放在腹腔镜显示屏同侧以方便观察，如腹腔镜为
位于头侧正前方的单一显示屏，则超声显示屏可放于术者对侧，患者头侧。必要时降
低手术间亮度以方便观察超声显示屏的图像。

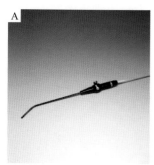
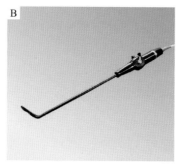
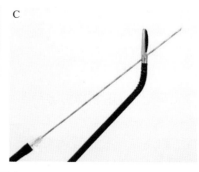

图2-3-1　常用的腹腔镜超声探头

A．日立阿洛卡L44LA；B．日立阿洛卡OL334；C．BK 8666

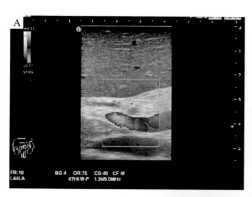
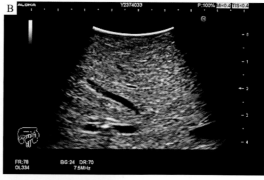
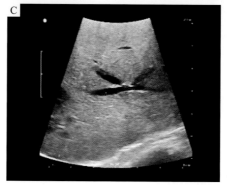

图2-3-2　常用腹腔镜探头的图像

A．日立阿洛卡L44LA；B．日立阿洛卡OL334；C．BK 8666

（二）戳孔的选择

LUS扫描肝脏的常规腹部戳孔有剑突下，左、右上腹肋缘下，脐平面上下水平线与左右侧腹直肌外侧缘交点等多个位置，术者可根据操作习惯和肝切除的手术部位选择相应通道。一般选择剑突下戳孔通道（12mm一次性Trocar）可以全面、方便地扫查全肝。尤其是右肝扫查，剑突下戳孔扫查可以模拟CT或MRI的肝脏横断面图像获得右肝近似横断面的斜切面，对于位置较深的肝段，可采用切断肝周韧带，使肝脏游离，辅以腹腔镜器械牵拉，借助末端可屈曲式超声探头，伸入"肝裸区"扫查[9]。左肝扫查则从右侧腹直肌外侧肋缘下戳孔进入探头较为方便。

要点提示：不同部位戳孔进入探头时，需调整超声画面的方向与探头方向一致，否则会使头脑中图像的方位发生偏差。不同品牌腹腔镜超声图像中的标志点对应探头位置不同，日立阿洛卡超声图像标志点（带圆圈的H）对应的是探头的近端，而BK超声图像标志点（白色圆点）对应的是探头的尖端，不清楚时可以手指轻触探头尖端观察图像的对应位置来判断（图2-3-3）。如图以BK超声经剑突下戳孔进行右肝扫查，术者站于患者左侧，显示器在患者右侧，则标记点在图像的左侧才和探头的方向一致；相反，术者站于患者右侧经右侧腹直肌外侧肋缘下戳孔进入探头扫查左肝，显示器在患者左侧，则标记点在图像的右侧才和探头的方向一致（图2-3-4）。日立阿洛卡探头调节超声画面方向与探头方向一致视频请扫描下方二维码（视频2-3-1）。

视频 2-3-1
画面方向与
探头方向调整

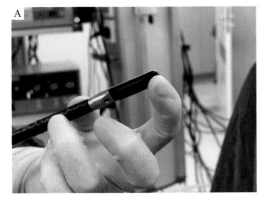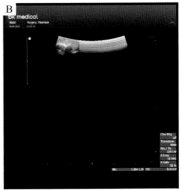

图2-3-3 判断标志点对应探头的位置

（三）扫查手法

LUS探头需要术者双手把持探头柄，分别保持探头位置、深度和调整探头方向。穿刺时以优势手握持探头，另一手持穿刺针。使用"擦地板"式将探头在肝脏表面移动，如需重点观察局部结构的相对关系，以及追踪辨识肝内管道结构，则应将探头固

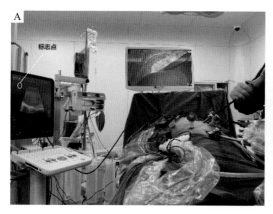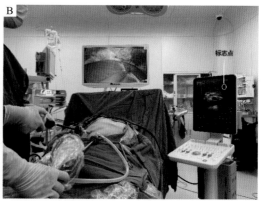

图2-3-4　调整超声画面的方向

定在肝脏表面相应位置，采用轴向旋转的扫查手法，此时探头应和肝脏表面充分贴合，轴向旋转探头时，尽量不使用左右方向调节旋钮，也尽量不要上翘探头，而应使探头保持水平或轻度屈曲状态，从而使探头达到最大幅度的轴向旋转。多数情况下，LUS扫查显示的是一个肝脏的斜切面，以剑突下戳孔扫查右肝为例，探头的顺、逆时针轴向旋转代表扫查平面向右足侧和左头侧移动（图2-3-5），图像中重要结构的相对位置关系及管道结构的走行可同时参考此方向。通过重点扫查区域探头在固定位置的轴向旋转有助于更连贯的肝内管道结构追踪，结合管道结构的走行方向及术者对肝脏解剖结构的理解，从而进一步准确辨识肝内的管道结构。LUS探头在肝脏表面"拖地式"的移动，仅适用于肝脏全面的扫查，而"轴向旋转式"扫查则更利于对目标管道结构的辨识[10]。

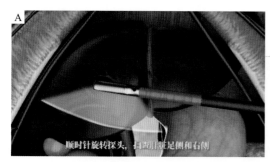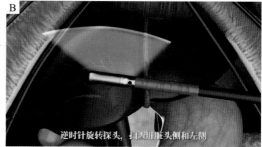

图2-3-5　探头顺、逆时针轴向旋转代表的扫查平面移动方向

　　要点提示：LUS探头的轴向旋转相当于经皮超声探头的沿长轴摆动，都是在有限的观察窗口中，在不移动探头的情况下扫查到最大的范围，同时有助于对局部细微结构的观察及管道走行追踪（图2-3-6）。

三、LUS肝脏管道结构的识别

　　重要管道结构的变异情况很大程度上影响解剖性肝切除术的选择，因此，肝脏重

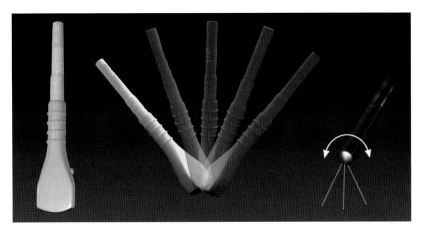

图2-3-6　LUS探头的轴向旋转相当于经皮超声探头的沿长轴摆动

要管道结构的术中再评估对精准的解剖性肝切除极为重要。LUS的彩色多普勒探头可提供肝门部管道结构，肝段内胆管、肝动脉、门静脉分支，腔静脉，肝静脉及其属支的影像，将腹腔镜下的"二维视野"改变为有深度、有立体感的"三维视野"[11-12]。

（一）肝脏的探查顺序

通常需将探头在胆囊与腔静脉之间移动显示肝中静脉以区分左右半肝。向上移动探头使探头与腔静脉垂直，可分辨肝左静脉、肝右静脉、肝中静脉。沿肝中静脉向下扫查，仔细观察可能的裂静脉及其他肝短静脉。门静脉和肝静脉分布可区分肝段（Couinaud肝分段法），注意发现和准确定位肝胆管结石、肝脏肿瘤等占位病变及其与周围血管的关系。

1. 探查右半肝

将探头置于肝脏膈面，由肝中静脉向右侧探查，以肝蒂为标识，按顺序探查S8、S5、S6、S7。

2. 探查左半肝

将探头置于肝脏膈面，由肝中静脉向左侧探查，以肝蒂为标识，按顺序探查S4、S2、S3。

（二）肝外管道结构的辨识

将探头置于肝脏S4下缘，可探查到肝门部管道结构走行在肝十二指肠韧带内。其中门静脉管壁较厚，呈高回声，其内可见连续性、色调均匀的彩色多普勒血流。肝固有动脉和肝左、右动脉管径较小、壁厚，其内可见单一的、动脉搏动性波谱的彩色多普勒特征。肝外肝总管和胆总管延续，为壁稍厚、其内无血流信号的管腔结构，在肝外可与门静脉、肝固有动脉形成"米老鼠征"或"平行管征"（图2-3-7）。通过这些征象区分肝门部的管道结构，可以观察有无肝门部肿大的淋巴结，用以评估肿瘤或炎症

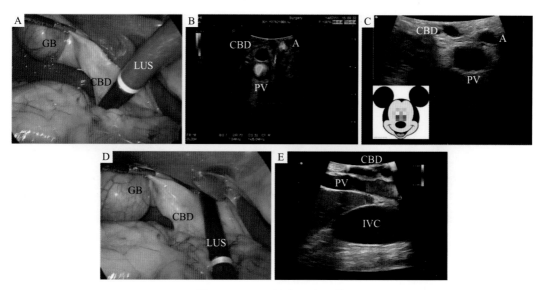

图2-3-7　LUS探查肝外胆道

A～C. "米老鼠征"；D～E. "平行管征"。

LUS. 腹腔镜超声探头；GB. 胆囊；CBD. 胆总管；A. 肝固有动脉；PV. 门静脉；IVC. 下腔静脉

进展情况。肝十二指肠韧带后方（超声图像最下方）可见彩色多普勒呈现三相波的下腔静脉，下腔静脉管腔较粗，壁稍厚。

（三）肝内管道结构的辨识

肝内胆管与门静脉、肝动脉分支伴行，正常情况下仅显示一、二级胆管，在肝内胆管不扩张的情况下一般难以显示肝内三级以上的胆管（图2-3-8）。肝内门静脉为朝向探头的红色血流图像。肝段门静脉的辨识可通过剑突下Trocar进入探头，通过轴向旋转动态观察肝内门静脉从主干到一级分支再到各肝段分支，具体肝段门静脉可根据探头轴向旋转方向（顺、逆时针轴向旋转分别代表该肝段分支向右足侧和左头侧走行），以及探头置于肝表面的解剖位置确定。探头由第二肝门肝静脉汇入下腔静脉处向下扫查，可分别扫查3支肝静脉的引流区域。肝静脉逐渐变细，管壁较薄。肝静脉及其较大分支在超声中可呈现清晰的、有搏动感的管腔结构，彩色多普勒下为离向探头的蓝色血流图像（图2-3-9）。

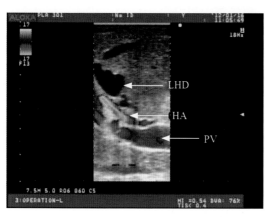

图2-3-8　患者扩张的左肝内胆管与门静脉、肝动脉分支伴行

LHD. 左肝胆管；HA. 肝动脉；PV. 门静脉

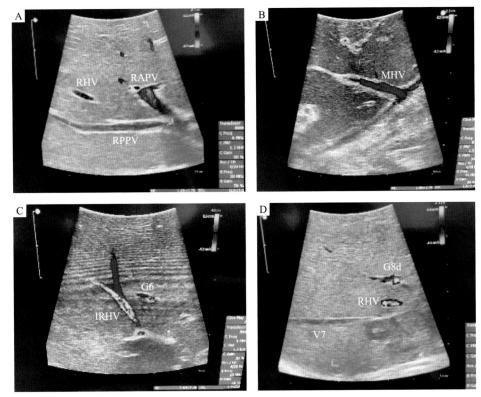

图 2-3-9 肝内门静脉、肝静脉 LUS 图像

RHV. 肝右静脉；RAPV. 门静脉右前支；RPPV. 门静脉右后支；MHV. 肝中静脉；IRHV. 肝右下静脉；
G6. Ⅵ段肝蒂；G8d. Ⅷ段背侧肝蒂；V7. Ⅶ段肝静脉支

　　与经皮超声肝脏扫查的标准切面便于培训和掌握不同，腹腔镜超声限于戳孔和扫查角度的影响，使得探头扫查操作困难，且多为斜切面，非常难于掌握更不便于培训。为了正确辨识肝内的管道结构并进一步缩短学习曲线，有必要建立 LUS 肝脏扫查的"标准切面"[13]。下面结合一例腹腔镜肝切除术中肝内管道结构的辨识，介绍 LUS 肝脏扫查的"标准切面"[13]。患者诊断为原发性肝癌，拟行腹腔镜下联合肝段切除（S5＋S6）。其肝脏的一、二级管道结构无明显解剖学变异，术前影像及三维重建如图 2-3-10。手术体位：头高脚低仰卧位，右侧抬高 30°；术中 Trocar 布局（图 2-3-11）：观察孔 10mm，位于脐右上，距脐约 2cm；右侧主操作孔 12mm（A），位于锁骨中线与右侧肋缘交点下方 2cm；右侧辅助孔 5mm，位于右侧腋前线与肋缘交点上方肋间隙；左侧主操作孔 12mm（B），位于正中剑突下；左侧辅助孔 12mm，位于剑突与肚脐中点。在胆囊切除术后，以腹腔镜超声（BK-FF800），凸阵探头，频率 10MHz 通过不同 Trocar 进行全肝扫查，采集图像，并辨识标记相应管道结构。肝内管道结构名称缩写是以 Couinaud 肝分段法[14]为基础，并结合竜崇正"以门静脉分段为基础肝脏新分段法"[15]的思路命名。

　　腹腔镜超声肝脏扫查手法：术者双手操作超声探头（图 2-3-12），右手握持探头操作柄，拇指控制方向按钮，左手辅助固定、平衡探头（超声探头握持方式根据不同超

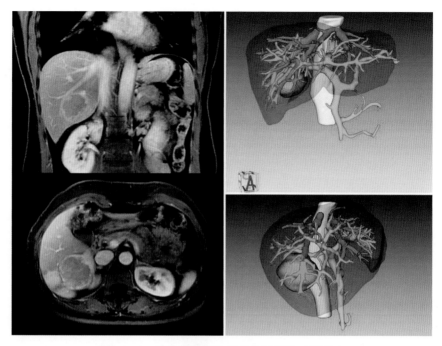

图 2-3-10　原发性肝癌患者术前影像及三维重建

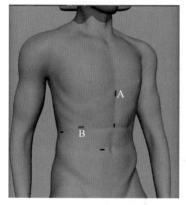

图 2-3-11　术中 Trocar 布局

A. 右侧主操作孔 12mm；B. 左侧主操
作孔 12mm

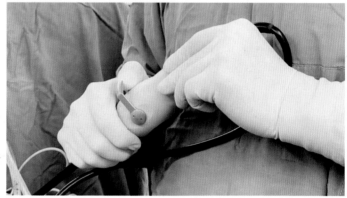

图 2-3-12　腹腔镜超声肝脏扫查手法

声探头设计而变化）。LUS 探头经过不同位置 Trocar 进入，紧贴肝脏表面，移动到目标区域后通过轴向旋转观察肝实质内部获取图像，并辨识肝内管道结构。

以下依次介绍几个关键部位肝脏 LUS 扫查标准切面。

部位 1：LUS 经过剑突下 Trocar（A）观察右肝蒂

术者站于患者左侧，将探头置于第一肝门肝膈面投影处，探头紧贴肝脏表面（图 2-3-13）。扫查方法：右手轴向旋转探头操作柄，保持探头自身旋转，无移动。探头可行顺时针（箭头方向）、逆时针旋转，找到主要界面后，固定手法，采集并辨识图像。

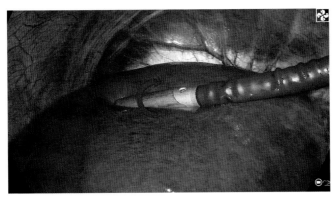

图2-3-13　LUS经过剑突下Trocar（A）观察右肝蒂探头位置

　　首先找到右肝蒂分叉处（图2-3-14A），右肝蒂分出右前区门静脉主干、右后区门静脉主干；顺时针旋转探头可发现右前区门静脉主干发出的Ⅴ段腹侧和背侧门静脉支（图2-3-14B），可观察到胆囊床结构，有时可观察到发自右后区门静脉主干的Ⅵ段门静脉支及肝右静脉末梢支（Ⅴ段背侧肝静脉支或Ⅵ段肝静脉支）。逆时针旋转超声探头，可以发现右前区门静脉主干发出Ⅷ段腹侧和背侧门静脉支（图2-3-14C），图像中可观察到肝右静脉主干及属支；继续逆时针旋转探头扫查追踪肝右静脉，见Ⅷ段背侧肝静脉支、Ⅶ段肝静脉支等汇入肝右静脉；此病例中前裂静脉汇入肝右静脉，较为罕见（图2-3-14D）。

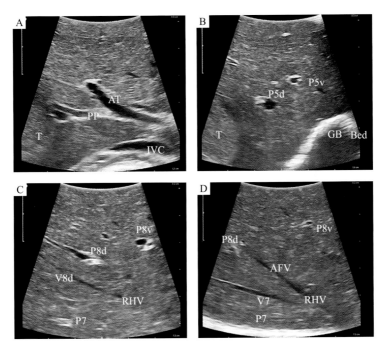

图2-3-14　LUS经过剑突下Trocar（A）观察右肝蒂超声图像

AT. 右前区门静脉主干；PP. 右后区门静脉主干；T. 肿瘤；IVC. 下腔静脉；P5d. Ⅴ段背侧门静脉支；P5v. Ⅴ段腹侧门静脉支；GB Bed. 胆囊床；P8d. Ⅷ段背侧门静脉支；P8v. Ⅷ段腹侧门静脉支；V8d. Ⅷ段背侧肝静脉支；P7. Ⅶ段门静脉支；RHV. 肝右静脉；AFV. 前裂静脉；V7. Ⅶ段肝静脉支

要点提示：观看LUS经过剑突下Trocar（A）观察右肝蒂视频请扫二维码（视频2-3-2）。

部位2：LUS经过剑突下Trocar（A）观察肝中静脉

术者站于患者左侧，超声探头位置较部位1稍向左侧偏移。扫查方法同上。

在右肝蒂分叉左侧找到肝中静脉主干（图2-3-15A）。顺时针旋转探头，寻找肝中静脉末梢Ⅴ段肝静脉支、Ⅳb段肝静脉支及胆囊床（图2-3-15B），追踪扫查肝中静脉，见两支Ⅴ段肝静脉支汇入肝中静脉；逆时针旋转探头，可以循肝中静脉走行观察其他汇入支静脉，此病例见Ⅷ段腹侧肝静脉支汇入肝中静脉（图2-3-15C）。

视频2-3-2
剑突下超声观察
右肝蒂

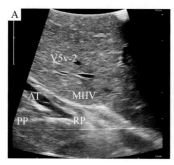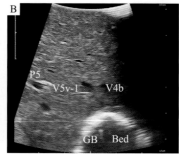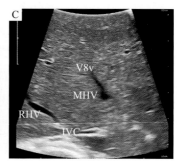

图2-3-15　LUS经过剑突下Trocar（A）观察肝中静脉超声图像

AT. 右前区门静脉主干；PP. 右后区门静脉主干；MHV. 肝中静脉；RP. 门静脉右支主干；V5v-1. Ⅴ段腹侧第1支肝静脉；V5v-2. Ⅴ段腹侧第2支肝静脉；P5. Ⅴ段门静脉支；V4b. Ⅳb段肝静脉支；GB Bed. 胆囊床；V8v. Ⅷ段腹侧肝静脉支；RHV. 肝右静脉；ⅣC. 下腔静脉

要点提示：观看LUS经过剑突下Trocar（A）观察肝中静脉视频请扫二维码（视频2-3-3）。

部位3：LUS经过右侧肋缘下Trocar（B）观察左肝蒂、肝左静脉

术者站于患者右侧，将探头置于镰状韧带下段，探头紧贴肝膈面（图2-3-16）。扫查方法同上。术者更换位置后，注意扫查图像中探头方

视频2-3-3
剑突下Trocar
观察肝中静脉

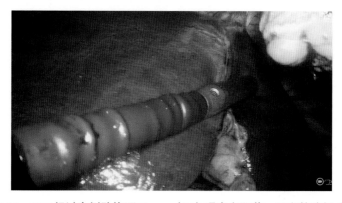

图2-3-16　LUS经过右侧肋缘下Trocar（B）观察左肝蒂、肝左静脉探头位置

向调整。

此部位主要观察左肝蒂分支及肝左静脉属支。其中门静脉脐部（umbilical portion，UP）特征明显，较容易发现（图2-3-17A），充分扫查门脉矢状部及周围各段肝蒂（Ⅱ段、Ⅲ段、Ⅳ段肝蒂）。将探头向左上方移动，发现肝左静脉，循其扫查，可以观察到Ⅱ段、Ⅲ段肝静脉属支（图2-3-17B）。

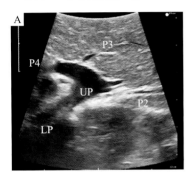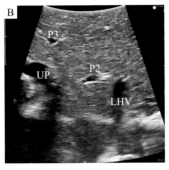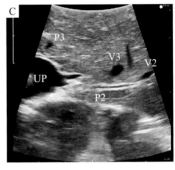

图2-3-17　LUS经过右侧肋缘下Trocar（B）观察左肝蒂、肝左静脉超声图像

P2. Ⅱ段门静脉支；P3. Ⅲ段门静脉支；P4. Ⅳ段门静脉支；UP. 门静脉左支脐部；LP. 门静脉左支主干；LHV. 肝左静脉；V2. Ⅱ段肝静脉支；V3. Ⅲ段肝静脉支

要点提示：观看LUS经过右侧肋缘下Trocar（B）观察左肝蒂、肝左静脉视频请扫二维码（视频2-3-4）。

部位4：LUS经过右侧肋缘下Trocar（B）观察肝中静脉

术者站于患者右侧，将超声探头置于Cantlie线中点偏头侧，探头紧贴肝脏面（图2-3-18）。扫查方法同上。

视频 2-3-4
右侧肋缘 Trocar
下观察左肝蒂

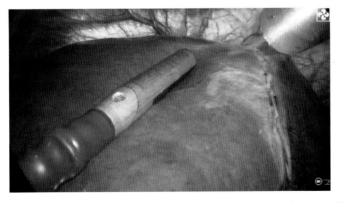

图2-3-18　LUS经过右侧肋缘下Trocar（B）观察肝中静脉探头位置

超声扫查明确MHV纵轴方向后，保持探头长轴方向，自足侧向头侧滑动观察MHV全程，小幅度轴向旋转观察周围静脉汇入，直至MHV汇入IVC（图2-3-19）。

要点提示：观看LUS经过右侧肋缘下Trocar（B）观察肝中静脉视频请扫二维码（视频2-3-5）。

视频 2-3-5
右侧肋缘下 Trocar
观察肝中静脉

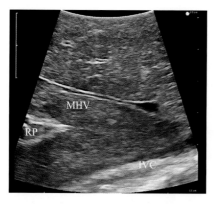

图 2-3-19　LUS 经过右侧肋缘下 Trocar（B）观察肝中静脉超声图像
MHV. 肝中静脉；RP. 门静脉右支主干；IVC. 下腔静脉

腹腔镜解剖性肝切除术中肝内管道结构的辨认应注意在解剖肝门、肝蒂前先对目标肝蒂进行 LUS 预扫查，明确肝蒂的分型及其与周围管道结构的关系，从而避免在解剖肝蒂、下降肝门板后由于气体的干扰对肝内管道结构的追踪造成的影响。LUS 下肝内管道结构的正确辨识，特别是三级及以上管道结构，有助于手术切除或其他治疗过程中避免管道损伤、修正手术切面及保证手术切缘，最大限度地执行术前规划，达到满意的手术效果。但术中准确识别肝内管道结构不仅需要术者娴熟的开腹术中超声基础及长时间的 LUS 训练，更需要充分结合术前影像资料及三维重建进行综合判读。外科医师只有自己拿起探头，通过深入学习 LUS 肝脏扫查的"标准切面"并反复训练，才能掌握 LUS 扫查肝脏的基本功，进而真正发挥 LUS 在腹腔镜肝切除术中的引导作用。

（王宏光）

参 考 文 献

［1］ Ferrero A, Lo TR, Russolillo N, et al. Ultrasound-guided laparoscopic liver resections [J]. Surg Endosc, 2015, 29 (4): 1002-1005.

［2］ Kleemann M, Hildebrand P, Birth M, et al. Laparoscopic ultrasound navigation in liver surgery: technical aspects and accuracy [J]. Surg Endosc, 2006, 20(5): 726-729.

［3］ 张雯雯, 王宏光. 腹腔镜超声在腹腔镜肝切除术中应用价值和评价 [J]. 中国实用外科杂志, 2017, 37 (5): 580-585.

［4］ Machi J. Intraoperative and laparoscopic ultrasound [J]. Surg Oncol Clin N Am, 1999, 8 (1): 205-226.

［5］ Våpenstad C, Rethy A, Langø T, et al. Laparoscopic ultrasound: a survey of its current and future use, requirements, and integration with navigation technology [J]. Surg Endosc, 2010, 24 (12): 2944-2953.

［6］ Bezzi M, Silecchia G, De LA, et al. Laparoscopic and intraoperative ultrasound [J]. Eur J Radiol, 1998, 27 (Suppl 2): S207-214.

［7］ Wilhelm D, Feussner H. Laparoscopic ultrasound [J]. Chirurg, 2007, 78 (5): 413-417, 419.

［8］ 张雯雯, 王宏光, 陈明易, 等. 腹腔镜超声引导的腹腔镜肝脏切除术 [J]. 中华肝胆外科杂志, 2017, 23 (11): 762-765.

［9］ 汪磊, 李宏. 腹腔镜超声在腹腔镜解剖性肝切除术中的应用 [J]. 中国微创外科杂志, 2014, (5): 385-

388.

[10]　王宏光, 张雯雯, 卢实春, 等. 腹腔镜超声在肝脏外科的应用专家共识 (2017) [J]. 中华肝胆外科杂志, 2017, 23 (11): 721-728.

[11]　Ferrero A, Lo Tesoriere R, Russolillo N. Ultrasound Liver Map Technique for Laparoscopic Liver Resections [J]. World J Surg, 2019, 43 (10): 2607-2611.

[12]　Piccolboni D, Ciccone F, Settembre A, et al. Laparoscopic intra-operative ultrasound in liver and pancreas resection: Analysis of 93 cases [J]. J Ultrasound, 2010, 13 (1): 3-8.

[13]　王鹏, 王宏光. 腹腔镜超声肝内管道结构的识别 [J]. 岭南现代临床外科, 2021, 21 (4): 82-87.

[14]　Couinaud C. Liver lobes and segments: notes on the anatomical architecture and surgery of the liver [J]. Presse Med, 1954, 62 (33): 709-712.

[15]　竜崇正, 赵明浩. 肝脏局部解剖——以门静脉分段为基础的思路 [M]. 王继春, 马笑雪, 译. 沈阳: 辽宁科学技术出版社, 2016.

第3章
肝脏肿瘤诊断与评估

第 ❶ 节
肝脏肿瘤术中超声诊断与评估

IOUS的优势是可以将高频探头放置在脏器表面扫查，避免了肋骨、软组织等因素的干扰，使超声波声源与目标间的距离最短，有效提高了图像的细微分辨率。IOUS操作灵活方便，根据需要可从多方位、多角度扫查目标，也可将脏器移位或翻转后进行扫查，或者利用探头挤压病灶、观察形变以辅助诊断。在手术中适时、合理地运用IOUS，对肝肿瘤的术中再诊断与评估具有重要意义。

一、肝脏恶性肿瘤诊断与评估

1. 肝细胞癌

根据肿瘤内部回声不同，可表现为高回声（病灶回声水平高于周围肝组织）、等回声（病灶回声水平接近周围肝组织）、低回声（病灶回声水平低于周围肝组织）及混合回声（病灶出现多种类型回声）（图3-1-1）。肝细胞癌（hepatocellular carcinoma，HCC）典型超声特征：①"晕征"或"暗环征"，即病灶外周的环形低至无回声带，宽度为1~4mm；②"镶嵌征"及"块中块征"，即病灶内存在多种回声，形态各异、大小不一，不同回声之间似有带状分隔（图3-1-2）。CDFI显示肿瘤周围或内部可见较丰富血流信号，脉冲多普勒为高速、高阻的动脉血流，阻力指数（RI）>0.6~0.7，部分病灶可检出门脉型血流频谱[1]（图3-1-3）。

2. 胆管细胞癌

肝内胆管细胞癌常表现为低回声或等回声，与周围肝组织分界不清，周围可伴有晕环或呈蟹足状浸润，可伴不同程度的胆管扩张及胆管癌栓（图3-1-4）。CDFI显示肿瘤内血流信号稀疏，脉冲多普勒为高速高阻型动脉频谱（图3-1-5）。肿瘤占位效应及

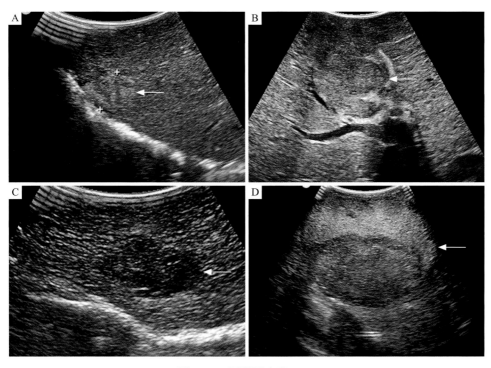

图 3-1-1　不同回声的 HCC

A. 高回声；B. 等回声；C. 低回声；D. 混合回声，病灶浅部为高回声，深部为低回声

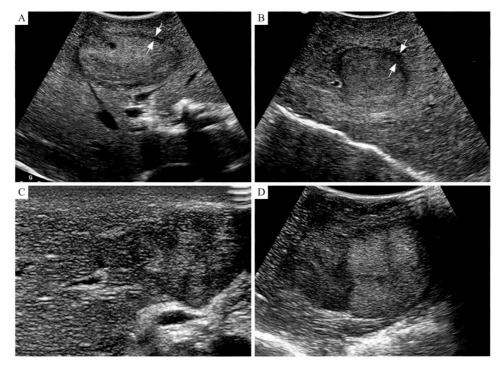

图 3-1-2　"镶嵌征"及"块中块征"

A 和 B. 晕征（箭）；C 和 D. 镶嵌征及块中块征

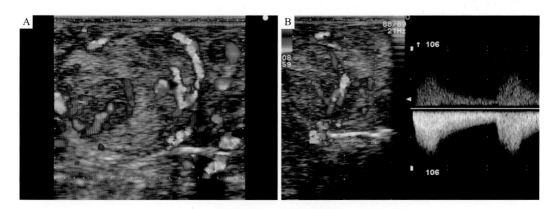

图 3-1-3　门脉型血流频谱

A．CDFI 显示 HCC（直径 2.3cm）内较丰富血流信号；B．脉冲多普勒为高速高阻动脉血流频谱，RI：0.72

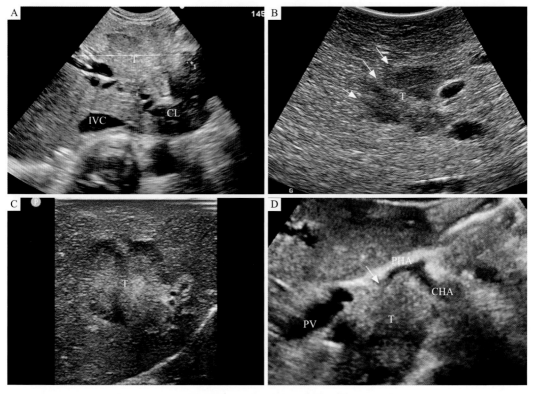

图 3-1-4　肝内胆管细胞癌

A．等回声 ICC，边界不清，侵犯尾叶，周围胆管扩张；B．低回声 ICC，形态不规则，可见分叶及蟹足样浸润（箭头）；C．ICC 伴有不完整的晕环；D．尾叶 ICC 侵犯肝固有动脉（箭头）。CHA．肝总动脉；PHA．肝固有动脉；PV．门静脉；T．肿瘤；IVC．下腔静脉；CL．尾状叶

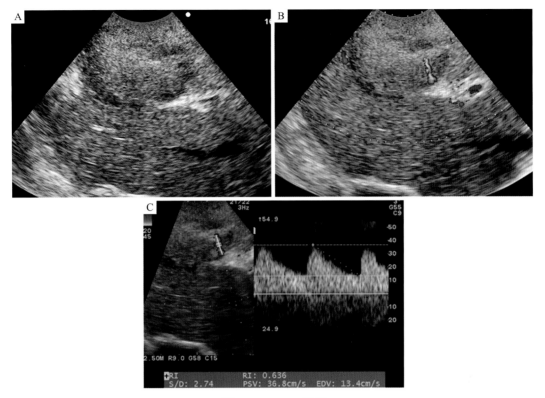

图3-1-5　CDFI 显示

A. 肝右前叶ICC，约5.7cm×4.6cm，周边可见晕环；B. 肿瘤内可见稀疏条状血流信号；C. 频谱多普勒为动脉血流。RI. 0.636

相关胆管扩张能够提示肿瘤的存在。

肝门部胆管癌表现为不同程度扩张的肝内胆管在肝门部被截断，截断部位胆管壁结构不清，可见实性低回声或等回声占位，形态不定，边界不清（图3-1-6）。IOUS需重点评估肿瘤发生部位，胆管横向及纵向侵犯程度，血管有无受累及受累程度，是否出现肝或淋巴结转移，以及肝叶萎缩等情况[2-3]。

3. 转移性肝癌

肝脏是全身各部位恶性肿瘤常见的转移部位，约2/3转移癌来自腹部肿瘤，其中食管、胃肠、胆、胰等消化器官恶性肿瘤最易转移至肝脏，约占30%；其次是乳癌、肺癌、肾癌、卵巢癌、子宫癌和黑色素瘤等。转移途径有血行转移、淋巴转移及直接浸润播散。肝转移癌很少合并肝硬化，这与肝硬化肝脏血液循环障碍，结缔组织增生，肿瘤转移生长受限有关。同时，肝转移癌较少侵犯门静脉形成癌栓，区别于肝细胞肝癌。

转移性肝癌的数目、大小和部位很不一致，可为单发，也可全肝多发或弥漫分布，相互间可融合成较大的肿块。不同来源的转移癌，由于其病理组织学特性和分化程度不同，可以出现多种多样的超声表现：①低回声型：各种肿瘤肝转移表现，多见于胰腺癌和乳腺癌（图3-1-7）；②高回声型：多见于胃肠道和泌尿道肿瘤肝转移；③混合

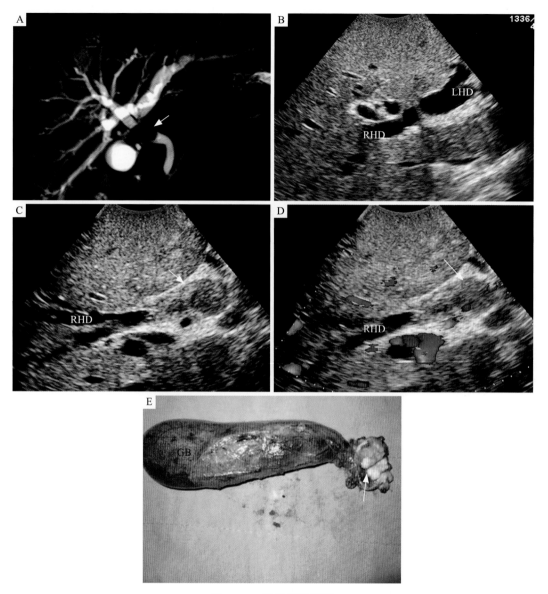

图3-1-6 肝门部胆管癌

A. MRCP显示肝门区胆管低信号（箭），肝内胆管扩张；B. IOUS显示左右肝管及肝内胆管扩张；C和D. IOUS显示肝总管低回声肿物（箭），正常管壁结构消失，约2.6cm×1.5cm，回声不均匀；E. 肿物大体剖面呈黄白色（箭），病理为中分化胆管腺癌

型：内部以高回声为主，中央部位因坏死液化出现范围较大的不规则无回声区，多见于鳞癌肝转移；④无回声囊型，酷似囊肿，常为多房性，间隔厚薄不均，内壁可见乳头样凸起，多见于胰腺囊腺癌、卵巢癌和其他肉瘤的肝转移；⑤"靶环征"或"牛眼征"型，多呈圆形，形态较规则，内部为高回声，周缘为较厚的低回声晕，多见于胃肠道肿瘤肝转移；⑥钙化型：病灶内伴有各种形状的高回声，伴声影，多见于胃肠道、肾脏和骨骼肿瘤肝转移[4-5]（图3-1-8）。

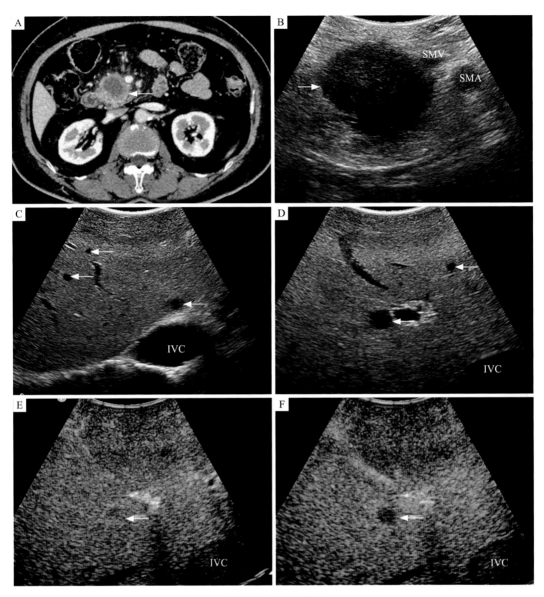

图 3-1-7　低回声型

A．CECT 显示胰头钩突癌，约 4.0cm×3.5cm（箭），肝内未见明确占位病变；B．IOUS 显示钩突部低回声肿物（箭）；C 和 D．IOUS 发现肝内多发低回声病灶（箭），直径 0.3cm～0.8cm，考虑转移癌；E 和 F．术中超声造影（sonazoid）25s 病灶呈环状高增强（箭），1min30s 呈低增强，诊断为转移癌。SMA. 肠系膜上动脉；SMV. 肠系膜上静脉；IVC. 下腔静脉

4. 肿瘤相关继发征象的 IOUS 评估

1）血管挤压、侵犯与瘤栓征象：当肿瘤紧邻血管，两者关系密切时，需要判断两者之间的真实关系。如血管壁连续完整，仅表现为压迹、狭窄或推移现象，腔内无异常回声，提示血管无侵犯。如血管壁局部连续性中断或被肿瘤完全或不完全包绕，管腔内出现栓子，血管无搏动或不随呼吸变化，CDFI 血流束变窄、中断、绕行或无血流显示，提示血管受侵或合并瘤栓[6]（图 3-1-9 和图 3-1-10）。

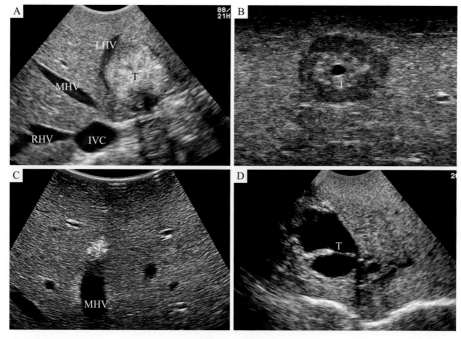

图3-1-8　钙化型

A. 高回声型，结肠癌肝转移，来自结肠癌；B. "靶环征"型，直肠癌肝转移；C. 钙化型，骨肉瘤肝转移；D. 无回声囊型，卵巢黏液癌肝转移。LHV. 肝左静脉；MHV. 肝中静脉；RHV. 肝右静脉；IVC. 下腔静脉；T. 肿瘤

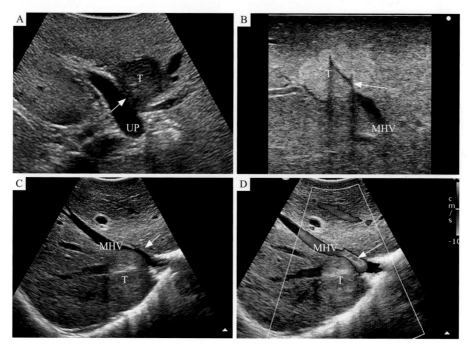

图3-1-9　血管挤压、侵犯与瘤栓征象（1）

A. 门脉左支矢状部左侧壁局部被肿瘤侵犯，管壁连续性中断（箭）；B. 肝中静脉远端分支被肿瘤包绕、侵犯（箭）；C和D. 肝S8区肿物挤压肝中静脉近端，受压处管腔变窄，但管壁连续性好，未受侵；CDFI显示狭窄处血流呈明亮五彩镶嵌状，提示流速增快。T. 肿瘤；MHV. 肝中静脉；UP. 门脉左支矢状部

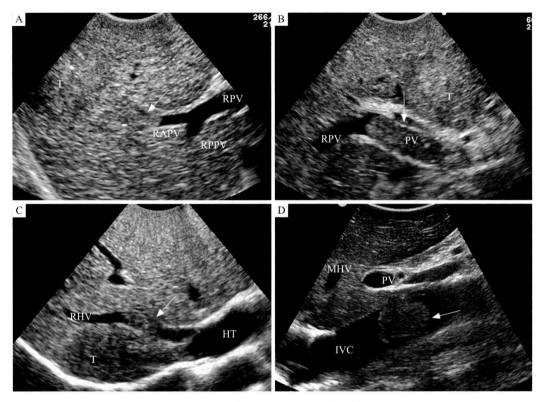

图 3-1-10　血管挤压、侵犯与瘤栓征象（2）

A. 门脉右前支瘤栓（箭头）；B. 门脉主干瘤栓（箭头）；C. 肝右静脉瘤栓（箭头）；D. 下腔静脉瘤栓（箭头）。PV. 门脉主干；RPV. 门脉右支；RAPV. 门脉右前支；RPPV. 门脉右后支；RHV. 肝右静脉；MHV. 肝中静脉；IVC. 下腔静脉；HT. 心脏；T. 肿瘤

2）胆道挤压、侵犯与瘤栓征象：先判断梗阻部位，如局部胆管受压或受侵，则该处以上胆管出现不同程度扩张，如为肝门部胆管受压或受侵，则肝内胆管出现普遍扩张；再通过观察邻近肿瘤的胆管壁是否连续完整、是否合并瘤栓来判断是否受侵。胆囊受压时，囊壁层次结构清晰完整，仅为局部内陷、变形或移位；胆囊受侵时，囊壁层次不清，连续性中断，正常结构消失[7-8]（图3-1-11）。

3）邻近组织器官受压与侵犯：肝包膜、韧带、膈肌、胃肠、肾、脾等受压后产生压迹、变形或移位现象，通过观察这些组织结构的回声是否连续完整来判断是否受侵，也可通过挤压病变区域，观察肿瘤与这些组织结构之间有无滑动或错位来判断是否受侵（图3-1-12）。

4）肝内扩散与转移：在主瘤周围或远处肝组织内出现单发或多发转移，多呈圆形或卵圆形，边界较清，周边可有声晕，大小不一，位置和数目不定（图3-1-13）。

5）腹腔或腹膜后淋巴结转移：转移性淋巴结多为类圆形或不规则形低回声，形态饱满增大（>1.0cm），回声均匀或不均匀，可相互融合成团块状。非转移性淋巴结通常较小，一般直径0.5～1.0cm，形态规则，回声均匀，边界清晰，无融合（图3-1-14和图3-1-15）。

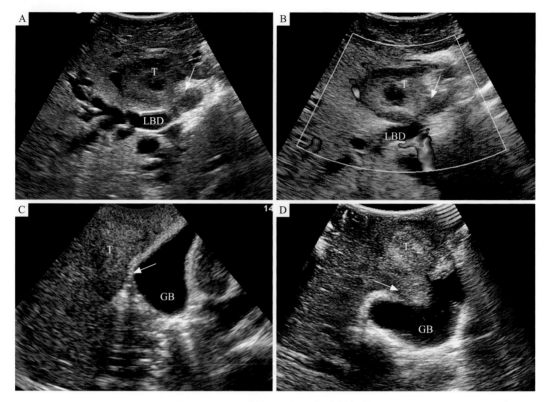

图 3-1-11　胆道挤压、侵犯与瘤栓征象

A 和 B. 肝左内叶 ICC，侵犯左肝管前壁同时合并左肝管瘤栓（箭头）；C. S5 区 HCC 紧邻胆囊体部，囊壁连续，层次清晰（箭头），未受侵；D. 肝 S5 区 HCC 侵犯胆囊壁，囊壁连续性中断，层次消失（箭头）。T. 肿瘤；LBD. 左肝管；GB. 胆囊

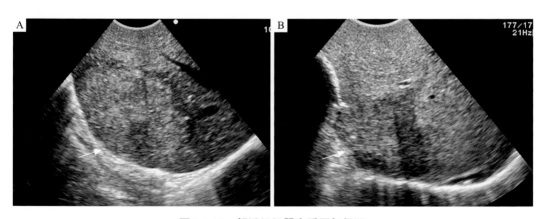

图 3-1-12　邻近组织器官受压与侵犯

A. 肝右后叶 HCC 紧邻膈肌，膈肌回声连续（箭），仅为受压未受侵；B. 肝右后叶 HCC 侵犯膈肌，膈肌局部连续性中断（箭）

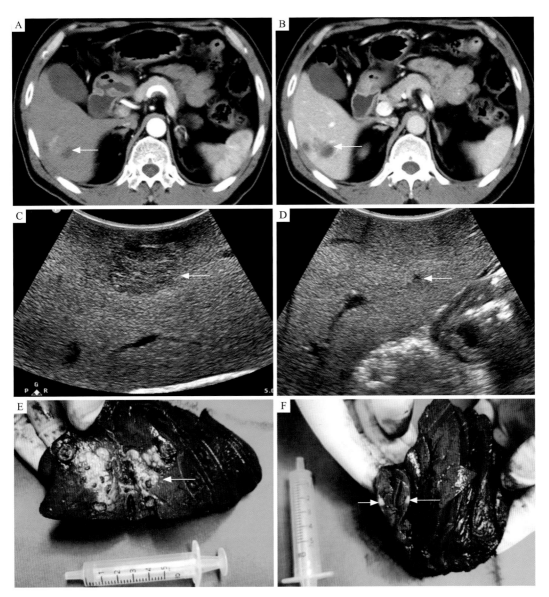

图 3-1-13 肝内扩散与转移

A 和 B. CECT 显示肝 S6 区 HCC（箭），动脉期呈不均匀高增强，平衡期为不均匀低增强，肝内未见其他病灶；C. IOUS 显示肝 S6 区肿物为低回声（箭），边界欠清，回声欠均匀；D. 距离肿物约 3cm 处肝内发现一直径 0.3cm 低回声结节（箭），怀疑子灶；E 和 F. 将主瘤与可疑子灶一并切除，大体剖开显示黄白色主瘤及子灶（箭）

二、肝脏良性肿瘤诊断与评估

1. 肝囊肿

IOUS 可以快速鉴别囊肿与肿瘤，明确肝实质深部囊肿的位置和毗邻关系，多发囊肿或多囊肝时用来确定囊内感染或出血的位置，以指导术中操作，如开窗或切除。肝囊肿

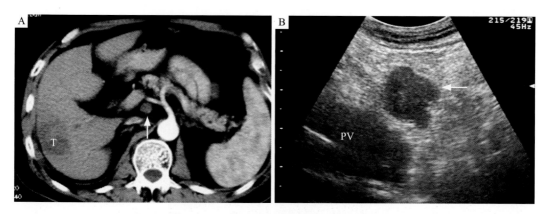

图 3-1-14　腹腔或腹膜后淋巴结转移（1）

A. CECT 显示肝右后叶 ICC，门腔静脉间淋巴结肿大（箭）；B. IOUS 显示门静脉旁淋巴结肿大（箭），约 2.4cm×1.8cm，呈低回声，形态不规则，可见分叶，病理确诊为 ICC 及淋巴结转移。T. 肿瘤；PV. 门静脉

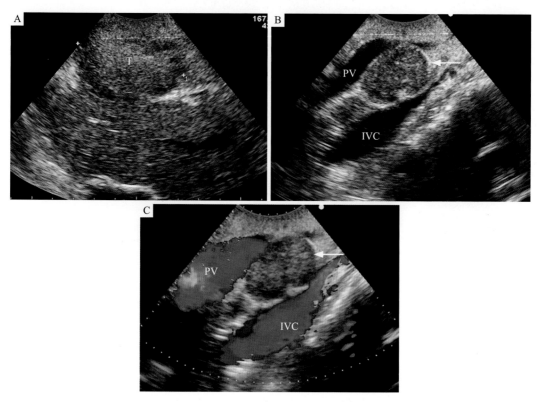

图 3-1-15　腹腔或腹膜后淋巴结转移（2）

A. 肝右前叶 ICC，约 5.3cm×4.8cm；B 和 C. 门腔静脉间淋巴结肿大（箭），约 2.9cm×1.7cm，回声不均匀，门静脉及下腔静脉受压出现压迹，病理确诊为 ICC 及淋巴结转移。IVC. 下腔静脉；PV. 门静脉；T. 肿瘤

为圆形或卵圆形无回声，囊壁菲薄，内壁光滑，边界清晰，多房囊肿可见纤细带状隔，囊液常为透声良好的无回声，发生感染或出血时，囊液混浊并可见沉积物，囊壁可见增厚改变。大的肝囊肿可压迫肝内血管、胆管或邻近器官引起相应改变（图3-1-16）。

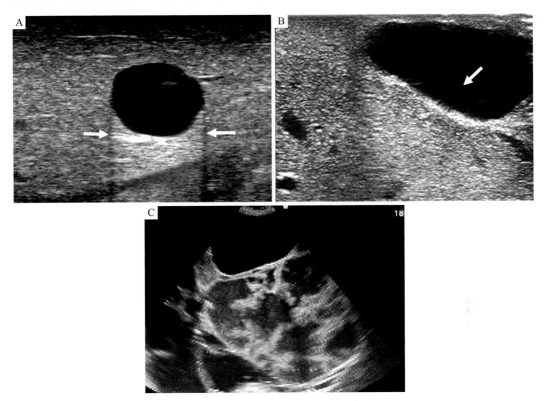

图3-1-16　肝囊肿

A. 开腹手术中触诊左肝发现质韧包块，无法确定性质，IOUS诊断肝囊肿，可见侧方声影（箭）及后方增强；B. 肝囊肿合并囊内沉积物（箭）；C. 肝囊肿合并出血、感染，约9.0cm×7.6cm，囊液浑浊，可见多发条带状高回声

2. 肝脓肿

病程长短不一，超声表现各异，常为不均匀性低回声或无回声，无回声内伴有散在光点浮动或沉积物，脓肿壁厚薄不均，周围因炎性反应可形成低回声晕。CDFI显示较丰富血流信号，血流速度和阻力指数一般无异常。对于异物源性肝脓肿，IOUS可以明确异物的性质和位置，指导手术操作（图3-1-17）。

3. 血管瘤

IOUS可以在术中有效鉴诊肝血管瘤，减少不必要的手术切除。对于深部或质地柔软的肝血管瘤，术中触诊受限，IOUS可以准确划定真实边界，指导精准切除，最大限度保留残肝体积。血管瘤内部回声的高与低，是瘤内血管腔、血管壁及血管间隙之间纤维隔的数量和厚度的综合回声特征。高回声型多为小血管瘤，边界清晰，有浮雕感，内部回声均匀，呈细筛网状；低回声型内部为分布均匀的低回声，外周有稍高回声带包绕；混合回声型多见于较大海绵状血管瘤，可分为叶状，内部为高、低、无回声相

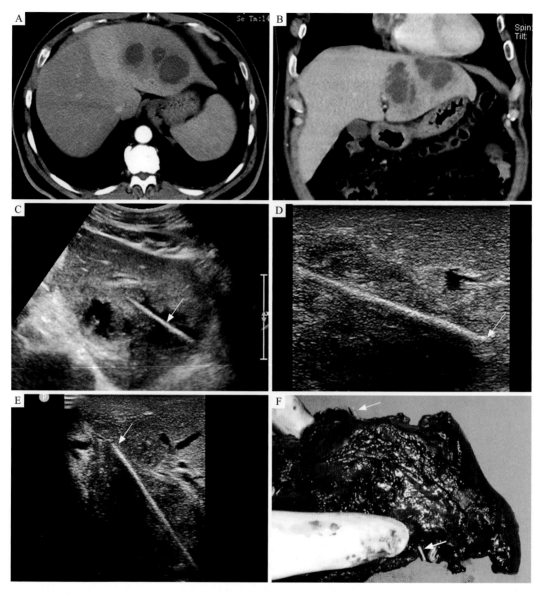

图 3-1-17　肝脓肿

A 和 B．CECT 诊断肝左外叶脓肿，约 9.1cm×6.3cm；C．经腹超声显示脓肿内针样高回声（箭），考虑异物；D．IOUS 显示针样高回声位于脓肿内，为两头尖锐结构（箭），考虑木质牙签；F：标本切除后挤出的牙签（箭）

间，无回声区多靠近肿瘤边缘，区别于恶性肿瘤，后者坏死液化区多居于中央；钙化型常在肿瘤内部或包膜处有钙化，伴声影（图 3-1-18）。

4．肝局灶性结节样增生

FNH 表现为均匀低回声、等回声或高回声，边界清晰，无包膜，内部可见瘢痕回声及放射状分布的条带状回声，CDFI 可显示较粗大、迂曲的动脉进入，并呈放射状或车轮状分布（图 3-1-19）。

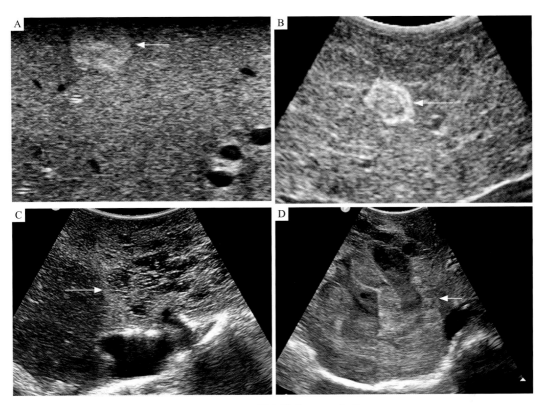

图3-1-18　不同血管瘤IOUS表现

A. 高回声；B. 内部低回声，外周伴有高回声带；C. 混合回声，高回声内多发不规则低回声；D. 混合回声，高回声内多发液性区

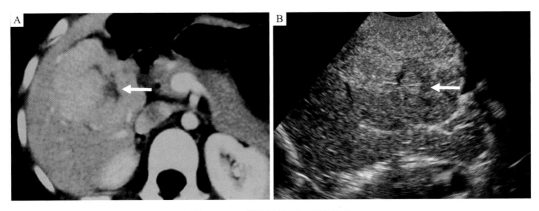

图3-1-19　肝局灶性结节样增生

A. CECT显示S5区FNH，显著增强，内部可见中心瘢痕（箭头）；B. IOUS显示S5区等回声肿物，可见稍高回声瘢痕（箭头）；C. CDFI肿物内可见较丰富条状血流信号，由中心瘢痕向周围呈放射状排列（箭头）；D. 脉冲多普勒呈高速高阻动脉血流，最高流速102.5cm/s，RI：0.776；E. 大体剖面可见白色瘢痕组织（箭头），病理确诊为FNH

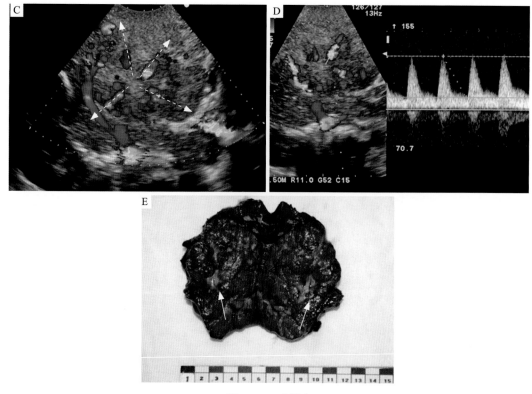

图3-1-19　（续）

5. 增生结节

为肝脏弥漫性病变基础上发展形成的良性结节，无纤维包膜，可为低回声、等回声或高回声，较均匀，周边无低回声晕和侧方声影，部分结节通过声像图仍无法明确诊断，需要CE-IOUS或IOUS引导下的穿刺活检来确诊（图3-1-20）。

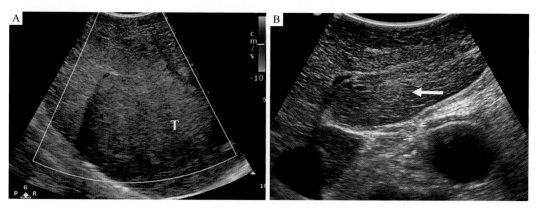

图3-1-20　增生结节

A．IOUS显示右肝巨块型HCC，约9.2cm×8.1cm，术前影像学未发现其余病灶；B．IOUS发现肝左外叶稍高回声结节（箭），约1.0cm×0.9cm，难以定性；C～E．术中超声造影（sonazoid）第23s、1min 29s、11min 49s显示结节（箭）与肝实质呈同步灌注，未见异常增强及廓清，诊断为增生结节，术中未予处理

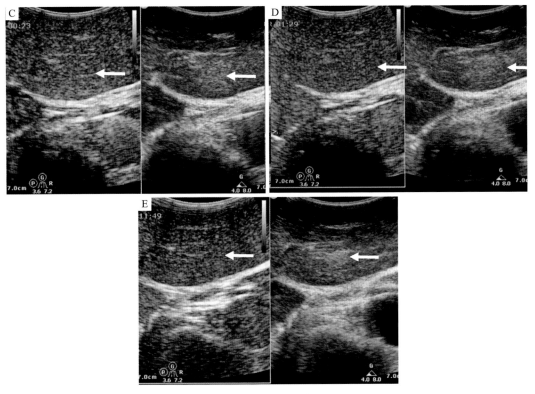

图 3-1-20 （续）

（王彦冬 经 翔）

参 考 文 献

［1］ 曹海根, 王金锐. 实用腹部超声诊断学 [M]. 2版. 北京: 人民卫生出版社, 2006: 35-43.

［2］ 陈敏华, 梁萍, 王金锐. 中华介入超声学 [M]. 北京: 人民卫生出版社, 2017: 935-965.

［3］ 张雯雯, 王宏光, 陈明易, 等. 腹腔镜超声引导的腹腔镜肝脏切除术 [J]. 中华肝胆外科杂志, 2017, 23 (11): 762-765.

［4］ 王彦冬, 经翔. 术中超声在肝癌手术中的应用进展 [J]. 武警后勤学院学报 (医学版), 2014, 23 (2): 177-180.

［5］ Lubner MG, Mankowski GL, Kim DH, et al. Diagnostic and procedural intraoperative ultrasound: Technique, tips and tricks for optimizing results [J]. Br J Radiol, 2021, 94 (1121): 1406-1420.

［6］ Santambrogio R, Barabino M, D'alessandro V, et al. Micronvasive behaviour of single small hepatocellular carcinoma: Which treatment [J]. Updates Surg, 2021, 73 (4): 1359-1369.

［7］ Hakamada K, Narumi S, Toyoki Y, et al. Intraoperative ultrasound as an educational guide for laparoscopic biliary surgery [J]. World J Gastroenterol, 2008, 14 (15): 2370-2376.

［8］ Sugiyama M, Hagi H, Atomi Y, et al. Reappraisal of intraoperative ultrasonography for pancreatobiliary carcinomas: Assessment of malignant portal venous invasion [J]. Surgery, 2019, 125 (2): 160-165.

第 ② 节
肝脏肿瘤术中超声造影

  超声检查具有经济便捷、可观察实时动态、安全无辐射等优点，临床上广泛应用于肝脏疾病的筛查、诊断和治疗。在开腹手术中，超声探头可以通过腹部切口直接放置在肝脏表面扫查，不但提高了穿透力和分辨率，同时避免了经腹扫查的盲区及腹壁组织和肺的干扰。随着设备及探头技术工艺的发展，专用的术中超声探头、腹腔镜超声探头日益普及，使得术中超声（IOUS）得以广泛开展，为肝脏外科手术向着更加精准、更加微创的方向发展做出了巨大贡献。超声对比剂（ultrasound contrast agents，UCA）和超声造影（contrast-enhanced ultrasound，CEUS）技术的出现大大提高了超声在肝脏局灶性病变（focal liver lesion，FLL）诊断、引导治疗和随访等方面的应用价值，其诊断效能等同甚至略优于增强CT。术中超声造影（CE-IOUS）更被认为是肝转移瘤探查和诊断的"金标准"，其灵敏度高达95%，并且受化疗的影响小，成为肝脏外科手术中重要的技术手段[4]。

一、超声对比剂

  UCA由微米级的气泡悬浮液组成。经静脉注射后，气泡首先通过肺循环，然后灌注到全身器官，直至在循环中完全代谢，气泡外壳通常由肾脏排泄，产生的气体通过肺部气体交换呼出。目前国内应用主要为SonoVue®（Bracco，Italy）和Sonazoid®（GE Healthcare，Norway）两种第二代UCA（表3-2-1），均已获准临床用于肝脏CEUS。

表3-2-1　肝脏超声对比剂SonoVue和Sonazoid的理化性质

超声对比剂		SonoVue	Sonazoid
核心气体		六氟化硫（SF_6）	全氟丁烷（PFB）
外壳		磷脂单分子膜（DSPC、DPPG-Na）、棕榈酸（稳定剂）	磷脂单分子膜（氢化的卵磷酰丝氨酸）
直径		1.5～2.5μm	2.3～2.9μm
推荐注射剂量		2.4ml	0.015ml/kg
机械指数		低MI（<0.2）	中等MI（0.2～0.4）
注射后分布		纯血池对比剂	血池＋Kupffer细胞特异性摄取
超声造影时相	动脉期	10～30s	10～30s
	门脉期	31～120s	31～120s
	延迟期	121～360s	121～360s
	Kupffer期（血管后期）	无	>10min

肝脏具有肝动脉（25%～30%）和门静脉（70%～75%）的双重供血。使用SonoVue的CEUS可以观察到三个时相，分别为动脉期（注射后10～30s）、门脉期（31～120s）和延迟期（121～360s）。对于使用Sonazoid的CEUS，UCA经静脉注射后同样进入循环，除可实时动态观察病变及肝实质动脉期、门脉期及延迟期的灌注增强外，由于肝脏血窦内的Kupffer细胞在给药后数分钟即可开始摄取UCA微泡，待注射10min后，血液循环中游离的UCA基本清除，可获得肝实质特异性显像，也称为Kupffer期或血管后期显像，并可持续到注射后2h以上[3]。

二、超声对比剂的安全性

SonoVue和Sonazoid在肝脏CEUS成像方面都有良好的安全性。在同一次检查中，可以安全地多次注射。UCA注射剂量小，可用于心、肾功能不全的患者。但对于伴有右向左分流的心脏病或肺内分流的患者、严重肺动脉高压患者（肺动脉压＞90mmHg），以及孕妇和儿童均应慎用超声对比剂。

由于UCA不含碘，过敏反应发生率非常低，严重过敏反应发生率为0.014%，明显低于增强CT和MRI。Sonazoid含有一种来源于鸡蛋的表面活性剂（氢化卵磷脂酰丝氨酸钠），对于有蛋类或蛋类制品过敏史的患者而言，只有在益处明显大于潜在风险的情况下才可使用Sonazoid[2]。

三、术中超声造影流程

根据检查目的的不同，CEUS检查的流程稍有差异。肝脏CEUS在临床诊疗中通常用于局灶性病变定性诊断、病灶探查及引导手术切除或术中消融3个方面。

1. 定性诊断

CE-IOUS可用于对IOUS发现的可疑病灶进行定性诊断。首先进行IOUS和彩色多普勒超声对整个肝脏和肝内FLL进行基线扫查，以获得有关病灶位置、大小、与血管和其他解剖标志的关系等重要信息。二维超声排除明确的囊肿或钙化灶后，锁定实性病灶进行实时动态的CEUS检查。仪器设置为造影模式，双幅成像可以同时显示常规二维超声和CEUS图像，有助于避免脱靶观察目标病变。从外周静脉团注UCA，同时检查医师启用计时器，观察并存储病灶的增强过程。

CE-IOUS的图像分析与经腹CEUS相同。与邻近肝实质相比，FLL在CEUS各个时相的增强水平、增强模式、增强及消退时间提供了FLL定性诊断的重要信息。表3-2-2和表3-2-3总结了肝内常见良、恶性病变的典型超声造影表现[2]。通常来说，FLL动脉期出现早于肝实质的显著高增强，门脉期或延迟期出现增强消退，为恶性病变的典型表现，建议对这种增强模式的病灶进行手术切除或消融等干预。反之，如果FLL动脉

期呈高增强，门静脉期及延迟期没有消退，或者三期都呈等增强或无增强，提示此类
病变为良性，建议结合其他术前影像学综合分析，必要时可以留待术后随访观察。

表3-2-2　非肝硬化背景下肝内常见良性病变的典型超声造影表现

病灶	动脉期	门脉期	延迟期	Kupffer期（血管后期）
血管瘤（图3-2-1）	周边结节状或全瘤均匀高增强	增强范围向心性扩大或全瘤增强	增强范围进一步扩大或全瘤高增强	等/轻度低增强
肝局灶性结节增生（图3-2-2）	离心性灌注，均匀高增强，部分可见轮辐状供血动脉	高增强，部分可见内部低增强中央瘢痕	等/高增强，部分可见内部低增强中央瘢痕	多为等增强
局灶性脂肪变	等增强	等增强	等增强	等增强
肝脓肿（图3-2-3）	周边不规则强化，可伴肝实质楔形早显，内呈无增强坏死	边缘增强逐渐消退，内部为无增强	边缘低增强，内部为无增强	边缘低增强，内部为无增强

表3-2-3　肝内常见恶性病变的典型超声造影表现

病灶	动脉期	门脉期	延迟期	Kupffer期（血管后期）
肝细胞癌（图3-2-4）	均匀或不均匀高增强，病灶内可见迂曲肿瘤血管	等/低增强	等/低增强	低增强
肝内胆管细胞癌（图3-2-5）	周边不规则带状或不均匀高增强	低增强	低增强	低增强
肝转移瘤（图3-2-6）	周边环状或均匀高增强	增强快速消退呈低增强	"黑洞样"低增强	"黑洞样"低增强

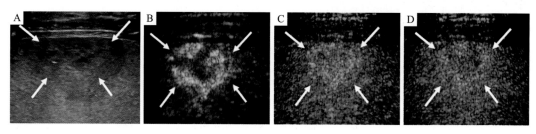

图3-2-1　肝血管瘤

A. 二维超声病灶呈低回声，内部见筛网状结构；B. 动脉期呈周边结节状高增强；C. 增强信号向心性扩大，门静脉期呈高增强；D. 延迟期病灶呈稍高增强

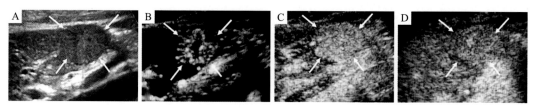

图3-2-2　肝局灶性结节增生（FNH）

A. 二维超声病灶呈等回声结节；B. 动脉期早期呈快速的离心性高增强（轮辐状增强）；C. 动脉期晚期呈均匀高增强；D. 门静脉期及延迟期呈等增强

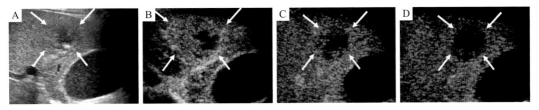

图 3-2-3 肝脓肿

A. 二维超声病灶呈混合回声；B. 动脉期呈边缘强化，伴有周围肝实质强化，内部液化为无增强；C. 门静脉期增强部分消退呈等增强，内部液化为无增强；D. 延迟期病灶增强区域消退呈低增强，内部液化为无增强

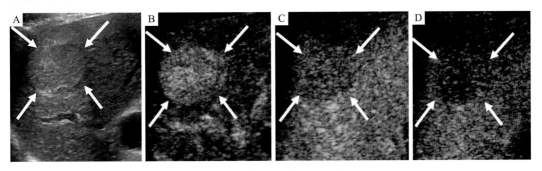

图 3-2-4 肝细胞癌（HCC）

A. 乙肝肝硬化患者，二维超声见一稍高回声肿物，周边见低回声"假包膜"；B. 动脉期呈均匀高增强；C. 病灶在58s开始消退，门静脉期呈低增强；D. 延迟期进一步消退呈低增强

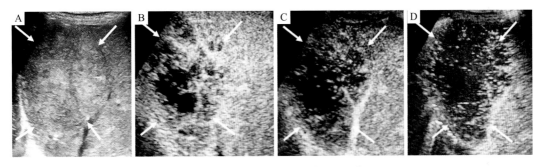

图 3-2-5 肝内胆管细胞癌（ICC）

A. 患者无肝炎及其他肿瘤病史，二维超声显示混合回声肿块；B. 动脉期早期呈周边不规则带状增强；C. 动脉晚期（22s）增强迅速开始消退，门静脉期呈低增强；D. 延迟期进一步消退呈低增强

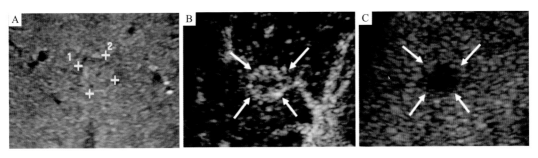

图 3-2-6 肝转移瘤

A. 患者有直肠癌病史，二维超声见稍高回声小结节；B. 动脉期呈周边环状高增强；C. 在35s病灶开始消退，门静脉期呈低增强；D. 延迟期进一步消退呈"黑洞样"低增强

以术中对肝细胞癌（HCC）与良性再生结节的鉴别问题为例，IOUS可以检测到高达30%的肝硬化再生结节，但仅凭病灶回声特点无法与HCC做出精准鉴别，因此可能导致手术医师对病情的过度判断。使用CE-IOUS则有助于肝硬化患者手术中对IOUS所发现新结节的鉴别诊断（图3-2-7）。通常来说，HCC的典型CEUS表现为动脉期高增强，并伴有门脉期或延迟期增强信号消退。HCC的动脉期高增强通常是均匀和显著的，在较大肿瘤中可因内部液化坏死区而表现为增强不均匀，同时肿瘤内部可见杂乱的肿瘤新生血管。血管期增强消退的表现与病灶大小及分化程度有关。文献报道，绝大部分HCC病例可以观察到增强明显消退，但在小结节中相对少见。对于直径1~2cm的HCC病灶，仅有20%~30%的病灶显示增强消退，而在直径2~3cm的HCC中，有40%~60%的病灶显示增强消退。分化程度较差的HCC比分化较好的HCC更快发生消退，且消退程度更加明显，而分化较好的HCC倾向于延迟期等增强[2]。HCC病灶内缺乏Kupffer细胞，在Sonazoid-CEUS的Kupffer期（血管后期）表现为均匀增强肝实质内的低回声充盈缺损灶。值得注意的是，Kupffer细胞可以保留在部分再生结节和早期HCC内，导致两者鉴别诊断困难，两者在Kupffer期有可能都没有明显的充盈缺损[1]。文献报道，以Kupffer期低增强拟诊为HCC，CE-IOUS鉴别诊断HCC的灵敏性、特异性和准确性分别为65%、94%和87%。此时，结节动脉期的增强状况就对病变性质判断至关重要，对于动脉期高增强的结节，即使门脉期或延迟期没有明显消退，Kupffer期也呈等增强或稍低增强，应考虑诊断为HCC病灶。与IOUS相比，CE-IOUS改变了35%的HCC患者的手术策略，并帮助30%的患者避免了不必要的治疗[4, 9]。

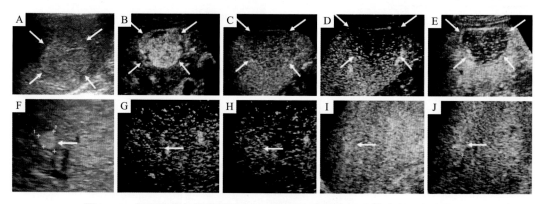

图3-2-7　肝细胞癌与肝硬化再生结节的超声造影表现（箭头所示为病灶）

A~E. 肝细胞癌（手术病理确诊为中分化肝细胞癌）：A. 二维超声显示肝内高回声病灶，类圆形；B. 超声造影显示病灶动脉期呈均匀高增强；C. 门脉期消退呈低增强；D. 延迟期进一步消退呈低增强；E. Kupffer期（血管后期）呈低增强，手术病理诊断为中分化肝细胞癌；F~J. 肝硬化再生结节（活检病理确诊为肝硬化再生结节）：F. 二维超声显示肝内高回声病灶，形态规则；G. 超声造影显示病灶动脉期呈不均匀稍低增强；H. 门脉期呈等增强，增强未见消退；I. 延迟期；J. Kupffer期（血管后期）均呈等增强

系统化疗在肝转移瘤的治疗中至关重要，然而，化疗药物可能导致化疗相关性肝损伤。结直肠癌一线化疗药物奥沙利铂致肝窦损伤的发生率高达50%~77.4%。越来

越多的研究报道化疗引起的局灶性肝窦损伤（chemotherapy-induced sinusoidal injury，CSI）与结直肠癌肝转移瘤（colorectal liver metastasis，CRLM）在影像学上表现相似，易导致误诊和不必要的肝切除。与增强CT、MRI相比，CEUS可以实时动态观察病灶的增强特点，为病灶定性诊断提供丰富的诊断信息。本中心通过对比局灶性CSI与CRLM的CEUS特征发现：局灶性CSI在动脉期多表现为不均匀等增强，与CRLM的动脉期环状或均匀高增强存在显著差异；并且达峰时间晚于CRLM［（30.5±5.6）s vs.（22.5±4.4）s，$P<0.001$］；虽然局灶性CSI在门静脉期及延迟期可表现为低强化，但增强消退明显较CRLM消退缓慢［（51.0±12.5）s vs.（35.0±6.2）s，$P=0.002$），这些特征均有助于局灶性CSI与CRLM的鉴别诊断（图3-2-8）[8]。

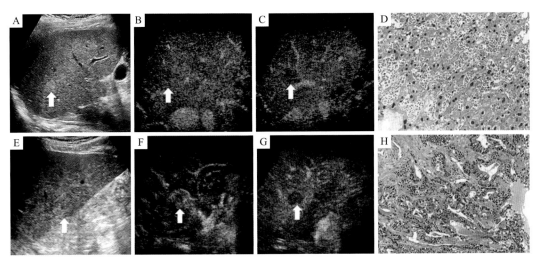

图 3-2-8 局灶性化疗相关性肝窦损伤与结直肠癌肝转移瘤的超声造影表现（箭所示为病灶）

A～D. 44岁女性结直肠癌患者，已行folfox（亚叶酸、5-氟尿嘧啶和奥沙利铂）化疗8个疗程：A. 二维超声显示肝内高回声病灶，类圆形，边界清楚；B. CEUS显示病灶在动脉期呈不均匀等强化；C. 在门脉期呈低强化，开始增强时间24s，达峰时间38s，开始消退时间53s；D. 病灶活检病理（苏木精-伊红染色，×100）显示病灶内肝窦扩张、淤血并肝细胞水泡样变，未见肿瘤细胞。E～H. 58岁男性结直肠癌患者，已行folxiri（亚叶酸、5-氟尿嘧啶和伊立替康）化疗12个疗程：E. 二维超声显示肝内稍高回声病灶，形态不规则，边界模糊；F. CEUS显示病灶在动脉期呈环状高强化；G. 在门脉期呈低强化，开始增强时间15s，达峰时间19s，开始消退时间25s；H. 病灶活检病理（苏木精-伊红染色，×100）提示肝转移性腺癌

2. 病灶探查

病灶和背景肝实质的回声会影响IOUS对微小FLL的识别，等回声结节和不均质肝实质背景显著降低了IOUS对病灶的探查能力。CE-IOUS基于病灶与肝实质血流灌注水平的差异探查病灶，尤其适用于等回声病变和复杂肝脏背景下病灶的探查，减少漏诊。恶性FLL的典型CEUS表现通常为延迟期和Kupffer期（血管后期）增强消退，肝转移瘤在延迟期和Kupffer期更是呈"黑洞样"低增强（图3-2-9），是CE-IOUS探查病变的最佳应用场景。Sonazoid注射后10min进入Kupffer细胞特异性肝实质显像期，提供长达数小时的显影和扫查时间窗，尤其适合对肝内恶性结节进行探查。

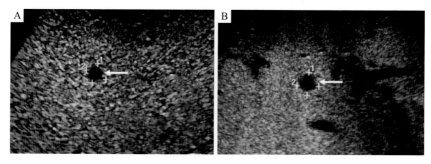

图 3-2-9　结肠癌肝转移瘤探查

A. SonoVue- 超声造影延迟期；B. Sonazoid- 超声造影的 Kupffer 期（血管后期）。扫查全肝可清晰显示肝 S4 段转移瘤呈"黑洞样"低增强（箭），直径 9mm。该病灶在常规超声检查中未被发现

　　对 HCC 而言，部分高分化病灶在使用 SonoVue 的 CEUS 延迟期可能无明显增强消退，这限制了其对 HCC 探查的敏感性。由于肝脏恶性肿瘤，无论是 HCC 还是肝转移瘤内部均缺乏 Kupffer 细胞，在使用 Sonazoid 的 CEUS 检查 Kupffer 期中多表现为明显的低增强，而肝硬化再生结节和部分不典型增生结节内尚保留一定 Kupffer 细胞，在 Kupffer 期多表现为等增强。因此，利用 Sonazoid-CEUS 提供的 Kupffer 期扫查肝内增强消退的病灶有助于发现更多的 HCC 子灶和转移瘤，并可通过一次对比剂注射引导术中进行多病灶定位、切除和（或）消融治疗。

　　需要指出的是，延迟期和 Kupffer 期部分良性病变也可能表现为低增强，如囊肿、血管瘤等，与恶性病变相似。此时，结合常规二维超声呈无回声的特点可有效判断囊性病变，这进一步显示了造影检查过程中选择双幅成像（二维灰阶与造影成像同时显示）或低机械指数常规成像与造影成像相互切换的重要性（图 3-2-10）。对于部分血管瘤在延迟期和 Kupffer 期表现为低增强的问题，则可以进行再次 UCA 注射，观察动脉期有无周边结节状增强并向心性扩大的典型表现，从而进一步确定病灶血管瘤的诊断（图 3-2-11），此过程称为"缺损 - 再灌注"成像技术[2]。

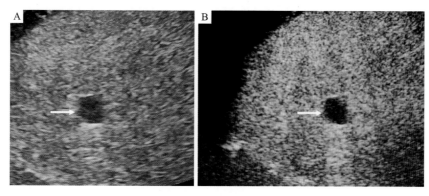

图 3-2-10　肝囊肿

超声造影双幅成像，图 A 为二维灰阶成像，图 B 为造影成像，Kupffer 期肝内见低回声结节（箭），对应二维灰阶图像确定为肝囊肿，呈边界清楚、形态规则、内部无回声、后方回声增强的典型囊肿特征

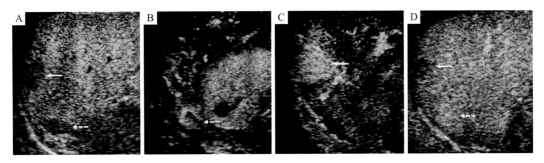

图3-2-11 升结肠癌肝肿瘤

A. Sonazoid-超声造影的Kupffer期（血管后期）扫查全肝，肝S7段见2个低增强结节（箭）；B至D. 再次经外周静脉注射对比剂观察病灶动脉期增强表现：B. 病灶一（虚线箭头）动脉期呈周边结节状增强并向心性扩大；C. 病灶二（实箭）动脉期呈均匀高增强；D. 在门静脉期，病灶一未见消退呈等增强（虚箭），病灶二消退迅速呈低增强（实箭）。手术病理证实病灶一（虚箭）是肝血管瘤，病灶二（实箭）是肝转移瘤

以术中对肝转移瘤探查为例，CE-IOUS的使用给疾病分期和手术策略带来了较大影响，因为与术前无创性影像学检查相比，CE-IOUS显著提高了对肝内转移瘤病灶的探查能力，尤其提高了对直径<10mm的微小病变的探查和诊断能力。20世纪90年代，约50% CRLM患者的手术方案会因为术中超声的应用而改变。随着术前影像评估能力的进步，这一比例逐渐下降。然而，随着Sonazoid在CE-IOUS中的应用，凭借其特有的长时间肝实质特异性显像，进一步提高了肝转移瘤的探查能力，仍然对手术方案带来了一定改变。近期一项Meta分析显示CE-IOUS发现了更多术前未诊断的CRLM，因此影响了51.8%患者的手术计划，此外，71%的患者接受了更广泛的肝切除，11.7%的患者被认为不能手术[5]。一项前瞻性临床研究对比了使用Sonazoid的CE-IOUS与IOUS在CRLM切除术中的应用价值；报道术前影像学检查共显示315个肝转移灶，IOUS共发现350个转移灶，而使用Sonazoid的CE-IOUS在Kupffer期共探查出370个肝转移灶，其中23个病灶仅在CE-IOUS中显示；CE-IOUS对CRLM诊断的敏感性、特异性和准确性分别为97.1%、59.1%和93.2%[6]。

在CRLM的治疗中，积极有效的化疗不但可以增加初步判断为不可切除肝转移瘤的切除机会，而且对无进展生存可以产生积极影响，然而化疗相关性肝损伤（如化疗相关性脂肪肝和肝窦梗阻综合征）可能会降低术前影像学对转移瘤病灶诊断的敏感性。CE-IOUS在检测化疗后CRLM方面的敏感性和阳性预测值均高达98.9%。化疗可以导致肝转移瘤"消失"（disappearing liver metastasis，DLM），文献报道发病率可达9%~24%[7]，但是否"消失"很大程度取决于影像学检查方法的显示能力。在一项对IOUS、CE-IOUS和EOB-MRI的比较研究中，CE-IOUS对DLM的检出率（55.9%~62.5%）优于IOUS（12.5%~64%），并与EOB-MRI（57.6%~78%）基本持平。EOB-MRI和CE-IOUS联合应用可使DLM的检出率提高到90%以上，且其中仍有77%的病灶残存肿瘤活性[4]。因此，CE-IOUS可提高DLM的显示率，是CRLM切除术中不可缺少的技术手段。

3. 引导手术切除或术中消融

CE-IOUS技术对术前影像学检查评估不确定的病灶或在IOUS中新发现的病灶有重要的诊断意义，同时凭借延迟期及Kupffer期实时动态全肝扫查，有助于发现术前影像学无法发现的小病灶或化疗后消失病灶。部分肿瘤在IOUS图像中由于病灶与肝实质回声水平差异小，边界显示欠清，使用CE-IOUS尤其是Sonazoid对比剂的Kupffer期可以有效清晰显示病灶的边界，有助于手术医师辨识病灶边界及其与肝内脉管的关系，从而更好地确定切除方案，且Sonazoid超长的Kupffer期显影时间足以满足临床手术导航的需求。

除引导手术切除外，CE-IOUS亦可引导完成穿刺活检、肿瘤消融等多种介入性诊疗操作。穿刺活检时，CE-IOUS可帮助精准靶向有血流灌注增强的肿瘤活性部分，以避开无增强的坏死区域，提高活检阳性率和成功率。因此，对于存在坏死区或先前活检结果为坏死组织的FLL，应考虑进行CE-IOUS引导下活检。引导肿瘤消融治疗方面，CE-IOUS绝大多数情况下可较IOUS更清晰地显示肿瘤边界及周边浸润情况，从而更精准地确定病灶范围，制订消融计划，引导消融针布针，提高消融治疗技术成功率和完全消融率，为保证获得5～10mm的安全边缘提供重要依据。同时，对于IOUS难以发现的肝转移瘤，CE-IOUS进一步提高病变检出率和判断准确率，避免漏治、误治。尤其是使用Sonazoid的CE-IOUS具有超长Kupffer期显像的特点，为临床精准有效地探查和引导穿刺提供了更高的可行性。即时疗效评估也是CE-IOUS的重要功能之一，可在消融治疗结束后再次注射UCA初步评估无增强凝固性坏死范围，有无覆盖肿瘤区域（图3-2-12），如有残留则可以精确地引导补充治疗。此时需注意，在

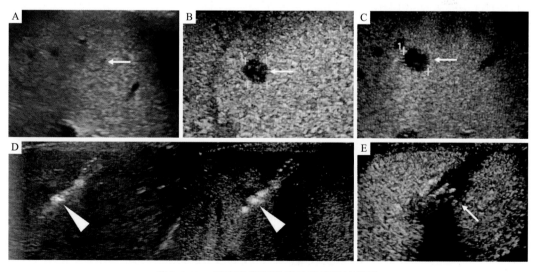

图3-2-12　超声造影引导肝转移瘤微波消融

A. 肝转移瘤（箭）在二维超声下边界显示不清；B. 在超声造影的延迟期及C. Kupffer期，肝转移瘤边界显示清晰；D. 在Kupffer期双幅成像下引导布针，对肝转移瘤进行微波消融（箭头所指为消融天线）；E. 消融结束后再次注射对比剂，消融灶（箭）完全覆盖病灶并持续无增强

进行旨在即时评估疗效的CEUS检查之前，应至少等待5～10min待消融过程中产生的高回声气体消散，避免气体对造影图像的干扰，确保达到有效评估的目的。通常认为，取得"完全消融"的判断标准为消融灶呈持续无增强，范围在各个方向均超出原病灶边界5～10mm；"消融不全或肿瘤残留"的判断标准为消融灶边缘区域出现动脉期不规则或结节状高增强，同时伴有门脉期或延迟期增强消退。值得注意的是，肿瘤消融后即时疗效评估时需注意鉴别消融灶周边炎症充血带与肿瘤残留，前者通常表现为消融灶周边厚环状增强且各方向增强区域厚度相对一致，后者则多表现为消融灶旁某一方向的结节状增强（图3-2-13）。一旦发现肿瘤残留，则应在CE-IOUS引导下再次精准穿刺残留区域完成补充消融。

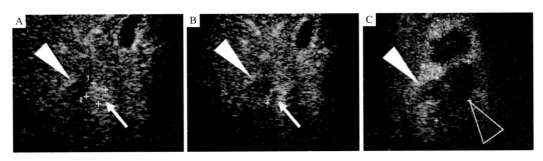

图3-2-13　超声造影发现肿瘤残留后补充消融

A. 超声造影动脉期见消融灶（实心箭头）旁高增强结节（箭头）；B. 增强消退迅速，门脉期呈低增强，提示肿瘤残留。对该病灶行微波消融补充治疗；C. 消融后复查超声造影显示消融灶（实心箭头为原消融灶，空心箭头为新增消融灶）完全覆盖原病灶，呈持续无增强

　　综上所述，CE-IOUS技术不但能够提高IOUS对微小病灶的检出率，有助于术中发现和判断病变性质，还能准确判断病灶边界及其与脉管关系，在引导活检、消融或手术方面具有重要意义和价值，可为外科医师制订和修正手术方案提供依据和信息。CE-IOUS的运用，一定程度上提高了手术的合理性和根治性，降低了手术的风险，减少了术后肿瘤的复发，因此，CE-IOUS应逐渐成为外科医师的必备技能。

（覃　斯　刘广健）

四、Sonazoid术中超声造影在肝脏外科的应用

　　超声造影（CEUS）是基于肝组织及肿瘤组织的血池显像特征，利用超声对比剂显影特点判断肿瘤的血供，给予相应诊断的辅助性超声技术[10-11]。目前常用的超声对比剂包括以血池显像为主的超声对比剂和综合血池显像及肝特异性显像特点的对比剂，即注射用全氟丁烷微球（示卓安）（Sonazoid）。该对比剂2007年在日本上市，2019年进入中国医疗市场。示卓安超声造影（Sonazoid-CEUS）利用了肝脏Kupffer细胞能特异性摄取Sonazoid对比剂的特点，在血池显像10min后进入特异性的Kupffer期。由于

大多数肿瘤不含或仅含少量Kupffer细胞，因此在Kupffer期多呈低回声。这一特殊时相的显像时间超过1h，给予医师充分时间进行全肝扫查、肿瘤定位，甚至可以发现其他影像学无法发现的微小病灶，成为肝脏外科医师重要的诊治工具[12, 13]。

（一）Sonazoid在外科应用的理化基础

Sonazoid是第二代超声对比剂，其由氢化卵磷脂酰丝氨酸钠膜包裹全氟丁烷微球构成，其理化特点是其在外科临床应用的基础[14-16]。

1. 稳定的脂质外壳

Sonazoid的脂质外壳较传统对比剂厚，具有耐高机械指数和高频率超声的稳定性，在循环中可存在较长时间，并且不被破坏。这为术中肝脏表面应用高频超声探查提供了条件，保证了长时间、反复观察，减少了对比剂微泡的破坏，提高了图像质量。

2. 较小的微泡直径

Sonazoid微泡的平均直径为2.3～2.9μm，可在毛细血管中自由通行，但不能穿透血管内皮，因此可以在肝血窦中良好地扩散，同时提高了血管与肝组织的对比显示，既满足了血管期的观察，也为高选穿刺门静脉分支进行肝段显影提供了条件。

3. 安全的分解产物

Sonazoid微气泡破裂后，其内部气体全氟丁烷经呼吸从肺排出，外壳氢化卵磷脂酰丝氨酸钠则主要经肝脏通过胆汁或经肾脏通过尿液排泄。笔者单位连续应用超过600例，尚未发现明显药物相关不良反应。这为有CT或MRI对比剂过敏风险的患者提供了新的选择。

4. Kupffer细胞的特异性摄取

由于Sonazoid外壳特殊的抗原性，在肝实质内可以被Kupffer细胞识别并吞噬。Kupffer细胞是肝窦内的巨噬细胞，属于单核-巨噬细胞系统，广泛而均匀地分布于肝实质内，具有吞噬功能。体外实验显示，Sonazoid的吞噬比例高达99%，吞噬后其"定殖"于肝内，满足了长时间显影的需要，利于术中Sonazoid引导下肝切除的肝段面的反复确认、肝射频消融术的多发病灶的寻找及消融后再灌注。

（二）Sonazoid超声造影在术中诊断中的应用

Sonazoid对比剂是一种诊断用药，以其为基础的超声造影技术其与传统超声及其他影像技术对比，有独到的优势，特别表现在Kupffer相的成像特点方面，使其成为在肝脏外科影像诊断的优选方法。

1. Sonazoid超声造影与传统超声技术对比

在Sonazoid-CEUS与传统超声技术的对比研究中，目前有两方面内容。

1）对比Sonazoid-CEUS与二维超声之间的差异：

2019年日本学者Masatoshi Kudo发表的纳入23个中心656例患者的随机对照研究

对比了B型超声与Sonazoid-CEUS在肝细胞肝癌中的诊断价值[17]。结果指出Sonazoid-CEUS所发现的初诊肝细胞肝癌的大小更小〔（13.0±4.1）mm vs.（16.7±4.1）mm，$P=$ 0.011〕。预示着更早期发现肿瘤。同时作者还指出对于具有肝硬化背景的肝细胞肝癌，Sonazoid-CEUS的Kupffer期及基于Kupffer期的再灌注技术（reinjection technique）应当成为一线的诊断选择。图3-2-14显示了肝硬化背景下，不同结节在术中腹腔镜Sonazoid-CEUS的Kupffer期与二维超声之间的对比。

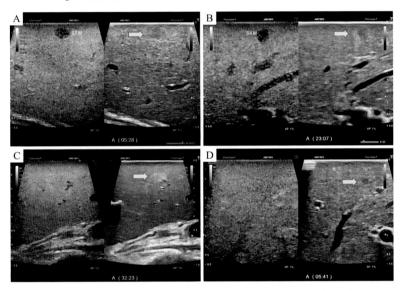

图3-2-14　腹腔镜Sonazoid-CEUS的Kupffer期与二维超声对比

A、B. 二维超声表现低回声或混合回声，Kupffer期表现低回声，病理证实HCC；C、D. 二维超声表现为高回声和低回声，Kupffer期表现为等回声，病理证实增生结节

2）对比Sonazoid-CEUS与其他超声对比剂之间的差异：

2021年发表的一项纳入中国与韩国17家医院424例肝脏局灶性病变（focal liver lesions，FLL）患者的Ⅲ期临床研究显示，Sonazoid与Sonovue在FLL诊断方面具有相似的效能，但均明显优于普通二维超声[18]。2022年一项研究显示利用Sonazoid-CEUS改良的2017版超声造影肝脏影像报告及数据系统分级（contrast-enhanced us liver imaging reporting and data system，CEUS LI-RADS）与原版分级方法在FLL诊断中具有更高的敏感性。该改良方法即用Kupffer期影像特点替代了原版本中基于血池显像的静脉期和延迟期表现，体现了Kupffer期的价值[19-20]。

结合笔者团队经验，我们认为传统血池显像造影基于二维超声的发现，其诊断路径可以概括为"二维发现-增强验证"。如果二维超声发现不了，造影将无从进行。而Sonazoid的诊断路径不仅包括了通过血池显像诊断二维超声发现的问题，还可以在Kupffer期执行

"全肝扫查-新发病灶-灌注验证"的新路径，提高了诊断效能。因此，我们更倾向于选择Sonazoid进行FLL的诊断及随访。

2. Sonazoid超声造影与其他影像技术对比

目前发表的Sonazoid-CEUS与其他影像技术的诊断效能的对比研究，结果多显示Sonazoid-CEUS在诊断方面的优势。相对于CT、MRI等断层影像，CEUS超声具备传统增强影像相同的血池显像，包括典型的动脉期、静脉期及延迟期，更具有切面选择的灵活性，且为动态实时影像，可全程显示兴趣区（district of interest，DOI）的血管灌注及流出特点，对肿瘤的敏感性接近100%。Sonazoid-CEUS提供的特有的Kupffer期，提高了肿瘤的发现率和诊断率。

Sonazoid在日本上市后，2008年即有研究显示相对于增强CT，Sonazoid-CEUS在肝脏恶性肿瘤的诊断中有更高的敏感性和准确性[21]。2020年Sonazoid在国内上市后，笔者中心发表了国内最早的诊断效能对比研究，也显示了在FFL的诊断中，Sonazoid-CEUS比增强CT具有更好的病理符合率（85.7% vs. 78.6%，$P < 0.05$），其对肝脏肿瘤性病变良恶性诊断准确率为90.5%（38/42），敏感性96.7%（29/30）。相对于增强MRI，包括普美显MRI，在诊断FLL方面，Sonazoid造影也显示了近乎相同的诊断效能。因此有学者推荐Sonazoid-CEUS与钆塞酸二钠注射液（普美显）MRI这两种肝脏特异性摄取的造影技术的联合应用，会进一步提高肝脏恶性肿瘤的诊断准确性[22-24]。

因此，在临床实践中，合理地选择Sonazoid-CEUS作为诊断工具，能够既保证诊断准确性，又节约医疗资源和就医成本。对于超声考虑为血管瘤、局灶性结节增生及肝硬化结节等良性病变，Sonazoid-CEUS完全可以达到独立的临床诊断目的并可作为随访工具。而对于肝转移癌及肝癌，Sonazoid-CEUS可以作为联合影像诊断的必选项，也为后续的治疗提供必要的参考。笔者团队曾分析27例肝转移肿瘤患者共99例病灶的影像特点，显示了术中Sonazoid-CEUS（intraoperative Sonazoid-CEUS，Sonazoid-IOUS）相对于术中二维超声、术前CEUS和MRI，具有更高的诊断效能[12]（表3-2-4和图3-2-15）。

表3-2-4　肝转移肿瘤影像学结果与病理准确率对比

	MRI	术前CEUS	术中二维超声	Sonazoid-IOUS
准确率［%（n）］	89（81/91）	95.3（81/85）	84.5（82/97）	97（96/99）
曲线下面积（95%CI）	0.810（0.715~0.885）	0.919（0.839~0.967）	0.698（0.596~0.787）	0.958（0.898~0.988）

（三）Sonazoid超声造影在术中治疗中的应用

自20世纪70年代日本学者Makuuchi教授首先在肝手术中应用超声以来，超声逐渐成为肝脏外科医师必备的技能。随着近年精准肝切除和微创手术的兴起与推广，超声从辅助定位的配角位置一跃成为精准定位的核心技术。术中超声的最大优势是高频超声在肝表面的直接探查，可以更加清晰地显示肝脏内的各种结构，并且完成全肝脏扫查，无检查死角。术中超声造影技术也扮演了锦上添花的重要角色。Sonazoid的微泡强度使得其能经受高频超声的破坏，在提供良好的诊断效能基础上，其肿瘤特有的Kupffer期表现也为治疗提供了良好的条件。

1．术中常规应用

Sonazoid-IOUS 主要是利用了 Sonazoid 的三个主要特点，以下是笔者结合自身的应用体会和应用经验进行的分析。

1）Kupffer期的"超长显影"：

这为手术提供了充足的时间窗，术者可以从容地完成全肝脏扫查，为发现术前影像学未见的微小病灶提供机会。目前术者在临床实践中，对于开腹及腹腔镜肝恶性肿瘤手术会常规行术中Sonazoid造影，用Kupffer期全肝扫查替代传统的二维扫描。在麻醉后手术开始前即将常规剂量的 Sonazoid 进行外周静脉注射，然后进行

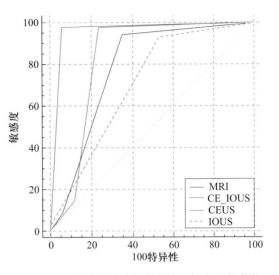

图 3-2-15　肝转移肿瘤影像学结果与病理准确率对比 AUC 曲线

消毒铺巾等术前准备，在完成开腹或建立气腹布置 Trocar 后，可以直接进入 Kupffer 期行术前所见的病灶定位及全肝扫查。通过多发肝转移瘤手术实践，笔者体会 Kupffer 期可以延迟到注射后的4～5h。当造影质量有所下降时，例如局部长时间观察导致近场对比剂破坏明显，可反复进行Sonazoid注射，增强Kupffer期的成像背景。

2）Kupffer期的"黑洞征"：

由于缺乏 Kupffer 细胞，肝内的恶性肿瘤在 Kupffer 期基本表现为无对比剂的"黑洞征"。对于肝癌患者，其价值在于肝硬化结节与肝癌的鉴别诊断。在二维超声中，此两者均可能表现为高回声、低回声甚至等回声，而在 Kupffer 期，肿瘤基本表现为"黑洞征"。2011年一项前瞻性研究显示，Sonazoid-IOUS 在26%（50/192）的 HCC 患者中发现79枚术前未见的 FLL，其中经病理诊断确认为 HCC 的有17枚，占比22%[25]。在结直肠癌肝转移领域，"黑洞征"的价值首先体现在发现术前影像学未见的微小病灶；其次由于结直肠癌化疗药物会影响肝脏的病理状态，如铂类引起的"蓝肝"（肝窦阻塞综合征）、伊立替康引起的"黄肝"（脂肪肝），均会影响到肝脏超声的背景成像，在术前的经皮二维超声及超声造影中，往往会有背景回声偏强、回升粗糙、成像模糊的情况，而 Sonazoid-IOUS 有利于不同肝脏成像背景下的肿瘤鉴别（图3-2-16）。术中Kupffer期的观察在一定程度上改变了肿瘤的治疗策略，使得部分术前判断可能达到根治的肿瘤转变为姑息治疗，但更多的患者得以发现可能存在的全部肿瘤达到无肿瘤证据的状态（no evidence of disease，NED）。2021年一项 Meta 分析纳入11项研究共计497例患者，结果显示术中超声造影的诊断效能要高于术前的CT、MRI及术中的二维超声。术中超声造影在247例患者中发现新病灶，其中128例患者的治疗策略得到调整，91例患者接受了扩大范围的肝切除，15例患者被诊断为无法手术治疗[26]。而在笔者的研究中，

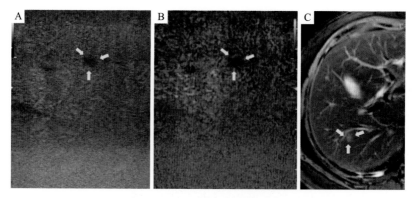

图3-2-16   腹腔镜Sonazoid-IOUS在重度脂肪肝背景下的鉴别

患者，女，73岁，术前接受9个疗程伊立替康＋希罗达＋贝伐珠单抗治疗。术前经皮二维超声示重度脂肪肝。A. 腹腔镜下二维超声，黄箭显示肿瘤隐约可见；B. Kupffer期，黄色箭头显示肿瘤呈低回声表现；A和B中蓝箭为血管，应用动态扫查技术可鉴别；C. 术前MRI显示的Ⅶ段病灶，由于患者腹壁厚，脂肪肝严重，肺气影响，术前经皮超声不清晰

Sonazoid-IOUS改变了接近25%的患者的治疗策略，其中大部分患者获得NED。2014年的另一项研究则给我们新的提示，即对于术前影像学未发现肝转移的患者，术中行Sonazoid-IOUS可以发现部分患者有肝转移（2.8%），并且与术后6个月新发肝转移相关，值得临床借鉴[27]。

3）Kupffer期的"再灌注"：

Sonazoid-IOUS有助于发现术前影像无法发现的新病灶，并在Kupffer期下行再灌注检查，进行定性诊断，提高了诊断率，特别适用于肝硬化背景下的多发结节及多发性肝转移肿瘤的病例（图3-2-17）[28]。同时，对于射频消融后的肿瘤，可以同期进行再灌注，判断消融边界，确认是否有残留病灶。笔者经验是在完成射频消融10min后，可进行Kupffer期背景下的再灌注，注射常规剂量Sonazoid，观察消融灶血管期表现，同时对比消融前肿瘤位置及形态，确认消融边界（图3-2-18）。

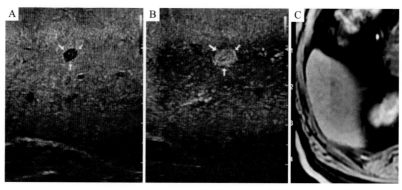

图3-2-17   腹腔镜术中Kupffer期探查新发病灶及再灌注诊断

A. Kupffer期新发病灶；B. 再灌注提示动脉期高回声；C. 术前增强MRI未见

在术中造影的操作手法上应当注意，对于浅表肿瘤及消融灶的血管期再灌注时，术中超声探头以"贴而不紧"为度，避免探头压迫导致影响局部血供使对比剂无法进

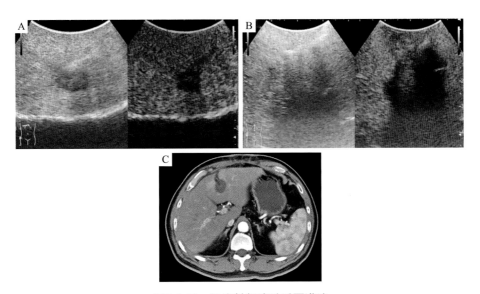

图3-2-18 经皮射频消融后再灌注

A. 术前二维超声及Kupffer期表现；B. 射频消融10min后再灌注显现动脉期，示消融边界完全；C. 术后1个月增强CT随访

入组织，产生低灌注的表现。为保证良好贴合，在腹腔镜超声探查时，可局部注射生理盐水协助透声窗的建立。此技术适用于对特殊部位的观察，如在未行右肝游离的状态下观察肝Ⅶ段占位时，细长的探头无法完全弯曲贴合肝脏表面，可将右侧膈下注满生理盐水，将探头"泡入"水中观察；另外，对于肝硬化导致肝表面结节感明显的病例，利用生理盐水将探头与肝脏之间的缝隙填充，可以提高成像质量。

2. 术中特殊应用

1）Sonazoid超声造影辅助精准肝切除：

精准肝切除手术得益于术前多模态影像评估、三维重建技术，术中影像及荧光显像引导，高选的肝流域血管处理等技术的推广应用。而Sonazoid是否在其中可占有一席之地，也有学者进行过探讨。2011年日本学者发表了Sonazoid联合吲哚菁绿（ICG）序贯注射在精准肝切除中的应用[29]。该团队先行结扎靶肝段或肝叶的Glisson鞘系统，然后静脉注射ICG显示缺血线，此后再次注射Sonazoid确认缺血界面，并在切除过程中应用超声造影确认切面，取得了较好的效果。笔者近年也尝试了ICG与Sonazoid混合注射的应用，包括超声引导的靶肝段肝蒂门静脉的直接穿刺注射，即正染色（图3-2-19）；阻断靶肝段或肝叶肝蒂后的外周静脉注射，即反染色。在正染色时，将Sonazoid与ICG按说明书以灭菌注射用水配置后，再稀释10倍，通过手术台下外接泵管缓慢注射5～10ml，避免注射压力过高引起显影剂的反向灌注，并根据超声造影模式下的实时观察判断注射剂量，并可在第一时间确认肝段注射的准确性；行反染色时，按说明书配置浓度并经静脉注射。在切除过程中，首先可利用ICG显像确认预定切除线，利用超声Sonazoid的Kupffer期显像显示肝内断面情况，进行两种成像方法的双确定。在切除过程中，可随时通过超声观察Kupffer期表现，引导术中分离面走向。

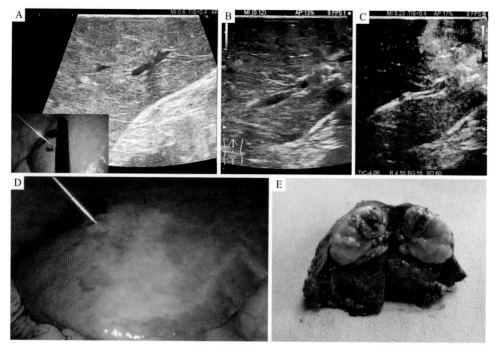

图 3-2-19 Sonazoid 超声造影辅助精准肝切除

患者男，43岁，肝Ⅵ段肝癌，肝硬化，慢性乙型肝炎。A. 腹腔镜超声引导肝Ⅵ段亚肝段肝蒂穿刺；B. 腹腔镜超声造影模式显示肝Ⅵ段亚肝段分界线；D. 荧光腹腔镜显示Ⅵ段亚肝段边界，确定切除线；E. 包含肿瘤的Ⅵ段亚肝段标本，切缘满意

2）Sonazoid 超声造影辅助融合影像技术：

融合成像技术（fusion imaging）是近年来超声领域的新兴技术。利用电磁定位技术可将断层影像（CT、MRI 或 PET-CT）与超声图像精准配合，以实现超声驱动的断层影像的重建，适用于超声显示不清而断层影像可见的病例。由于融合过程耗时、对特殊硬件支持的依赖及患者体位的变化及呼吸活动的影响，该技术推广受到限制。笔者中心尝试从另外一种思路出发，利用 Sonazoid 造影 Kupffer 期肿瘤表现为"黑洞征"的特点，将断层影像可见、Kupffer 期也可见的微小结节进行融合，达到影像互认的效果，实现精准穿刺及消融，扩大了该技术的适应范围[30]（图3-2-20）。

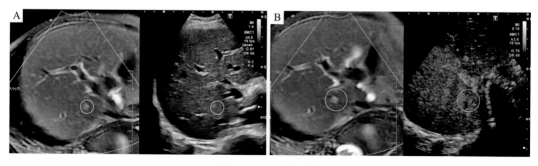

图 3-2-20 融合影像

患者女，48岁，肝Ⅵ段转移癌，结肠癌术后化疗3个疗程。A. 术前 MRI 检查 DWI 可见Ⅵ段弥散受限信号，二维超声不可见；B. 术前 MRI 检查 DWI 与 Kupffer 期显像融合，肿瘤0.6cm，穿刺活检示肝组织内腺癌浸润，后行射频消融

综上所述，Sonazoid作为新一代超声对比剂，其特有的Kupffer期显像，为外科医师提供了充足的时间进行相关的诊断和治疗，成为术中不可或缺的超声辅助技术。随着临床实践的开展，必将获得更多的高质量的临床证据和高水平的应用经验，最终使外科患者获益。

（许静涌　宋京海）

参 考 文 献

［1］ Lee J Y, Minami Y, Choi B I, et al. The AFSUMB Consensus Statements and Recommendations for the Clinical Practice of Contrast-Enhanced Ultrasound using Sonazoid [J]. J Med Ultrasound, 2020, 28 (2): 59-82.

［2］ Dietrich CF, Nolsoe CP, Barr RG, et al. Guidelines and Good Clinical Practice Recommendations for Contrast-Enhanced Ultrasound (CEUS) in the Liver-Update 2020 WFUMB in Cooperation with EFSUMB, AFSUMB, AIUM, and FLAUS [J]. Ultrasound Med Biol, 2020, 46 (10): 2579-2604.

［3］ Barr RG, Huang P, Luo Y, et al. Contrast-enhanced ultrasound imaging of the liver: a review of the clinical evidence for SonoVue and Sonazoid [J]. Abdom Radiol (NY), 2020, 45 (11): 3779-3788.

［4］ Kamiyama T, Kakisaka T, Orimo T. Current role of intraoperative ultrasonography in hepatectomy [J]. Surg Today, 2021, 51 (12): 1887-1896.

［5］ Fergadi MP, Magouliotis DE, Vlychou M, et al. A meta-analysis evaluating contrast-enhanced intraoperative ultrasound (CE-IOUS) in the context of surgery for colorectal liver metastases [J]. Abdom Radiol (NY), 2021, 46 (9): 4178-4188.

［6］ Takahashi M, Hasegawa K, Arita J, et al. Contrast-enhanced intraoperative ultrasonography using perfluorobutane microbubbles for the enumeration of colorectal liver metastases [J]. Br J Surg, 2012, 99 (9): 1271-1277.

［7］ Walker TLJ, Bamford R, Finch-Jones M. Intraoperative ultrasound for the colorectal surgeon: current trends and barriers [J]. ANZ J Surg, 2017, 87 (9): 671-676.

［8］ Qin S, Cui R, Wang Y, et al. Contrast-Enhanced Ultrasound Imaging Features of Focal Chemotherapy-Induced Sinusoidal Injury in Patients With Colorectal Cancer: Initial Experience [J]. J Ultrasound Med, 2021, 40 (1): 141-149.

［9］ Guido T. 超声引导下肝脏外科手术图解 [M]. 周翔. 邹如海, 译. 北京: 人民卫生出版社, 2016.

［10］ Makuuchi M, Hasegawa H, Yamazaki S. Intraoperative ultrasonic examination for hepatectomy [J]. Ultrasound Med Biol, 1983, 2: 493-497.

［11］ NicolauC, VilanaR, CataláV, et al. Importance of evaluating all vascular phases on contrast-enhanced sonography in the differentiation of benign from malignant focal liver lesions [J]. AJR Am J

Roentgenol, 2006, 186 (1): 158-167.

［12］ Li C, Liu Y, Xu J, et al. Contrast-Enhanced Intraoperative Ultrasonography with Kupffer Phase May Change Treatment Strategy of Metastatic Liver Tumors-A Single-Centre Prospective Study [J]. Ther Clin Risk Manag, 2021, 31; 17: 789-796.

［13］ 李晨, 刘媛, 许静涌, 等. 基于Kupffer细胞特异性摄取的超声造影在肝脏肿瘤性病变诊断中的应用价值 [J]. 中华肝胆外科杂志, 2020, 26 (12): 907-911.

［14］ YanagisawaK, MoriyasuF, MiyaharaT, et al. Phagocytosis of ultrasound contrast agent microbubbles by kupffer cells [J].Ultrasound Med Biol, 2007, 33 (2): 318-325.

［15］ Sontum PC. Physicochemical characteristics of SonazoidTM, a new contrast agent for ultrasound imaging [J]. Ultrasound Med Biol, 2008, 34: 824-33.

［16］ MoriyasuF, ItohK. Efficacy of perflubutane microbubble-enhanced ultrasound in the characterization and detection of focal liver lesions: phase 3 multicenter clinical trial [J].Am J Roentgenol, 2009, 193 (1): 86-95.

［17］ Kudo M, Ueshima K, Osaki Y, et al. B-Mode Ultrasonography versus Contrast-Enhanced Ultrasonography for Surveillance of Hepatocellular Carcinoma: A Prospective Multicenter Randomized Controlled Trial [J]. Liver Cancer. 2019, 8 (4): 271-280.

［18］ Lv K, Zhai H, Jiang Y, et al. Prospective assessment of diagnostic efficacy and safety of SonazoidTM and SonoVue® ultrasound contrast agents in patients with focal liver lesions [J]. Abdom Radiol (NY). 2021, 46 (10): 4647-4659.

［19］ Takahashi H, Sugimoto K, Kamiyama N, et al. Noninvasive Diagnosis of Hepatocellular Carcinoma on Sonazoid-Enhanced US: Value of the Kupffer Phase [J]. Diagnostics (Basel), 2022, 7; 12 (1): 141.

［20］ Sugimoto K, Kakegawa T, Takahashi H, et al. Usefulness of Modified CEUS LI-RADS for the Diagnosis of Hepatocellular Carcinoma Using Sonazoid [J]. Diagnostics, 2020, 10 (10): 828.

［21］ Hatanaka K, Kudo M, Minami Y, et al. Sonazoid-enhanced ultrasonography for diagnosis of hepatic malignancies: comparison with contrast-enhanced CT [J]. Oncology, 2008, 75 (1): 42-7.

［22］ Kim YY, Min JH, Hwang JA, et al. Second-line Sonazoid-enhanced ultrasonography for Liver Imaging Reporting and Data System category 3 and 4 on gadoxetate-enhanced magnetic resonance imaging [J]. Ultrasonography. 2022. doi: 10.14366/usg.21198.

［23］ Kawada N, Ohkawa K, Tanaka S, et al. Improved diagnosis of well-differentiated hepatocellular carcinoma with gadolinium ethoxybenzyl diethylene triamine pentaacetic acid-enhanced magnetic resonance imaging and Sonazoid contrast-enhanced ultrasonography [J]. Hepatol Res, 2010, 40 (9): 930-936.

［24］ Iwamoto T, Imai Y, Kogita S, et al. Comparison of Contrast-Enhanced Ultrasound and Gadolinium-Ethoxybenzyl-Diethylenetriamine Pentaacetic Acid-Enhanced MRI for the Diagnosis of Macroscopic Type of Hepatocellular Carcinoma [J]. Dig Dis, 2016, 34 (6): 679-686.

［25］ Arita J, Takahashi M, Hata S, et al. Usefulness of contrast-enhanced intraoperative ultrasound using Sonazoid in patients with hepatocellular carcinoma [J]. Ann Surg, 2011, 254: 992-999.

［26］ Fergadi MP, Magouliotis DE, Vlychou M, et al. A meta-analysis evaluating contrast-enhanced intraoperative ultrasound (CE-IOUS) in the context of surgery for colorectal liver metastases [J]. Abdom Radiol (NY), 2021, 46 (9): 4178-4188.

［27］ Itabashi T, Sasaki A, Otsuka K, et al. Potential value of sonazoid-enhanced intraoperative laparoscopic ultrasonography for liver assessment during laparoscopy-assisted colectomy [J]. Surg Today, 2014, 44 (4): 696-701.

［28］ Kudo M. Breakthrough Imaging in Hepatocellular Carcinoma [J]. Liver Cancer, 2016, 5 (1): 47-54.

［29］ Uchiyama K, Ueno M, Ozawa S, et al. Combined intraoperative use of contrast-enhanced ultrasonography imaging using a sonazoid and fluorescence navigation system with indocyanine green during anatomical hepatectomy [J]. Langenbecks Arch Surg, 2011, 396 (7): 1101-1107.

［30］ 李晨, 许静涌, 刘媛, 等. Sonazoid超声造影与MRI融合引导消融肝微小转移1例 [J]. 中华肝胆外科杂志, 2022, 28 (03): 228-229.

［31］ Maruyama H, Sekimoto T, Yokosuka O. Role of contrast-enhanced ultrasonography with Sonazoid for hepatocellular carcinoma: evidence from a 10-year experience [J]. J Gastroenterol, 2016, 51 (5): 421-433.

第 ③ 节
肝脏肿瘤术中弹性成像

一、知识背景

在肝脏手术中，肿瘤的位置和特征的准确信息是非常重要的，术中超声造影（CE-IOUS）能鉴别肝细胞癌（HCC）与良性病变，并能发现隐匿性强的肝脏转移瘤（见前文），其结合普通术中超声（IOUS）使用已成为术中探查和诊断肝肿瘤的一种有效方法。此外，不同肝脏肿瘤的硬度其实也有较明显的差异。有经验的肝胆外科医师往往可以通过触诊初步判断肝脏肿瘤的位置和性质，但对于位置深在的肿瘤或腹腔镜下操作等"触觉缺失"的情形下，我们缺少了一种可信的术中诊断手段。同时，肝纤维化及肝硬化是慢性肝病最重要的病理特征，这种硬度信息背后的背景肝病的存在对肝肿瘤外科术式的选择也有不可替代的参考意义。

弹性成像（elastography）可以通过超声机器的相应模块来可视化组织"硬度"信息[1]。且超声弹性成像具有简单、快速、重复性好、无创、安全、耐受性好等特点。

临床上用于肝脏的弹性成像主要分为以下4大类[1-2]：

1）剪切波弹性成像（shear wave elastography，SWE）：指利用声辐射力（ARFI）技术激励组织产生剪切波，通过测量其速度来判断组织硬度。包括点式剪切波测量（p-SWE）和二维剪切波弹性成像（2D-SWE）。代表厂家及技术名称为：西门子VTQ、迈瑞STQ、迈瑞STE、日立SWM 、飞利浦ElastoQ、声科SWE 等。目前腹腔镜超声探头暂不支持SWE技术的使用。

2）应变式弹性成像（strain elastography，SE）：是在常规二维超声基础上搭载的弹性成像技术，其原理是通过患者生理运动或外部施加的固定频率的应力形成组织轴向位移，连续采集组织压缩前、后的信号并对信号进行相关分析计算，最后进行彩色编码。SE技术只能获得肝脏组织相对弹性应变信息，无法得到弹性模量绝对值。其应用比较广泛，其对象可以包括占位性病灶或弥漫性病变。代表厂家及技术名称为：日立RTE-Strain Histogram（real-time tissue elastography）。目前仅有基于SE技术的腹腔镜超声弹性成像。

3）瞬时弹性成像（transient elastography，TE）：通常指的是Fibroscan设备，不属于常规超声设备，是一种专门针对慢性肝病定量评估肝脏硬度的仪器，没有超声二维成像。其不能用于占位性病变，只针对各种病因导致的慢性肝纤维化和肝硬化的硬度评估，已被各种指南、共识推荐用于评估肝纤维化和肝硬化的程度[1-2]。代表厂家及技术名称为：Echosens FibroScan TE。检测时，需要根据患者特征选择合适的探头，大多数患者适用M型探头。

4）联合弹性成像（combi-elasto）：是弹性成像发展过程中新出现的一类超声弹性技术。其基本原理是结合了剪切波弹性与应变弹性两种技术优势而形成的多因素、多参数综合定量分析技术。

在肝脏肿瘤中的应用主要包括应变弹性、剪切波弹性。剪切波弹性成像可以实时定量测量并可视化组织的硬度信息[1]。这项技术已被用于检测乳腺、甲状腺、前列腺等实体肿瘤的硬度。文献证实，由于肿瘤（尤其是恶性肿瘤）通常硬度不均匀，最大弹性（Emax）是剪切波弹性成像中重要特征性参数[4]。Zhang 等[5]结合肝脏病灶的硬度不均一性，认为SWE也是一种可以获得病灶相对准确硬度信息的方便易用的方法，其中Emax亦最有参考意义。

应变弹性方面，Omichi等[3]通过研究肝脏肿瘤在术中实时组织弹性成像（intraoperative real-time tissue elastography ，IORTE）的不同表现，将病灶分为6种类型，这种分型诊断方式对肝细胞癌的诊断敏感性可达83%、特异性达67.2%。Wiggermann等[6]进一步研究表明消融治疗前应变式弹性成像与CE-IOUS检测病灶的大小、性质等有可观的相关性，因此在肝肿瘤的鉴别诊断、消融治疗过程中将弹性成像与CEUS协同使用有助于术中分期、治疗效果的判断。

二、术中弹性成像的技法要领

（一）剪切波弹性成像

由于SWE技术的实现需要探头内部晶片等设备连续发射低频脉冲，因此受探头体积所限，腹腔镜超声探头暂不能支持SWE，对于开腹手术，可以使用常规探头进行SWE。

（1）将探头置于肝脏表面，避开血管、胆囊等区域，常规二维超声显示最佳肝肿瘤切面，肿瘤尽可能置于图像中部，检测肝实质时尽量选择肝实质居多、回声较均匀的区域进行探查，同时避开较大的管道结构。

（2）取样框（region of interesting，ROI）上缘置于距肝包膜1.0cm以下，最深不超过5cm。一般应取肝包膜下1～3cm，避免因为深部组织的声学衰减、混响、阴影等因素造成的测量误差。ROI推荐大小2.5cm×2.5cm（不同设备可能略有不同，一般设备已预设定好，无须调整）。如检测对象是肿瘤性病变，ROI大小一般取决于肿瘤大小而自行设定，ROI内需包含整个肿瘤区域。如肿瘤体积过大，可能会造成ROI内部分图像信息缺失，此时可进行分区域取样，综合评估肿瘤硬度。

（3）严格遵照设备供应商提供的剪切波弹性成像质控要求进行操作，以确保有效图像。

（4）操作过程中避免探头滑动。使用p-SWE时推荐连续进行5～10次有效测量，取中位数作为最终参考值；2D-SWE推荐进行3～5次有效成像，确认稳定性后，靶目标的平均硬度值作为最终参考值。

（5）最终检测数据结果根据需要报告（图3-3-1）。

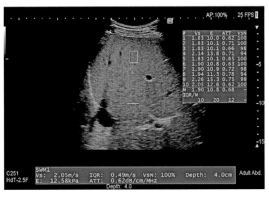

图3-3-1　术中超声探头剪切波弹性成像（SWE）
Vs：剪切波传播速度（Vs组中位数）；IQR：四分位间距；VsN：Vs有效率；Depth：ROI中心深度；E：Vs值换算为kPa；ATT：脂肪衰减系数

（二）应变弹性成像

应变弹性成像（SE）主要通过患者生理运动（如心脏搏动、下腔静脉搏动）或外部施加的固定频率的应力形成组织轴向位移来进行测量。同时，要求这种应力的频率在1～3Hz。应变弹性成像取决于B型超声图像的质量，因此需要先获得最佳的B超图像。

（1）探头和ROI位置基本同SWE，但用于肿瘤检查时，由于应变弹性成像反映的是病变与周围组织的相对弹性变化，所以ROI内除肿瘤外还要保证有周边正常组织区域，建议ROI≥病灶面积2～3倍。对于较大肿瘤可以选择ROI部分覆盖肿瘤区域，并且充分保留1～2倍的肿瘤周边肝脏组织，这种情况下如果需要全面评估肿瘤弹性，应按此方法对肿瘤多部位独立评估。

（2）应力的实施：测量左肝尤其是左外叶的组织时，可以将探头置于左外叶脏面，利用心脏搏动形成的组织纵向位移来进行测量（1～2Hz，即60～120次/秒）。当测量肝脏其他部位时，需要把探头置于肝脏表面，选定目标区域后，操作过程中避免探头滑动，术者操纵探头以1～2Hz的频率按压肝实质。压力不宜过重，曲线显示规律搏动周期即可。通常情况下弹性成像动态显示连续维持3～5s后图像即可达到稳定状态。要求患者短时间内屏住呼吸有助于稳定图像。

对于LUS的应力实施，应首先尝试将探头稳定固定于肝脏表面，之后术者一手稳定握持LUS探头，另一手通过按压探头手柄的纵向旋钮制造按压肝实质的应力，多次尝试造成的稳定位移后可以得到较好质量的弹性图像。

（3）弹性成像应变曲线稳定3周期后可以开始进行定量化测量。启动测量菜单Strain Ratio，用轨迹球首先完整包绕肿瘤面积，再包绕肿瘤周边参考组织。包绕参考组织时，包绕面积内应以绿色编码为主，尽量避免片状红色和蓝色区域。尽量对回放图像进行多帧多切面综合分析，恒定的弹性图才具有分析价值。点击确认键，得到肿瘤与周边组织应变比值弹性测量结果，用于临床诊断（图3-3-2）。

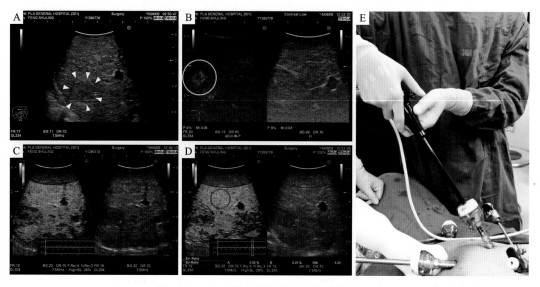

图3-3-2　LUS探头进行应变弹性成像（SE）

A. HCC位于肝脏S7（白箭头）；B. CE-IOUS显示HCC动脉期增强范围（黄色圆圈）；C. LUS行SE检查；D. 弹性成像应变曲线稳定3周期后进行定量化测量，显示Strain Ratio（B/A：5.05）；E. 术中LUS行SE检查的手法

注意，无论是采用哪种弹性成像技术进行测量，均需严格按照各厂家给出的质控参数和要求进行检测，才能获得相对可靠的结果。另外，各厂家设备弹性成像原理不同，所以诊断界值不能够相互参考和混用[2]。

三、术中超声弹性成像示例

腹腔镜术中弹性测量（SE）（视频3-3-1）

本例患者为结肠癌肝转移，病灶位于胆囊床头侧，病灶范围在二维

视频3-3-1　腹腔镜术中弹性测量

灰阶超声上显示欠佳。术中使用LUS应变弹性成像进行辅助诊断。

首先术者双手握持探头，左手辅助固定探头于合适区域以完整显示肿瘤及瘤旁区域，右手操纵探头以1～2Hz的频率按压肝实质。曲线显示规律搏动周期、达到稳定状态后，暂停、冻结图像。启动测量（Measurement）菜单中的Strain Ratio，用轨迹球首先完整包绕肿瘤面积（A），再包绕肿瘤周边参考组织（瘤旁组织，B）。点击确认键，得到肿瘤与周边组织应变比值弹性测量结果（Str. Ratio B/A）。可以看到肿瘤组织范围内主要呈现蓝色，即"稍硬的组织"。

四、总结

依据大量的文献报道，弹性成像技术已经在广泛的专科超声专业指南、共识中推荐用于肝炎病毒相关慢性肝病（CHC/CHB）、非酒精性脂肪性肝病（NAFLD/NASH）、酒精性肝病（ALD）等[1-2, 7]，证实了其对于肝脏硬度/肝纤维化的诊断效能。亦有相关文献报道，弹性成像对于肝肿瘤的鉴别诊断、消融治疗效果判断等有一定的意义。超声弹性成像作为一项超声衍生的诊断技术，可以被视为一种"替代""定量"的触诊方法，其与超声造影协同，势必将为肝胆外科手术术中超声技术赋能，帮助肝胆外科医师进行更完善的术中、术后诊断和决策。

（张雯雯 王宏光）

参 考 文 献

［1］ Dietrich CF, Bamber J, Berzigotti A, et al. EFSUMB Guidelines and Recommendations on the Clinical Use of Liver Ultrasound Elastography, Update 2017 (Long Version) [J]. Ultraschall Med, 2017, 38 (4): e16-e47.

［2］ Guideline for ultrasonic diagnosis of liver diseases. Zhonghua Gan Zang Bing Za Zhi, 2021, 29 (5): 385-402.

［3］ Omichi K, Inoue Y, Hasegawa K, et al. Differential diagnosis of liver tumours using intraoperative real-time tissue elastography [J]. Br J Surg, 2015, 102 (3): 246-253.

［4］ Berg WA, Cosgrove DO, Doré CJ, et al. Shear-wave elastography improves the specificity of breast US: the BE1 multinational study of 939 masses [J]. Radiology. 2012, 262 (2): 435-449.

［5］ Zhang HP, Gu JY, Bai M, et al. Value of shear wave elastography with maximal elasticity in differentiating benign and malignant solid focal liver lesions [J]. World J Gastroenterol, 2020, 26 (46): 7416-7424.

［6］ Wiggermann P, Brünn K, Rennert J, et al. Monitoring during hepatic radiofrequency ablation (RFA):

comparison of real-time ultrasound elastography (RTE) and contrast-enhanced ultrasound (CEUS): first clinical results of 25 patients [J]. Ultraschall Med, 2013, 34 (6): 590-594.

[7] Ferraioli G, Wong VW, Castera L, et al. Liver Ultrasound Elastography: An Update to the World Federation for Ultrasound in Medicine and Biology Guidelines and Recommendations [J]. Ultrasound Med Biol, 2018, 44 (12): 2419-2440.

第 ❹ 节
肝脏腹腔镜超声造影

一、LH胆道超声造影

在肝切除手术过程中，由于胆道变异而导致胆道损伤的情况时有发生，因此术中如果明确了胆道解剖结构情况可以预防术中胆道损伤，而术中影像学检查可以明确胆道解剖及变异情况，从而避免胆道损伤[1-2]。目前术中了解胆道结构最常用的方法为术中X线胆道造影（intraoperative cholangiography，IOC），IOC在复杂胆道手术或肝脏手术中已常规应用[3-4]。但是这种术中检查却存在一些缺点：①需要大型X线设备，在特定防护装置的手术室间使用；②有一定的放射性，对特殊人群如孕妇、婴幼儿等不适合；③外科医师操作时需穿戴防护的铅衣，操作不便。

有研究者应用术中胆道超声造影来进行胆道显影，并在应用过程中发现其方便、无放射性等优点，因此在临床上逐渐开展并取得良好效果[5-6]，术中超声胆道造影的优势在于：①和IOC相比，术中超声无放射性，可以广泛使用，不需要特殊的防护设备；②术中超声造影和经皮超声相比，图像显示更加清晰；③术中胆道注射对比剂方便准确，可以避免胆瘘的发生；④术中超声检查时，可以控制呼吸对超声检查的影响。

由于腹腔镜肝切除和腹腔镜超声的普及，将超声技术与腹腔镜技术有效结合，通过腹腔镜超声检查可进一步发现常规影像学检查中对胆道疾病的漏检，并保证病灶的有效治疗[11]；之前的研究也证实了胆道超声造影简便易行，可帮助识别胆道解剖结构，提高对病变部位、范围准确度的判断，并掌握病灶同周围胆管的解剖关系。

因此，我们将Nimura教授主编的《胆道外科要点与盲点》中胆道结构解剖绘制三维胆道结构作为标准胆道解剖参照（图3-4-1和图3-4-2），并利用腹腔镜下超声造影来识别胆道结构，应用在腹腔镜肝切除中，尤其是术前发现胆道变异或胆道内可疑病灶时，或者在没有IOC或不适合进行时IOC，探讨腹腔镜下胆道超声造影的价值。

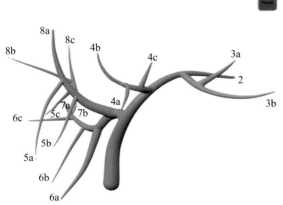

图 3-4-1 胆道解剖正面观

图 3-4-2 胆道解剖侧面观

8a. Ⅷ段腹侧支，8b. Ⅷ段外侧支，8c. Ⅷ段背侧支
5a. Ⅴ段腹侧支，5b. Ⅴ段背侧支，5c. Ⅴ段外侧支
6a. Ⅵ段腹侧支，6b. Ⅵ段背侧支，6c. Ⅵ段外侧支
7a. Ⅶ段腹侧支，7b. Ⅶ段背侧支
4a. Ⅳ段下支，4b. Ⅳ段上支，4c. Ⅳ段背侧支
3a. Ⅲ段上支，3b. Ⅲ段下支 2. Ⅱ段支

腹腔镜下左半肝切除的胆道超声造影

1. 正常胆道解剖结构参照标准（视频3-4-1）

2. 操作步骤

1）设备及试剂：

（1）设备。超声设备为日立超声ARIETTA 60，探头为5.0～7.5MHz的腹腔镜超声（L44LA）。

（2）对比剂。声诺维2ml稀释至50ml。

（3）造影条件。超声检查调整到具有双屏幕排布的对比度特异性成像造影模式，机械指数（MI）调至0.18。

2）腹腔镜下胆道对比剂的注入途径：

（1）经胆囊管插管法。在腹腔镜肝肿瘤切除术中，可采用经胆囊管插管法，解剖分离胆囊管后，于胆囊管与胆囊颈交界处距离胆总管约1.5cm，用Hemi-Lok夹夹闭胆囊管远端，靠近上夹处剪开胆囊管前壁1/3～1/2周，注意不要剪断胆囊管，以免造成胆囊管置管困难。剪开后注意胆囊管是否通畅，如发现胆囊管结石则钳夹、挤出，胆囊管通畅后注意辨别胆总管胆汁颜色。在标准的腹腔镜检查和LUS后，经剑突下Trocar循胆囊管插入20G管，进入胆囊管2～3cm回抽胆汁确认是否通畅。如胆囊管Heister瓣阻挡置管，可用分离钳加以破坏再置管，用丝线适当固定，注水检查有无渗漏即可，从胆囊管插入20G管后缓慢推注对比剂5～10ml，剂量视造影情况可有增减。

（2）细针穿刺胆总管法。如插管不成功或对比剂不能推入，则采用21G细针直接

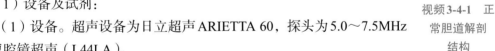

视频3-4-1 正常胆道解剖结构

穿刺胆总管，无损伤钳夹闭胆总管远端，回抽胆汁排出空气后推注对比剂。

（3）胆总管直接注入法。在进行胆管结石的肝切除时，往往需要切开胆总管或左肝管取石，这时可以直接从切开的左肝管或胆总管内置管注入对比剂。

3）腹腔镜下胆道造影：

缓慢推注对比剂，超声屏幕调至具有双屏幕排布的对比度特异性成像造影模式，对比剂注入数秒后即可显影。腹腔镜超声探头对肝脏进行系统扫描，辨识胆管及其走行、分布。注意注入对比剂时的速度，若速度太快，胆道压力骤增，有可能导致胆汁逆流。若速度太慢，大量对比剂进入肠道，胆道显影模糊不清。同时要控制好推注压力，以免逆行感染，必要时可夹闭远端胆管，避免对比剂快速进入十二指肠内。

4）腹腔镜下胆道超声造影结构：

（1）胆道超声造影见视频3-4-2。

（2）胆道超声造影下的右前支及各属支（图3-4-3）。

（3）胆道超声造影下的右后支及各属支（图3-4-4）。

随着现代影像学的快速发展，复杂的胆道解剖结构在术前可以通过MRCP和CT三维重建得以详细了解[12]。但是在术中进行相应的影像学检查来了解胆道解剖结构不可或缺，尤其是术前已经证实胆道变异或胆

视频3-4-2　胆道超声造影

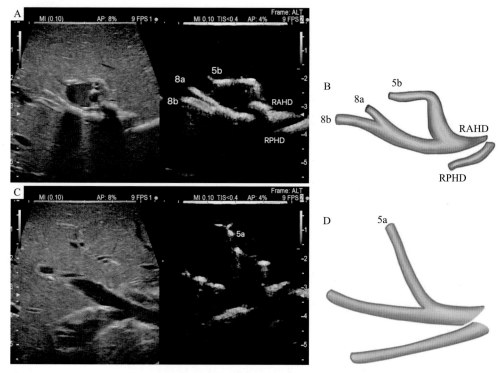

图3-4-3　腹腔镜胆道超声造影：右前支及各属支

8a. Ⅷ段腹侧支；8b. Ⅷ段背侧支；5b. Ⅴ段背侧支；
RAHD. 右前支胆管；RPHD. 右后支胆管；5a. Ⅴ段腹侧支

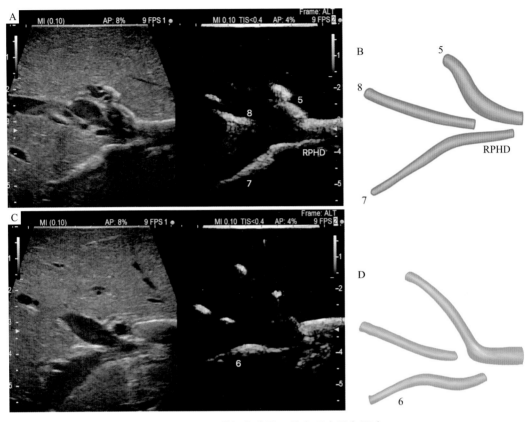

图3-4-4 胆道超声造影下的右后支及各属支

8. Ⅷ段胆管；5. Ⅴ段胆管；7. Ⅶ段胆管；RAHD. 右后支胆管；6. 6段胆管

管内病灶可疑时，术中影像学检查更为必要。目前术中X线胆道造影为术中常用的影像学检查手段，但由于其应用不方便，且有辐射等原因，在国内未广泛应用[13]。而术中超声在肝胆手术中应用越来越广泛，加上超声对比剂声诺维应用于临床多年，因此腹腔镜下胆道超声造影是一个术中替代X线造影的可行办法，不但可以清晰显示术中胆道结构，预防腹腔镜肝切除中胆道损伤，而且可以发现胆管内病灶和残存结石，是一种安全有效无辐射的方法。

胆道造影右前支1见视频3-4-3；胆道造影右前支2见视频3-4-4；胆道造影右后支1见视频3-4-5；胆道造影右后支2见视频3-4-6。

视频3-4-3 胆道造影右前支1

视频3-4-4 胆道造影右前支2

视频3-4-5 胆道造影右后支1

视频3-4-6 胆道造影右后支2

二、腹腔镜下肝切除中门静脉流域的超声造影

肝细胞癌首先沿着荷瘤门静脉在肝内转移，累及同一肝段，再累及半肝及全肝，

最后向远处转移，肝脏恶性肿瘤常伴有肝功能受损，手术要求保留尽可能多的肝实质。解剖性肝切除是肝细胞癌切除术的标准，在保留残肝结构完整性的同时，可彻底清除主癌灶及同一肝段内的微小病灶，从而提高术后生存率及无瘤生存率[12-15]。然而，要精确找到需要切除的切面是很困难的，精确实施解剖性肝切除主要依赖荷瘤门静脉流域的正确划分，可在超声引导下找到门静脉分支来定位[16-18]。起初，在开放手术时期，Makuuchi 提出在超声引导下可将亚加蓝注射进门静脉分支内以标记肝段界限，来实施规则性解剖性肝切除术，但亚甲蓝停留在肝脏时间较短[17]。或者通过分离和结扎目标肝蒂，以造成肝脏表面缺血线来分离肝实质，通过术中超声识别肝内静脉的走行，离断肝实质时沿肝静脉进行解剖性肝切除[19]。后来用吲哚菁绿（ICG）代替亚甲蓝。ICG是通过肝脏特异性吸收并通过胆道排泄[20]，可被760nm波长的发射光激活，通过安装在腹腔镜系统上的融合监视器，可在肝脏显示ICG荧光现象[16, 21]。当ICG注射进目标门静脉分支时，可使目标流域肝实质染色，与周围肝实质有明显的分界线。ICG荧光成像技术提供了一种导航工具，通过"正染"和"反染"的方法可精确找到肝切除的分界线，实施解剖性肝切除。但这种方式有局限性，是不可逆的。如果将ICG注射进错误的门静脉分支，则会造成目标门静脉流域不能染色。现在，我们提倡超声引导下超声对比剂示卓安联合ICG荧光染色来确定解剖性肝切除分界线[22]。

20世纪，虽然超声造影具有方便、无辐射及价格实惠的优点，但以前并不常用，因为第一代超声对比剂的微泡会迅速分解，能作用的时间很短，不易于观察。2000年，第二代超声对比剂的出现，以及超声仪器中低MI的发展，使超声造影可持续时间较长，逐渐应用于临床。示卓安是第二代超声对比剂，由全氟丁烷微泡的脂质稳定悬浮液组成。在静脉注射后，全氟丁烷微泡被网状内皮系统（即Kupffer细胞）摄取，并可在这些巨噬细胞中保持稳定，使肝脏的实质特异性成像，为Kuffer期（血管后期）成像，这增强了正常组织与没有网状内皮系统的恶性病变之间的对比。机械指数（MI）是反映超声在人体内可能造成的空化效应和电流[22]。在低MI（＜0.2）的超声光束下，示卓安微泡处于静止和散射状态，有助于发现癌灶及荷瘤门静脉。在高MI（＞0.5）的情况下，示卓安微泡被破坏。基于这个特点，可反复多次穿刺门静脉分支，找到目标门静脉后，注射ICG，实现目标区域的荧光显影，便于实施腹腔镜下肝切除术。

（一）腹腔镜下门静脉造影意义

（1）术中超声引导下注射示卓安联合ICG荧光染色有助于区分恶性和良性，并可检测到常规超声中看不到的肝细胞癌结节[23-24]。有些病灶不具有影像学表现，难以被CT、MRI识别。但因为病灶组织无Kupffer细胞，不具有肝细胞功能，在超声对比剂示卓安下不显影，可与正常肝组织区分，所以易于在术中超声下发现病灶，并且可直接在术中超声下定位切除。

（2）注射ICG后，肝脏荧光染色图像短时间内不会消失。所以一旦注射进错误的门静脉分支，则很难再重新评估两肝段间的分界。但如果在注射ICG前先注射示卓安，则可避免这类事件发生。此技术可以通过扫描肝脏确认肝脏节段的形状、各个肝段间平面的位置和形状，并可在肝脏表面显示目标门静脉分支流域[16]。

（3）示卓安发生不良反应的可能较小，产生的不良反应通常不严重，均为轻度至中度，过后均可痊愈，且无后遗症。超声对比剂不通过肾脏排泄，可以安全地用于肾功能不全的患者，没有对比剂相关肾病或肾源性系统性纤维化的风险[25]。注射前无须额外进行生化评估或禁食，也没有证据表明对甲状腺功能有任何影响[23]。

（4）因为示卓安的全氟丁烷微泡可被Kupffer细胞摄取，具有血管后期，约第8min开始出现，持续约30min[26]。相较于其他超声对比剂，示卓安持续时间较长[25]，更利于肝脏的探查及手术的实施[23]。

（二）超声造影操作步骤

术前进行三维图像重建[21]，描述肝脏的解剖、血管分布及分段，评估肿瘤病灶的位置及大小，以及荷瘤门静脉流域，便于在术中穿刺进入正确的荷瘤门静脉。患者需在术前1～3天行血浆ICG 15min滞留率的肝功能储备测试。患者行腹腔镜下解剖性肝切除，在行肝切除前，先行腹腔镜肝脏表面超声检查，观察肝脏病变部位及清楚肝脏血管分布情况，排查变异血管，准确定位荷瘤门静脉（图3-4-5）。

找到正确的荷瘤门静脉后，用PTC针（20G）穿刺进特定门静脉，缓慢注射示卓安。注射示卓安后，可能出现3种情况。

（1）如果穿刺成功，可在超声上MI＝0.3的情况下显示特定门静脉供血肝段位增强区域，可见其及相邻肝段的分界，以及肿瘤病灶与正常组织的分界。

（2）若在超声增强区域未见肿瘤病灶，则可能为穿刺不成功。这时，需将MI值调至最大值，并保持最少5min，示卓安微球可被破坏，增强区域可逐渐消失。待增强区域完全消失后，可重新定位荷瘤门静脉重新穿刺（图3-4-6）。

（3）若发现肿瘤有没有完全出现在超

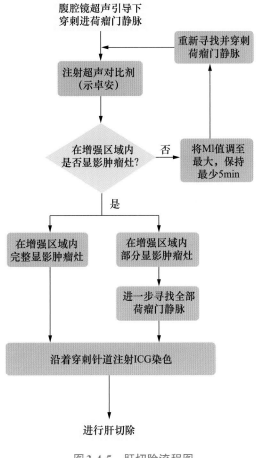

图3-4-5 肝切除流程图

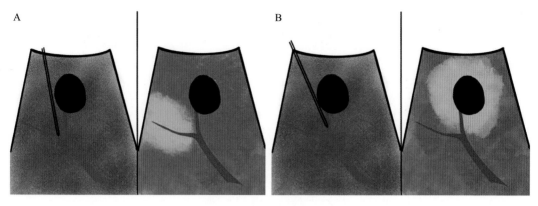

图3-4-6　超声示意图（一）

A. 穿刺进错误的门静脉，使荷瘤门静脉流域无增强；B. 破坏示卓安微球后可再次穿刺，直至穿刺进正确的荷瘤门静脉

声增强区域，一部分出现在低回声区域，则可能为供应肿瘤血流的不只有一条门静脉，需找到全部荷瘤门静脉，均予注射示卓安（图3-4-7）。

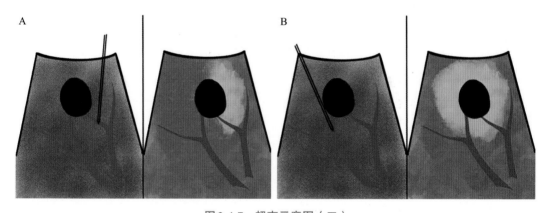

图3-4-7　超声示意图（二）

A. 穿刺进门静脉后，发现部分肿瘤在增强区域内；B. 寻找其他荷瘤门静脉，直至肿瘤完全在增强区域内

待找到全部荷瘤门静脉后，可向同一针道注射ICG，在肝脏表面可观察到ICG荧光染色图像。也可使用"反染"的方法，结扎荷瘤门静脉，在外周静脉注射示卓安，若在超声增强区域内未见肿瘤，则为成功，可继续在外周静脉注射ICG。用超声刀标记染色与非染色区域的分界，以方便行解剖性肝切除，在切除过程中，可间断使用超声扫查观察手术切缘是否为单纯的增强区域或非增强区域，即判断是否沿着清晰分界进行切除[19，22，27-28]。

1. PPb门静脉流域超声造影示例（图3-5-8）

步骤1：穿刺PPb（图3-4-9）。

步骤2：注射示卓安（图3-4-10）。

步骤3：示卓安沿PPb门静脉流域分布（图3-4-11）。

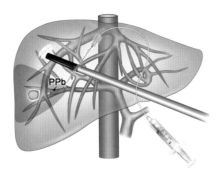

视频3-4-7　腹腔镜下PPb门静脉流域超声造影

图3-4-8　腹腔镜下PPb门静脉流域超声造影（视频3-4-7）

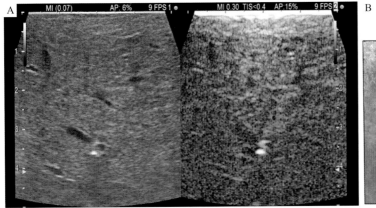

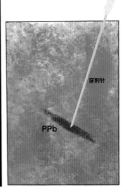

图3-4-9　穿刺PPb

腹腔镜超声引导下20G PTC穿刺PPb门静脉，图中超声图像亮点为PTC穿刺针头，超声下可见穿刺针进入门静脉PPb

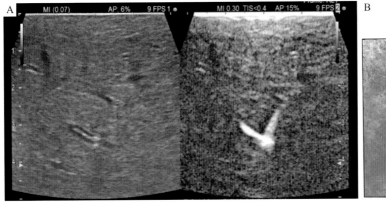

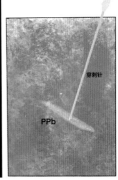

图3-4-10　注射示卓安

腹腔镜超声引导下经20GPTC注射示卓安1～2ml

步骤4：肿瘤在PPb门静脉流域范围内（图3-4-12）。

步骤5：不同切面再次确认肿瘤在门静脉流域范围内（图3-4-13）。

术中行超声荷瘤门静脉造影，穿刺进门静脉PPb支并注射示卓安，见肿瘤所在肝

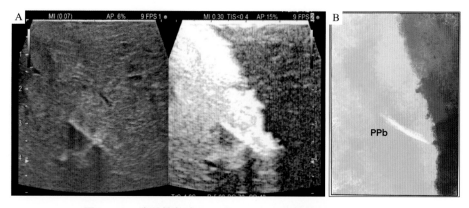

图3-4-11　腹腔镜超声下证实对比剂沿门静脉流域均匀分布

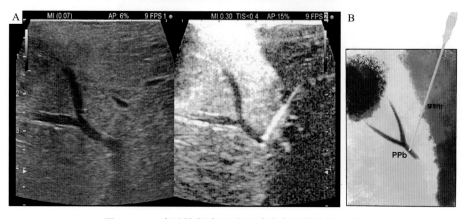

图3-4-12　腹腔镜超声下验证肿瘤在门静脉流域内

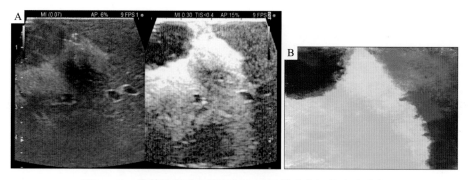

图3-4-13　腹腔镜超声不同切面下验证肿瘤在门静脉流域内

段被对比剂覆盖，肿瘤不显影，与正常肝实质有明确分界，遂注射ICG，染色区域良好，用超声刀联合CUSA沿染色区域切除部分肝组织并完整切除肿瘤。

2. S7门静脉流域超声造影示例（图3-4-14）

步骤1：穿刺P7（图3-4-15）。

步骤2：注射示卓安（图3-4-16）。

步骤3：示卓安沿P7门静脉流域分布（图3-4-17）。

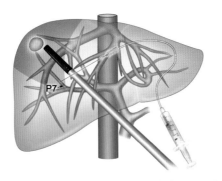

视频3-4-8 腹腔镜下S7门静脉流域超声造影

图3-4-14 腹腔镜下S7门静脉流域超声造影（视频3-4-8）

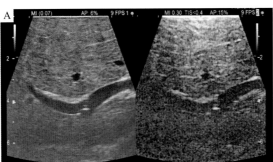

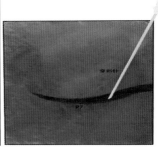

图3-4-15 穿刺P7

腹腔镜超声引导下20G PTC穿刺P7门静脉，图中超声图像亮点为PTC穿刺针头，超声下可见穿刺针进入门静脉P7

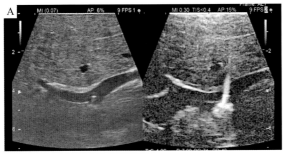

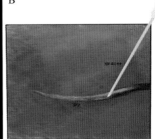

图3-4-16 注射示卓安

腹腔镜超声引导下经20G PTC注射示卓安1～2ml

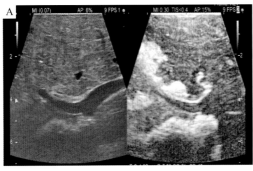

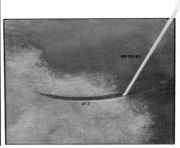

图3-4-17 腹腔镜超声下证实对比剂沿门静脉流域均匀分布

步骤4：肿瘤在P7门静脉流域范围内（图3-4-18）。

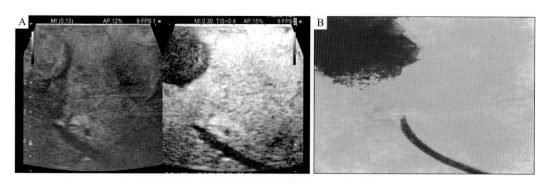

图3-4-18　腹腔镜超声下验证肿瘤在门静脉流域内

步骤5：不同切面再次确认肿瘤在门静脉流域范围内（图3-4-19）。

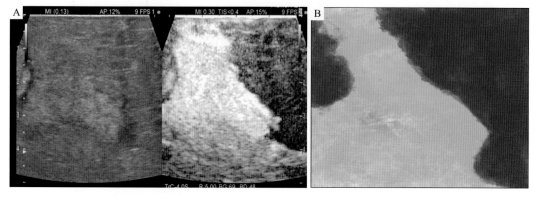

图3-4-19　术前行CT检查：肝脏S7段占位，为TACE术后，依据增强CT进行三维重建，可见肿瘤荷瘤门静脉为门静脉P7。术中行超声造影，穿刺进门静脉P7支，并注射示卓安后，见肿瘤为低回声，其余正常肝组织增强显影，肿瘤与癌旁组织有明显的分界。遂注射ICG，在肝脏表面可见清晰分界线，并行S7肝段切除

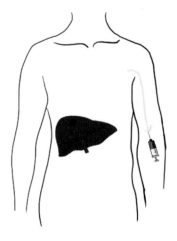

图3-4-20　外周注射示卓安

3. 右肝门静脉流域负性超声造影示例

步骤1：结扎右支肝动脉和门静脉后，在外周静脉注射示卓安（图3-4-20）。

步骤2：右侧门静脉流域未见超声对比剂，同时确认肿瘤不在左侧门静脉流域内（图3-4-21）。

步骤3：沿着左右门静脉流域分界线进行右半肝切除（图3-4-22）。

右半肝切除：在腹腔镜下结扎右侧门静脉和肝动脉后，在外周静脉注射示卓安，见巨块肝癌病灶与正常肝组织有明显的清晰分界，遂注射ICG，用电棒在肝脏表面标记分界线，切除肿瘤，术后病理示镜下见

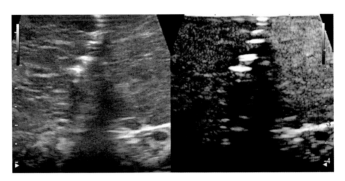

图3-4-21 腹腔镜超声造影下验证肿瘤不在在左侧门静脉流域

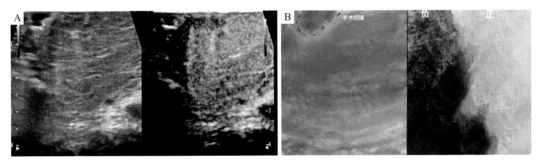

图3-4-22 腹腔镜下右半肝切除沿着腹腔镜超声造影左右门静脉流域分界线进行

大片坏死、胶原化及灶性钙化，癌旁肝组织未见微血管侵犯，手术切缘未见癌。

（蒋小峰 胡远兴 何圣烨）

参 考 文 献

［1］ Cohen J.T., K.P. Charpentier, R.E. Beard. An Update on Iatrogenic Biliary Injuries: Identification, Classification, and Management [J]. Surg Clin North Am, 2019, 99 (2): 283-299.

［2］ Stewart L. Iatrogenic biliary injuries: identification, classification, and management [J]. Surg Clin North Am, 2014, 94 (2): p. 297-310.

［3］ Tuysuz U. The role of Intraoperative cholangiography (IOC) and methylene blue tests in reducing bile leakage after living donor hepatectomy [J]. Asian J Surg, 2021. 44 (1): p. 147-152.

［4］ Urade T. Contrast-enhanced intraoperative ultrasonic cholangiography in living donor hepatectomy [J]. Liver Transpl, 2016, 22 (10): p. 1437-1442.

［5］ Urade T. Contrast-enhanced intraoperative ultrasonic cholangiography for real-time biliary navigation in hepatobiliary surgery [J]. J Am Coll Surg, 2014, 218 (2): p. e43-50.

［6］ Urade T., T. Fukumoto. Intraoperative ultrasonic cholangiography for biliary system identification [J]. Can J Surg, 2018, 61 (1): p. E1.

［7］ Chen L.D. Differentiation of intrahepatic cholangiocarcinoma from hepatocellular carcinoma in high-risk patients: A predictive model using contrast-enhanced ultrasound [J]. World Journal of Gastroenterology, 2018, 24 (33): 3786-3798.

［8］ Piccolboni D. Laparoscopic intra-operative ultrasound in liver and pancreas resection: Analysis of 93 cases [J]. J Ultrasound, 2010, 13 (1): 3-8.

［9］ Zhao J. Quantitative assessment of changes in skeletal muscle injury by computer-aided analysis based on two-dimensional ultrasonography combined with contrast-enhanced ultrasonography and estimated by a modified semi-quantitative scoring system: An experimental study in a contusion model [J]. Int J Exp Pathol, 2022.

［10］ Goldfinger M.H. Quantitative MRCP Imaging: Accuracy, Repeatability, Reproducibility, and Cohort-Derived Normative Ranges [J]. J Magn Reson Imaging, 2020, 52 (3): 807-820.

［11］ 李昂, 汤, 张新静, 等. 胆道成像技术的发展现状 [J]. 中华外科杂志, 2019.

［12］ Santi V. Semiannual surveillance is superior to annual surveillance for the detection of early hepatocellular carcinoma and patient survival [J]. Hepatol, 2010, 53: 291-297.

［13］ Omata M. Asian Pacific Association for the Study of the Liver consensus recommendations on hepatocellular carcinoma [J]. Hepatol Int, 2010, 4: 439-474.

［14］ Bruix J, Sherman M. American Association for the Study of Liver Diseases. Management of hepatocellular carcinoma: an update [J]. Hepatol Baltim, Md, 2011, 53: 1020-1022.

［15］ European Association For The Study Of The Liver & European Organisation For Research And Treatment Of Cancer. EASL-EORTC clinical practice guidelines: management of hepatocellular carcinoma [J]. Hepatol, 2012, 56: 908-943.

［16］ Gotoh K. A novel image-guided surgery of hepatocellular carcinoma by indocyanine green fluorescence imaging navigation [J]. Surg Oncol, 2009, 100: 75-79.

［17］ Goto E. Value of post-vascular phase (Kupffer imaging) by contrast-enhanced ultrasonography using Sonazoid in the detection of hepatocellular carcinoma [J]. Gastroenterol, 2012, 47: 477-485.

［18］ Kunishi Y. Efficacy of fusion imaging combining sonography and hepatobiliary phase MRI with Gd-EOB-DTPA to detect small hepatocellular carcinoma [J]. AJR Am Roentgenol, 2012, 198: 106-114.

［19］ Chiow AKH, Rho SY, Wee IJY, et al. Robotic ICG guided anatomical liver resection in a multi-centre cohort: an evolution from 'positive staining' into 'negative staining' method [J]. HPB, 2021, 23: 475-482.

［20］ Fan S T. Liver functional reserve estimation: state of the art and relevance for local treatments: the Eastern perspective [J]. Hepato-Biliary-Pancreat Sci, 2010, 17: 380-384.

［21］ Y X. Laparoscopic anatomical liver resection guided by real-time indocyanine green fluorescence imaging: experience and lessons learned from the initial series in a single center [J]. Surg Endosc, 2020, 34.

［22］ Ham T. A novel method to determine hepatic segments using Sonazoid, an ultrasound contrast agent [J]. Ultrason Seoul Korea, 2020, 39: 94-101.

［23］ Dietrich C. F. Guidelines and Good Clinical Practice Recommendations for Contrast-Enhanced Ultrasound (CEUS) in the Liver-Update 2020 WFUMB in Cooperation with EFSUMB, AFSUMB, AIUM, and FLAUS [J]. Ultrasound Med Biol, 2020, 46: 2579-2604.

［24］ Hatanaka K, Kudo M, Minami Y, et al. Sonazoid-enhanced ultrasonography for diagnosis of hepatic malignancies: comparison with contrast-enhanced CT [J]. Oncology, 2008, 75 (1): 42-47.

［25］ Chiorean L. Advantages and Limitations of Focal Liver Lesion Assessment with Ultrasound Contrast Agents: Comments on the European Federation of Societies for Ultrasound in Medicine and Biology (EFSUMB) Guidelines [J]. Med Princ Pract Int [J]. Kuwait Univ Health Sci Cent, 2016, 25: 399-407.

［26］ Park JH. Contrast-enhanced US with Perfluorobutane (Sonazoid) used as a surveillance test for Hepatocellular Carcinoma (HCC) in Cirrhosis (SCAN): an exploratory cross-sectional study for a diagnostic trial [J]. BMC Cancer, 2017, 17: 279.

［27］ Inoue Y. Anatomical Liver Resections Guided by 3-Dimensional Parenchymal Staining Using Fusion Indocyanine Green Fluorescence Imaging [J]. Ann Surg, 2015, 262: 105-111.

［28］ Park YS, Lee CH, Park PJ, et al. Intraoperative contrast-enhanced sonographic portography combined with indigo carmine dye injection for anatomic liver resection in hepatocellular carcinoma: a new technique [J]. Ultrasound Med Off. J. Am. Inst [J]. Ultrasound Med, 2014, 33: 1287-1291.

第4章
肝脏肿瘤消融

第 ❶ 节
融合影像超声及超声造影在肝脏肿瘤消融中的应用

一、背景

我国是肝癌高发病率国家，虽然手术切除治疗仍是第一线治愈性疗法，但是仅限于肝功能代偿良好的早期肝癌患者，对于年纪较大或肝功能不好的患者，消融治疗（如射频或微波）的应用更为广泛。当射频消融术等需要超声定位时，面过超声造影增强影像及融合影像超声技术的辅助，能够让操作者更精准地定位以增强肝癌治疗的完整性与成功率，让患者得到最佳的治疗效果。

二、融合影像超声简介

医用影像导引是消融治疗不可或缺的一环；透过不同的成像原理，如射线、声波或磁场等，以探究人体构造，引导临床诊断及治疗。不同的影像工具各有所长，以超声为例，其优点为设备轻便、实时成像、影像分辨率高，而且无辐射，所以超声在临床上对于肝脏疾病的诊断与治疗扮演着极为重要的角色。由于肝脏超声能够方便地提供实时动态影像，因此也广泛运用在临床上导引治疗肝脏病灶。虽然此检查评估项目已经相当成熟，但在临床应用上仍有一些难题。有骨骼覆盖或含有气体的器官，抑或是体形肥胖的受检者，可能难以通过超声取得理想影像。计算机断层扫描（CT）及磁共振成像（MRI）能够对受检者进行全面地观察，但缺点为无法实时成像以供导引，同时对比剂也不适合在肾功能异常的患者身上使用。有时即使进行了多项检查，临床上时常可见CT、MRI与肝脏超声不同检查结果不一致的情况。CT或MRI所解析的影像，一般以横断面、冠状面，或矢状面为主，如何将该影像所指出的病灶准确地对应到动态超声影像，传统上需要超声操作者将不同切面的影像在脑中自行重组并对应到超声位置，虽然不需要额外的仪器，但需要大量的训练与丰富的经验，而且容易有操作者人为误判。特别是当肝脏超声扫描时受到肺部空气与肠气的干扰影响声波检测窗口，小型或不明显病灶可能会隐蔽在超声难以检测的位置，此时操作者可能会将可视的肝脏区域内的假影或疑似病灶当作是目标病灶。

融合影像（fusion image）在各厂家的高阶超声仪器上都已经是发展得相当成熟，各厂家机器的命名也阐明了这个功能含意，如real-time virtual sonography（RVS，Hitachi）实时虚拟超声是可将两个不同的影像实时地融合在一起，意指将身体某一范围内由CT或MRI所得的三维容积影像数据，输入超声仪器，经由对位方式找到正确的起始点（registration），再经由探头上的感应装置探知探头的移动，从而在屏幕上同步呈现实时的CT或MRI虚拟图像[1]。简而言之，就是在超声检查时，可以同超声扫描影像及同一切面CT/MRI在屏幕上与之前检查所得到的影像做对照。如此在超声检查时，一边是事前撷取之影像，另一边是实时的肝脏超声影像，两者同步进行实时检查。如此可有助于增加超声检查的精准度及鉴别力，同时可以强化导引介入的功能，常用于肝脏肿瘤及前列腺肿瘤的诊疗，是肝脏肿瘤消融治疗必备的工具。

三、融合影像超声实务

（一）融合影像超声原理

融合影像超声工作原理，是将实时超声（real-time US）影像与预先加载工作站的CT或MRI影像进行对位（co-registration），经由工作站软件运算，将CT或MRI重组成和实时超声相同解剖平面的影像，即CT/MRI-US 融合影像（CT/MRI-US fusion imaging），供操作者进行对照。超声仪器需搭载磁场或光学追踪设备，能追踪超声探头上外接的传感器以标定探头及超声影像的相对位置；所谓co-registration，则是将超声坐标系统与CT或MRI坐标系统中相同的解剖参考点对齐，使得两个坐标系统同步（图4-1-1）。对位参考影像除了使用CT及MRI，也可使用预先撷取的三维立体超声（three-dimensional US，3D-US），施作US-US融合影像（US-US fusion imaging）。

（二）如何执行肝脏实时融合影像超声

前置作业包括将患者、影像、机器设置定位。首先需要请患者确定一个可轻松维持一段时间的体位，因为在执行实时融合影像超声时，患者的移动将会影响比对的精确度。然后将探头传感器接好，如果是可移动式的电磁场产生器，需要摆至适当的位置，电磁场产生器的最佳位置会因设备品牌及患者体形有所差异，一般会在患者周边，但最终还是以屏幕显示的探头感应强度到可接受的程度才行。此时撷取已存盘在服务

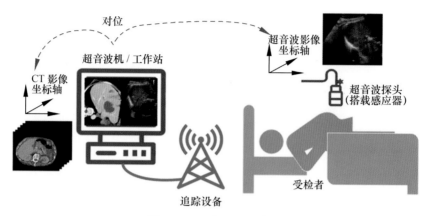

图4-1-1 工作原理示意图

器或储存媒介的CT或MRI影像。前置作业完成后便开始进行影像融合，首先软件会启动电磁场产生器，然后撷取动态超声影像，根据定位点、面、立体信息的不同，将CT或MRI影像与超声影像做空间信息的对应校正，接着两方的影像即可以融合而实时呈现（图4-1-2和图4-1-3）。

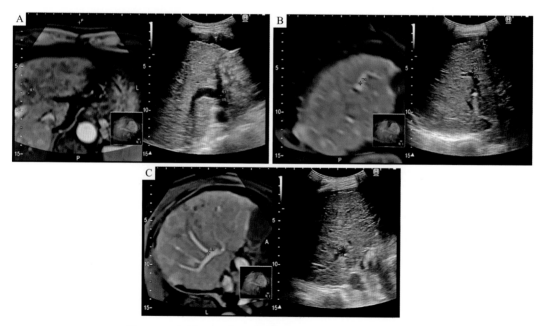

图4-1-2 运用MRI作为参考影像施作MRI-US融合影像

对位方式使用平面/点对位。首先选择和超声影像近似的MRI横断面，进而挑选相同的解剖参考点进行对位（A. 左侧为MRI影像，右侧为实时间超声影像）。之后再挑选其他参考点进行微调（B和C）。部分超声厂家的融合影像软件配备自动对位功能，可以从超声及CT/MRI影像中辨识出血管纹路进行对位，有如指纹辨识，操作更加简易

　　经MRI-US融合影像于超声下黄色箭号所示发现病灶所在。

　　定位点的产生方式一般有下列几种：①患者将体外定位点或佩戴示踪器接受CT或MRI扫描，然后接受超声检查，利用体外示踪器对应不同影像；②操作者将不同影像

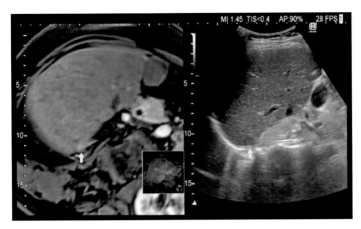

图4-1-3 于MRI影像发现肝脏右肝内侧典型肝癌病灶

间的相同对应点输入为体内定位点；③操作者移动超声探头得到对应事先撷取的影像，一般是以横断面类似二维的超声影像作为定位面；④较新的技术可以利用超声探头撷取三维超声，计算机运算比对两个不同的影像的三维空间坐标。

四、实时融合影像超声在消融肝脏肿瘤的应用

肝脏介入性治疗，尤其是射频消融术已经在治疗早期小型肝细胞癌中证实具有相当好的疗效，目前已经成为国内外广泛接受的肝癌治疗选项。置入治疗探针在射频消融术中对于治疗效果直接相关，相较于计算机断层引导，经超声引导置入有着经济性、省时、效率、低放射性等优点。肝脏实时融合超声影像给肝脏病灶的介入性治疗带来许多好处。

融合影像最常利用于治疗CT/MRI/PET可以检测到但是超声影像无法确认的病灶[2]。最典型的就是欲消融的肿瘤只能被primovist显影的MRI检测到（EOM only tumor），这种情况利用融合影像是最佳的选择。此外对于经过多次重复治疗之后，尚有存活的肿瘤部分，如果没有融合影像的帮助，只利用常规超声很难正确找到存活的肿瘤或部位。除此之外，对于治疗位于肝脏边缘的肿瘤时，可通过虚拟的CT影像来了解邻近器官的性质，增加消融的安全性，或者对于不规则形状的大肿瘤，融合影像有助于多针消融的布针规划等。

过去的研究显示，射频消融术在实时融合影像超声协助下，可改善在B-mode超声影像上不明显的肝细胞癌的检测，并增加经皮射频消融术的可能性。另有研究指出，对于2cm以下的小型肝细胞癌，实时融合影像超声较传统的B-mode超声有更高的检测率，在2cm以上的肝细胞癌则无差异[3]。

同时，在射频消融治疗过程中，微气泡的产生使得传统超声难以实时评估探针的位置与消融的范围是否适当，实时融合影像可对应事前撷取的影像了解探针与消融的区域是否适当。有时在超声上难以评估射频消融治疗后的复发或残余肝癌病灶，融合

影像可将计算机断层扫描或磁共振检查发现的癌病灶实时对应到动态的超声影像，提升介入性消融治疗的可能性与准确度，减少治疗之错误或可能相关并发症。

五、同步使用融合影像超声及超声对比剂增强影像

临床上常有肝脏病灶在CT或MRI造影图像上清晰可见，但传统超声却无法明确得知病灶确切位置的情况，即使使用融合影像，有时肝癌仍然因等回声性质以致无法辨识清楚，根据亚太肝病研究学会（APASL 2017）的诊疗指引，超声造影检查也能用于呈现肝癌的典型血管特征，可同时合并于融合影像超声检查时使用。

以对比剂来增强超声造影检查，其主要原理是将含有直径仅2～8μm微小气泡的对比剂注入血液后，当微气泡灌注至目标组织时，超声因气泡的界面反射增加，而增加回波信号，再经由超声的探头接收进一步成像。超声造影可呈现出肝脏肿瘤血管影像特征，可应用于肝脏肿瘤的鉴别诊断，也会在超声屏幕上呈现出肝脏肿瘤血管动态影像特征。由于微气泡韧性提高，操作上也可以用较低能量进行微气泡振荡，反复产生回声帮助观察影像，新一代长Kupper相对比剂在肝脏内的滞留时间可长达1h，并可借由动脉相（图4-1-4）、静脉相与Kupffer相（图4-1-5）等多相特征变化，更清楚地分辨良性与恶性肿瘤。所谓的Kupffer相，指的是肝脏中特有特殊巨噬细胞（Kupffer细胞）把对比剂吞噬后，使超声下的肝脏组织影像回声变高，而肿瘤中并没有此细胞，故不具这种特性，因此显像为黑色，以此细胞对比，达到清楚确认病灶的效果，可用于超声导引下肝癌介入治疗。增加射频消融治疗定位的正确性。

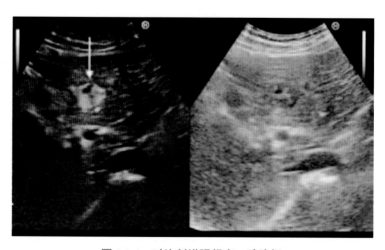

图4-1-4 对比剂增强超声，动脉相

除用对比剂显影超声来增加射频消融治疗定位的正确性外，近年亦常结合融合影像导航来辅助定位。对于在超声影像下不容易辨识，而在计算机断层扫描或磁共振影像下可以清楚呈现的肝脏肿瘤，可透过同步定位系统，以计算机断层扫描或（和）磁共振为

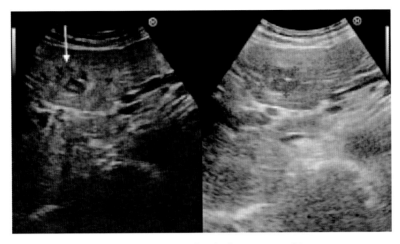

图 4-1-5　对比剂增强超声，Kupffer 相

指引，在超声造影使用下找出显影的肝脏肿瘤来接受消融（图 4-1-6）。对于应用融合影像超声检查仍不足或难以定位的肝癌这项技术，能够更精准地定位肿瘤进而增加肿瘤的清除率。

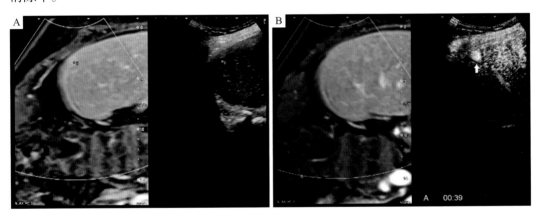

图 4-1-6　本例病患于 MRI 影像发现肝脏右肝包膜下典型肝癌病灶
A. 红色点，经 MRI-US 融合影像仍无法于超声下辨识病灶所在；B. 白箭，透过造影增强超声进行 MRI-CEUS 融合影像始得发现病灶

　　在消融治疗过程中常会因为消融部位产生水汽，干扰超声观察，有时甚至无法判断病灶原始所在。融合影像软件可以在实时影像中叠加虚拟图案，标定病灶位置与轮廓，在术后立刻进行判断，以协助消融治疗进行。此外，配合超声对比剂的引进，利用 US-US 融合技术，可以将术前超声在对比剂下所描绘的肿瘤大小和术中消融的位置和范围做比较，确认消融是否有足够的安全边缘（safe margin）。对融合影像技术的熟悉和灵活使用可以让应用的范围更广泛。

　　超声造影除了可提升射频消融术的准确度外，也可结合上融合影像技术在术后评估治疗效果，临床上评估射频消融术后疗效多在一个月后注射对比剂的 CT 或 MRI 辨别病灶是否完全消融，而超声造影可在术后几小时内执行，融合上术前的 CT 或 MRI 影像，即可用来评估消融区域是否达到覆盖肿瘤及预期的安全范围，与是否需要额外的治疗（图4-1-7）。

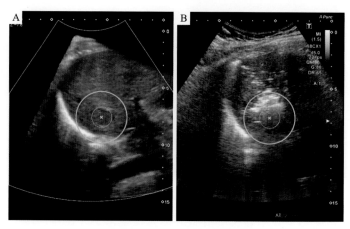

图4-1-7　为US-US融合影像

A. 消融治疗前预先撷取的立体超声影像；B. 消融治疗中的实时间超声影像，可见消融治疗产生的高回声区域。红色圆圈及蓝色圆圈为影像软件叠加的虚拟图案，分别标示原始肿瘤轮廓以及预计消融范围

六、肝脏实时融合影像超声的自动对准系统

相较于早期实时融合影像操作常因计算机运算能力不足带来操作流程的缓慢与不流畅，目前市场上的多数实时融合影像机种均致力于改善、简化融合工作流程，但是利用定位点或面的方式要达到可接受的肝脏超声实时融合影像，仍需要相当的学习与经验，对于困难的病例，甚至需要花很长的时间才能达到可接受的融合结果。

自动对准（automatic registration）系统是一种新的发展能自动化肝脏实时融合影像超声的对准流程[4]，此技术主要是利用自动三维超声探头或手动移动二维超声探头撷取三维超声影像，计算机自动分别计算三维超声影像与断层扫描的肝内血管走向（需要有对比剂的扫描影像）或肝脏表面轮廓，运算后计算机自动将此两者三维空间坐标匹配对准。在理想状态下甚至可以在1min内自动地完成影像融合。这一新进展不但大幅减少操作者的进入障碍、改善学习曲线，而且可以减少可能的人为影响，简化流程、缩短操作时间。

七、总结

肝脏超声是在肿瘤消融上不可或缺的重要引导工具，但对于肝脏病灶的准确引导仍有不足之处，肝脏实时融合影像超声为目前超声的新进展与趋势，将动态超声影像与其他事前撷取影像同步后，能针对传统超声难以评估发现的肝脏病灶做进一步诊断与介入性治疗。近年来此领域的进展使得工作流程大幅简化且缩短了所需要的时间。肝脏实时融合影像超声可促进消融治疗传统超声不易处理甚至无法处理的肝脏病灶，提升介入性消融治疗的可能性与准确度[5]，增进治疗效果，已是现代肝脏肿瘤诊断与介入治疗必备工具。

在融合影像设计上，虽然各具优势，但大同小异，然而，对于所有患者都要看到B-mode的影像，因此，清晰的超声影像是选择机器更优先的条件，尤其是肝脏肿瘤重复接受治疗的患者，都是影像诊断上有难度的病例，没有清晰的影像，定位再准确再方便，操作者也很难安心地进行消融。熟练本技术，可运用在每一个患者身上以克服上述大部分困难的状况，也会增加适应证，不仅没有增加消融的操作时间，反而节省了判断是否为正确病灶的犹豫时间。但是，即使合并使用融合影像、人工腹水、超声造影等科技，应切记仍然有机会错失目标（mistargeting）或有无法执行的消融，应虚心并小心从事。

（黄凯文）

参 考 文 献

［1］ Lee MW. Fusion imaging of real-time ultrasonography with CT or MRI for hepatic intervention [J]. Ultrasonography, 2014, 33: 227-239.

［2］ Song KD, Lee MW, Rhim H, et al. Fusion imaging-guided radiofrequency ablation for hepatocellular carcinomas not visible on conventional ultrasound [J]. AJR Am J Roentgenol, 2013, 201: 1141-1147.

［3］ Lee MW, Rhim H, Cha DI, et al. Planning US for percutaneous radiofrequency ablation of small hepatocellular carcinomas (1-3cm): value of fusion imaging with conventional US and CT/MR images [J]. J Vasc Interv Radiol, 2013, 24: 958-965.

［4］ Wein W, Brunke S, Khamene A, et al. Automatic CT-ultrasound registration for diagnostic imaging and image-guided intervention [J]. Medical Image Analysis, 2008, 12: 577-585.

［5］ Clevert DA, Paprottka PM, Helck A, et al. Image fusion in the management of thermal tumor ablation of the liver [J]. Clin Hemorheol Microcirc, 2012, 52: 205-216.

第 ② 节
术中超声引导的肝脏肿瘤消融

自1993年首次报道[1]射频消融（radio frequency ablation，RFA）治疗肝癌至今已近30年，RFA用于肝脏肿瘤的治疗可以通过经皮、腹腔镜和开放手术方法进行，RFA与外科手术等效，与手术切除相比，经皮射频消融的侵袭性较小，而开放手术射频消融和腹腔镜射频消融可以更好地控制局部复发和完全消融[2-3]，经皮和手术入路射频消融在复发和生存率方面没有差异[2, 4-5]。

目前，射频消融、腹腔镜下肝切除术同肝脏传统外科肝切除术一起，给肝脏肿瘤外科治疗方法带来了新的选择和治疗原则[6]。正确的术前个体化治疗方案的设计是肝脏肿瘤根治性治疗的关键。哪些病灶适合经皮RFA，哪些病灶适合腹腔镜下RFA，哪些病灶适合术中RFA，看似简单的问题，根据患者具体情况设计方案至关重要。对肝脏肿瘤进行根治性治疗，术中超声（IOUS）的应用[7-8]和术中射频消融（intraoperative radio frequency ablation，IRFA）的配合是达成这一目标的重要手段及方法。

术前功能性强化磁共振对确定治疗术式起决定性作用[9-10]，术中超声及术中超声造影仍能发现强化磁共振未显示的更多病灶，而改变手术方式及治疗计划[11]。

在IOUS和术中超声造影（CE-IOUS）的指导下开腹术中RFA治疗肝脏肿瘤具有以下优越性。

（1）排除声波干扰信号，肝脏扫查更清晰，无盲区；

（2）可以将病灶放到超声最佳视野区扫查，选择损伤最少的进针路径；

（3）更灵敏地显示肿瘤位置及数目、小卫星灶；

（4）结合术中超声造影可以发现强化核磁没有显示的病灶；

（5）可更清晰地显示肿瘤与血管关系、有无浸润及癌栓；

（6）确定治疗安全范围、更优化地选择治疗模式，提高精确性；

（7）便于保护胸膈、胃肠、胆囊，提高RFA治疗安全性。

一、手术适应证及禁忌证

1）适应证：①对于邻近膈肌、胆囊、结肠、胃、肾脏等"危险部位"的肿瘤常通过建立人工胸腹水等方法来辅助经皮穿刺下肿瘤的消融[12-13]，若此时仍达不到安全消融的目的，可选择腹腔镜辅助或开腹消融[14-15]。②腹腔镜辅助下消融创伤相对开腹消融较小，但少数患者不能或不宜行腹腔镜治疗，尤其既往多次手术史导致腹腔内广泛而严重的粘连或复发癌、新生癌位于切口旁、与胃肠膈肌不易分离时，或者位于门、腔静脉间近尾叶病灶，瘤体被多支大血管包围，无安全进针路径时，多需行开腹消融治疗[16]。③切除肝癌时，同时存在位置较深在的小病灶，全部切除往往有肝功能储备不足之虞，此时肝切除联合术中消融有着独特的优势（图4-2-1），能最大限度保留肝脏储备功能的同时实现肿瘤的根治性治疗，特别是结直肠癌肝转移[17]。

2）禁忌证：存在开腹手术禁忌证或预期消融治疗后不能达到完全根治者。

二、操作前准备

（1）评估患者一般情况（包括基础病、相关实验室及影像学检查等）是否能耐受

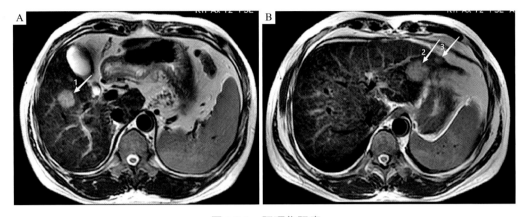

图 4-2-1　肝硬化肝癌

右叶 S5 段病灶射频消融，左叶 2 处病灶左外叶手术切除

开腹手术。

（2）完善肝功能储备的相关检查，严格评估消融治疗（尤其是肝切除联合术中消融）对患者肝功能的影响并积极改善患者肝功能。

（3）根据影像学检查，确定消融病灶的大小、位置、数量及与肝内脉管的关系等，选择合适的消融方案，制订个体化治疗策略。

（4）向患者或家属告知治疗方案、潜在手术风险及可能的预后，签署知情同意书。

三、超声探头及对比剂的选择

术中超声探头包括远场和近场扫查两种，因厂家不同而异，多为变频探头，最低频率<5MHz，探测较深部位置病灶，深度范围：5～20cm，频率越低，穿透力越强，远场病灶显示越清晰。最高频率>10MHz，用于探测近场部位病灶，频率越高表浅部位越清晰。术者可根据病灶深度，选择使用显示最清晰的探头，各厂家探头形状设计各异（图4-2-2），但需要术中探头及腹腔镜下超声探头均有应用对比剂造影功能。

术中探头的应用：位于肋骨下区域病灶选择扁平状探头，手持探头接近病灶（图4-2-3），位于尾叶较深部病灶，建议选择长柄探头（图4-2-4）。

常用超声对比剂有2种，声诺维超声对比剂（Sonovue）六氟化硫微球和示卓安超声对比剂（Sonazoid）全氟丁烷微球，两种超声对比剂的临床设备参数应用条件不同。在临床应用中，将机械指数（MI）划分为低、中、高三档，其中极低MI为MI<0.2，低MI<0.3，中MI为0.3～0.5，高MI为MI>0.5[18]。声诺维通常为极低机械指数成像，MI常规应用范围通常低于0.10；而示卓安应用的机械指数高，可调节范围更广，通常MI应用范围为MI>0.12至MI>0.5，可根据术中病灶的位置等患者情况、所选择的设备探头类型、探头频率的不同而动态调节，从而适应更广泛的临床需求。Sonazoid对比剂Kupffer期可以帮助全肝扫查，发现二维超声显示不清的病灶[8]，并引导二维超

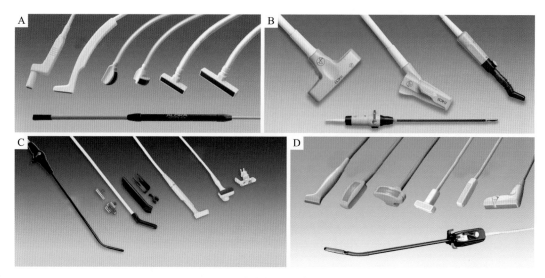

图4-2-2　术中探头及腹腔镜探头

A．日立机型术中探头及腹腔镜探头；B．BK机型术中探头及腹腔镜探头；C．百胜机型术中探头及腹腔镜探头；
D．佳能机型术中探头及腹腔镜探头

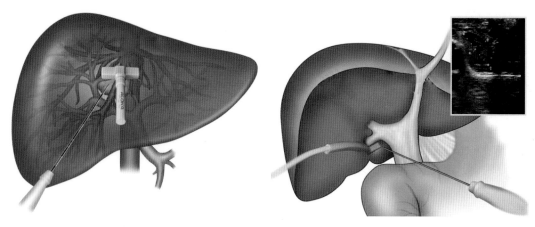

图4-2-3　扁平探头的选择	图4-2-4　长柄探头的选择
位于肋骨下区域病灶选择扁平状探头，手持探头接近病灶	尾叶较深部病灶，操作空间狭小，建议选择长柄探头

声影像对显示不清的病灶射频消融（图4-2-5），最大限度降低复发风险，改善患者预后，特别是在肝转移瘤的治疗中，对化疗及免疫治疗有效的肝转移瘤（图4-2-6），使用Sonazoid的CE-IOUS对术中发现隐匿性转移瘤和改变治疗策略具有较高的敏感性和特异性[11]。

四、操作方法及技术要点

（1）根据术前制订的手术方案选择合理切口开腹探查，充分游离肝脏，切除拟切

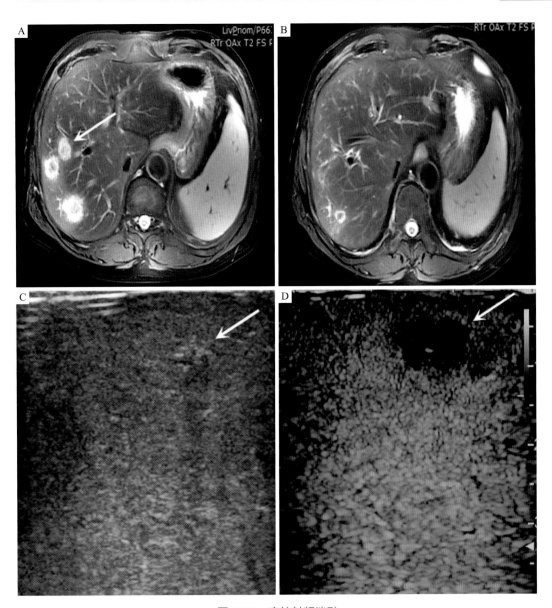

图4-2-5　病灶射频消融

A. 肠癌肝转移瘤治疗前磁共振影像；B. 肠癌肝转移瘤转化治疗后磁共振影像图A箭指向病灶消失；C. 二维术中超声，图A箭指向病灶，显示不清病灶边界、大小；D. Sonazoid超声造影在Kupffer期可清晰显示图箭指向转化后转移灶，所示肝脏背景高回声提示肝转化治疗后改变

除的肿瘤，尽量显露拟消融的区域。

（2）使用IOUS引导和监测，对照术前磁共振影像，选择性使用CE-IOUS，确定病灶数目及位置，调整治疗方案。

（3）术中消融范围应覆盖肿瘤周围0.5～1.0cm的安全边缘。

（4）进针路径避开损伤大血管，特别是肝动脉、门静脉，避免大面积肝脏供血缺失，增加术后肝坏死、肝脓肿、肝衰竭等一系列并发症出现。

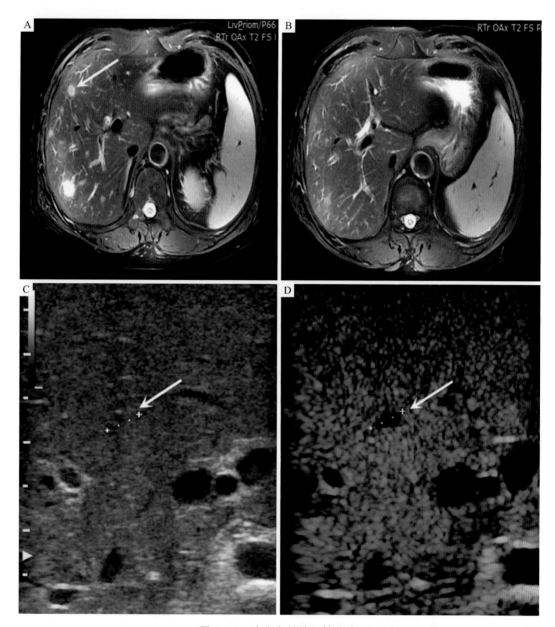

图 4-2-6　治疗有效的肝转移瘤

A. 肠癌肝转移瘤治疗前磁共振影像；B. 肠癌肝转移瘤转化治疗后磁共振影像，图 A 箭指向病灶消失；C. 二维术中超声，图 A 箭头指向病灶，显示不清；D. Sonazoid 超声造影在 Kupffer 期可清晰显示图箭指向转化后转移灶，最大径 0.3cm，所示肝脏背景高回声提示肝转化治疗后改变

（5）原则上先消融深部病灶，避免射频后瘢痕影响深部病灶图像质量；路径重叠的多处病灶，要先消融表浅病灶，避免针道种植转移的可能性。

（6）靠近肝门区大胆管肿瘤，消融过程中尽量平行胆道进针，避免损伤胆道，实在无法避免，可自胆总管插管至肿瘤近端持续注入低温生理盐水进行辅助降温，避免胆管灼伤。

（7）紧邻胃肠道、膈肌肿瘤消融时，可用干纱垫隔离保护。

（8）退针过程中充分消融针道，避免针道出血及种植。检查肿瘤邻近脏器有无灼伤、活动性出血，并采取相应处理。

（9）消融过程中可采用Pringle法来暂时阻断肝门区血管，减少热沉降效应，扩大消融范围。应当引起注意的是，Pringle法可能增加胆管热损伤的发生概率。

Pringle法即阻断肝门肝蒂，通过束带或橡皮管将游离的肝十二指肠韧带环绕并将其缩紧，从而阻断入肝血流。

（10）术中发现新的病灶，尤其位置不佳或邻近肝门风险较大者，需增加治疗时，应征求患者家属同意并增补签字。

五、并发症的预防与处理

开腹术中消融的并发症和经皮消融相似[19]，主要包括针道出血、周围组织的损伤（胆道损伤可导致胆瘘的发生，血管损伤导致腹腔内出血）、腹腔感染、肝脓肿、肝衰竭及肿瘤的种植转移等。由于开腹治疗有更加直观的视野、更加自由的穿刺角度和穿刺路径，以及更多的术中保护和处理手段，开腹术中消融的并发症往往低于经皮消融治疗。在多发肝脏恶性肿瘤患者中，肝切除联合术中消融的并发症发生率为12%～36%，操作相关的死亡率为0～6%，与单纯外科肝切除的并发症发生率或死亡率相当[20-21]。应当注意的是，热消融的"灌溉"效应（riverfloweffect，RFE）[22]可进一步加重肝切除术后肝功能的损害。因此，对于肝功能储备较差的患者，需密切关注术后肝功能的变化，积极改善肝功能。

六、疗效及临床意义

很多文献报道对比射频消融与手术切除的疗效，均为随机对照临床试验，对于小肝癌的治疗，开腹术中消融和非解剖学肝切除1年、2年、3年的累积生存率相当，分别为100%、88.9%、72.7%和100%、85.6%、85.6%[23]。对于多发结直肠肝转移癌的患者，肝切除联合术中消融的3年、5年累积生存率为65.5%～84.3%、37%～61.2%，与单纯肝切除治疗的生存率相当[20, 23-25]。

笔者认为，根据我中心数据经验，疗效不同的结果多因选择术式不当造成，根据患者的具体情况，如病灶大小、位置、肝功能、肿瘤的生物学行为、病理恶性程度等级[26]，术前合理的手术设计方案对疗效起着至关重要的作用。按照合理手术设计方案，正确选择哪些病灶适合手术切除、哪些病灶适合局部消融，在最佳选择方案下的射频消融，其疗效与手术切除相同[27]。术中射频消融为射频消融提供最大的便利，可以做到消融无死角，提倡外科医师与影像科医师密切合作，影像科医师能够更多地观察进针路径及消融图像中的细节信息。对于生物学行为差、恶性程度较高、硬度较大的病灶，如肉瘤、卵巢癌、胰腺癌肝脏寡转移灶，应扩大肿瘤消融安全边界，减少原位复发的可能性[28]。开腹术中消融作为热消融治疗方式的补充方式，用于危险部位或与周围组织器官粘连不易分离的肿瘤消融治疗，弥补了经皮穿刺和腹腔镜辅助下消融的不足；对于肝功能储备较差的病例，开腹消融较病灶切除能更好地保护肝脏功能；作为外科手术的延伸，扩大了肝脏切除术的适用范围，为多发、散在分布的原发或转移性肿瘤患者提供了根治性治疗的可能。

（朱晓琳　宋天强）

参 考 文 献

［1］ Rossi S, Fornari F, Buscarini L. Percutaneous ultrasound-guided radiofrequency electrocautery for the treatment of small hepatocellular carcinoma [J]. Intervent Radiol, 1993, 8 (3): 97-103.

［2］ Fang Y, Chen W, Liang X, et al. Comparison of long-term effectiveness and complications of radiofrequency ablation with hepatectomy for small hepatocellular carcinoma [J]. Gastroenterol Hepatol, 2014, 29 (1): 193-200.

［3］ Lee HW, Lee JM, Yoon JH, et al. A prospective randomized study comparing radiofrequency ablation and hepatic resection for hepatocellular carcinoma [J]. Ann Surg Treat Res, 2018, 94 (2): 74-82.

［4］ Wong J, Lee KF, Yu SC, et al. Percutaneous radiofrequency ablation versus surgical radiofrequency ablation for malignant liver tumours: the long-term results [J]. HPB (Oxford), 2013, 15 (8): 595-601.

［5］ Wong J, Lee KF, Lee PS, et al. Radiofrequency ablation for 110 malignant liver tumours: preliminary results on percutaneous and surgical approaches [J]. Asian J Surg, 2009, 32 (1): 13-20.

［6］ Yegin EG, Oymaci E, Karatay E, Coker A. Progress in surgical and nonsurgical approaches for hepatocellular carcinoma treatment [J]. Hepatobiliary Pancreat Dis Int, 2016, 15 (3): 234-256.

［7］ 经翔, 丁建民, 王彦冬, 等. 术中超声在射频辅助肝切除术中的应用 [J]. 中华超声影像学杂志, 2011, 20 (11): 3.

［8］ Uchiyama K, Ueno M, Ozawa S, et al. Combined use of contrast-enhanced intraoperative ultrasonography and a fluorescence navigation system for identifying hepatic metastases [J]. World J Surg, 2010, 34 (12): 2953-2959.

［9］ Tsili AC, Alexiou G, Naka C, et al. Imaging of colorectal cancer liver metastases using contrast-enhanced US, multidetector CT, MRI, and FDG PET/CT: a meta-analysis [J]. Acta Radiol, 2021, 62 (3): 302-312.

［10］ Hernandez-Meza G, Vietti Violi N, Said D, et al. MRI is the most commonly used imaging modality for HCC screening at a tertiary care transplant center [J]. Abdom Radiol (NY), 2021, 46 (11): 5142-

5151.

[11] Li C, Liu Y, Xu J, et al. Contrast-Enhanced Intraoperative Ultrasonography with Kupffer Phase May Change Treatment Strategy of Metastatic Liver Tumors - A Single-Centre Prospective Study [J]. Ther Clin Risk Manag, 2021, 17: 789-796.

[12] Liu LN, Xu HX, Lu MD, et al. Percutaneous ultrasound-guided thermal ablation for liver tumor with artificial pleural effusion or ascites [J]. Chin J Cancer, 2010, 29 (9): 830-835.

[13] 朱晓琳, 侯文静, 张倜, 等. 超声引导经皮射频消融膈下肝脏肿瘤的安全性研究及疗效观察 [J]. 中国肿瘤临床, 2012, 39 (17): 1309-1313.

[14] Rhaiem R, Piardi T, Renard Y, et al. Laparoscopic thermal ablation of liver tumours [J]. J Visc Surg, 2021, 158 (2): 173-179.

[15] Yokoyama T, Egami K, Miyamoto M, et al. Percutaneous and laparoscopic approaches of radiofrequency ablation treatment for liver cancer. [J] Hepatobiliary Pancreat Surg, 2003, 10 (6): 425-427.

[16] Tepel J, Hinz S, Klomp HJ, et al. Intraoperative radiofrequency ablation (RFA)for irresectable liver malignancies [J]. Eur J Surg Oncol, 2004, 30 (5): 551-555.

[17] Rocha FG, D'Angelica M. Treatment of liver colorectal metastases: role of laparoscopy, radiofrequency ablation, and microwave coagulation [J]. J Surg Oncol, 2010, 102 (8): 968-974.

[18] Porter TR, Abdelmoneim S, Belcik JT, et al. Guidelines for the cardiac sonographer in the performance of contrast echocardiography: a focused update from the American Society of Echocardiography [J]. J Am Soc Echocardiogr, 2014, 27 (8): 797-810.

[19] Razafindratsira T, Isambert M, Evrard S. Complications of intraoperative radiofrequency ablation of liver metastases [J]. HPB (Oxford), 2011, 13 (1): 15-23.

[20] Evrard S, Poston G, Kissmeyer-Nielsen P, et al. Combined ablation and resection (CARe)as an effective parenchymal sparing treatment for extensive colorectal liver metastases [J]. PLoS One, 2014, 9 (12): e114404.

[21] Lee SJ, Cho EH, Kim R, et al. Hepatectomy, combined with intraoperative radiofrequency ablation in patients with multiple hepatocellular carcinomas [J]. Korean J Hepatobiliary Pancreat Surg, 2015, 19 (3): 98-102.

[22] Jiang K, Dong J, Zhang W, et al. Effect of one-off complete tumor radiofrequency ablation on liver function and postoperative complication in small hepatocellular carcinoma [J]. Eur J Surg Oncol, 2014, 40 (5): 576-583.

[23] Yune Y, Kim S, Song I, et al. Comparative analysis of intraoperative radiofrequency ablation versus non-anatomical hepatic resection for small hepatocellular carcinoma: short-term result [J]. Korean J Hepatobiliary Pancreat Surg, 2015, 19 (4): 173-180.

[24] Itoh S, Morita K, Ueda S, et al. Long-term results of hepatic resection combined with intraoperative

local ablation therapy for patients with multinodular hepatocellular carcinomas [J]. Ann Surg Oncol, 2009, 16 (12): 3299-3307.

[25] Eltawil KM, Boame N, Mimeault R, et al. Patterns of recurrence following selective intraoperative radiofrequency ablation as an adjunct to hepatic resection for colorectal liver metastases [J]. J Surg Oncol, 2014, 110 (6): 734-738.

[26] Diaz-Nieto R, Fenwick S, Malik H, et al. Defining the Optimal Use of Ablation for Metastatic Colorectal Cancer to the Liver Without High-Level Evidence [J]. Curr Treat Options Oncol, 2017, 18 (2): 8.

[27] Agcaoglu O, Aliyev S, Karabulut K, et al. Complementary use of resection and radiofrequency ablation for the treatment of colorectal liver metastases: an analysis of 395 patients [J]. World J Surg, 2013, 37 (6): 1333-1339.

[28] Lee SJ, Kim JH, Kim SY, et al. Percutaneous Radiofrequency Ablation for Metachronous Hepatic Metastases after Curative Resection of Pancreatic Adenocarcinoma [J]. Korean J Radiol, 2020, 21 (3): 316-324.

第 ③ 节
腹腔镜超声引导的肝脏肿瘤消融

一、背景

近年来消融治疗在肝细胞癌（HCC）、结直肠癌肝转移（CRLM）中证明了良好的治疗效果。虽然消融治疗最常通过经皮入路进行，也有相当数量的亚组患者受益于腹腔镜消融治疗这一入路[1-2]。LUS引导肝脏肿瘤消融治疗是腹腔镜肝脏外科的一部分，也是肝脏局部治疗的一种重要手段。

腹腔镜超声引导的肝脏肿瘤消融虽然需要全身麻醉，但依托于先进的腹腔镜和超声技术，其能够兼具微创性手术和消融治疗的优点，这主要包括以下几点。

（1）LUS引导腹腔镜下肝脏肿瘤消融治疗增加了外科医师应对肝脏肿瘤的"武器"，可以作为术中探查、术中分期发现不可手术切除的肝脏肿瘤的"后备疗法"[1, 3-4]。尤其是在术中超声的高频探头下，结合CE-IOUS、弹性成像等诊断技术，可能发现术前影像未发现的肿瘤而改变分期[5-6]。近年的文献报道，LUS可额外发现多达2.7%～22%的术前影像学（增强MRI/CT）未发现的病灶（尤其是在经过化疗、肥胖的患者中和位于膈顶区的肿瘤）[2, 7]。由腹腔镜探查和术中分期直接转为肿瘤消融治疗可以使患者避免二次手术/操作的痛苦经历。

（2）该技术可以使医师能够及时处理术中可能出现的并发症，也可在术中通过器械协助保护周围脏器，从而对肝脏表面、膈顶、第二肝门、肝尾状叶、胆囊旁及脏面（靠近消化道）等经腹超声下的"危险部位"肿瘤进行消融。且LUS引导下的多针布针会比经皮消融有更多的进针角度选择，因而有着很好的安全性和有效性[1-2]。

（3）对于多发的肝脏转移瘤，肝脏部分切除和消融治疗结合的"杂交手术"，可以更好地保护剩余功能性肝实质，减少操作时间，改善预后[5-6, 8]。

（4）LUS引导的穿刺活检可以通过"针道保护"等途径更好地避免肿瘤的经针道种植转移。

文献报道，由于以上优势，LUS引导的肝脏肿瘤消融治疗相关的并发症发病率远低于开腹手术[2, 9]。尤其是在治疗肝脏多发病变时对周围器官损伤的风险较小[10-11]。同时，通过LUS的探查及腔镜下观察，更准确的术中分期使多达16.5%的患者避免了无效剖腹探查术[12-13]。Dohmen等和Kudo等报道，通过示卓安（Sonazoid，注射用全氟丁烷微球）的超声造影（Kupffer期造影联合再注射技术），可以发现更小直径的HCC，且诊断速度也明显加快，利于HCC的早期诊断和治疗[14]，亦可以使消融治疗获得更好的根治效果和较低的局部复发率[15-17]。Wiggermann和Kokudo等报道弹性成像（real-time tissue elastography，RTE）在术中超声探查过程中可以很好地显示肿瘤范围、与其他影像结合判断RFA效果[18-20]。结合这些新技术，LUS引导的肝脏恶性肿瘤的消融治疗可以帮助外科医师更好地判断病灶位置和性质，提高诊断敏感性和特异性，引导消融治疗，判断疗效。

本节旨在全面介绍LUS引导的肝脏肿瘤消融技术，使其得以更好地推广、应用。

二、LUS引导肝脏肿瘤消融治疗的适应证和禁忌证

（一）适应证

LUS超声引导肝脏肿瘤消融治疗的适应证基本同术中超声引导的肝脏肿瘤消融（第4章第2节）。一般认为其主要适应证包括不能切除的肝脏病变，总数少于7~8个，累及肝体积小于20%，最大病变直径<4~5cm[21]。尤其是针对乙型肝炎肝硬化合并门静脉高压、肝储备功能受到严重损害等有较大肝切除手术风险的肝脏肿瘤。

由于微创技术和LUS的应用，LUS引导肝脏肿瘤消融治疗更适合于以下情况。

（1）上文提及的"危险部位"肿瘤，包括肝脏表面（靠近胸壁、腹壁或消化道）、膈顶、第二肝门、肝尾状叶、胆囊旁等；

（2）多个肿瘤的多次消融；

（3）肝移植前的新辅助/桥接治疗（bridge to orthotopic liver transplantation）；

（4）联合肝脏部分切除，扩大切除范围的手术；

（5）一般状况较差（ECOG PS≥1分）的患者，进行肿瘤减灭术。

对于"危险部位"的肿瘤，腹腔镜下由于直视下操作，便于止血等术中合并症的处理；对于多个病灶的多次同期消融，LUS的优势是可以多角度灵活实时探查[22]。因此，LUS引导的肝脏肿瘤消融治疗相较而言可以兼顾微创与安全。

（二）禁忌证

同经皮肝脏肿瘤消融治疗（第4章第2节）。

三、LUS引导肝脏肿瘤消融治疗的操作技巧

（一）消融治疗的术前三维重建

LUS引导的消融治疗包括LUS的定位、LUS引导的穿刺和观察等步骤，由于无支架引导、探查范围无标准切面等因素，相对而言难度较高。其中难度最高的操作即为LUS引导的肿瘤穿刺。与开放手术和经皮操作的支架定位不同，腹腔镜下的消融探头一经穿过腹壁其移动性就受到很大限制，由于"两点一线"的原理，探头入肝后的方向即基本确定，不易再调整[23]（图4-3-1）。而且一手操作LUS、一手操作消融探头，并同时观察两个显示器的操作方式也增加了操作难度。因此这样的操作有极高的挑战性，需要较高的立体思维能力和空间想象能力，导致LUS引导的消融治疗的学习曲线较长。同时，对于特殊部位的肝癌，如何保证消融完全又不会过多损伤周围肝实质，是消融治疗精准化过程中一个必须解决的问题[24]。

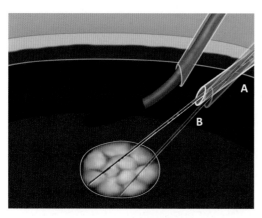

图4-3-1　LUS引导的肿瘤穿刺

消融探针经过点A（戳卡在腹壁的入口）、点B（探针在肝脏表面的进针点）已基本固定，若探针未及肿瘤或位置不满意，需要撤出B点后再调整（如图中虚线所示）

而术前的三维重建可以模拟肝实质、管道结构和病灶，能够帮助直观显示解剖结构。且通过软件模拟可以一定程度上重建LUS探查平面和进针路线，可能达到简化操作步骤、缩短手术时间的目的[23, 25]。

不同团队对此已有相关的若干尝试。

笔者团队研究使用IQQA®-Liver系统，借助计算机图像处理分析技术重建、规划LUS引导的射频消融治疗（RFA）过程中LUS探查切面和消融探头进针路径，经过三维重建前的管道勾画和建模，系统可以重建肿瘤及肝脏Glisson鞘三级以上的分支（图4-3-2）。研究表明，按照术前规划的LUS探查并进针，能够减少术中不明确的进针或对进针路线的反复修正，因而节省RFA术中进针时间、缩短手术时间、缩

短平均住院日、延长无瘤生存时间，同时缩短这项技术的学习曲线[25]。Liu FY、Hildebrand、Thomas（LUS引导的微波消融的动物实验）等[19, 23, 25]亦在相关研究中证实了类似的结论。

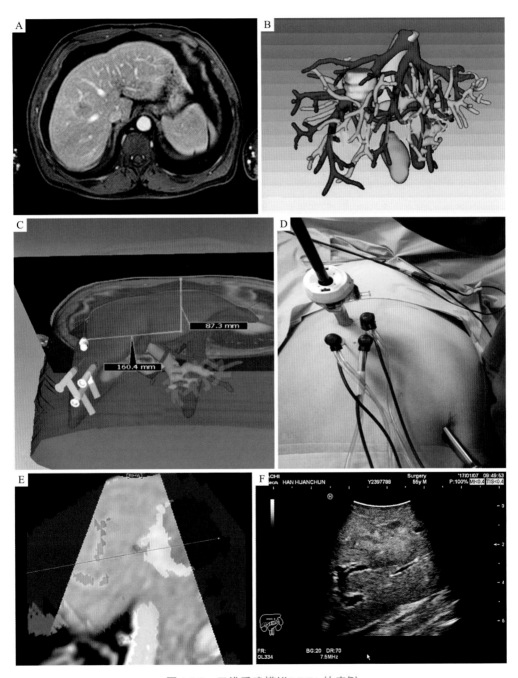

图 4-3-2　三维重建模拟LRFA的病例

A. 术前影像；B. 术前三维重建；C. 术前三维重建模拟LRFA并标识探头与体表解剖标记之间的位置关系；D. 术中对术前规划实施；E. 术前三维重建模拟LUS下的重要解剖结构及关系；F. 术中LUS探查，可见超声图像与术前规划吻合性好

同时针对不同肝段肝脏肿瘤，笔者认为术前应根据肝脏肿瘤的位置灵活选择LUS及消融探针的布局，并且存在一定的规律。对于在没有条件针对每例患者进行三维重建和术前规划的情况下，医师可以按照图4-3-3推荐的部位进行探查和治疗。

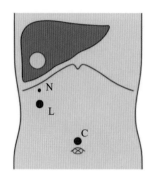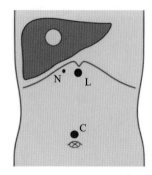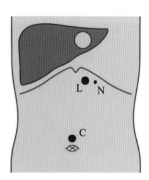

图4-3-3　理想的LUS引导消融治疗的布局示意图

N. 消融探针；L. LUS；C. 摄像头入口

计算机技术和融合影像的进展也在一定程度上可以降低这项操作的难度[23, 26-27]，文献报道，实时超声-CT/MRI融合影像可以使多达96.1%的B超模式下对"不可见"肿瘤成功进行消融治疗[28]。但由于LUS影像与术前影像的配准困难，这一技术在LUS引导的消融治疗中应用还有待验证。另外，气腹的出现也一定程度上增加了融合影像的成像技术要求。

王宏光教授团队还结合激光技术和LUS探头特点设计激光引导穿刺设备（图4-3-4）。其可以外置于LUS探头部位，根据探查方位确定合适的进针路径，并使用激光将其投射于腹壁以引导穿刺，见视频4-3-1：一例LUS引导的腹腔镜下肝肿瘤射频消融治疗——激

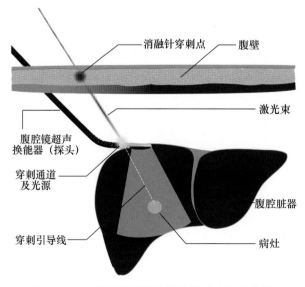

图4-3-4　一种腹腔镜超声探头辅助穿刺定位器

视频4-3-1　一例LUS引导的腹腔镜下肝肿瘤射频消融治疗——激光引导手术穿刺定位器的应用

光引导手术穿刺定位器的应用。该设备已申请专利（专利号ZL202020374592.4）。

（二）操作步骤

（1）所有的腹腔镜消融都需要在全身麻醉下进行。

（2）根据术前规划在腹部右上象限放置Trocar，一个用于LUS探头，另一个用于消融探针置入。术者左手持消融探针、右手握持探头，同一人操作有助于探头深度和方向的精准把握（图4-3-5）。

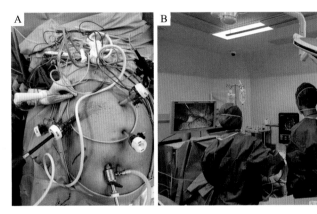

图4-3-5　LUS引导消融的手术室操作

（3）充分探查，利用二维超声结合CE-IOUS、弹性成像等明确肿瘤的数量、位置、性质和大小，确定治疗和布针的顺序（先深在后表浅、先大肿瘤后小肿瘤）。

（4）腔镜下操作可以适时进行Pringle法肝门阻断以减少"沉降效应"的发生，但同时应配合低功率的消融以避免热量造成额外的胆道损伤[29]。

（5）采用适当的冷却和保护技术（保护周围器官）。

（6）在实时LUS监测下，外科医生应同样考虑"切缘效应"，使消融范围包括肿瘤周围至少0.5cm的区域。根据实时超声监测的需要，可以进行额外的周期或重叠消融。

（7）对深部病灶消融治疗时应格外注意针道消融，将消融探针拉回的同时，并将针迹消融2~3s/cm，以控制出血和防止肿瘤发生种植转移。

（8）治疗后应再次探查，并结合CEUS、弹性成像等技术进一步判断和明确消融治疗的效果。

（三）特殊的并发症及处理

LUS引导的消融治疗全程在直视和LUS探查下操作，相对安全。据文献报道，并发症发生率为3%~43%，严重并发症（Clavien-Dindo 3级以上）发生率为2%~14%[2]，死亡率为0%~2.0%。较常见的有胆漏、感染、肝脓肿等消融治疗普遍的并发症，其额外的最常见的副损伤包括肺损伤、气胸，其他如出血等不常见。副损伤的发生多与消融探针引起的创伤直接相关，而肿瘤在针道中的扩散风险与多次针的插入直接相关。

另外，外科医师对超声图像的辨识能力亦是造成并发症的原因之一。因此，术前的针道设计和术中仔细探查和操作至关重要。

术中遗漏病灶和不完全消融（incomplete ablation，IA）是消融治疗一直致力于避免的情况。由于LUS的高分辨率和术前影像的进展，术中遗漏病灶的情况近年来已大大减少。文献报道LUS引导RFA的未完全消融比例（4%～40%）与以下因素有关：①病灶＞3cm，HR＝2.64；②消融边缘不足0.5cm，HR＝106；③靠近大血管。而微波治疗的未完全消融比例较低，在6%～10%，与其高能量、无沉降效应相关[2]。但新近有文献报道，在微波治疗肝脏肿瘤时，血管结构距离较近（＜5mm）也是不完全消融和局部复发（local recurrence，LR）的危险因素[29]。

LUS引导消融治疗的长期生存比较令人满意，近10年的文献报道中5年生存率达34%～97%[2]。其中，不同研究的生存数据相差较大，可能与不同的入组标准、复发后治疗方案的选择相关。

四、LUS引导肝脏肿瘤消融治疗示例

LUS在腹腔镜肝脏局部切除术中的应用（视频4-3-2）

患者的肿瘤位于右肝S5/S6/S7/S8交界处，与肝右静脉和右前支肝蒂主干关系密切。经过三维重建肿瘤和肝脏重要管道的解剖关系，模拟了进针角度和距离、消融范围、术中LUS探查所见，进行了充分准备。术中按术前规划的位置布置Trocar孔、置入各器械，LUS探查所见完全如术前规划。随后按术前规划的位置和角度、使用三针"品"字布局置入消融探针，顺利避开肝脏重要管道结构，进行了对肿瘤组织的完整消融，同时避免损伤过多的功能性肝体积。这一病例很好体现了多技术支持下LUS引导外科的"完整消除病灶、最小损伤"的精准外科理念。

视频4-3-2　三维重建术前规划LUS引导的肝癌射频消融术

五、总结

总之，LUS引导的肝脏肿瘤消融治疗可以在直视下操作、微创性好、对肝功能的影响较少、安全可控，熟练操作的情况下，能完成90%～100%患者的90%以上病灶的完全消融。局部肿瘤复发率为2.8%～23%，而这一比例与不同适应证相关。

LUS引导肝脏肿瘤消融治疗与肝部分切除术、经皮的肝脏肿瘤消融不应相互对立，也不完全是互为"替补"，而应该"取长补短"、互为补充。但由于腹腔镜下穿刺技术学习曲线较长，LUS引导肝脏肿瘤消融治疗有较高的技术要求。原发性或继发性肝脏肿瘤的患者由于受背景肝病、病史等多方面影响，个体化标签明显、情况复杂，在精准医疗的时代，外科医师掌握好LUS这一重要武器、结合新进展新技术、充分知情，

为患者提供丰富、个性化的治疗方案，方能彰显医者本色。

（张雯雯　王宏光）

参 考 文 献

［1］　As ahina Y, Nakanishi H, Izumi N. Laparoscopic radiofrequency ablation for hepatocellular carcinoma [J]. Dig Endosc, 2009, 21 (2): 67-72.

［2］　Santambrogio R, Barabino M, D'Alessandrov, et al. Laparoscopic thermoablation for hepatocellular carcinoma in patients with liver cirrhosis: an effective procedure for tricky tumors [J]. Med Oncol, 2020, 37 (4): 32.

［3］　Herbold T, Wahba R, Bangard C, et al. The laparoscopic approach for radiofrequency ablation of hepatocellular carcinoma—indication, technique and results [J]. Langenbecks Arch Surg, 2013, 398 (1): 47-53.

［4］　Lee SD, Han HS, Cho JY, et al. Safety and efficacy of laparoscopic radiofrequency ablation for hepatic malignancies [J]. J Korean Surg Soc, 2012, 83 (1): 36-42.

［5］　Takahashi H, Berber E. Role of thermal ablation in the management of colorectal liver metastasis [J]. Hepatobiliary Surg Nutr, 2020, 9 (1): 49-58.

［6］　Eisele RM. Advances in local ablation of malignant liver lesions [J]. World J Gastroenterol, 2016, 22 (15): 3885-3891.

［7］　Kose E, Kahramangil B, Purysko AS, et al. The utility of laparoscopic ultrasound during minimally invasive liver procedures in patients with malignant liver tumors who have undergone preoperative magnetic resonance imaging [J]. Surg Endosc, 2022, 36 (7): 4939-4945.

［8］　De Raffele E, Mirarchi M, Cuicchi D, et al. Simultaneous colorectal and parenchymal-sparing liver resection for advanced colorectal carcinoma with synchronous liver metastases: Between conventional and mini-invasive approaches [J]. World J Gastroenterol, 2020, 26 (42): 6529-6555.

［9］　Birsen O, Aliyev S, Aksoy E, et al. A critical analysis of postoperative morbidity and mortality after laparoscopic radiofrequency ablation of liver tumors [J]. Ann Surg Oncol, 2014, 21 (6): 1834-1840.

［10］　Martin RC, Scoggins CR, McMasters KM. Safety and efficacy of microwave ablation of hepatic tumors: a prospective review of a 5-year experience [J]. Ann Surg Oncol, 2010, 17 (1): 171-178.

［11］　Kennedy TJ, Cassera MA, Khajanchee YS, et al. Laparoscopic radiofrequency ablation for the management of colorectal liver metastases: 10-year experience [J]. J Surg Onco, 2013, 107 (4): 324-328.

［12］　Koffron A, Geller D, Gamblin TC, et al. Laparoscopic liver surgery: Shifting the management of liver tumors [J]. Hepatology, 2006, 44 (6): 1694-1700.

［13］　Lai EC, Tang CN, Ha JP, et al. The evolving influence of laparoscopy and laparoscopic ultrasonography on patients with hepatocellular carcinoma [J]. Am J Surg, 2008, 196 (5): 736-740.

［14］　Kudo M, Ueshima K, Osaki Y, et al. B-Mode Ultrasonography versus Contrast-Enhanced Ultrasonography for Surveillance of Hepatocellular Carcinoma: A Prospective Multicenter

Randomized Controlled Trial [J]. Liver Cancer, 2019, 8 (4): 271-280.

［15］ Dohmen T, Kataoka E, Yamada I, et al. Efficacy of contrast-enhanced ultrasonography in radiofrequency ablation for hepatocellular carcinoma [J]. Intern Med, 2012, 51 (1): 1-7.

［16］ Kudo M. Diagnostic imaging of hepatocellular carcinoma: recent progress [J]. Oncology, 2011, 81 (Suppl 1): 73-85.

［17］ Maruyama H, Sekimoto T, Yokosuka O. Role of contrast-enhanced ultrasonography with Sonazoid for hepatocellular carcinoma: evidence from a 10-year experience [J]. J Gastroenterol, 2016, 51 (5): 421-433.

［18］ Omichi K, Inoue Y, Hasegawa K, et al. Differential diagnosis of liver tumours using intraoperative real-time tissue elastography [J]. Br J Surg, 2015, 102 (3): 246-253.

［19］ Kobayashi Y, Omichi K, Kawaguchi Y, et al. Intraoperative real-time tissue elastography during laparoscopic hepatectomy [J]. HPB (Oxford), 2018, 20 (1): 93-99.

［20］ Wiggermann P, Brünn K, Rennert J, et al. Monitoring during hepatic radiofrequency ablation (RFA): comparison of real-time ultrasound elastography (RTE)and contrast-enhanced ultrasound (CEUS): first clinical results of 25 patients [J]. Ultraschall Med, 2013, 34 (6): 590-594.

［21］ Ruers T, Van Coevorden F, Punt CJ, et al. Local Treatment of Unresectable Colorectal Liver Metastases: Results of a Randomized Phase Ⅱ Trial [J]. J Natl Cancer Inst, 2017, 109 (9): djx015.

［22］ Ballem N, Berber E, Pitt T, et al. Laparoscopic radiofrequency ablation of unresectable hepatocellular carcinoma: long-term follow-up [J]. HPB (Oxford), 2008, 10 (5): 315-320.

［23］ Thomas MN, Dieplinger G, Datta RR, et al. Navigated laparoscopic microwave ablation of tumour mimics in pig livers: a randomized ex-vivo experimental trial [J]. Surg Endosc, 2021, 35 (12): 6763-6769.

［24］ 张雯雯, 王宏光, 史宪杰. 腹腔镜超声引导下肝脏肿瘤射频消融治疗的研究进展 [J]. 军医进修学院学报, 2016, 37 (5): 514-517, 521.

［25］ 张雯雯, 王宏光, 史宪杰, 等. 三维重建术前规划在腹腔镜超声引导的肝癌射频消融术中的应用探讨 [J]. 中华外科杂志, 2016, 54 (9): 692-699.

［26］ Pascale T, Matteo F, Jacob F, et al. Erratum to: Laparoscopic image-based navigation for microwave ablation of liver tumors: A multi-center study [J]. Surg endosc, 2017, 31 (10): 4325.

［27］ Paolucci I, Schwalbe M, Prevost GA, et al. Design and implementation of an electromagnetic ultrasound-based navigation technique for laparoscopic ablation of liver tumors [J]. Surg Endosc, 2018, 32 (7): 3410-3419.

［28］ Ahn SJ, Lee JM, Lee DH, et al. Real-time US-CT/MR fusion imaging for percutaneous radiofrequency ablation of hepatocellular carcinoma [J]. J Hepatol, 2017, 66 (2): 347-354.

［29］ Abreu de Carvalho LF, Logghe B, Van Cleven S, et al. Local control of hepatocellular carcinoma and colorectal liver metastases after surgical microwave ablation without concomitant hepatectomy [J]. Langenbecks Arch Surg, 2021, 406 (8): 2749-2757.

（张雯雯　王宏光）

第 **4** 节
术中超声引导的肝脏肿瘤纳米刀治疗

一、背景

随着医学科技的进步，精准、微创、数字化、信息化已成为21世纪肝胆外科发展的重要推动力。术中超声以其实时和视觉直观性为特点，不可替代地成为外科领域除"切开、结扎、止血、缝合"以外的第5种基本技能，广泛应用于肝胆疾病的诊治，被业界誉为肝胆外科医师术中神奇的"第三只眼"，掌握超声基本技能就成为肝胆外科医师的一门必修课了。术中超声引导帮助外科医师在明确肝脏肿瘤数目、大小、位置与肝脏内部重要结构毗邻关系等方面起到了决定性作用，同时在外科医师评价肝内肿瘤切除或毁损，保护重要管道结构及有效残肝体积，降低并发症等方面起着关键的作用是不可或缺的精准工具。

二、不可逆电穿孔消融仪

中国是世界上肝癌发病率最高的国家之一，每年新增肝癌患者数量为46万人，超过全世界新增肝癌患者数量的一半。肝癌患者的5年生存率平均为17.6%，假设肝癌患者的平均生存期为2年（综合考虑早期患者5年的平均生存期及晚期患者平均不足1年的生存期），全世界约有156万肝癌患者，那么中国约有92万肝癌患者。其中大约20%的患者可以获得外科手术及外科局部治疗（消融等），如表4-4-1所示。在局部治疗的手段中，近20年来消融治疗发展非常迅速，直径≤2cm肿瘤治疗疗效等同于外科手术效果[1-2]。针对肝门区域特殊部位肿瘤消融，不可逆电穿孔消融（纳米刀消融）术有了突破性进展。

表4-4-1　肝脏肿瘤治疗方法比较

外科手术	消融治疗	栓塞治疗	系统药物治疗
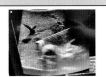	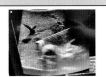	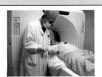	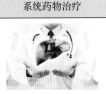
优势：局部控制疾病进展的治疗金标准	优势：微创，为不可手术患者提供更多选择	优势：弥漫性疾病微创治疗，普及性好	优势：对于大部分中晚期肝癌患者标准疗法
缺点：患者筛选、恢复时间、费用昂贵等	缺点：缺乏标准化流程以及患者选择体系待完善	缺点：过于广泛的解决方案，只用于保守治疗	缺点：系统性的显著副作用，疗效有待提高
疗法类型：手术切除、肝移植，全球患者约15万/年	疗法类型：微波、射频、冷冻、超声聚焦刀、纳米刀。全球患者约11万/年	疗法类型：普通栓塞、药物释放微球、放射性栓塞术等，全球患者约21万/年	疗法类型：口服、静脉，全球患者约150万/年

陡脉冲治疗仪是采用不可逆电穿孔（irreversible electroporation，IRE）技术治疗肿瘤的设备。它以微秒级（约万分之一秒）的速度瞬间释放1500～3000V的高电压，将消融区的细胞膜击穿，在细胞膜表面形成纳米级的微穿孔，反复多次操作后使消融区细胞发生不可逆性电穿孔而凋亡，同时诱发机体的免疫效应，破坏肿瘤及病变组织的生存条件而达到治疗疾病的目的。由于它只对细胞膜产生作用，对血管、神经、胆管等蛋白质架构没有不可逆的损伤，这种"选择性消融"的独特优势使其在特殊部位肿瘤治疗过程中，既保证肿瘤组织灭活的同时又保护了血管、胆管、肠管及神经等重要结构，因此对于邻近或侵犯了这些架构组织的肿瘤部位可以进行消融。IRE是一种非热消融治疗方法，依靠电极之间的高压直流电使细胞膜产生不可逆的纳米级穿孔，导致细胞凋亡，因此又称为纳米刀（Nano knife）（图4-4-1～图4-4-3），其优势如下：①消融时间短，创伤小；②避免损害肿瘤周围血管、神经等重要组织，安全性高；③不受热池效应影响，消融彻底；④消融边界清晰，对肿瘤所在组织器官影响小；⑤消融过程可实时监控。其他常规物理消融方法（射频、微波及氩氦刀）是基于温度的消融技术，对组织的破坏无选择性，若肿瘤位于血管、神经等重要结构附近，则可能会损伤上述结构。与传统消融手段相比，IRE在治疗血管或胆管旁等特殊部位的肝胆胰恶性肿瘤中具有明显优势（表4-4-2），弥补了常规物理消融的不足，显著扩展了肿瘤消融治疗适应证，这一特点使得IRE成为目前可以清除疑难部位肿瘤的首选治疗技术[3]。

陡脉冲治疗仪由美国研发，该产品在2010年通过了欧盟的CE认证，在2011年10月获美国FDA批准应用于临

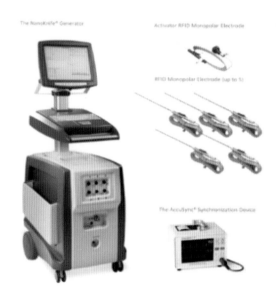

图4-4-1　纳米刀消融治疗仪

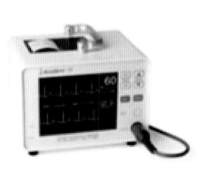

图4-4-2　纳米刀心电监护仪

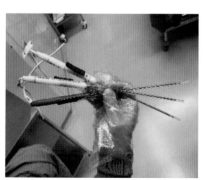

图4-4-3　纳米刀主副电极针

表4-2　不同消融方式特点

	纳米刀消融	射频消融	微波消融	冷冻消融	超声聚焦刀
原理	非热能消融系统，利用电机产生高压直流电微秒脉冲造成细胞壁不可逆穿孔，诱导凋亡从而导致肿瘤死亡	利用高频射频电流诱发电极针周围组织发生离子振荡摩擦生热，使肿瘤组织温度增加导致凝固性坏死	利用微波离子加热及偶极子加热的综合效应导致凝固坏死，将肿瘤细胞进行杀灭	利用气体急速膨胀使周围温度显著下降，通过冷冻破坏，升温破坏，微血管破坏和免疫调控达到治疗目的	利用超声波具有方向性、组织穿透性和聚焦性的特性，将超声波自体外聚焦于体内病灶靶区形成高能密度区，导致组织发生不可逆性凝固性坏死
工作温度	电极工作温度≤50℃	最佳温度85~90℃	类似于射频消融60~100℃	反复冷复温≤-160℃	工作温度60~100℃
热沉效应	无	有	有	有	有
消融区域	有选择消融电场范围内组织，可以保留含有胶原纤维为主的管道结构和神经组织	高温下无差别的广泛毁损，包括消融区域内的管道组织和神经组织	高温下无差别的广泛毁损，包括消融区域和神经组织	低温无差别的毁损，包括消融区域内的管道组织和神经组织	高温下无差别的广泛毁损，包括消融区域内的管道组织和神经组织
消融效果	创伤更小，消融边界更加清晰	创伤小，临床效果确切	创伤小，临床效果确切	创伤小，临床效果确切	创伤小，临床效果确切
治疗特点	1. ≤3.5cm肿瘤 2. 适合肿瘤侵犯门静脉、肝动脉和肝门板等重要组织结构，无法进行外科手术的患者； 3. 对治疗中晚期胰腺癌、前列腺肿瘤等有明显疗效； 4. 消融肿瘤，选择性保护管道结构；局部疗效确切，对局部晚期患者治疗与化疗和生物治疗相比具有一定优势； 5. 手术时间短，恢复快，并发症少	1. 肿瘤凝固性坏死，适合≤3.0cm肿瘤，疗效确切，并发症少； 2. 受热沉降效应，邻近血管肿瘤复发率较高； 3. 3~5cm肿瘤需试多针消融，局部复发率高	1. 升温效率高，速度快，凝固区组织坏死均匀，彻底； 2. 受血流影响小，不受阻抗影响等； 3. ≤3.0cm肿瘤，疗效确切，并发症少，可以尝试≥5cm肿瘤治疗，局部复发率高 4. 经皮肤治疗疼痛较为明显	1. 消融机制即是即刻性损伤（细胞内外水晶形成和渗透性损伤）和延迟性损伤（微循环渐进性破坏引起凝固性坏死； 2. 无针道消融，针道出血； 3. 针对大肿瘤可以分次治疗； 4. 局部复发率高	1. 通过热效应，空化效应及破坏肿瘤营养血管形成肿瘤，非接触性体外适形消融治疗，疗效确切 2. 聚焦区域小，手术并发症高，治疗有盲区，解剖位置受膈肌或邻近胆囊、肝挡，病灶靠近膈肌，胃肠道、肝门部及大血管内胆管时，HIFU应用受到影响

床，截至2012年底，全球已有一百多个核心肿瘤医院采用了纳米刀技术[3]。国内于2015年6月获得CFDA批准用于临床，批准主要用于肝癌、胰腺癌等实体肿瘤的消融治疗，是目前CFDA在国内唯一明确批准的可以治疗胰腺肿瘤的产品[4]。目前已有国家癌症中心、中国医学科学院肿瘤医院、中国人民解放军总医院、中山大学附属第一医院等20余家中心科研机构进行了纳米刀临床验证，其安全性和有效性受到国内外临床专家的高度评价。纳米刀肿瘤治疗在B超、CT等影像引导下，可结合开腹手术、腹腔镜手术或经皮穿刺对肿瘤进行消融治疗，治疗的癌肿包括胰腺、肝、肺、肾、前列腺及其他实质脏器，以及软组织的肿瘤，特别适用于邻近大血管、肝门区、胆囊、胆管、输尿管的肿瘤[5]。尤其是在局部晚期胰腺癌的治疗具有特别价值。

三、不可逆电穿孔消融的基本要求

1. 影像学引导不可逆电穿孔治疗的特点（表4-4-3）

表4-4-3　不同影像学引导不可逆电穿孔治疗的特点

引导方式	超声引导	CT引导	MRI引导
优点	1. 使用方便、快捷；2. 无辐射；3. 术中显示肝脏血管及胆道较为清晰；4. 可实时监测进针角度及深度；5. 超声造影引导消融具有实时、精准、全程、即刻评价消融结果等优势	1. 扫描速度快；2. 分辨率高，显示腹腔脏器等结构清晰；3. 支持三维重建，以明确病灶与周围结构及消融针的关系；4. 可灵活调整进针方向	1. 病灶边界显示清晰；2. 无辐射；3. 可多角度、多层面成像；4. 可灵活调整进针方向；5. 多参数扫描即时评估消融效果；6. MRI透视可实时引导穿刺进针
缺点	1. 全麻下进针；2. 受患者体位及呼吸影响，对于膈顶部病灶需采用人工胸水技术；3. 同时使用≥4支消融针时，布针困难及测量针距受到一定限制	1. 全麻下进针；2. 术中多次扫描增加患者辐射剂量；3. 为清晰显示血管结构，需行增强扫描	1. 全麻下进针；2. 扫描速度慢；3. 目前缺乏IRE磁兼容设备

2. 术中超声引导纳米刀消融肝脏特殊部位肿瘤的适应证[6]

（1）患者年龄18—80岁，性别不限，可耐受全身麻醉；

（2）经影像学或病理确诊的肝脏恶性肿瘤，直径≤3.5cm，不伴远膈部位淋巴结及其他部位转移；肿瘤位于第一、第二、第三肝门区并局限在三级管道周围内直径0.5cm的肿瘤；

（3）包括原发性肝脏肿瘤、肝门部胆管癌和转移性肝脏肿瘤；

（4）无法进行外科手术或常规热消融治疗有困难的肿瘤，患者拒绝外科治疗；

（5）预计生存期≥3个月，Karnofsky功能状态评分（Karnofsky performance status scale，KPS）>50。

3. 术中超声引导纳米刀消融肝脏特殊部位肿瘤的禁忌证

（1）严重心律失常、心脏起搏器置入病史，近期发生大面积心肌梗死；

（2）体内有金属植入物者；

（3）心、肺功能无法耐受全身麻醉；

（4）肾功能不全或因其他原因无法行增强CT/MRI扫描；

（5）病变侵犯胆囊壁、肠管管壁全层；

（6）妊娠、精神异常或其他原因不能自主配合者。

4. 纳米刀消融的基本要求

1）纳米刀治疗置针要求：

纳米刀消融要求介入医师具有较高的穿刺布针技术手法，因为纳米刀探针在平行、间距适合时电场的强度和均匀性最佳，从而形成良好的直流高压电场击穿细胞膜，导致细胞死亡，否则消融效果大打折扣。为使不同类型的肿瘤达到完全消融，治疗参数设置也存在差别，纳米刀消融时由于组织结构及导电性的不均质，在消融区内可形成所谓电场洼地，导致肿瘤细胞的不完全灭活[7]。

（1）术前规划。术前完善患者基本检查，针对肝脏肿瘤需要做三维重建，在术前充分熟悉肝脏肿瘤大小、位置、形状、与周围管道关系等，并在术前制订手术计划。有条件的治疗中心可以选择术前超声造影，了解肿瘤周围血管血流情况，与超声科医师共同制订手术计划，并在术中在超声造影（CEUS）全程引导下完成手术过程（图4-4-4、图4-4-5）。

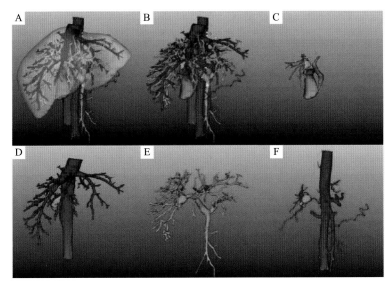

图4-4-4　术前三维重建

（2）布针原则。

① 术前应根据肿瘤病变位置、大小、形态，适当选择2～6支电极针。

② 通过2～6根电极针（标准配置是1主2副3根针）置于目标肿瘤的边缘并包绕肿瘤一次或分次消融肿瘤直至完全消融；IRE消融时为两两电极针间序贯脉冲放电，故

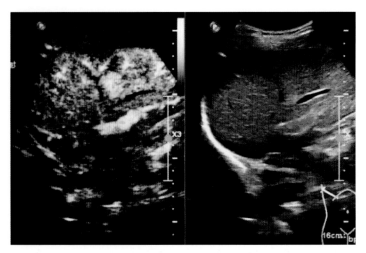

图 4-4-5　术中超声造影

应至少保证电极针之间的有效消融间距为 1.0～2.5cm 且相互平行，尽量使消融范围覆盖全部病灶且超过病灶边缘约 0.5cm。

　　③ 超声引导下选择穿刺点和进针角度，保证每根电极之间平行置入，电极间距最佳距离 1.0～2.5cm，为形成最佳消融范围（近圆形），3 根电极呈等边三角形置入是一个理想状态，如图 4-4-6、图 4-4-7 所示，选择肿瘤边缘作为穿刺置针点，超声引导下分别置入 1（主针，一般置于血管密集处，不轻易移动）、2、3 号针（副针），当一次消融周期结束（一般是 90s），取出 2 号针移位至 2' 位置再次置针对肿瘤未能消融到的部位进行补充或叠加消融直至完全消融肿瘤。术中超声引导下完成消融过程，有条件可以选择术中超声造影判断消融区域内血管状态及肿瘤消融的边界[8]。

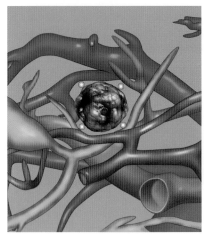

图 4-4-6　纳米刀穿刺点

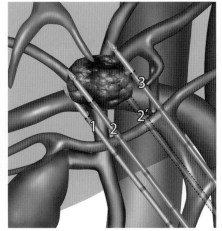

图 4-4-7　纳米刀布针及消融过程

　　2）纳米刀消融过程的注意事项：

　　（1）消融电极穿刺不能通过管道或置入肿瘤组织内（纳米刀无针道消融过程），消融电极暴露范围0.5~4.0cm，在肝癌肿瘤中常用的是1.0~3.0cm，消融电极消融范围是暴露电极前后各0.5cm，周围是1.0cm。因此纳米刀消融肿瘤直径要≤3.5cm[9]。

（2）对形态不规则病灶应在尽量避开其他脏器及血管的前提下沿其长轴布针，一次消融结束后可退针继续消融，重叠消融区域不应过大，且同一区域消融次数尽量不超过3次，避免发生热损伤。

（3）病变靠近血管、胆囊或肠管等其他重要结构时，应尽量避免电极针尖垂直接触上述结构，可以选择平行重要结构走行方向布针，以防释放脉冲时引起机械性损伤。以电极针穿刺时，应避免紧贴血管壁，以免电极针表面温度过高引起热损伤。

（4）临床上应用不可逆电穿孔肿瘤消融系统进行消融治疗时，术中使用心电监测同步装置进行实时监测心律变化，消融过程中要保证良好的肌松状态并密切监视消融对心率、血压等生命体征的影响。预先设置并调整好消融设备的参数，并根据电1极形成的消融范围微调电极功率，达到精准消融、控制损伤的效果[9]。

5. 术中超声引导的基本要求

（1）术中超声技术（IOUS）具有实时、灵活、移动方便、无创等优点，正确的扫查方法是以肝内脉管为轴心，追踪门静脉和肝静脉走行进行全肝检查[10]。

（2）术中超声扫查步骤。

① 选择术中专用的高频探头及高分辨率快速实时超声显像设备，在术中扫查肿瘤的位置、大小、数目、性质、范围，并记录测量数据；

② 明确肿瘤与周围重要管道的关系，测量肿瘤周围重要血管血流图进行图像保留；

③ 结合术前三维重建、术前手术计划精确标定需要使用相应解剖标志在肝脏表面的投影；

④ 超声引导针对肿瘤穿刺获得病理结果；

⑤ 术中超声引导寻找肿瘤长轴，结合术前手术计划确定穿刺点，穿刺点位于肿瘤边缘并不能穿刺肿瘤与管道，安排好主副针穿刺顺序，要求穿刺针平行入针，穿刺电极针尖尽量保留在一个水平面，穿刺电极形成的消融范围尽量覆盖肿瘤；

⑥ 超声引导逐步置入消融电极，依据肿瘤大小、主副电极间距、电极间连线角度设定消融仪参数；

⑦ 全麻，在充分肌松情况下开始消融，消融周期结束后超声评价消融范围（术中超声造影更有优势），依据消融覆盖范围决定是否调整消融电极的位置，对肿瘤未能消融到的部位进行补充或叠加消融直至完全消融肿瘤；

⑧ 因为需要肿瘤穿刺活检，因此本中心针对每一例患者给予针道消融，方法如下：当消融周期结束，消融电极平行退针，一次退针1.5~2.0cm，再次消融1/2周期，依次退针直至肝被膜下。

四、中国医学科学院肿瘤医院单中心治疗病例分享

1. 三维重建超声引导纳米刀消融病例1

患者男，39岁，发现肝脏肿瘤2年，有肝炎病史，术前我院MRI、CT考虑肝癌；在我院随访2年，肿瘤有增大趋势。2019年8月14日行开腹纳米刀消融，术中超声测量肿瘤4.7cm×3.0cm×3.0cm，三根电极消融。末次随访日期2021年9月18日，随访25个月（图4-4-8～图4-4-14）。

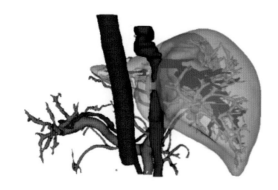

图4-4-8 三维重建（1）

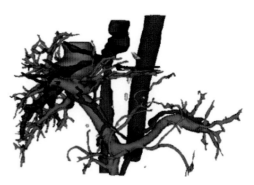

图4-4-9 三维重建（2）

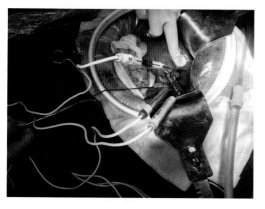

图4-4-10 术中消融

2. 三维重建超声引导纳米刀消融病例2

患者女，55岁，乙肝病史40年，AFP（-），右肝脏肿瘤大小2.2cm×1.8cm，肿瘤位于门脉左右支汇合处，肿瘤基底是肝中静脉，2019年7月18日行纳米刀消融，消融后范围4.2cm×2.6cm；末次复诊：2022年6月30日，随访36个月（图4-4-15至图4-4-19）。

患者术后1个月（2019年9月27日）复查肝脏磁共振如图4-4-20。

患者术后2个月复查（2019年10月30日）肝脏CT如图4-4-21。

患者术后36个月内复查（2022年6月23日）肝脏CT如图4-4-22。

五、总结

中国医学科学院肿瘤医院肝胆外科单中心从2019年8月至今，治疗了40例肝门部特殊区域肝脏肿瘤患者，消融病灶数达到61例，局部彻底消融率达到92%；肿瘤直径为1.3～4.6cm，平均随访达到26个月，其中有5例患者是超声造影引导消融，35例患

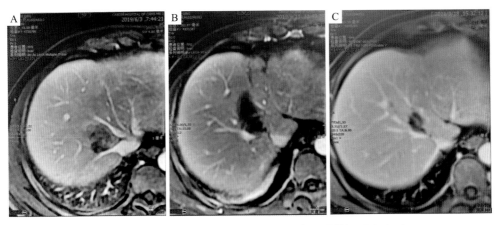

图 4-4-11　术前、术后 1 个月、术后 25 个月磁共振对比（1）

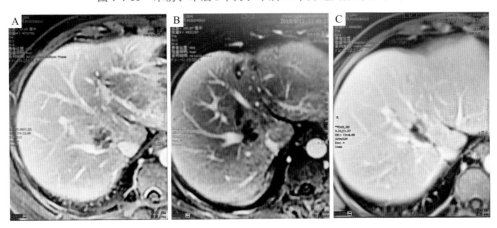

图 4-4-12　术前、术后 1 个月、术后 25 个月磁共振对比（2）

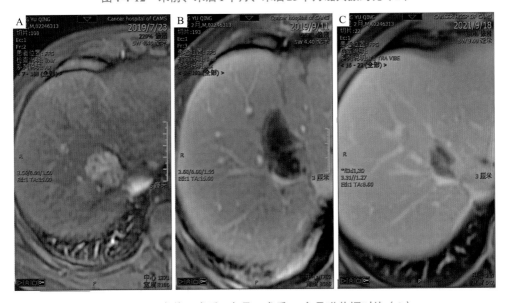

图 4-4-13　术前、术后 1 个月、术后 25 个月磁共振对比（3）

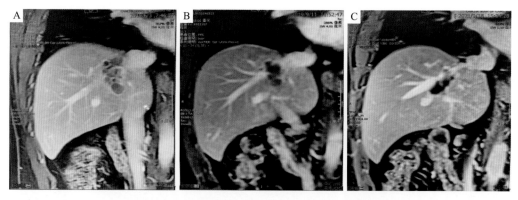

图 4-4-14　术前、术后 1 个月、术后 25 个月磁共振对比（4）

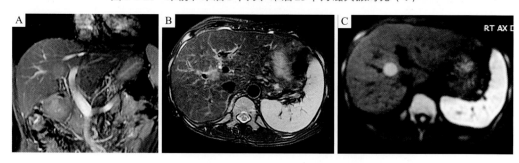

图 4-4-15　术前肝脏 MRI

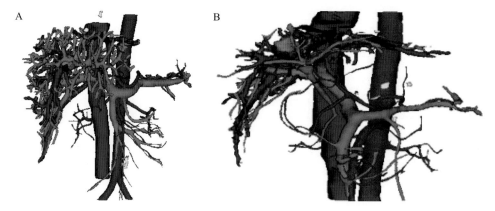

图 4-4-16　术前三维重建

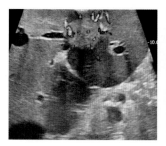
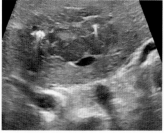
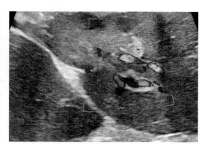

图 4-4-17　术中超声肿瘤血流图　图 4-4-18　术中超声引导消融　图 4-4-19　消融后超声肿瘤血流图

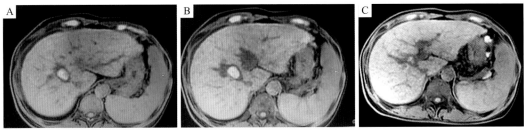

图4-4-20 术后1个月复查MRI

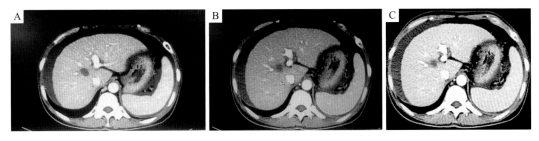

图4-4-21 术后2个月复查CT

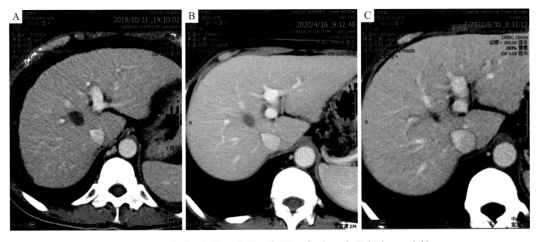

图4-4-22 术后2个月、术后8个月、术后36个月复查CT比较

者是术中超声引导消融过程,治疗过程顺利,并发症有门脉S3治疗后血栓形成,其余都是一过性血小板降低、发热等并发症,并发症发生率为5%。

纳米刀作为一种新兴局部肿瘤治疗技术,对于邻近肝门部、血管及胆管旁高危部位病灶消融,其有效性和安全性是值得肯定的[11-12]。其优势表现如下:①术中超声引导定位准确,局部消融疗效确切,消融边界清晰;②消融时间短,工作效率高;③消融区的重要管道组织得以保留,因此消融区组织结构可以恢复;④不受热沉效应影响,是传统热消融及外科手术良好的补充;⑤工作电极较细,局部穿刺损伤小,并发症发生率低于传统热消融;⑥消融效果评价时间缩短,更加容易评价消融效果;⑦使细胞凋亡而非蛋白质变性坏死,可以诱发免疫反应;⑧在特殊部位,如肝、胆、胰、肾、前列腺肿瘤治疗中具有不可替代的优势[13]。然而目前由于纳米刀消融治疗仪设备昂贵、消融电极成本较高，尚未在大范围内普及，因此广泛应用有待时日。就目前临床研究和使用经验来看，也同样存在以下亟待解决的问题：①肿瘤大小和肿瘤的解剖位置是影响疗效的重要因素，因此需要术前精准的三维重建和手术规划，术中超声引导也需要娴熟技巧才能准确完成消融过程。②纳米刀消融目前是多电极布针，需要术者熟练掌握穿刺技巧才能定位精确；同时要求消融电极保持平行和相似的针间距，需要术者具有较高的穿刺布针技巧。如果肿瘤体积较大，可能增加探针数目或反复调整探针位置，增加了消融的难度、降低了消融效果；目前有较多研究证实人工智能、穿刺机器人可以协助制订术前手术计划，帮助术中精准布针消融取得良好效果。③纳米刀消融产生的直流电刺激会引起肌肉的不自主强烈收缩，导致消融时出现血压升高，需要术中充分的全身麻醉及肌肉松弛来保障患者安全。如果肿瘤贴临第二肝门腔静脉主干或邻近心包结构，消融电极置针方向指向心包结构，消融过程可导致心搏骤停，停止消融即可恢复。④目前纳米刀的临床试验缺乏统一的研究标准，而且临床研究多是小样本数据，缺乏高质量多中心的前瞻性干预研究，因此纳米刀在临床治疗中的优缺点需要进一步证实。⑤关于针道种植转移的问题，纳米刀治疗不要求针道消融，但是临床治疗过程中经常会遇见边界极其不规则的肿瘤包绕重要管道，不得已可能会出现消融电极穿过肿瘤组织。因此笔者的经验是针对这类情况可参照热消融（射频消融或微波消融）进行针道消融，采取"边退边烧"的策略处理来降低针道种植[14-16]。⑥对于直径超过3.0cm的肿瘤，布针间距超过2.5cm时可采用增加消融电极或联合常规热消融在肿瘤中央进行消融，可以提高消融效率降低种植转移[17]。⑦纳米刀消融是非高热依赖的电场消融，除不受热沉效应影响外，还可以很好地保存肿瘤抗原，从而具有有效激活宿主抗肿瘤免疫反应的能力，纳米刀是结合免疫疗法或联合局部放疗来提高治疗效果[18]。

（赵建军）

参 考 文 献

[1] cancer International Agency for research on cancer. Cancer Today 2020 [EB/OL]. (2020-12-01) [2022-01-06].

[2] Yang WS, Zeng XF, Liu ZN, et al. Diet and liver cancer risk: a narrative review of epidemiological evidence [J].Br J Nutr, 2020, 124: 330-340.

[3] Prejesh Philips, David Hays, Robert C G Martin. Irreversible electroporation ablation (IRE) of unresectable soft tissue tumors: learning curve evaluation in the first 150 patients treated. [J]. PLoS ONE, 2017, 8 (11): 76260

［4］ Martin E. K., Bhutiani N., Egger M. E., et al. Safety and efficacy of irreversible electroporation in the treatment of obstructive jaundice in advanced hilar cholangiocarcinoma [J]. HPB (Oxford), 2018, 20 (11): 1092-1097.

［5］ Kourounis G., Paul Tabet P., Moris D., et al. Irreversible electroporation (Nanoknife® treatment) in the field of hepatobiliary surgery: Current status and future perspectives [J]. J buon, 2017, 22 (1): 141-149.

［6］ 魏颖恬, 肖越勇, 王忠敏. 影像学引导下不可逆电穿孔消融治疗肝脏恶性肿瘤专家共识 (2022版) [M]. 中国医药教育协会介入微创治疗专业委员会. 2022.

［7］ Tameez Ud Din A., Tameez-Ud-Din A., Chaudhary F. M. D., et al. Irreversible Electroporation For Liver Tumors: A Review Of Literature [J]. Cureus, 2019, 11 (6): 4994.

［8］ 赵建军, 张业繁, 茅锐, 等. 不可逆电穿孔治疗肝脏恶性肿瘤的研究进展 [J]. 医学研究杂志, 2020 (1): 1-3.

［9］ 魏哲文, 张业繁, 赵宏, 等. 超声引导下不可逆电穿孔联合外科手术治疗围肝门区肝癌1例 [J]. 肝癌电子杂志. 2020, 7 (2): 66-69.

［10］ 张雯雯, 王宏光. 腹腔镜超声在腹腔镜肝切除术中应用价值和评价 [J]. 中国实用外科杂志, 2017, 37 (5): 580-585.

［11］ Kalra N., Gupta P., Gorsi U., et al. Irreversible Electroporation for Unresectable Hepatocellular Carcinoma: Initial Experience [J]. Cardiovasc Intervent Radiol, 2019, 42 (4): 584-590.

［12］ Alnaggar M., Qaid A. M., Chen J., et al. Irreversible electroporation of malignant liver tumors: Effect on laboratory values [J]. Oncol Lett, 2018, 16 (3): 3881-3888.

［13］ Cheung W, Kavnoudias H, Roberts S, et al. Irreversible electroporation for unresectable hepatocellular carcinoma: initial experience and review of safety and outcomes [J]. Technol Cancer Res Treat, 2013, 12 (3): 233-241.

［14］ Niessen C, Igl J, Pregler B, et al. Factors associated with short-term local recurrence of liver cancer after percutaneous ablation using irreversible electroporation: a prospective single-center study [J]. J Vasc Interv Radiol, 2015, 26 (5): 694-702.

［15］ Distelmaier M, Barabasch A, Heil P, et al. Midterm safety and efficacy of irreversible electroporation of malignant liver tumors located close to major portal or hepatic veins [J]. Radiology, 2017, 285 (3): 1023-1031.

［16］ Sutter O, Calvo J, N'Kontchou G, et al. Safety and efficacy of irreversible electroporation for the treatment of hepatocellular carcinoma not amenable to thermal ablation techniques: a retrospective single-center case series [J]. Radiology, 2017, 284 (3): 877-886.

［17］ Bulvik BE, Rozenblum N, Gourevich S, et al. Irreversible electroporation versus radiofrequency ablation: a comparison of local and systemic effects in a small-animal model [J]. Radiology, 2016, 280 (2): 413-424.

［18］ Gupta P., Maralakunte M., Sagar S., et al. Efficacy and safety of irreversible electroporation for malignant liver tumors: a systematic review and meta-analysis [J]. Eur Radiol, 2021, 31 (9): 6511-6521.

第5章
手 术 实 战

第 ❶ 节
术中超声在开腹肝切除术中的应用

一、术中超声引导下肝脏切除术

（一）IOUS在肝脏局部切除术中的应用

区别于肝脏的解剖性切除术，距离病灶边缘1cm处进行的小范围肝切除称为肝脏局部切除术，肝脏局部切除术是治疗肝脏良、恶性肿瘤的一种重要手术方式（图5-1-1）。基于病灶的解剖范围、获得良好的安全边界（切缘）是该术式的重要原则。IOUS探查确定三维立体切除线，准确地定出切除范围划定切除界限，尤其是肿瘤，至少保证切缘距肿瘤边缘>1cm才能达到根治性切除标准。并且在手术结束时可以通过IOUS检查残肝情况，确认有无残留病变。IOUS在肝脏肿瘤局部切除术中的应用包括肿瘤边缘的

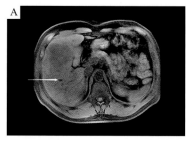 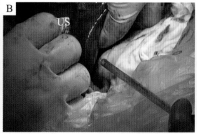 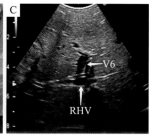

图5-1-1　IOUS引导下肝部分切除术

术前影像显示肿瘤位于S6（A），肿瘤在肝右静脉S6属支上方（A，白箭所示），IOUS探查符合术前影像，拟行肝脏S6段部分切除术，在肝右静脉S6属支上方离断肝实质（C，白箭所示），在IOUS引导下标记肿瘤边缘（B、C、D）。结合术中视野及IOUS，循着门静脉及肝静脉确认其体表投影后，随即根据肿瘤边缘标记线，据肿瘤边缘1cm以上标记预切线，结合IOUS避开需要保留管道（E、F、G），术中弹性成像示肿瘤边缘及内部均以蓝色为主，硬度值高（F）。根据预切线及染色离断肝实质，在肝实质离断过程中使用超声实时评估切缘，并根据评估结果，适当调整肝实质离断平面（H）。术后见切缘满意，肝段面可见保留的肝右静脉S6属支（I，白箭）

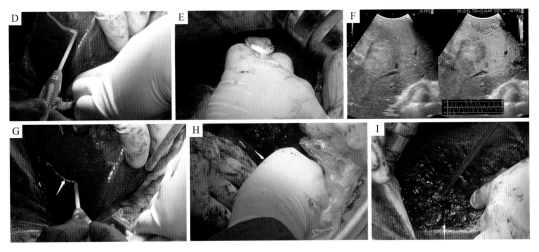

图5-1-1 （续）

定位、判断重要管道结构在肝表面投影、预切线的标记及断肝平面的调整等几个方面。

1. 肿瘤边缘的定位

IOUS能够发现术前影像检查所漏诊的病变，特别是结合超声造影及弹性成像技术，减少了病灶的遗漏概率，从而提高疗效。术中移动超声探头，使探头和肝脏表面紧贴并尽量垂直于肝内结构，使图像的一侧为病灶（切除侧）、另一侧为保留侧，当肿瘤边缘位于超声探头和图像的中央时，肿瘤边缘即在探头中央所对应肝表面，此时可抬起探头以电凝标记肿瘤边缘。特殊位置肿瘤边缘不能在探头中央显示时也可利用探头尖端扫查，此时肿瘤边缘位于超声图像的一侧。

2. 判断重要管道结构在肝表面投影

根据不同的切除部位及肿瘤和肝内周围重要管道结构的关系，确定需切除的管道和必须保留的管道，确认其在肝表面的投影，确认方法同上。

3. 预切线的标记

根据IOUS确定的肿瘤边缘和重要管道结构的投影确定预切线，移动超声探头，使探头和肝脏表面紧贴并尽量垂直于肝内结构，使图像的一侧为病灶（切除侧）、另一侧为保留侧，当肿瘤边缘位于超声探头和图像的中央时，将探头往保留侧移动1cm，抬起探头以电凝标记探头中央所对应肝表面，特殊位置标记时可利用探头尖端扫查标记；标记预切线时尽量达到1cm的切缘，同时保护重要管道，且要充分考虑断肝平面的角度，提前预留肝表面的切缘，以确保肿瘤基底部切缘足够。

4. 断肝平面的调整

由于手术视野限制，加之手术体位的调整、肝脏的旋转造成肝脏的内部解剖标志及其位置关系与根据术前影像建立起的概念会出现偏差，有时这种偏差非常明显。沿预切线进行的肝实质离断所产生的断肝平面和IOUS规划的平面往往出现偏差。因此，建议在肝实质离断过程中多使用超声实时评估切缘，并根据评估结果，适当调整肝实质离断平面。具体方法是在肝实质离断的过程中，将超声探头直接置于拟切除侧肝脏表面扫查，当探头轴向旋转至肝脏离断面一侧时，肝脏实质内部出现了超声下呈现为高回声条带的切面影像。将术中的切面影像与病灶、重要管道结构的位置关系简单地做评估，可以很快发现实际切面与 IOUS 规划切面的异同，有助于术者及时调整肝实质离断的方向和深度，保证肿瘤阴性切缘的同时保护好重要的管道结构不受损伤。尤其在恶性肿瘤的根治术中，无瘤原则应贯彻始终，及时地调整手术切面，可以最大限度避免因切缘不足导致肿瘤细胞的残余，保证治疗效果。

（二）IOUS 在解剖性肝切除术中的应用

解剖性切除术是治疗肝脏恶性肿瘤、肝胆管结石的重要手术方式。解剖性肝段、亚段、联合肝段或半肝切除的技术核心在于肝切除边界的确定，但是除S4与S2及S3段之间有明确的肝内血管解剖标志外，各段在肝表面并没有明确的血管标志[1-2]。而IOUS门静脉穿刺注射染色剂肝段染色是解剖性肝切除的技术基础，染色后可清晰地显示肝切除范围。术中超声引导下的门静脉穿刺技术同样也是近年来术中进行ICG荧光显影技术的技术基础。因此在IOUS引导下，解剖性肝切除能比较容易完成。IOUS在解剖性切除术中的应用包括判断肝门部管道结构有无变异、目标肝蒂门静脉穿刺染色（图5-1-2）、确定肝静脉在肝表面投影、术中超声造影、预切线的标记，以及断肝平面的调整等几个方面。这些应用在术中则一定程度上依赖于IOUS的精确实时引导。

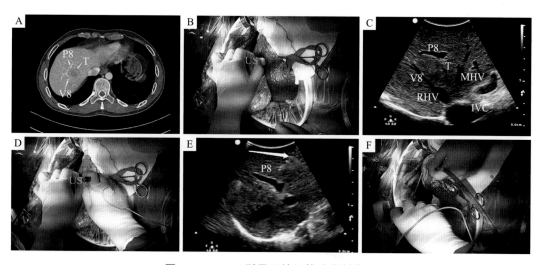

图5-1-2　IOUS引导下的门静脉穿刺染色

A. 术前影像显示肿瘤位于S8，肿瘤在肝右静脉S8属支上方，门静脉S8属支下方（白色箭头所示）；B、C. IOUS探查符合术前影像；D. 拟行肝脏S8段切除术，在IOUS引导下找到V8后，左手维持超声画面，右手持穿刺针；E. 于探头的长轴上在超声引导下缓慢穿刺目标门静脉，图中可见后方声影或混响伪像的强回声线（白色箭头所示）即为穿刺针；F、G. 穿刺成功后注入亚甲蓝，可见S8段染色成功，随即根据染色范围标记预切线；H. 标记预切线及染色离断肝实质后，图中可见切除S8后显露出的肝右静脉、肝中静脉及S8 Glisson鞘；I. 术后见切缘满意，标本中可见S8 Glisson鞘（白色箭头）

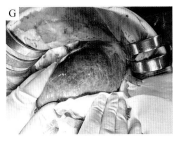
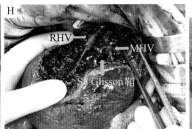
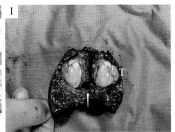

图 5-1-2 （续）

当肿瘤侵犯肝中静脉与下腔静脉汇合处时，传统手术需要行中肝切除术，有限度地切除包括受侵犯血管的肝组织，而无须切除S4及肝右前叶的小范围中肝切除术是另外一种选择[3]。本文采用的便是小范围中肝切除术。

1. 目标肝蒂的确认

通过鞘内解剖、经肝门的鞘外解剖分离出相应肝蒂，并在IOUS下进一步确认。操作方法是在术中直视下结合超声找到超声下肝门位置，同时可以验证肝门部解剖的正确性，利用探头的轴向旋转观察目标肝蒂的走行是否朝向肿瘤所在的目标肝段，从而确定所分离目标肝蒂的正确性。对于各肝段肝蒂的辨识可以参考"肝内管道结构的辨识"部分。对于术中超声造影可以参考"Sonazoid术中超声造影在肝脏外科中的应用"部分。

2. IOUS引导下的肝段或亚段门静脉穿刺染色

为准确穿刺血管，可在超声引导下置入穿刺针。通常有两种方法：一种是通过附加在探头上的导向穿刺架方法。穿刺架具有使针保持在扫查断面内以及更可靠地引导穿刺针指向靶器官的优点。缺点是穿刺针的进针部位需要与探头直接相邻，这限制了从远处放置穿刺针的可能。而且穿刺架需要依赖于探头，有时由于腹腔空间有限而无法应用。另一种方法是徒手穿刺，这是更常用的方法，本节采用的便是徒手穿刺。

掌握超声导向操作的关键之一是识别并维持穿刺针在扫查断面内。实现这一要求的最简单的办法是放置穿刺针使其位于探头的长轴上。穿刺针显示为伴有或不伴有后方声影或混响伪像的强回声线（图5-1-2 E，白箭所示）。依此方法判断针道与目标门静脉的相对位置，从而调整进针方向，如针道偏离目标门静脉较远则需退针后重新选择肝脏表面的穿刺点。如此反复调整修正以准确穿入目标门静脉，回抽见血后可注入亚甲蓝或ICG，从而准确标记目标肝段范围。ICG荧光融合影像引导的解剖性肝段切除可以持久标记肝段间的立体界面，可反复通过荧光来确定切除界线，从而真正意义上的解剖性肝切除术。肝脏表面的进针点如有出血可电凝止血。

3. 判断主肝静脉在肝表面投影

判断方法同前。循肝静脉断肝时，主肝静脉在肝表面投影并非断肝线，因肝段间并非垂直界面。断肝线应根据术中主肝静脉深度和断肝角度决定。

4．术中超声造影

术中超声造影可动态显示肝脏结节各血管时相的强化模式根据各个时相的增强特点可进行结节的定位及定性，具体可以参考"Sonazoid术中超声造影在肝脏外科中的应用"部分。

5．断肝平面的调整

肝实质离断过程中要随时以超声扫查目标肝蒂及肝段界面间的主肝静脉走行调整断肝平面，确保离断面准确达到目标肝蒂，保护肝内重要管道，以及主肝静脉的良好显露，同时兼顾肿瘤的阴性切缘（图5-1-3）。

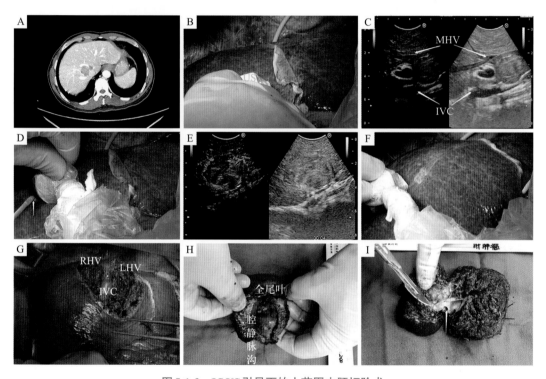

图5-1-3　IOUS引导下的小范围中肝切除术

术前影像显示肿瘤位于S8同时涉及S1（A），周围被下腔静脉、肝右静脉及肝中静脉所包绕，且与肝中静脉紧密贴合（白色箭头），IOUS探查符合术前影像（B、C），拟行小范围中肝切除术。结合术中视野及IOUS，确认肝门部解剖的正确性，循着门静脉及肝静脉确认其体表投影后，随即根据相应肝静脉体表投影标记预切线，并在超声下反复确认标记线（D、F），肿瘤术中超声造影动脉期呈快速高增强（E）。再根据预切线及IOUS离断肝实质并调整断肝平面，图中可见切除肿瘤后显露出的肝右静脉、肝左静脉及下腔静脉（G）。术后见切缘满意，标本中可见腔静脉沟（H）及与肿瘤紧密贴合的肝中静脉（I，白箭）

二、RVS在肝胆管结石中的应用

肝胆管结石病在我国南方地区发病率较高，可导致胆道梗阻及胆道感染、肝脏萎缩，在病程晚期可导致胆汁性肝硬化、肝内胆管癌[4-6]。自从中华医学会外科学分会胆道外科学组提出"去除病灶、取尽结石、矫正狭窄、通畅引流、防止复发"20字治疗方针对于肝胆管结石手术,该疾病的治疗模式向根治性治疗转变,肝部分切除术被认为是治疗肝胆管结石病最有效的方法。而肝切除术需面对复杂的肝内血管走行,其中肝胆管结石病患者因为反复炎症、肝脏肥大萎缩并存导致肝内结构改变。因此,如何在复杂变异的脉管结构中进行定位和操作是手术难点。当前各种影像学手段发展迅速,超声可以在术前及术中对肝脏进行评估,对病变胆管和结石的定位、术式选择、病肝切除,以及防止术后结石残余等方面均有积极作用,且对肝胆管结石的灵敏度最高,但在术前易受肋骨、肺、胃肠道、胆道气体的影响,且对胆道系统整体结构结构的显示不如CT及MRI。术中实时超声影像融合(real-time virtual sonography,RVS)能将B超与术前CT、MRI检查图像融合,并动态联动呈现。因此,结合RVS技术,复杂肝胆管结石的肝切除术可以比较容易地完成[7-8]。RVS技术可用于肝切除,也可用于经皮肝穿刺胆管取石;在肝切除术中的主要应用包括病变胆管及结石的定位、肝内管道的定位、术式的选择、辅助取石、预切线的确定、术中病灶性质的判断、断肝平面的调整等几个方面(图5-1-4)。

1. 病变胆管及结石的定位

术中超声下可以发现CT阴性的结石,RVS结合了超声及CT的特点,增加了结石的发现率,防止术后结石的残留。将患者术前CT检查图像与术中彩色多普勒超声图像进行融合配对,并在图像上标记结石及重要管道,移动超声探头,使探头和肝脏表面紧贴并尽量垂直于肝内结构,利用探头的轴向旋转观察目标胆管的走行中结石情况、胆管情况及周围血管情况,并确定是否可以通过胆道镜等取净结石,必要时可以结合

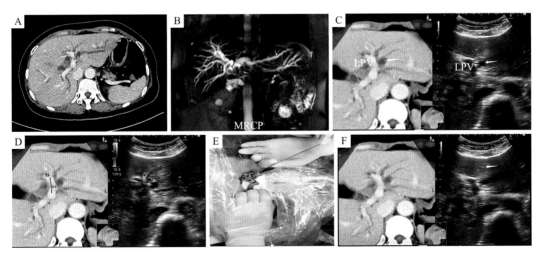

图5-1-4 RVS引导下的经皮肝穿刺胆管取石术

A、B. 术前影像显示结石位于肝门部,因患者既往行根治性胰十二指肠术,未见胆总管,术中超声探查符合术前影像,拟行经皮肝穿刺胆道取石术;C. 术中在超声下寻找合适的目标穿刺胆管(白箭所示);D. 确认胆管周围血管相对位置;E. 在超声实时引导下穿刺目标胆管;F. 可见后方声影或混响伪像的强回声线(白箭所示)即为穿刺针;G. 穿刺成功后置入导丝,通过导丝扩张导管鞘,由细至粗逐步置入;H. 胆道镜探查肝内胆管;I. 可见大量胆道结石;J. 通过网篮或碎石后冲洗出结石

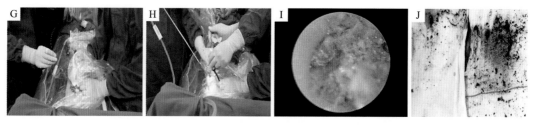

图 5-1-4 （续）

胆道镜，从而判断是否需要切除目标胆管所在的肝段。

2. 辅助取石

RVS能辅助其他手段进行术中取石，超声引导下可观察到进入结石所在胆管的取石钳、胆道镜等取石设备。尤其在部分胆管成走行角度较大的部位，可使用超声检查观察胆管走行，在肝外用手托挤肝脏呈一定形变，使目标胆管变直，有利于取石。结石感途径取石是指从肝总管切口难以取到胆管末梢结石时，通过扪触肝脏表面存在结石感的部位，切开肝实质和扩张的末梢胆管，取出胆管内结石的过程。借助超声检查可更好地明确末梢胆管和结石部位，同时还能测量肝脏表面与结石的距离，亦能明确周围是否伴有肝静脉主干走行，避免切开过程中损伤血管。

3. 预切线的确定

获得肝切除术肝表面切除线的方法中，获得缺血线需将目标肝脏的供血血管阻断，超声检查可辅助进行血管判断。染色线通常使用亚甲蓝和吲哚菁绿进行目标肝叶段的供血门静脉穿刺染色，该过程中超声检查引导不可或缺。可使用穿刺支架或徒手穿刺，具体可以参考"术中超声引导下的门静脉穿刺染色"。另有些情况下萎缩纤维化线肉眼即可判断，结合超声弹性成像检查即可确定预切线。

4. 术中病灶性质的判断

肝胆管结石反复发作胆管炎，是胆管癌的高危因素。因此需要手术中对术前病灶再次进行判断。可以结合术中超声造影动态显示肝脏病灶各血管时相的强化模式，根据各个时相的增强特点可进行病灶的定位及定性，具体可以参考"Sonazoid术中超声造影在肝脏外科中的应用"。

5. 断肝平面的调整

肝胆管结石病肝切除术与肿瘤肝切除术的不同点为扩张胆管通常紧贴需要保留的肝静脉，肝脏萎缩变形常导致肝切除平面不规则。因此，肝切除术中建议用RVS实时定位肝静脉与扩张胆管及结石位置，探查修正肝切除平面，肝切除平面通常呈现高回声线条样改变，扩张胆管和结石，以及保留静脉是否位于肝切除平面两侧在超声图像上能够清楚显示。确保切除扩张胆管及结石的同时保护肝内重要管道。

近年来随着内镜技术的飞速发展，对肝胆结石病的诊断与微创治疗的理念模式产生了重大影响。然而微创经皮肝穿刺胆道取石技术在临床上并没有因此而得到普及，究其原因目前经皮肝穿刺技术存在着穿刺难、易出血、结石难取尽、狭窄难以解除等诸多问题。RVS能将术中B超与术前CT、MRI检查图像融合，并动态联动呈现，在穿刺胆管时可以实时观察穿刺针头，明确胆道、血管、结石之间的关系，帮助确定合适的穿刺路径[9]。RVS技术在经皮肝穿刺胆道取石的主要应用包括结石及肝内管道的定位、目标胆管穿刺、辅助取石等几个方面，具体可参考上文。

（王　恺　易建伟）

参 考 文 献

[1] 陈焕伟, 刘允怡, 甄作均, 等. 超声引导下以肝段为本的解剖性肝切除术 [J]. 中华肝胆外科杂志, 2006 (6): 378-380.

[2] 陈焕伟, 甄作均, 苏树英, 等. 术中超声和超吸刀在解剖性肝切除中的应用 [J]. 中华肝胆外科杂志, 2010 (7): 545-546.

[3] Guido. 超声引导下肝脏外科手术图解 [M]. 周翔, 邹如海, 译. 北京: 人民卫生出版社, 2016.

[4] 李连举, 陈浩, 龚建平. 肝胆管结石病的诊治进展 [J]. 中国现代普通外科进展, 2018, 21 (1): 64-67.

[5] Kim HJ, Kang TU, Swan H, et al. Incidence and Prognosis of Subsequent Cholangiocarcinoma in Patients with Hepatic Resection for Bile Duct Stones [J]. Dig Dis Sci, 2018, 63 (12): 3465-3473.

[6] Kim HJ, Kim JS, Joo MK, et al. Hepatolithiasis and intrahepatic cholangiocarcinoma: A review [J]. World J Gastroenterol, 2015, 21 (48): 13418-13431.

[7] 肖彦, 周磊, 成伟, 等. 术中多影像融合介入导航系统在复杂肝胆管结石病诊断与治疗中的应用价值 [J]. 中华消化外科杂志, 2020 (1): 99-105.

[8] 中国研究型医院学会肝胆胰外科专业委员会. 肝胆管结石病经皮经肝取石手术应用指南 (2021版) [J]. 中华肝胆外科杂志, 2022, 28 (1): 7-14.

[9] 吴琛, 张龙, 游伟, 等. 超声融合成像导航系统在经皮肝穿刺胆道镜取石术中的临床应用价值 [J]. 中华肝胆外科杂志, 2020, 26 (5): 364-368.

第 ❷ 节
术前三维重建结合术中RVS引导的肝切除

一、外科医师对准确肝切除平面的需求

由于肝脏表面缺少清晰可见的标志，加之肝实质解剖结构复杂，因此外科医师对肝脏手术过程中切除平面的确认有着显而易见的现实需求。实施肝肿瘤切除时，若切

除平面过于偏向肿瘤侧，可能导致肿瘤的显露或切缘不足；而切除平面过于偏向残肝侧，则可能导致重要血管的损伤，从而造成较为严重的出血甚至剩余功能肝体积不足等严重后果。

从人们探索对肝脏进行切除伊始，肝切除平面的确立问题就伴随而来。初期由于人们对肝脏内部复杂的解剖结构认识不够深刻，以及技术手段不足等原因，尚不具备精确引导肝切除平面的条件，相关探索均较为粗糙原始。自1979年Makuuchi教授将B型超声应用于肝脏外科手术中开始[1]，术中超声（IOUS）有效地帮助外科医师识别肝内解剖结构，明确肝脏肿瘤与这些结构之间的关系，这为安全、精准地引导肝切除术的完成起到了巨大帮助。

三维重建技术可利用计算机断层扫描成像（CT）和磁共振成像（MRI）的二维图像生成三维图像，使得直观立体地观察肝脏内部病变及肝动脉、门静脉、肝静脉、肝内胆管等重要脉管结构成为可能。不仅如此，相关应用软件的开发还可以计算肝脏总体积，模拟肝切除计划，计算预期剩余肝体积的比例等，这些重要信息让应用者在术前就可以做到心中有数[2-3]。然而，与精确的术前规划同等重要的问题是，如何在手术过程中实现按照术前规划实时导航切除平面，使之不产生偏离。因此，若能将术前的三维重建及模拟肝切除计划与术中超声相结合，发挥前者直观、准确和后者实时、灵活的各自优势，将大大有助于术中肝切除平面的引导。目前，这一技术已经实现，这也就是本节所介绍的三维重建结合实时虚拟超声（real-time virtual sonography，RVS）实现肝切除平面的精确导航[4]。本节后文中将对这一方法的技术步骤、操作要点、优势与不足之处等做详细介绍。

二、传统肝切除平面的确定方法

传统上，最常用的确认肝脏切除平面的方法主要有三大类。第一类是以视诊及触诊明确肿瘤位置后，沿其边缘大致划定预定切除线，并据此实施肝切除；第二类是通过阻断部分肝脏区域的入肝血流，从而根据肝脏表面的缺血范围来划定预定切除线（图5-2-1A）；第三类则是在术中超声下辨认支配目标肝区域的门静脉分支，通过注射染料显示该肝脏区域的范围，从而确定切除平面（图5-2-1B）。这三大类方法均各自具有优缺点。

第一类方法的优点在于快速、便捷、实用性强，但是较为粗糙、不够精细。该方法比较适用于肝脏表面可触及的、远离重要解剖结构的病灶。若病灶位置深在无法触及，则难以定位；若病灶邻近重要解剖结构，由于该方法以病灶为中心，并未特别考虑肝内解剖结构，因此容易造成重要血管的损伤。

第二类方法是以Couinaud肝分段法为基础，也是最早实施解剖性肝切除的方法。如行右半肝切除时，首先游离并离断右肝动脉，结扎门静脉右支，根据缺血线划定预

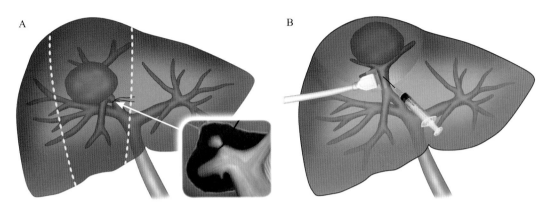

图 5-2-1　传统上确定肝切除平面的方法

A. 阻断目标区域入肝血流，根据缺血范围划定预定切除线；B. 在术中超声引导下行目标门静脉分支穿刺，根据染色剂范围划定预定切除线

定切除线就属于此方法。此外，由 Takasaki 教授提出的 Glisson 鞘横断式肝切除也属于此范畴[5]。该方法的优点在于技术较为成熟，对于合适的病例（如右半肝、左半肝、肝脏右后叶、肝脏右前叶等）便于实施且效果确切，其首先阻断入肝血流尤其门静脉系统的做法也更加符合肿瘤学原则。但此方法也有明显的弊端，就是很多情况下应用困难。如当肿瘤位于某一肝段甚至亚段或某些横跨肝段的场合，如 S7、S8、S7/8 时，从第一肝门解剖到 Glisson 系统的二级甚至三级分支并进行阻断是极其困难的。且如果没有充分的技术经验，在切开肝脏寻找相应 Glisson 属支的过程也容易引起难以控制的出血，显著增加手术风险。此外，肝缺血范围仅在肝脏表面观察明显，它虽可指导预计切除线的划定，但在离断肝实质的过程中，往往无法实时观察缺血范围从而指导切除平面。目前，此方法结合静脉注射吲哚菁绿荧光染色的"反染"方法有助于解决肝实质内切除平面的观察问题[6]。

　　第三类方法也是以 Couinaud 肝分段法为解剖学基础，并以术中超声为工具，实施解剖性肝切除的另一重要方法，也就是有些学者称之为"正染"的方法。该方法由 Makuuchi 教授于 20 世纪 80 年代首次提出[7]，其优势在于通过术中超声可以实时准确观察肝内结构，而染色剂注射后既可指导肝表面的预计切除线，还可指导肝实质切离过程中的外科平面。此外，它更适用于对位置深在的包括 S8、S7 等远离第一肝门、通过其他方法难以触及的部位的肿瘤实施符合解剖学原则的肝切除术。此方法也存在弊端，最主要的就是对目标肝区域的门脉分支供给判断需十分准确，并且对术中超声、超声下徒手穿刺技术的掌握需十分纯熟，否则一旦染色失败、染色范围过大或偏差，都将造成染色剂弥漫所致的手术视野污染模糊，让术者无从下手。

　　综上所述，目前的肝切除平面确定方法并无公认最佳，而是各有优缺点，需术者根据不同的病例情况进行合理选择。随着现代科学技术的进步，RVS 融合三维重建引导肝切除平面的方法应运而生，这为外科医师提供了另一个选择。

三、三维重建结合RVS引导肝切除平面的技术方法

（一）设备要求

1）64排螺旋CT：扫描后可生成层厚2.5mm的动态CT图像。

2）SYNAPSE VINCENT（Fujifilm Medical Co.，Tokyo，Japan）医学专用软件：可将2.5mm层厚的CT原始DICOM数据进行处理并进行三维重建及肝体积计算。

3）RVS系统（Hitachi Aloka Medical Ltd.，Tokyo，Japan）：包含一台支持RVS功能的超声机（HI VISION Ascendus或以上）、O732T型号术中超声探头、通过固定架固定于探头上的小型电磁传感器（磁定位器单元）、电磁追踪装置（位置测量单元），以及一台磁场发射器。其工作原理是将术前的CT/MRI数据导入工作站，术中超声探头的空间位置由固定在其上的电磁传感器感知并传输给工作站，工作站利用其空间信息并进行校准后，可重建并显示实时同步的超声及CT/MRI图像（图5-2-2）。

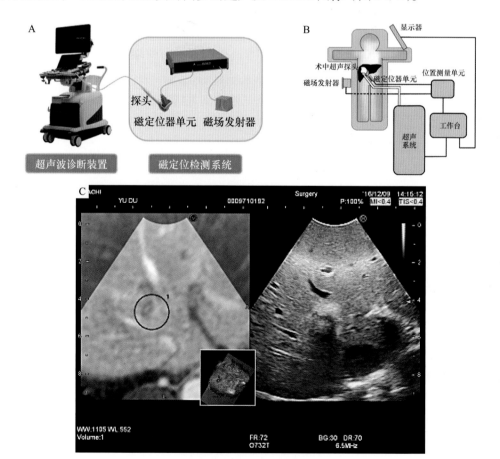

图5-2-2　RVS系统及成像

A．RVS系统所包含的各组件；B．工作原理示意图；C．成像画面

（二）操作步骤

1. 三维影像重建

将2.5mm层厚的术前增强CT扫描DICOM数据通过局域网或移动设备发送至已提前安装SYNAPSE VINCENT软件的电脑上，打开软件，提取该DICOM数据。按步骤分别将肝实质、下腔静脉、肝动脉、门静脉、肝静脉及肿瘤进行识别、分析并提取，最后完成病例的三维影像重建（图5-2-3）。

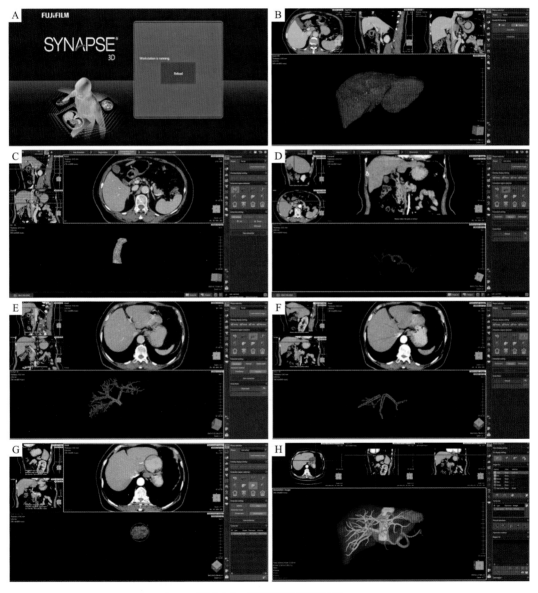

图5-2-3 三维影像重建过程

A. SYNAPSE VINCENT软件启动后画面；B. 导入数据后按步骤分别将肝实质；C. 下腔静脉；D. 肝动脉；E. 门静脉；F. 肝静脉；G. 肿瘤；H. 进行识别、分析并提取，最后完成病例的三维影像重建

2．制订模拟肝切除计划

根据肿瘤的大小、位置、数目、与周边重要血管的关系等，制订理想的肝切除计划。该软件可选的切除方案分3种：①选定目标门静脉供给流域或目标肝静脉引流流域的解剖性切除；②选定目标肿瘤自动生成沿肿瘤边缘安全距离的剜除；③沿手工划定切除平面的不规则肝切除（图5-2-4）。当模拟肝切除计划制订完毕后，预计残肝体积及其占全肝体积的比例等数据将自动计算完毕。由于该方案为术前通过三维重建图像充分观察肿瘤及其与周边解剖结构的关系所制订，因此理论上为术者认为的最优肝切除方案。

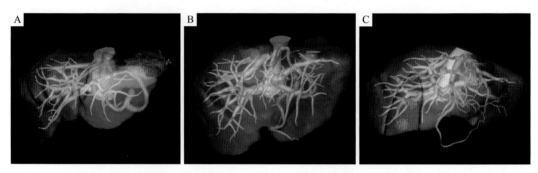

图5-2-4　SYNAPSE VINCENT软件中制订模拟肝切除方案的不同方式

A. 通过选定目标门静脉供给流域制订解剖性肝切除方案；B. 通过选定目标肿瘤自动生成沿肿瘤边缘安全距离的剜除方案；C. 手工划定不规则肝切除的方案

3．数据导入及初始地标设定

术前，提前将包含模拟肝切除方案的三维重建DICOM数据导入RVS工作站中。为肝实质、下腔静脉、肝静脉、门静脉、肿瘤等不同结构选定不同的颜色标示，并设定初始空间校准的地标（landmark）（图5-2-5）。初始地标应是对位开始时超声探头摆放的位置。根据笔者的工作经验，我们倾向于选择肝圆韧带裂下缘作为初始地标，因为它于肝表面便于识别，且位置固定。

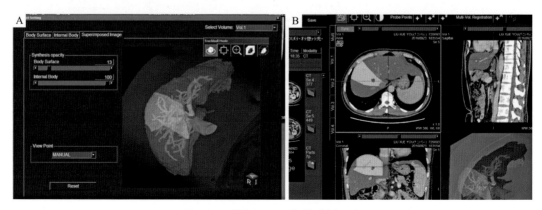

图5-2-5　数据导入及初始地标设定

4. 空间位置配准

开腹后，以自动拉钩充分显露术野，并进行肝脏的全面游离。随后，将配有电磁传感器的探头置于地标处（肝圆韧带裂下缘），台下助手点击启动RVS模式。此时，超声显示器中已可实时同步显示术中超声图像及术前三维重建图像。对比两者，核对位置关系是否一致，可通过冻结其中一侧图像、细微调节探头位置来实现微调，完成空间位置配准。随后根据肿瘤部位将肝脏位置旋转固定，以保证肿瘤在直视下方便切除。相应将探头扫查目标手术区域，通过台下助手的协助将虚拟三维重建画面相应旋转，使两者一致。通过对比画面内结构（如肿瘤旁某一门静脉分支的角度）等方法再次完成目标手术区域内空间位置的精确配准（图5-2-6）。

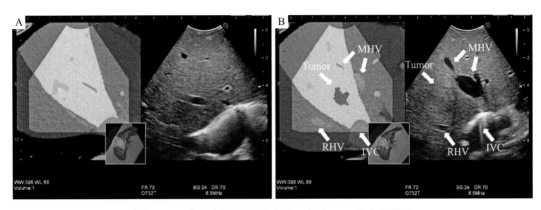

图5-2-6 **完成空间位置配准后，启动RVS模式后画面**

A. 未经精确配准画面；B. 经精确空间位置配准后目标手术区域画面

5. 在导航下实施肝切除术

完成目标手术区域的空间位置精确配准后，即可根据参考图像（术前三维重建图像）的手术计划划定预定切除线，并沿此离断肝实质，掌握大致切离方向。在切离肝实质过程中，分次以术中超声对比两侧画面，引导切离方向，确认肝切除平面与术前规划的一致性，直至最终完成肝切除（图5-2-7、图5-2-8）。图5-2-9完整展示了一例位于肝脏S4/5/8的直径约为7cm的肝细胞癌病例，笔者团队通过此方法实施肝切除的全过程。

（三）技术要点

术前三维重建结合术中RVS引导肝切除的方法，将肝切除平面的确定提前至术前三维重建后进行模拟肝切除计划时，而术中只需完成精确对位并按术前规划执行即可。因此，术中超声图像与术前三维重建图像进行空间位置配准的精准性是该方法成立的前提，也是技术操作中的关键点。笔者在临床实践中总结出以下关键技术要点，有助于实现更准确的空间位置配准。

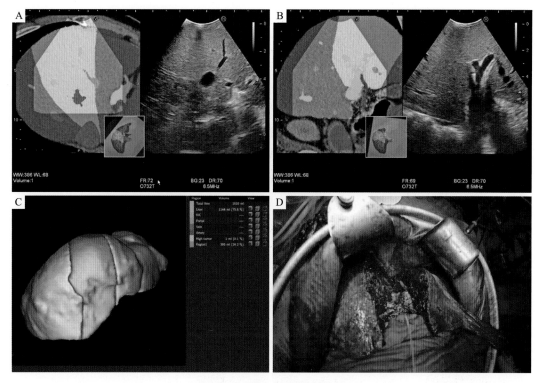

图5-2-7　术前三维重建图像

A. 完成精确空间配准后，根据模拟肝切除方案划定左侧预定切除线；B. 右侧切除线；C. 术前制订的模拟肝切除方案；
D. 与实际肝切除后创面

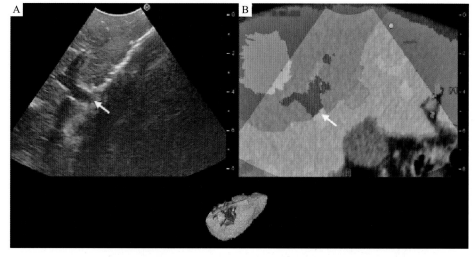

图5-2-8　肝实质切离过程中反复观察切除平面及与目标重要血管的关系[8]

1. 电磁发射器的摆放位置

开始空间位置配准前需将电磁发射器摆放在患者床旁与扫查区域大致水平的位置。

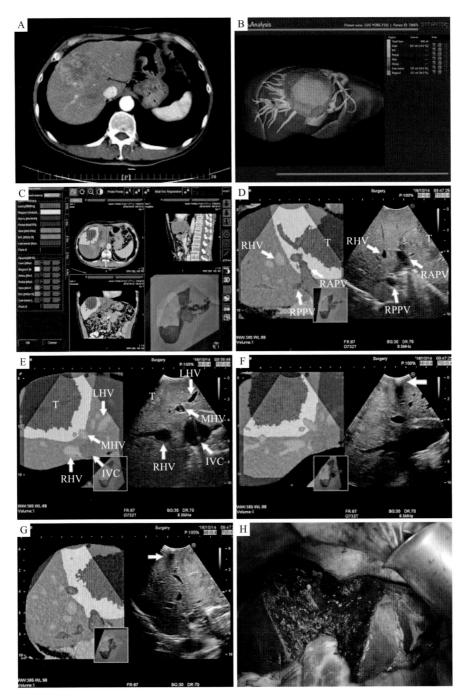

图 5-2-9 术前三维重建结合术中 RVS 精确导航肝切除平面典型病例

A. 直径约 7cm 的动脉期呈高强化的肝细胞癌，占据肝脏 S4/5/8；B. 术前三维重建及模拟肝切除方案，拟行解剖性肝脏 Sg4/5/8 切除，预计切除肝体积为 217ml（26.0%）；C. 将术前数据导入 RVS 工作站，不同结构以不同颜色标示，并设定初始地标；D～E. 完成精确空间位置配准后的目标手术区域画面：根据术前计划，门静脉右前支（RAPV）拟离断，右肝静脉（RHV）及门静脉右后支（RPPV）拟保留（D），中肝静脉（MHV）拟离断，左肝静脉（LHV）拟保留（E）；F～G. 白箭所指为根据术前重建图像划定的左侧切除线（F）及右侧切除线（G）；H. 标本离体后的肝创面，可见与术前计划几乎一致。IVC. 下腔静脉

需注意的是其与手术床的间距在不违反无菌原则的前提下应尽量接近（通常要求在20～76cm），因为距离过远将影响配准的准确性（图5-2-10）。

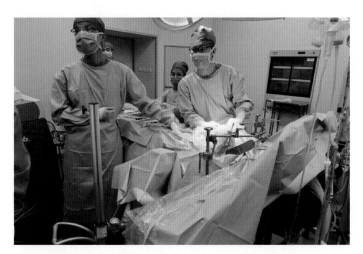

图5-2-10 在进行空间位置配准前将电磁发射器摆放
在患者床旁与扫查区域大致水平并尽量接近手术床的位置

2. 只追求局部配准，不追求全肝配准

首先需要明确的是，相比于经腹超声的RVS，开腹后术中超声的RVS空间位置配准会更加困难。因为患者无论行CT/MRI检查时还是行经腹超声扫查时都是平卧位，且经腹超声扫查时肝脏位置是相对固定的。因此，在行经腹超声RVS时，一般均可达到整个肝脏范围的准确空间配准。然而，在开腹后，由于框架拉钩对肋弓的牵拉，肝周韧带的游离，以及肝脏的翻转等因素，肝脏的位置形态已发生一定改变。因此，此时再追求全肝配准是不现实的。但是，这并不影响我们采取此方法进行肝切除术的术中导航，因为我们的目标手术区域是固定且局限的，只需要实现目标手术区域的局部精准配准即可。

3. 选择合适的初始地标

初始地标是对位开始时探头摆放的位置。若是经腹超声RVS，剑突下是较为理想的地标。但是术中超声扫查时需在肝脏表面选择地标，经笔者摸索，肝圆韧带裂下缘可作为合适的初始地标选择，因为它是肝表面最易于识别的标志，且位置固定。

4. 术者与台下助手的配合

在进行肝切除尤其右肝肿瘤的切除时，我们往往需要将右肝游离并掀起，在右膈下塞入棉垫，以达到将目标手术区域充分显露在直视下的目的。此时，肝脏的相对位置较初始时已发生较大变化，这就需要台下助手根据台上肝脏的翻转情况，在显示器上将所参照三维重建图像也进行相应的移动和旋转，以匹配术中超声图像的方向和角度（图5-2-11）。

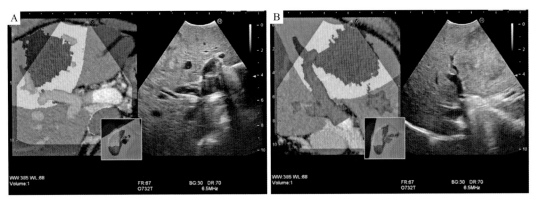

图 5-2-11　配合角度旋转

A. 初始方向画面；B. 配合台上将肝脏向左翻转而顺时针旋转后画面

5. 选择合适的术区内解剖标志

当完成图像的移动和旋转，使术中超声图像与三维重建图像在目标手术区域再次对应后，需要在术区内寻找合适的解剖标志，再次进行空间位置配准。笔者认为，邻近肿瘤的主要门脉分支可以作为理想的标志。如进行肝左叶的肿瘤切除时，门静脉左支脐部就可作为理想的标志；进行肝右叶的肿瘤切除时，门静脉的右前支即可作为理想的解剖标志。首先完成这些明显的解剖结构的位置对位，将有助于实现目标区域的快速位置配准。随后，在进行更加精细的最终位置配准时，我们建议可以选择肿瘤周边的某一支或数支更细小分支作为标志，通过反复调节、对位将其方向、角度等在显示器两侧图像上都尽可能进行一一对应，这样可最大限度实现目标区域的精准空间位置配准（图5-2-12）。

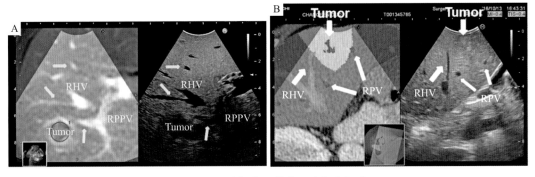

图 5-2-12　选择合适的术区内解剖标志

RHV. 右肝静脉；RPPV. 门静脉右后支；RPV. 门静脉右支分支；Tumor. 肿瘤

四、三维重建结合RVS引导肝切除平面的优缺点分析

与前述传统方法相比，三维重建结合RVS引导肝切除平面的方法至少存在如下优点。

（1）此方法可以在不增加额外风险（如门静脉穿刺或解剖肝门至深方等）的前提下达到术中实时引导肝切除平面的目的。

（2）此方法中肝切除平面并非在术中经探查后决定，而是在术前依托于直观的三维重建图像后即提前划定，术中只需完成精准对位并执行术前方案，因此所制订的切除平面理论上更加理想、精确。

（3）此方法既可用于解剖性肝切除，也可用于非解剖性肝切除。

（4）此方法对肝切除平面的引导不限于肝表面，在肝实质切离时也可实时引导。

然而，任何技术方法都有它的缺点，此方法的缺点如下。

（1）对仪器设备有较高的要求；

（2）无论是提前进行三维重建及模拟肝切除规划，还是术前将数据导入并选定初始地标，抑或术中反复进行空间位置配准等，步骤相对烦琐，也更加耗时。

并不容易掌握。该方法对术者的术中超声操作水平具有较高要求，且初始阶段因为操作不熟练，空间位置配准过程可能耗时较长，会导致手术时间的增加。但根据笔者经验，在经历大约20例的学习曲线后，空间位置配准的额外耗时可稳定在3min左右。

五、基于三维重建的其他肝切除术中导航技术

从前述内容我们可以看到，随着三维重建、模拟肝切除方案等新兴技术的发展，肝切除外科平面的确定也经历了从术中向术前，从经验化向可视化的发展和转变。此外，无论3D打印技术[9]、通过手势查看术前获得的三维图像以保持无菌状态的相关系统[10]，还是基于虚拟现实（virtual reality，VR）3D模型的开发[11]等，都无疑是进一步的助力。

与此同时，能将术前精心规划的切除方案通过准确、便捷、体验感良好的方式在术中进行实时导航，成为了外科医师新的需求。显然，笔者所介绍的术前三维重建结合术中RVS引导肝切除的方法并不是终点，它仍然存在着大量不便之处和亟待改进的空间。比如，在肝脏移位翻转过程中存在的形变问题；在空间位置配准时，它仍需要人工进行对位操作，且需要术者与台下助手密切配合；在进行肝切除过程中，它仍需要反复用超声探头进行确认，以确保肝实质离断的方向与术前计划方案一致等。新型的具有自动校准功能的RVS系统已有报道[12]。根据纳入4家中心的前瞻性研究结果，其整个配准过程平均仅需36s，但83%（43/52）的成功率，以及对目标血管结构中位数在11.4～16.2mm的误差，都提示这一系统还有待进一步的优化。

在外科导航领域，除了以RVS为代表的电磁追踪（electromagnetic tracking）方式外，光学追踪（optical tracking）是另一大类常用的追踪技术。如CAS-One外科系统（CAScination AG，Bern，Switzerland）[13]，它的配准方式是将一个光学跟踪指针工具与器械相连，其位置被位于正上方的系统摄像头捕获，然后将该模型在手术床旁的屏

幕上显示出来。在同一器官上进行多次切除操作时，可以重复配准（图5-2-13）。再比如 Explorer 肝脏系统（Analogic Corporation，Peabody，MA，USA）[14]，使用的是红外光学跟踪工具进行 CT 三维重建图像的配准，跟踪触针用于跟踪指示肝脏不同部分。其配准过程耗时 1~3min，在开腹和腹腔镜环境下的平均误差为 4~6mm。根据研究，非刚性 CT 配准方法优于刚性配准方法，并可将组织变形纳入术中肝脏配准中，外科医师认为这种方法具有更高的保真度[15]。

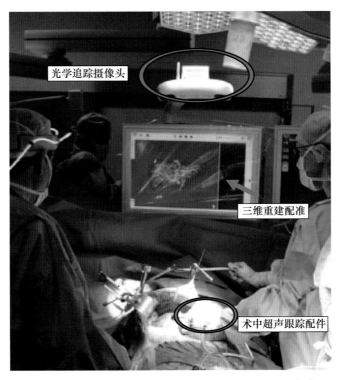

图 5-2-13　用 CAS-One 外科系统术中辅助肿瘤定位[13]

　　光学追踪在准确性和稳定性方面具有优势，但它的最大劣势是目标区域必须在摄像头视线可及范围内且无遮挡。如果没有这样的视线，光学追踪将无法到达。因此，光学追踪更常用于骨科和整形外科等，而对于开腹肝切除来说，有时会受到限制。Fusaglia 等[16]介绍了一种用于腹腔镜肝切除的方法，先用激光扫描仪进行初始配准，然后追踪腹腔镜器械与术中在肝实质上可见的激光指示器的相对运动。其他配准方法包括利用腹腔镜肝脏手术时拉近镜头放大感兴趣区域而获得的有限视觉数据进行配准[17]，他们用 170 个腹腔镜位置生成典型的腹腔镜视图，然后开发了一种算法将术前 CT 图像与腹腔镜视图进行校准。本法使用了 4 个半径为 3cm 的不同腹腔镜视图，目标配准误差为 5mm。

　　更进一步，如果希望达到将术前虚拟三维重建图像投射到术中真实肝脏术野上使之重合，以实现真正的实时导航肝切除，则需要利用包括虚拟现实（VR）、增强现实（augmented reality，AR）等在内的拓展现实（extended reality，XR）技术。这一过程最大的难点一方面在于手术期间必须跟踪器械，以确保其位置与相关解剖结构的关联，另一方面还在于配准后的图像在手术室内必须随着肝组织结构和形状的改变而做出相应调整或更新。目前，腹腔镜增强现实导航系统（laparoscopic augmented reality navigation，LARN）[18]（图 5-2-14）及交互式增强现实（interactive augmented reality，IAR）在 Da Vinci 机器人手术中的实现[19]（图 5-2-15）已有报道，这无疑向真正意义上的术中实时导航肝脏外科又迈进了一步。

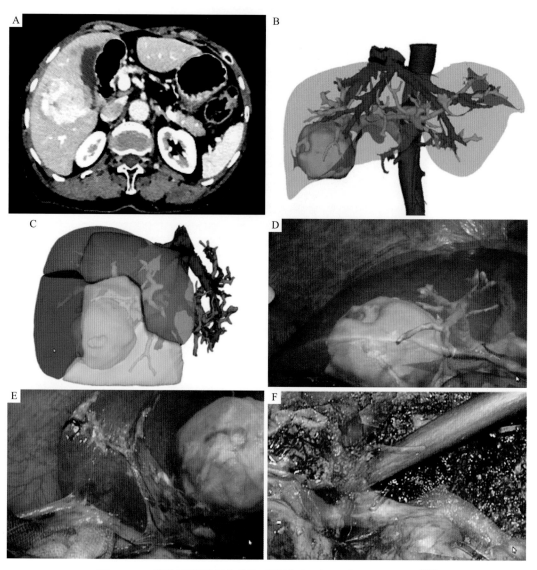

图 5-2-14　腹腔镜增强现实导航系统辅助下行肝脏 S5＋S6 切除[18]

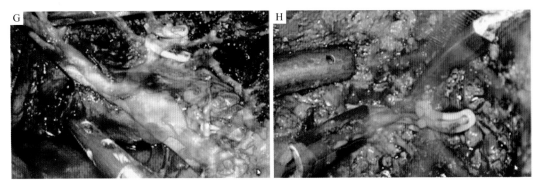

图5-2-14 （续）

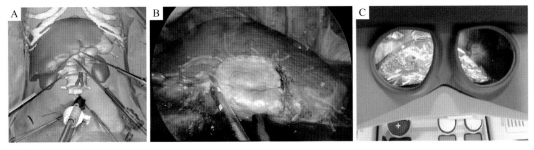

图5-2-15 交互式增强现实在Da Vinci机器人手术中的实现[19]

总之，本节对其他以三维重建为基础的肝切除术中导航技术进行了简要集中介绍，也包括目前存在的局限性及未来应用潜力。这些技术多数仍处于应用的初期阶段，在成为标准技术之前，还需要更多的前瞻性临床评估。

（吕　昂　郝纯毅）

参 考 文 献

［1］ Makuuchi M, Hasegawa HC, Yamazaki S. Newly devised intraoperative probe [J]. Image Technol Info Display Med, 1979, 11 (3): 1167-1169.

［2］ Simpson AL, Geller DA, Hemming AW, et al. Liver planning software accurately predicts postoperative liver volume and measures early regeneration [J]. J Am Coll Surg, 2014, 219: 199-207.

［3］ Radtke A, Sotiropoulos GC, Molmenti EP, et al. Computer-assisted surgery planning for complex liver resections: when is it helpful? A single-center experience over an 8-year period [J]. Ann Surg, 2010, 252: 876-883.

［4］ Lv A, Li Y, Qian HG, et al. Precise Navigation of the Surgical Plane with Intraoperative Real-time Virtual Sonography and 3D Simulation in Liver Resection [J]. J Gastrointest Surg, 2018, 22 (10): 1814-1818.

［5］ Yamamoto M, Katagiri S, Ariizumi S, et al. Glissonean pedicle transection method for liver surgery (with video) [J]. J Hepatobiliary Pancreat Sci, 2012, 19 (1): 3-8.

［6］ Zheng J, Feng X, Cai J, et al. Laparoscopic Anatomical Portal Territory Hepatectomy with Cirrhosis by Takasaki's Approach and Indocyanine Green Fluorescence Navigation (with Video) [J]. Ann Surg Oncol, 2020, 27 (13): 5179-5180.

［7］ Makuuchi M, Hasegawa H, Yamazaki S. Development on segmentectomy and subsegmentectomy of the liver due to introduction of ultrasonography [J]. Nihon Geka Gakkai Zasshi, 1983, 84 (9): 913-917.

［8］ Satou S, Aoki T, Kaneko J, et al. Initial experience of intraoperative three-dimensional navigation for liver resection using real-time virtual sonography [J]. Surgery, 2014, 155 (2): 255-262.

［9］ Oshiro Y, Ohkohchi N. Three-dimentional liver surgery simulation: Computer assisted surgical planning with three-dimentional simulation software and three-dimentional printing [J]. Tissue Eng Part A, 2017, 23 (11-12): 474-480.

［10］ Oshiro Y, Ohuchinda K, Okada T, et al. Novel imaging using a touchless display for computer-assisted hepato-biliary surgery [J]. Surg Today, 2017, 47 (12): 1512-1518.

［11］ Huettl F, Saalfeld P, Hansen C, et al. Virtual reality and 3D printing improve preoperative visualization of 3D liver reconstructions-results from a preclinical comparison of presentation modalities and user's preference [J]. Ann Transl Med, 2021, 9 (13): 1074.

［12］ Takamoto T, Mise Y, Satou S, et al. Feasibility of Intraoperative Navigation for Liver Resection Using Real-time Virtual Sonography With Novel Automatic Registration System [J]. World J Surg, 2018, 42 (3): 841-848.

［13］ A navigation system for open liver surgery: design, workflow and first clinical applications [J]. Int J Med Robot, 2011, 7 (1): 7-16.

［14］ Kingham TP, Jayaraman S, Clements LW, et al. Evolution of image-guided liver surgery: transition from open to laparoscopic procedures [J]. J Gastrointest Surg, 2013, 17 (7): 1274-1282.

［15］ Clements LW, Collins JA, Weis JA, et al. Deformation correction for image guided liver surgery: An intraoperative fidelity assessment [J]. Surgery, 2017, 162 (3): 537-547.

［16］ Fusaglia M, Hess H, Schwalbe M, et al. A clinically applicable laser-based image-guided system for laparoscopic liver procedures [J]. Int J Comput Assist Radiol Surg, 2016, 11 (8): 1499-1513.

［17］ Robu MR, Ramalhinho J, Thompson S, et al. Global rigid registration of CT to video in laparoscopic liver surgery [J]. Int J Comput Assist Radiol Surg, 2018, 13 (6): 947-956.

［18］ Zhang W, Zhu W, Yang J, et al. Augmented Reality Navigation for Stereoscopic Laparoscopic Anatomical Hepatectomy of Primary Liver Cancer: Preliminary Experience [J]. Front Oncol, 2021, 11: 663236.

［19］ Soler L, Nicolau S, Pessaux P, et al. Real-time 3D image reconstruction guidance in liver resection surgery [J]. Hepatobiliary Surg Nutr, 2014, 3 (2): 73-81.

第 ❸ 节
腹腔镜超声在腹腔镜肝切除术中的应用

虽然肝癌的治疗手段丰富，但是外科手术仍然是当前肝癌治疗的最有效方式。近年来，腹腔镜肝切除术发展迅速。已有文献报道国内外较大医疗中心腹腔镜肝切除术占所有肝癌切除术的71.4%[1]。随着腹腔镜技术的进步，已有学者以Makuuchi标准完成1～8段的腹腔镜解剖性肝切除术[2]。

不可否认的是腹腔镜在一定程度上为肝脏外科医师带来了更大挑战和更多不便，肝脏是腹腔内最大的实质器官，且位置固定、深在，原发性肝细胞癌患者常常合并肝硬化，因此，除非病灶在肝脏游离表面，否则即使经验丰富的外科医师也很难通过单纯的视诊进行术中诊断、病灶定位及手术规划。腹腔镜手术丧失了传统开腹手术中人手的触觉，只能凭借视觉这一种感官来进行术中的判断。然而即使是这一种感官，腹腔镜也有其不足之处，腹腔镜手术以相对固定的镜头视角替代了开腹手术中人眼的灵活视角，无论我们如何游离与搬动肝脏，总有背向摄像头的一侧是目所不能及的。而且，腹腔镜以二维视野替代人眼的三维视野，掩藏了一部分视觉信息，即使是三维腹腔镜也并不能完全还原人眼所看到的真实视角。为了弥补这些劣势，我们可以利用机器视角辅助看到人眼看不到的信息，也可以借助其他工具呈现人眼与腹腔镜摄像头之外的其他信息。在现有的设备条件下，吲哚菁绿（ICG）融合荧光腹腔镜和腹腔镜超声（LUS）是实现这两个方向拓展的最佳选择[3]。在本节中，我们将重点论述腹腔镜超声在腹腔镜肝切除术中的应用。另外，腹腔镜肝切除术中荧光染色技术的应用依赖于腹腔镜超声的应用技巧和水平，因此在本节也会加以论述。

一、腹腔镜超声术中应用的核心技巧

1. 对肿瘤的评估

腹腔镜肝切除术中LUS对于肿瘤的评估，包括肿瘤的定位和定性两个方面。在腹腔镜肝切除术中如何准确定位深在病灶及确定手术切缘相对较困难。腹腔镜肝切除术仅依靠术前的影像学检查及术中肝表面解剖标志物对深埋于肝实质内部的病灶定位往往不够精确，因此更加依赖于LUS。LUS尤其是线阵探头的超声成像，可以使外科医师对肿瘤的位置进行准确判断，判断其具体的方位及与标志性肝脏解剖结构的相对位置关系，从而避免在腹腔镜肝切除术中"迷路"（图5-3-1）。此外，肝脏恶性肿瘤早期发生肝内转移或周围组织浸润并不少见。在腹腔镜肝脏手术中，使用LUS探头直接置于肝脏表面检查，可以提供实时、高分辨率的图像，且扫查无盲区、死角，不受周围脏器干扰等因素影响，比术前超声、CT等影像学手段诊断病变更敏感，定位更准确，更容易发现实时问题。由于LUS的高分辨率，其对术前影像学不能发现的子病灶或转移灶显示出很高的阳性率（图5-3-2）。文献报道，在腹腔镜肝脏外科手术中，使用LUS改变了16%～25%的术前规划[4-8]。尤其对于结直肠癌病例，术中常规LUS扫查肝脏有无转移病灶至关重要，一旦发现术前影像学未见的肝转移灶，可同期行腹腔镜下肝转移灶切除，如病灶多发或位于肝脏中心区，腹腔镜下完全切除困难，可考虑同时加行LUS引导的肝转移灶消融治疗。

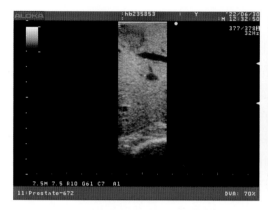
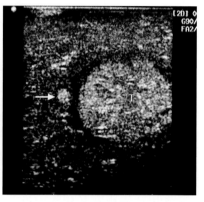

图5-3-1　LUS可见肝脏肿瘤靠近肝脏表面，由 AP供血，距离RHV较远　　图5-3-2　LUS对术前影像学不能发现 的子灶的辨识作用

　　对于一些定性诊断困难的肝脏结节，除彩色超声多普勒技术，还可以通过实时组织弹性成像（real-time tissue elastography，RTTE）和（或）超声造影（contrast enhanced ultrasonography，CEUS）明确肿瘤的位置、大小、数目、性质、范围，并给出具体测量数据（具体可见本书肝脏肿瘤诊断与评估篇）[9-10]。通过LUS技术，能够更好地辨别肝脏病变的具体特征，并指导手术方式的选择，有助于完整切除病灶、最大限度保护剩余肝脏功能和体积[8, 11]。

2. 对管道的评估

　　肝脏切除的本质是围绕肝内管道结构实施的，不论是切除还是保留的管道，对其评估都是手术的核心和关键。

　　肝脏的四叶分段依赖3条主要肝静脉的解剖学位置，而Couinaud肝分段系统的主要依据是相应Glisson鞘即门静脉的供应支配区域同时充分利用3条主肝静脉的走行规律。自门静脉流域染色和三维重建流域分析等技术出现以后，学者们发现肝叶、肝段之间的分界并非以Couinaud标准按照肝静脉主干划分为绝对边界，同时也不是一个规整平面[12]。此表现在右肝尤为明显，经常可见数支肝蒂供应某一肝段，或某支肝蒂越过静脉主干供应邻近肝段的情况[13]。比如经常出现来自右前肝蒂的粗大分支供应S7头侧段（图5-3-3），或看S6段肝蒂反折越过RHV主干供应S5背侧段（图5-3-4）。况且S5

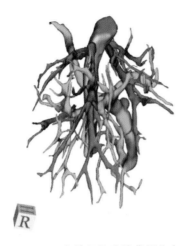 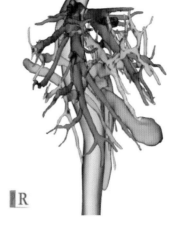

图 5-3-3 右前门静脉的背侧分支
跨过肝右静脉供应 S7 头侧段

图 5-3-4 右后门静脉的粗大分支
反折跨过肝右静脉供应 S5 背侧段

和 S8、S6 和 S7 纵向肝段间的肝蒂分支归属及其随后决定的分界标准仍然存在争议[14]（图 5-3-5）。笔者在术前常规进行三维重建，重点了解肿瘤所在目标肝段的门静脉分支情况，通过门静脉流域分析得到目标肝段的形态、范围、门静脉分支个数及来源，通过虚拟切割分析肿瘤切缘，以及断面与肝静脉的关系，从而更好地设计腹腔镜解剖性肝段切除的入路。不同患者行同一肝段切除，由于解剖变异的不同，手术方案也不同（图 5-3-6）。重要管道结构的变异情况很大程度上影响肝脏手术方案的选择。因此，肝脏重要管道结构的术中再评估对精准的解剖性肝切除术极为重要。术中对管道的评估需在肝门解剖及肝实质离断开始之前进行，并贯穿手术始终，主要包括两个方面：一是寻找和确定术前影像学阅片和三维重建流域分析中规划的荷瘤肝蒂，确定离断点；

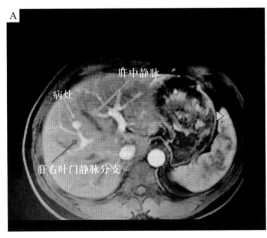 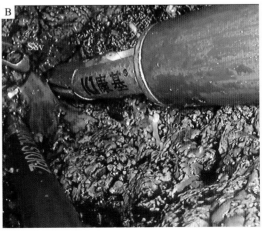

图 5-3-5 S5 段和 S8 段间并无明确界限

A. MRI 示肝脏 S8v 段肿瘤及其目标肝蒂；B. 术中显露 S8v 肝蒂；C. 腹腔镜超声确认目标肝蒂后结扎切断；D. ICG 荧光反染 S8v 后见目标肝段包含部分 S5 段，实为前腹段亚段

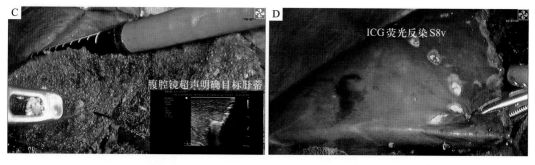

图 5-3-5 （续）

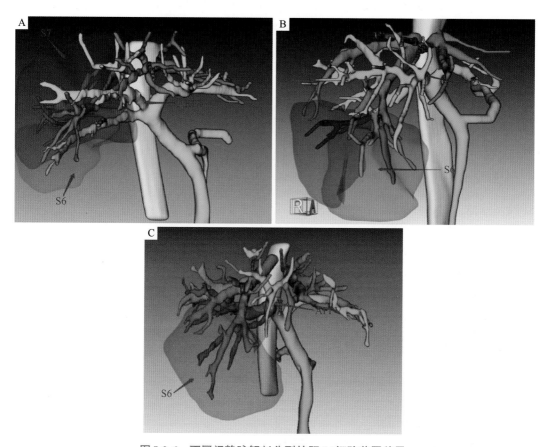

图 5-3-6 不同门静脉解剖分型的肝 S6 切除范围差异

二是寻找和确定肝实质离断后需要在断面显露的标志性静脉，以及在此过程中，需要离断的主要肝静脉分支数量和位置。LUS 的彩色多普勒成像可提供肝段内胆管、门静脉属支、下腔静脉、肝静脉及其属支的影像[15-16]，将腹腔镜下的"二维视野"改变为有深度、有立体感的"三维视野"。对于肝门部及肝内管道结构的具体辨识方法在"肝内管道结构的识别"一节已有详细论述，在此不做赘述。

通过LUS判断预切除肝段、肝叶的血流支配。在鞘内解剖不能明确地进行选择性血流阻断时，LUS进行血管的彩色多普勒探查可以起到重要的辅助作用[17-19]（图5-3-7）。术中，当切缘与重要管道结构的解剖位置关系不能确定时，LUS能判断重要血管、肝内胆道结构的延续性存在与否，这样不仅保证了切缘、减少出血和胆漏风险，而且减少了肿瘤在肝内沿肝段门静脉转移的风险，对保护剩余肝实质的形态和功能起到关键作用[15, 18]。同时，LUS能更准确客观地评价肿瘤对血管的侵犯情况，从而对肿瘤的可切除性进行术中评估。当恶性肿瘤出现血管侵犯时，往往可见管腔结构的完全或不完全闭塞、彩色多普勒图像的中断或湍流，提示管腔内部瘤栓的存在（图5-3-8）。与术前超声相比，LUS更有利于发现胆管、门静脉、肝静脉及其分支内癌栓，从而确定手术切除范围。LUS通过观察静脉是否完全固定或被肿瘤包绕、血管壁是否出现中断、血管走行是否不规则、内径是否不随呼吸变化，以及管腔内是否有填塞或狭窄等征象来判断静脉是否受侵（图5-3-9）。肝脏病灶对重要脉管的侵犯、梗阻及占位效应，都可影响切缘和术后复发，以及患者远期生存情况[5-6, 20]。

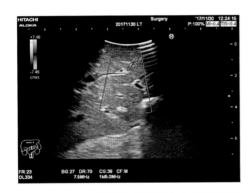

图5-3-7 LUS进行血管的彩色多普勒探查
鞘内解剖结扎处理门静脉左支后彩色多普勒未见其分支血流，门静脉右支可见彩色血流

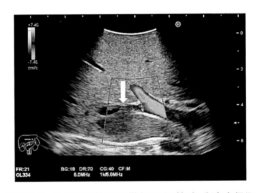

图5-3-8 LUS彩色多普勒提示门静脉受肿瘤侵犯

3. 确定切除范围

无论是解剖性肝切除还是非解剖性肝切除，都需要对手术中要切除的范围进行细致规划。对于非解剖性肝切除术而言，最重要的原则是保证阴性切缘，同时尽量充分保留剩余肝脏体积。

除了根据肝脏外及肝实质内部的解剖标志确定切除线、面之外，一个重要的判断手段就是以腹腔镜超声作为引导。另外，即使是非解剖性肝切除术，离断肝实质过程中依旧需要对可能遇到的肝内重要结构进行预判，以保证手术的安全及不必要的

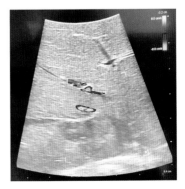

图5-3-9 LUS彩色多普勒提示肝右静脉的V7分支因肿瘤侵犯而血流中断

出血、胆漏发生。

对于解剖性肝切除术而言，根据Makuuchi教授的理论，需要在荷瘤肝蒂的根部进行结扎和离断，并在肝断面显示标志性的静脉。这些管道结构都深藏于肝实质内部，单纯从肝实质表面判断往往是比较困难的。术前规划的拟切除范围在术中的精确标定需要使用LUS标记相应解剖标志在肝脏表面的投影。腹腔镜解剖性肝切除时，配合缺血线和标志性肝静脉，术者可以确定手术切除的范围，而此切除范围是否能保证手术阴性切缘，则需要行LUS检查进一步确认[4, 11, 21]。

目前，随着肝脏外科解剖的研究深入，肝脏外科领域的学者普遍认为解剖性肝切除应该是基于门静脉分段的完整功能单位的切除。LUS引导的介入技术可以帮助外科医师更准确地进行基于真实门静脉分段的解剖性肝切除[22-24]。由于LUS引导的介入技术难度较大，相应超声探头和配套穿刺针的开发远未能达到外科医师的需求，且亚甲蓝染色容易造成染色不均和实质内染色不易观察，故这项技术的应用并不广泛。笔者团队在国内率先尝试了吲哚菁绿（ICG）荧光染色融合影像引导的腹腔镜解剖性肝切除技术，结合术前三维重建手术规划，术中LUS引导选择性门静脉穿刺注射染色，可以精确标定目标肝段（叶）的真实解剖范围，荧光全程引导肝实质离断平面，实现真正意义上的腹腔镜解剖性肝切除[25]。

腹腔镜下解剖性肝段切除需要进行目标肝蒂门静脉穿刺染色标记拟切除肝段。与开腹超声引导下的穿刺不同，目前国内常用的腹腔镜超声探头既没有为介入穿刺而设计的专门穿刺架和精准的引导线引导，也没有专用穿刺针。笔者一般选用18G和21G的PTC针穿刺（根据目标门静脉直径选择）。目前国内市面可见的腹腔镜超声中，BK公司的产品设计了穿刺孔道。对于带有穿刺孔道的LUS探头，确实能够帮助初学者快速实现相对准确的穿刺，但是由于穿刺孔道与探头角度固定为60°，因此要求穿刺针经过腹壁后进入穿刺孔道的角度最好接近60°，否则穿刺过程中会导致针体与探头的互相阻碍，改变原有规划的超声平面，进而导致穿刺失败。所以腹壁穿刺点的选择非常重要，笔者团队设计了一款专门适配穿刺孔道的激光发射器，可以帮助外科医师准确选择腹壁穿刺点（图5-3-10，视频5-3-1）。但对于市面上最常见的不带穿刺孔道的LUS探头，为实现精准的门静脉穿刺染色，则需要术者具备丰富的LUS引导下徒手穿刺技巧。

视频5-3-1 准确选择腹壁穿刺点

下面笔者将介绍个人的LUS引导下徒手穿刺门静脉技巧及经验（视频5-3-2）。

首先，选取合适的位置置入一次性Trocar进行穿刺，原则是方便LUS探头对目标区域的扫查。LUS探头置入后紧贴肝脏表面，呈直线状或向下微屈，以方便轴向旋转探头进行扫查。一手握持探头，并以该手的拇指控制下压探头，以使探头贴紧肝脏表面。轴向旋转超声探头，结合操作者站位及探头所放置的位置，判断顺时针及逆时针旋转探头时所

视频5-3-2 动物实验

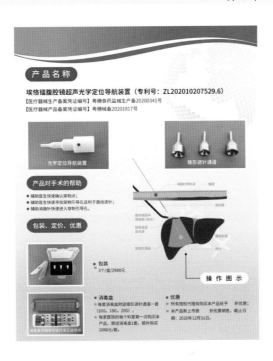

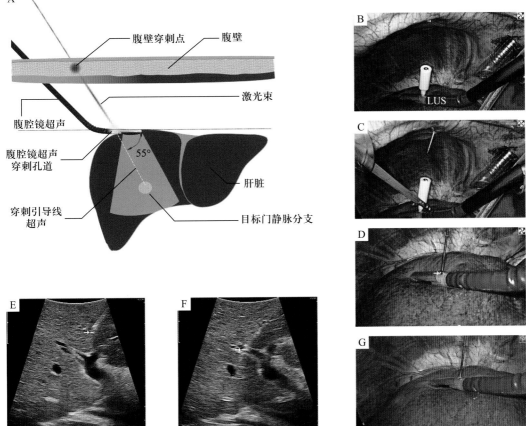

图 5-3-10　适配于 BK 8666 探头的光学定位导航装置及应用

对应肝实质内的空间位置。例如我们常站于患者左侧操作，当探头置于右前叶肝脏表面时，顺时针旋转探头呈现的解剖结构位于右足侧，逆时针旋转探头呈现的解剖结构位于左头侧。其次，根据超声表现特征及位置走形判断超声图像中的管道性质。寻找并确定要穿刺的目标门静脉具体位置，尽量选择由足侧向头侧方向进针。根据目标门静脉穿刺点距离肝脏表面的深度和进针角度大致设计穿刺针进入肝脏的点，并根据该穿刺点和进针角度规划大致的腹壁穿刺点。穿刺腹壁进针时需要注意穿刺针经过腹壁也是要呈一定角度的，该角度与规划肝包膜的进针角度基本一致。穿刺针的线与超声切面夹角要尽量小，夹角越小，超声寻找穿刺针越简单，一般不超过30°。由于腹腔镜超声探头的设计和腹壁Trocar的影响，一般不能做到夹角为0°。穿刺进针时需要保证穿刺针的斜面朝上，这样可以有效防止注射荧光染料过程中染色剂反流到非目标门静脉造成相邻肝段的浸染。穿刺针进入肝脏1cm左右时，此时如果判断针尖已经进入超声视野范围之内，则轴向小幅度旋转超声探头寻找针尖位置；如果目标穿刺点距离肝脏表面进针点较远，则此时针尖并不在超声视野内，需要保持探头角度回撤至针尖实际所在区域后，轴向旋转寻找针尖位置。总的原则是要用超声定位穿刺针。找寻到针尖位置后，使超声切面保持与针尖在同一平面内，向前穿刺进针，每次前进距离不超过1cm。以此模式超声引导进针，目的是避免盲目进针导致穿刺经过非目标管道结构。随着进针的深入，可以判断该肝表面位置进针能否到达目标穿刺点的深度，另外判断到达目标穿刺点附近后，穿刺针尖与目标穿刺点的相对位置关系，是偏左头侧还是偏右足侧。一般来说即使具备非常熟练穿刺技术的操作者都很难做到一次性穿刺成功，需要多次的尝试定位。第一次穿刺的意义重大，术者需要据此读出针尖与计划穿刺点的空间相对位置关系，以便后续有目的地调整穿刺深度和角度。如果偏差较小，一般将穿刺针大部分回撤后再朝正确角度调整即可实现针尖的位置改变。如果偏差较大，则需将穿刺针完全从肝实质内退出，重新选择肝脏表面穿刺进针点。对于单纯调整肝表面进针点后仍不能实现准确穿刺的情况，有时候可能需要改变腹壁进针点和进针角度。准确穿刺到达目标门静脉后，可稍用力刺破Glisson鞘后再稍回退穿刺针，使针尖位于目标门静脉内。拔出针芯，见有血液缓慢流出即为穿刺成功。此时将预先准备好的荧光染色溶液缓慢推注。

4. 辅助肝实质离断

由于腹腔镜手术的二维视野限制，术者往往无法全面、立体地想象预切除部分肝脏与剩余肝脏的解剖位置关系。加之手术体位的调整、肝脏旋转造成的肝脏内部解剖标志及其位置关系与术前影像相差甚远，外科医生常需要较长的学习曲线来避免术中实际切面与规划切面的较大差距。但LUS的出现帮助外科医生极大地缩短了这一过程[11, 17, 26]。因此，笔者建议在肝实质离断过程中使用LUS实时评估切缘，并根据评估结果，适当调整肝实质离断平面。肝实质离断的过程中，可以将LUS探头直接置于肝脏表面观察，此时超声下呈现为高回声条带的切面影像。将术中的切面影像与病灶、重要管道结构的位置关系简单地评估，可以很快发现实际切面与术前规划切面的异同，并判断沿现行切面延伸角度进行肝实质离断后切面延深的方向，有助于术者及时调整肝实质离断的方向和深度（图5-3-11）。尤其在恶性肿瘤的根治术中，"no-touch原则"应贯彻始终，及时调整手术切面，可以最大限度避免切破肿瘤导致的气腹条件下肿瘤细胞的播散和种植转移，保证治疗效果。同时，

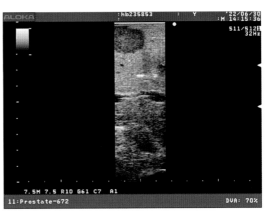

图5-3-11 切面与肿瘤和右后肝蒂的关系

在肝移植的供体切取过程中，不间断地使用LUS连续观察肝实质离断的进程，能够尽量保证供肝解剖和功能的完整性[27]。

二、腹腔镜超声与荧光导航技术

ICG可作为一种近红外荧光染料，被波长750～810nm的外来光激发，发射波长840nm左右的近红外光，经过特殊的接收装置则可显示单色荧光或彩色荧光。ICG经外周静脉进入机体后迅速被肝细胞摄取而使肝脏显现荧光，正常肝脏数小时后几乎全部将其排泄入胆道。因不进入肠肝循环，肝脏荧光会逐渐减弱至消失。根据以上这些特性，ICG荧光被广泛应用于腹腔镜肝脏手术中病灶的识别、定位、定性、特定肝段的标记，以及术后胆漏的预防。

1. 超声与肿瘤荧光染色

当肝脏出现癌灶、肝硬化结节及炎性改变等时，相对于周围正常肝脏组织的快速排泄，病灶处ICG滞留而持续呈现荧光[28]。肝癌的分化程度不同，病灶荧光显像特点也不同。高分化及部分中分化肝癌肿瘤剖面呈现肿瘤实质荧光显像（图5-3-12），而大部分中分化和低分化肝癌则呈现肿瘤周边组织的环状荧光显像特点（图5-3-13）。对此已有的研究结果显示：高分化肝癌细胞仍然具有ICG摄取功能，但由于组织内部结构紊乱或排泄通道蛋白表达异常而导致ICG排泄障碍，故肿瘤细胞内ICG沉积而显像[29]。然而对ICG沉积在肿瘤周围肝组织的机制没有定论，可能是因为肿瘤膨胀性生长，压迫周围肝组织造成微胆管堵塞导致ICG潴留。临床应用显示ICG荧光肿瘤显像技术能敏感地识别与侦测其他现有常规检测手段不能发现的小肝癌，对提高小肝癌的检出率具有独特的优势。

对于转移性肝癌，由于其不具备肝细胞功能，通常表现为环绕肿瘤组织的环形荧光（图5-3-14）。有研究表明术前CT和IOUS对直径<3mm的转移结节的识别率远远低于ICG荧光肿瘤显像技术[30]。对于直径2mm和术前化疗完全缓解的结肠癌肝转移病

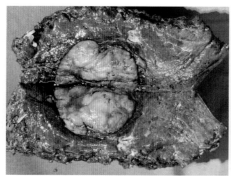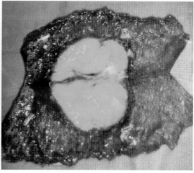

图5-3-12　高分化肝细胞癌的荧光表现

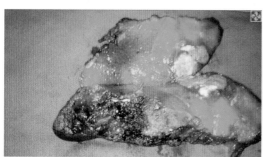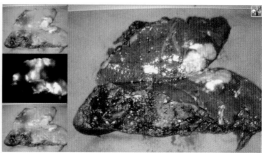

图5-3-13　低分化肝细胞癌的荧光表现

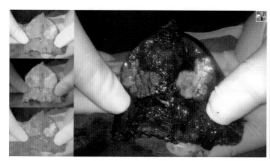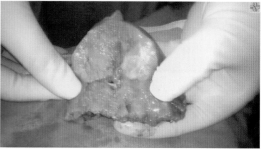

图5-3-14　结肠癌肝转移的荧光表现

灶，ICG荧光肿瘤显像技术也能成功显像。而对于术中发现的更多更小的转移瘤的完整切除会明显降低术后肿瘤的复发率[31]。

　　肝脏表面的微小病灶易被术前影像学忽略，从而影响手术决策和根治率。LUS在发现和鉴别直径1cm以下的微小病灶上也有局限性，且对浅表病灶检出较为困难，但ICG荧光肿瘤显像技术能有效弥补了LUS的上述缺陷，直观、简便、精确地实时定位肝脏浅表位置的肿瘤，明确肿瘤的边界。利用ICG在肝脏肿瘤细胞内或肿瘤组织周围细胞内排泄障碍的特性，使用荧光腹腔镜可以观察到距离肝脏表面10mm以内的肿瘤病灶。对于严重肝硬化患者，肝表面的硬化结节与肿瘤病灶常常难以区分，甚至LUS

有时也不能有效鉴别和定位肿瘤病灶，但是ICG荧光显像可以准确识别肿瘤位置。荧光腹腔镜在深部肿瘤的切除术过程中，随着肝实质离断的深入，逐渐接近肿瘤病灶，此时肿瘤或周边的荧光可以作为调整切面以保证切缘阴性的依据，这在非解剖性肝切除术中尤其重要。由于近红外线穿透力有限，只能穿透5～10mm的组织，所以荧光只能在浅表肿瘤或接近肿瘤表面时显示，更深的病变不能通过ICG荧光于肝脏表面显现，所以ICG染色常需与LUS相结合，通过联合使用这两种技术，可以大大提高肝脏肿瘤的检出率和定位准确率。但同时我们也应该注意梗阻性黄疸、肝硬化、肝纤维化的患者ICG排泄障碍，非癌组织中清除ICG能力不足，易造成假阳性结节[32]。肝表面大范围的荧光显像可能提示肿瘤侵犯荧光代谢途径近端的肝蒂，需要进行大范围的肝切除。

ICG荧光肿瘤显像的药物注射时间和剂量目前没有统一标准，2018年笔者参与了在上海举办的第一届国际肝胆外科荧光应用专家共识会议，推荐在术前10～14天静脉注射ICG 0.5mg/kg，如果于术前2天内注射ICG则剂量推荐为0.2mg/kg。对于有肝硬化或化疗后的患者，术前10天内给药比较容易出现假阳性荧光显像[33]。最新的文献回顾分析总结认为，术前14天内静脉注射ICG 0.5mg/kg得到了大部分专家的推荐，另外对于静脉注射ICG与手术日期间隔较长的情况（大于14天），额外补充注射也是有必要的，剂量应用为0.02～0.5mg/kg。总的来说，对于肿瘤的荧光显像，ICG应用的剂量和时间应该个体化考虑[34]。笔者团队通常在原发性肝癌患者入院后通过ICG试验进行肝脏储备功能检查（50mg ICG），并于1～2周内进行手术，肝转移瘤患者则在术前3天前注射25mg ICG。

2. 超声与荧光正染技术

正染法：经皮超声或腹腔镜超声引导目标肝蒂门静脉穿刺（详见前述），经解剖第一肝门（鞘内或鞘外）或劈肝后找到目标肝蒂门静脉穿刺后注入ICG，从而实现目标门静脉灌注区域肝段的肝实质荧光染色的方法称为荧光正染技术（图5-3-15）。2018年第一届国际肝胆外科荧光应用专家共识会议推荐注入目标门静脉内的ICG量为5ml，浓度为0.05～0.025mg/ml ICG水溶液[33]。最新的文献回顾总结分析认为，大多数专家推荐每例患者应用0.25mg ICG，但同时也有各种不同应用剂量的报道（0.025～12.5mg）[34]。笔者团队的具体配制及使用方法如下：将1支25mg ICG溶解于10ml自带注射用水中，取1ml注入手术台上100ml注射用水，然后根据目标肝段体积大小注入3～5ml。门静脉直视下穿刺可选用最小号的头皮针，将其连接输液器延长管，塑料侧翼减掉一边后经12mm Trocar置入腹腔进行后续操作（图5-3-16）。穿刺前注意排空延长管内气体并充满ICG溶液，回抽有血后方可注入。

3. 超声与荧光反染技术

反染法：通过Glisson鞘鞘外解剖方法找到目标肝蒂，阻断后经外周静脉注入ICG，进而实现除目标肝蒂灌注肝段外其余肝实质荧光染色的方法称为荧光反染技术（图5-3-17）。寻找较高位置分叉的肝蒂经常需要根据肝表面解剖标志分离肝实质，沿低位肝蒂"爬

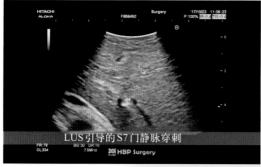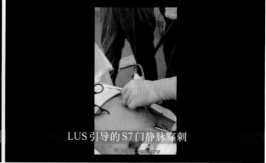

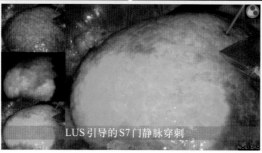

图5-3-15　腹腔镜超声引导下的肝段穿刺荧光正染

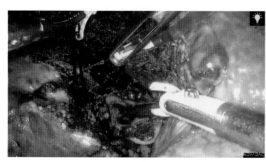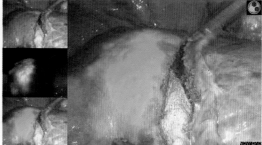

图5-3-16　直视下目标肝蒂门静脉穿刺荧光正染

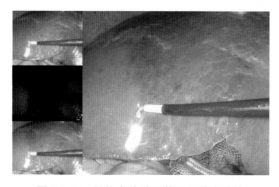

图5-3-17　结扎右前叶肝蒂后行荧光反染

树样"寻找高位相应肝蒂分支进行操作。2018年第一届国际肝胆外科荧光应用专家共识会议推荐每例患者外周静脉注射的ICG量为2.5mg[33]。最新的文献回顾总结分析认为，大多数专家推荐每例患者应用2.5mg ICG，但同时也有各种不同应用剂量得到报道（0.025mg～25mg）[34]。笔者团队的具体配制方法如下：将1支25mg ICG溶解于10ml自带注射用水中，取1ml注入100ml注射用水，然后抽取10ml由外周静脉注射。

4. 荧光染色方法的选择及 LUS 的作用

笔者初步经验显示，ICG荧光肝段染色方法的选择应遵循以下原则：①对于目标肝蒂的解剖和控制可以完全通过肝实质外鞘外途径实现，或者仅需要在肝门部劈开少量肝实质就能完成的情况，推荐反染法，此时目标肝蒂常为1~2级肝蒂。而对于1/2/3/4b/5/6段的三级肝蒂也很容易经肝门鞘外解剖阻断，因其完全符合腹腔镜解剖性肝切除的操作习惯，不增加多余的操作，只需外周静脉注射ICG即可，同样推荐反染法。②对于目标肝蒂的解剖和控制必须要劈开大量的肝实质才能达到的情况，首选推荐正染法，此时目标肝蒂多为高位的7/8段等三级肝蒂或亚段肝蒂。③联合肝段、肝区或半肝切除时，由于目标肝蒂的数量增加会进一步加剧穿刺困难，且当目标肝段体积较大时正染法ICG的剂量不易掌握，同时也会因肝脏旋转压迫等造成血流不均所致的染色不均，因而应尽量选择鞘外解剖的反染法。

正染时（此处不讨论经皮门静脉穿刺正染），对于肝段及亚段肝蒂来说，需要应用腹腔镜超声引导下的门静脉穿刺技术。对于肝叶门静脉来说（左、右、右前、右后），虽然鞘内解剖后穿刺注药是可行的，但一般并不需常规进行这项相对烦琐的解剖，此处更加需要注意的是对非目标肝蒂的暂时血流控制。以右半肝切除为例，当门静脉右支经鞘内解剖分离悬吊后注入ICG正染，右肝染色范围经常不均匀，有些肝段染色不佳，尤其是左右半肝的界限往往和缺血线不一致，这主要是门静脉右支起始部发出的肝脏5段和尾状突的分支未能注入ICG所致。同时，如不阻断门静脉左支，也可出现ICG反流入左肝致其染色，从而造成正染失败。

反染时应采用鞘外解剖法寻找并阻断目标肝蒂。因为如采用鞘内解剖阻断目标肝蒂的门静脉，ICG会经过肝动脉或肝门板间的交通支血管再次进入目标肝蒂，而造成目标肝段延迟染色，从而使反染失败。以右半肝切除为例，反染时，如通过鞘内解剖切断肝右动脉并阻断门静脉右支，此时左右半肝间缺血线很明显，当注入ICG反染后，可看到短时间的理想染色，即左肝染色右肝无荧光染色，但很快，在未完成左右半肝表面界限的标记前即会发现右半肝逐渐染色，断肝时肝实质内部的染色指引更是完全不能辨认。造成这种反染失败的主要原因是左右半肝的肝门板有大量的动脉交通支，循环中的ICG会通过肝门板的动脉交通支进入右半肝，造成右肝染色。因此，右半肝切除反染时应通过鞘外解剖法阻断整个右肝蒂，包括肝右动脉、门静脉右支、右肝管及肝门板，才能在注入ICG后避免右肝染色。当然，异常的血供（如右肝存在膈动脉供血）仍会造成反染失败。总之，当联合肝段、肝区或半肝切除时应选择鞘外解剖的反染法。联合肝段切除过程中远离肝门的肝蒂解剖定位必须通过LUS扫查得以实现。

不论是正染还是反染，在进行肝蒂解剖之前，都需要进行全面的LUS扫查。首先是目标肝蒂的识别，注意与术前影像学及三维重建对比，一一寻找并确认术前规划的荷瘤肝蒂（图5-3-18）；其次是评估目标肝蒂的穿刺可能性及穿刺针直径的选取，一般来说直径<3mm的门静脉穿刺成功性较小，只适用于反染。评估后可以行正染的情况，

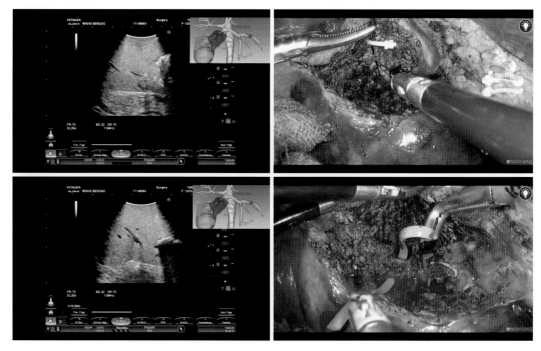

图5-3-18　荧光反染S6切除，术前三位重建流域分析显示需要结扎2支6段肝蒂

对于直径较细的门静脉，可选择21G的穿刺针（缺点是偏软），所以对于直径较粗的门静脉，推荐选择18G的穿刺针。除了正染过程中LUS的引导穿刺外，在反染过程中LUS同样发挥着重要作用，因为一旦外周静脉注入了荧光染料，再发现反染失败，这种情况是无法弥补的。笔者经验认为，决定反染的患者，在实现目标肝蒂解剖控制过程中，每一支遭遇及解剖的肝蒂均需使用LUS耐心确认。在染色实现后，还需要使用LUS进一步确认肿瘤是否在正（反）染的目标肝段范围内。当离断肝实质过程中，发现荧光染色范围有偏差的情况时，应该以LUS扫查确认重要标志性管道结构，同时实时修正切缘，避免造成肿瘤切缘过近甚至破裂。

三、腹腔镜超声在肝脏局部切除中的应用

肝脏局部切除术是治疗肝脏良、恶性肿瘤的一种重要手术方式。区别于肝脏的解剖性切除术，基于病灶的解剖范围，获得良好的安全边界（切缘）是该术式的重要原则。日本肝癌研究会通过队列研究强调，术中使用超声探查确定三维立体切除线后再进行肝局部切除可获得较好切缘[35]。LUS在腹腔镜肝脏肿瘤局部切除术中的应用包括肿瘤边缘的标记、重要管道结构在肝表面投影的标记、拟切除线的标记，以及断肝平面的调整等几个方面[36]（图5-3-19，视频5-3-3）。具体操作细节如下。

视频5-3-3
3D腹腔镜
肝脏右后区
肿瘤切除术

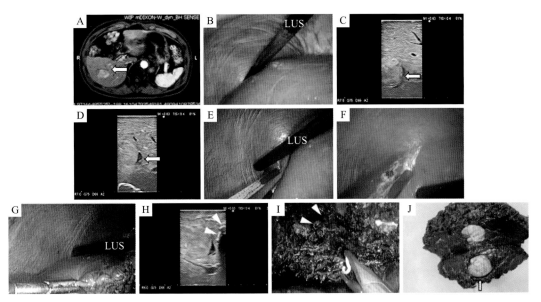

图5-3-19 LUS在腹腔镜肝脏局部切除术中的应用

A. 术前影像显示肿瘤位于S6，被肝右静脉S6属支（白箭）包绕；B、C. 术中LUS探查符合术前影像，拟行肝脏局部切除术，在包绕肿瘤的肝右静脉属支处离断肝实质；D、E. LUS辅助标记肿瘤边缘和肝右静脉属支在肝脏表面的投影；F. 在上一标记近端5mm标记拟切除线；G. 肝实质离断过程中反复LUS探查；H. 发现切缘（白箭头）距离肿瘤边缘和肝右静脉属支较近；I. 稍向左调整肝实质离断方向；J. 术后见切缘满意，标本中可见肝右静脉属支（白箭头）

1）肿瘤边缘的标记：移动LUS探头，使线阵探头和肝脏表面紧贴并尽量垂直于肝内结构，使图像的一侧为病灶（切除侧）、一侧为保留侧，当肿瘤边缘位于LUS探头和图像的中央时，抬起探头以电凝标记探头中央所对应肝表面。特殊位置肿瘤边缘不能在探头中央显示时也可利用探头尖端扫查标记，此时肿瘤边缘位于超声图像的一侧。

2）重要管道结构在肝表面投影的标记：根据不同的切除部位及肿瘤和肝内周围重要管道结构的关系，确定拟切除的管道和必须保留的管道，标记其在肝表面的投影，标记方法同上。

3）拟切除线的标记：根据肿瘤边缘和重要管道结构的投影确定拟切除线，尽量达到1cm的切缘。足侧入路断肝时，拟切除线要充分考虑断肝平面的角度，提前预留肝表面的切缘，以确保肿瘤基底部切缘足够。

4）断肝平面的调整：在肝实质离断的过程中，将LUS探头直接置于拟切除侧肝脏表面扫查，当探头轴向旋转至肝脏离断面一侧时，肝脏实质内部出现了超声下呈现为高回声条带的切面影像。将术中的切面影像与病灶、重要管道结构的位置关系做简单评估，可以很快发现实际切面与LUS规划切面的异同，有助于术者及时调整肝实质离断的方向和深度，保证肿瘤阴性切缘的同时保护好重要的管道结构不受损伤。

四、腹腔镜超声在解剖性半肝切除中的应用

近年来，腹腔镜肝切除术得到快速发展，尤其是腹腔镜解剖性半肝切除术已成为最常用的手术方式。腹腔镜解剖性半肝切除术是治疗肝脏恶性肿瘤、肝胆管结石的重要手术方式。肝蒂的解剖及处理是腹腔镜解剖性半肝切除核心技术之一，正确的解剖和离断是手术安全的关键；肝中静脉的保留和显露是可以保证手术过程中 LUS 应用的安全性和规范性。

LUS 在腹腔镜解剖性半肝切除术中的应用包括判断肝门部管道结构有无变异、验证肝门部解剖的正确性、肝中静脉在肝表面投影的标记、拟切除线的标记，以及断肝平面的调整等方面。

1）判断肝门部管道结构有无变异：结合彩色多普勒血流辨认肝门部管道结构，借助 LUS 探头的轴向旋转重点观察有无影响半肝切除的肝门部管道结构变异，如门静脉右前支或右后支发自门静脉左支、来源于肝右动脉的肝中动脉等。对于肝胆管结石病例，应在扫查结石及扩张胆管分布范围的同时评估肝门部胆管的汇合情况，以判断半肝切除时的胆管切断点，防止保留侧胆管损伤。

2）验证肝门部解剖的正确性：肝门解剖时临时夹闭处理的肝蒂（鞘外法）或结扎的门静脉及肝动脉（鞘内法）是否正确可通过 LUS 结合彩色多普勒血流加以确认。

3）肝中静脉在肝表面投影的标记：LUS 探头经剑突下 Trocar 置于肝表面可与肝中静脉纵轴横切（斜切），经由探头中央位置可标记肝中静脉主干在肝表面的投影；LUS 探头经右肋缘下 Trocar 可与肝中静脉主干平行，从而纵切肝中静脉以标记其主干。

4）拟切除线的标记：根据肝脏表面的缺血线及肝中静脉在肝表面投影确定经缺血线断肝后平面的角度，或者选择适当偏离缺血线断肝，以保证肝中静脉得到保留。

5）断肝平面的调整：方法同局部切除术。在保证肿瘤阴性切缘的同时确保肝中静脉得到保留。

1. 左半肝

除上述情况外，LUS 在腹腔镜解剖性左半肝切除术中的应用重点应评估肝门部管道结构的变异情况，因为常见的腹腔镜左半肝切除术的并发症包括损伤对侧胆管。此外，因肝内胆管结石行腹腔镜左半肝切除术的患者群体非常常见，故对于左侧胆管离断点的判断以及切除半肝后肝外胆道的检查也是 LUS 关注的重点。

视频 5-3-4
3D 腹腔镜
左半肝切除胆
总管切开取石
Ⅰ期缝合术

在此笔者以一例腹腔镜解剖性左半肝切除术为例阐述 LUS 在其中的应用和价值（图 5-3-20，视频 5-3-4）。该例手术患者诊断为左肝内胆管结石，LUS 检查未见明显解剖变异。我们选择了鞘内法解剖左侧肝动脉和门静脉左支分别结扎，随后以 LUS 检查判断肝门部解剖的正确性，并

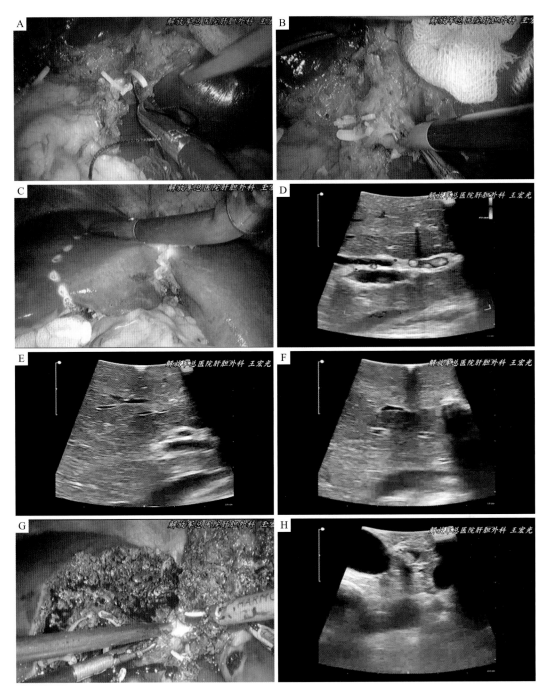

图5-3-20　LUS在腹腔镜解剖性左半肝切除术中的应用

A. 解剖离断左肝动脉；B. 解剖离断门静脉左支；C. 肝脏表面形成缺血线；D. 离断左侧入肝血流后门静脉左支未见明显彩色多普勒血流图像；E. 明确胆管扩张的位置和狭窄位置，规划胆管离断点；F. 肝中静脉肝表面投影与缺血线之间的相对位置关系；G. 于左侧胆管扩张处离断胆管；H. 切除左半肝后LUS扫查肝外胆管可见胆总管内结石

判断左侧胆管的离断点。在肝脏表面标记缺血线之后，以LUS检查观察肝中静脉与缺血线的相对位置关系，据此确定肝实质离断平面，保证肝中静脉得以保留。

2. 右半肝

除上述之外，结合LUS彩色多普勒血流辨认肝门部管道结构，重点观察有无影响半肝切除的肝门部管道结构变异。对于门静脉右支无主干或主干相对较短的解剖情况，LUS验证后建议分别予以解剖处理，避免一并处理损伤左侧管道结构。

在此笔者以一例鞘内法腹腔镜右半肝解剖性切除术为例阐述LUS在其中的应用和价值（图5-3-21，视频5-3-5）。该例手术患者诊断为肝癌，肿瘤位于右半肝，LUS检查未见明显解剖变异，行腹腔镜右半肝切除。我们选择了鞘内法解剖右肝动脉和门静脉右支分别结扎，随后以LUS检查判断肝门部解剖的正确性。随后在肝脏表面标记了缺血线，并LUS检查观察肝中静脉与缺血线的位置关系，据此确定肝实质离断平面。

视频5-3-5
腹腔镜解剖性
右半肝切除

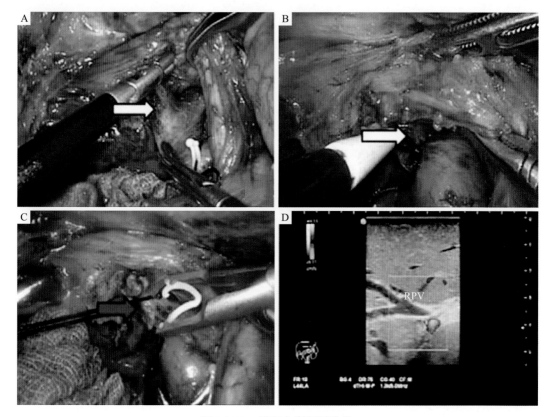

图5-3-21 拟行右半肝切除术

A、B. 鞘内解剖白箭头处血管不确定为门静脉右支或门静脉右后支；C. 红箭处不确定为肝动脉主干或右肝动脉；D. 阻断此2支血管后LUS彩色多普勒探查，见门静脉右支（RPV）无血流图像；E. 左肝动脉的动脉频谱存在，证实阻断的是门静脉右后支和右肝动脉，且左入肝血流（LHA）完好无影响；F. 标记缺血线后在左右半肝分界线行LUS探查；G. 肝中静脉（MHV）位于缺血线处；H. 为保留MHV于左半肝，将拟切除线向右偏移

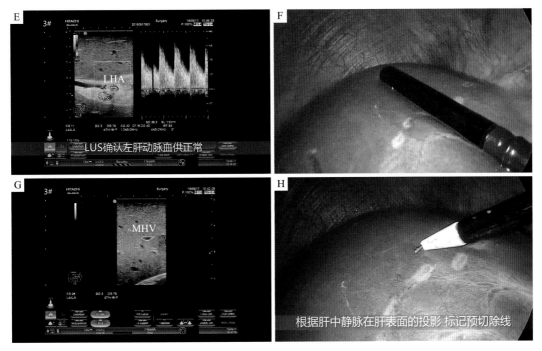

图 5-3-21 （续）

五、腹腔镜超声在解剖性肝区切除中的应用

Healey 和 Schroy 建立了现代肝脏解剖分段的基本概念，将肝脏分为左外侧、内侧、前和后等四个区，1954 年 Couinaud 在此基础上提出 Couinaud 肝分段法，按Glisson 肝蒂一级分支将肝脏分为左右半肝；二级分支将右半肝分为右前区和右后区，左半肝分为内侧区和外侧区；三级分支到各个肝段。1986 年，高崎健等报道了 Glisson 鞘横断式肝切除术，该技术是基于肝门板的分离和主要（左/右）肝蒂的鞘外解剖[37]。1998 年高崎健系统阐述了该技术的理论和解剖基础，他认为肝脏 Glisson 系统的 3 个二级分支经由独立的开口进入肝脏，因此肝脏被分为 3 部分：左段（相当于Couinaud Ⅱ、Ⅲ、Ⅳ），中段（相当于 Couinaud Ⅴ、Ⅷ）及右段（相当于 Couinaud Ⅵ、Ⅶ）。这三个肝段的体积几乎相同，各约占肝脏总体积的 30%，剩余肝脏的 10%为尾状叶，直接受一级分支支配。肝中静脉及肝右静脉主干则是相邻两个肝段之间的解剖界限，肝左静脉则可以看作是肝中静脉的一个粗大分支。对比之后不难看出，各种不同的分段方法都是以门静脉解剖为基础的，在门静脉二级分支（叶）层面来讲本质其实是一致的（从普遍适用的角度来考虑），只是在三级分支（段）甚至四级分支（亚段）的层面有所差异。一般来讲，左侧独立肝蒂的存在是恒定的，常规暴露于第一肝门处。右前和右后肝蒂要么在第一肝门处单独发出，要么在此处形成共干后分别发出，但即使有共干也一般较短。可见，从第一肝门处分别控制肝左叶、右前叶及右

后叶的入肝血流有着解剖学理论基础的[38]。由于本节前面的部分已经讨论了腹腔镜左半肝切除术，故在此部分中，笔者仅论述LUS在腹腔镜右前区和右后区切除中的应用。

1. 右前区

在进行腹腔镜肝右前区切除过程中，进行肝门部解剖操作之前，常规进行LUS扫查，目的识别确认肝门区管道结构的解剖。需要关注右前区与右后区肝蒂是否存在共干（右肝蒂），以及有无右前区肝蒂来源于左肝蒂的解剖变异。一般来说，右前肝蒂的解剖和分离可以通过沿Laennec膜入路实现。右前肝蒂的解剖前需要常规切除胆囊，如果按照传统方式切除胆囊，则需要在胆囊板移形为肝门板处将其离断；也可采用胆囊板入路：沿胆囊板与Laennec膜之间的间隙完整游离胆囊，此时胆囊板与肝门板移形部位头侧即为右前肝蒂。待游离、悬吊右前肝蒂后，同样可采用Glisson鞘临时血流控制技术（TICGL技术），显示缺血线后，沿缺血线或采用荧光反染法对肝脏进行荧光染色，再离断肝脏实质。两侧切面中分别走行着肝中、肝右静脉的主干，但是在足侧，肝静脉的分支往往需要根据具体的解剖分型予以离断，此时同样需要应用LUS扫查评估，对照术前影像学规划，对需要显露及离断的肝静脉分支进行标记和预判。成功的荧光染色往往可以使术者按照肝段间真实的界面离断，肝脏断面上也往往可以被动显露段间静脉。

视频 5-3-6
腹腔镜超声
引导右前区
切除术

此例患者诊断为肝细胞癌，肿瘤位于右前区，离右前肝蒂主干及肝中、肝右静脉均有一定距离，行解剖性右前区切除可以保证良好切缘。LUS辨识右前肝蒂主干后，追踪肝蒂至末梢可见肿瘤，肝中及肝右静脉均有主干可以实现肝断面的全程显露，肝右静脉末梢离肿瘤距离相对较近，故右侧切缘应严格按照显露静脉的标准实现（图5-3-22，视频5-3-6）。

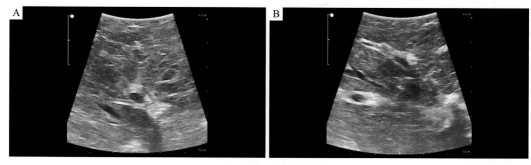

图5-3-22 腹腔镜右前区切除术

A和B. LUS判断右前主干AP与右后主干PP与肝右静脉RHV之间的相对位置关系，未见门静脉系统及肝静脉系统变异；C. 肿瘤距离右侧肝蒂主干以及MHV及RHV均有较好的安全距离；D. 胆囊板入路，沿Laennec膜入路解剖显露右前及右后肝蒂主干；E和F. LUS沿MHV长轴纵切，显示该静脉解剖标准，可以实现左侧断面的全程显露，并于肝脏表面标记；G和H. LUS沿RHV长轴纵切，显示肝右静脉解剖标准无明显变异，可以实现右侧断面的全程显露；I和J. 肝右静脉末梢距离肿瘤相对较近，故循肝右静脉全程显露至末梢能保证右侧切缘的安全

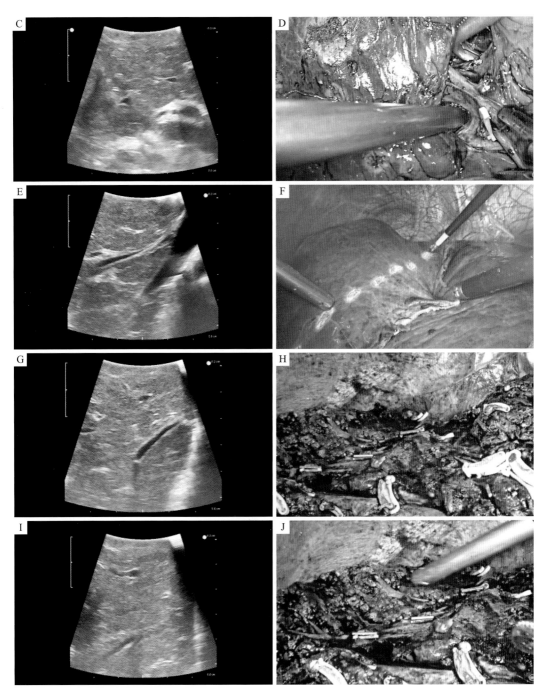

图 5-3-22 （续）

2. 右后区

在进行腹腔镜肝右后区切除过程中，进行肝门部解剖操作之前，同样需要常规进行LUS扫查，目的是识别确认肝门区管道结构的解剖。需要关注右前区与右后区肝蒂是否存在共干（右肝蒂），以及有无右后区肝蒂来源于左肝蒂的解剖变异。针对右后区解剖性切除，笔者更推荐行荧光反染。大约50%的患者路氏沟是显露在外的，这种解剖情况下右后肝蒂的解剖和分离可以通过沿Laennec膜入路实现。对于路氏沟隐匿型解剖情况，常需要水平向右侧劈开少许肝实质寻找右后肝蒂主干。一般来讲，路氏沟内最先显露的肝蒂往往是右后肝蒂的第一个较大分支PPa。解剖游离右后肝蒂时，往往需要在肝后下腔静脉右侧缘水平线上纵向劈开尾状突，从而便于操作。待游离、悬吊右后肝蒂后，同样可采用Glisson鞘临时血流控制技术（TICGL技术），显示缺血线后，沿缺血线或采用荧光反染法对肝脏进行荧光染色，再离断肝脏实质。右后肝蒂的解剖不需要常规切除胆囊，但是多数情况下保留胆囊会对操作视野造成遮挡。切面中应该走行着肝右静脉的主干，但是在足侧，肝右静脉的分支往往需要根据具体的解剖分型予以离断，此时同样需要应用LUS扫查评估，对照术前影像学规划需要，对显露及离断的肝静脉分支进行标记和预判。成功的荧光染色往往可以使术者按照肝段间真实的界面离断，肝脏断面上也往往可以被动显露段间静脉。

　　此例患者术前诊断为肝细胞癌，肿瘤位于右后区，术前三维重建流域分析显示荷瘤肝蒂为一支7段亚支，腹腔镜下行S7亚段切除从断面角度来说会带来更多操作困难，出血增加。因此，为便于手术操作，拟行腹腔镜下肝脏右后区切除。值得注意的是，PP发出的第一个分支PPa是供应5段的，位于肝右静脉末梢分支的腹侧，应予以保留。手术开始后，首先切除胆囊，解剖路氏沟之后，经LUS判断确认第一分支PPa予以保留，6段及7段三个主要分支有共干，在共干处予以离断，注意保护PPa。外周静脉注入ICG溶液进行荧光反染，染色满意，沿荧光界限离断肝实质。离断过程中LUS确认V6与V5d汇合点，引导离断前者，保护后者及RHV主干避免出血。在接近RHV根部处离断V7（图5-3-23，视频5-3-7）。

视频5-3-7
腹腔镜解剖性
右后区切除

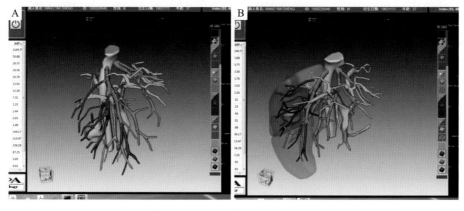

图5-3-23　腹腔镜右后区肝切除

A、B. 术前三维重建流域分析显示肿瘤位于S7亚段，PP第一支分支PPa为5段支，6、7段分支总共有3条，有共干，右后区切除需要离断RHV的V6分支和一支较大的V7分支；C～E. LUS验证术前三维重建肝蒂解剖及RHV主要分支解剖；F～J. 解剖游离PPa分支后，LUS显示内部血流，以钳夹闭合后血流消失，放开夹闭后血流恢复；K～M. 解剖游离6、7段肝蒂共干后，以钳夹闭合后可见门静脉充盈不佳，放开夹闭后门静脉充盈恢复；N、O. LUS验证术中遇到的V5d与V6分叉处；P离断粗大的V7分支

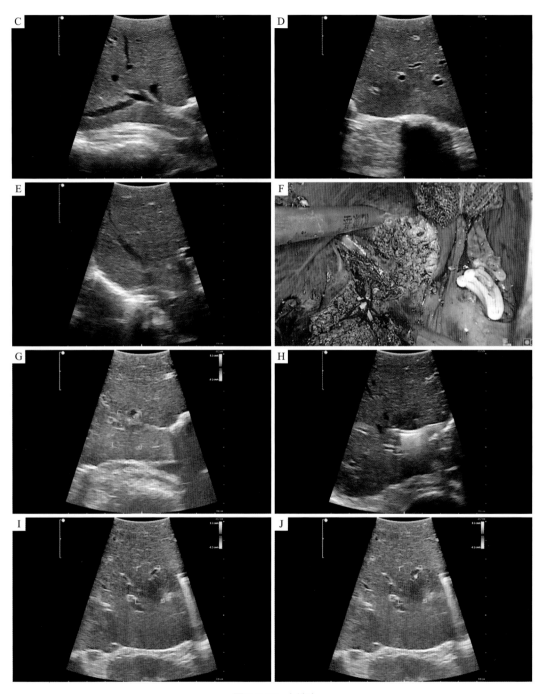

图5-3-23 （续）

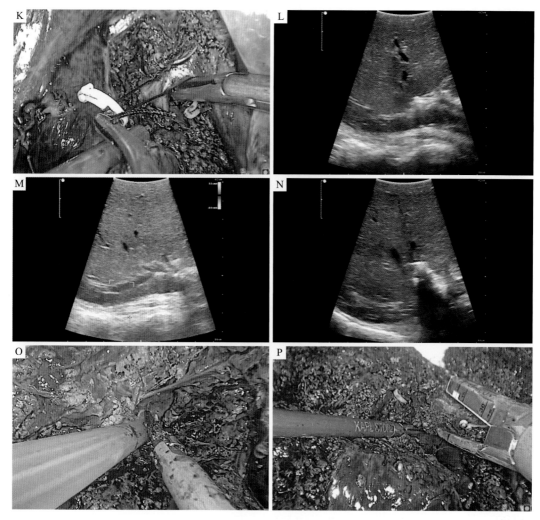

图5-3-23 （续）

六、腹腔镜超声在解剖性肝段、亚段、联合肝段切除中的应用

解剖性肝段切除因其可将主癌灶及其肝段内微转移灶完全切除，同时最大限度地保留残肝结构和功能的完整、减少出血并获得安全切缘而成为治疗肝细胞癌的标准方法[39]。大量研究表明，肝癌的解剖性肝段切除较非解剖性切除能获得更好的无瘤生存率和长期存活率[40-42]。目前国内反对解剖性肝切除治疗肝癌的主要理由是我国肝癌患者多伴有肝硬化，需要通过施行非解剖性切除而保留更多的肝体积，实际上这是把解剖性肝切除和大范围的规则性肝切除混淆。解剖性肝切除并不等于大范围肝切除，通过肝段或亚段的切除完全可以达到对于合并肝硬化的肝癌保留更多肝实质的目的。

Makuuchi教授创立的解剖性肝段切除方法以术中超声引导下目标肝蒂门静脉穿刺

亚甲蓝染色标记肝段及肝脏断面，要求目标肝蒂的离断和主肝静脉的显露为其技术特色，也是肝脏外科医师进行解剖性肝段切除所追求的理想目标[43]。然而，由于国内外科医师的术中超声技术相对落后，难以完成肝段的穿刺染色，肝实质离断过程中的求快心理，以及没有很好的指引使得主肝静脉的显露困难，很少有中心常规开展这一经典的解剖性肝段切除术。

随着腹腔镜技术的进步，已有学者报道能以Makuuchi教授的标准完成从Ⅰ段到Ⅷ段的腹腔镜解剖性肝段切除术[2]。腹腔镜解剖性肝段、亚段或联合肝段切除的技术核心和难点在于荷瘤肝段边界的确定。目前常用的方法包括：目标肝蒂阻断＋缺血线＋循肝静脉断肝、头侧入路循肝静脉断肝＋目标肝蒂阻断＋缺血线＋循肝静脉断肝、目标肝蒂门静脉穿刺亚甲蓝染色＋循肝静脉断肝，以及ICG荧光融合影像引导的腹腔镜解剖性肝段切除。上述几种方法都需要术前结合三维重建制订精密的手术计划，而在术中则一定程度上依赖于LUS的精确实时引导。

近几年来，ICG荧光引导的解剖性肝段切除越来越受到外科医师的重视，通过ICG注入，术中可获得肝表面及实质内确切持久的荧光染色，既解决了传统亚甲蓝染色时间短、易洗脱的问题，也解决了由于肝表面粘连或肝硬化造成的缺血线或亚甲蓝染色范围不能清晰辨识的问题，且无须肝动脉阻断[12, 44-45]。肝实质内部的荧光标记可实时引导断肝操作中肝断面的选择，持续时间可达数小时以上。有了ICG肝段染色的引导，外科医生可完成真正意义上的腹腔镜解剖性肝段切除，使得肝段间凹凸不平的界面自然显露的同时主肝静脉或其分支也获得被动显露，而非主动沿主肝静脉进行剥离操作。通过ICG荧光融合影像引导的腹腔镜解剖性肝切除术，使外科医生能够对肝实质内部立体染色区域有更加快速直接的理解，而无须在头脑中整合两个分离的影像来进一步理解肝内的解剖[21]。由于腹腔镜超声引导的目标肝蒂门静脉穿刺技术较开腹更加困难且难以掌握，术者多选择经肝门板途径鞘外解剖目标肝蒂，阻断后据缺血线标记目标肝段范围，而在肝实质内部则以主肝静脉的走行为指引断肝。但是需要强调的是，在肝段（亚段）解剖层面，有时段与段之间的分界面上并没有较粗的肝静脉，这也给循静脉断肝带来了一定困惑。笔者结合自身及团队成长经验认为，外科医生有着对肝脏解剖认识的先天优势，通过超声知识的学习，以及操作技巧的训练，掌握LUS引导的门静脉穿刺染色技术，实现肝段（亚段）的荧光正染才能够充分发挥其在解剖性肝切除术中的最大优势。

综合来说，对于腹腔镜解剖性肝段切除的难点，笔者的解决方案如下：①术前3D手术规划明确目标肝段门静脉分支及与主肝静脉关系；②腹腔镜超声是必备工具，手术全程以其作为引导；③缺血线＋循肝静脉是解剖性肝段切除的基本功，双主刀＋CUSA离断肝实质结合头侧入路有助于主肝静脉的显露；④ICG荧光染色可实现真正意义的腹腔镜解剖性肝段切除。

腹腔镜解剖性肝段（亚段）及联合肝段切除中LUS的应用主要在以下方面。

1）目标肝蒂的确认：通过鞘内解剖、经肝门板的鞘外解剖或断肝后在肝内分离出的目标肝蒂，在进一步阻断或注射染料前，需用LUS确认。方法是以金属头腔镜钳置于目标肝蒂的背侧或一侧，轻轻触动目标肝蒂，以LUS找到此肝蒂的位置，并利用探头的轴向旋转观察此目标肝蒂的走行是否朝向肿瘤所在的目标肝段，从而确定所分离目标肝蒂的正确性。

2）引导肝内肝段或亚段门静脉的穿刺：LUS引导肝内肝段或亚段门静脉穿刺成功后可注入亚甲蓝或ICG，从而准确标记目标肝段范围。ICG荧光融合影像引导的腹腔镜解剖性肝段切除可以持久标记肝段间的立体界面，在肝内循荧光界限断肝可完成真正意义上的腹腔镜解剖性肝段切除。具体穿刺方法请参考"肝内门静脉的穿刺技术"部分。

3）主肝静脉在肝表面投影的标记：标记方法同前。在头侧入路循肝静脉断肝时，此标记线并非断肝线，因肝段间并非垂直界面。断肝线应根据主肝静脉深度和断肝角度决定。

4）断肝平面的调整：肝实质离断过程中要随时以LUS扫查目标肝蒂及肝段界面间的主肝静脉走行调整断肝平面，确保离断面准确达到目标肝蒂和主肝静脉的良好显露，同时兼顾肿瘤的阴性切缘。

七、结合典型手术病例介绍腹腔镜解剖性肝段切除的思路及LUS应用技巧

1. 超声引导联合肝段S4＋S8v切除

此例患者为肝癌患者，术前影像学及三维重建提示肿瘤位于S8v和S4，行腹腔镜S4＋S8v切除术。肿瘤与肝中静脉关系密切，患者有粗大的前裂静脉和脐裂静脉，这也为循静脉进行解剖性S4＋S8v切除提供了解剖条件。通过LUS扫查明确G4主要分支后，沿脐裂离断肝实质，分别予以结扎后离断，头侧LUS定位后显露脐裂静脉，并循静脉向头侧完全离断肝实质。LUS扫查明确肝中静脉及前裂静脉后，在第二肝门处显露静脉根部，确认肝中静脉无误后予以结扎离断。循前裂静脉由头侧向足侧离断肝实质。充分敞开肝断面，LUS扫查明确G8v分支，予以结扎后离断。完全离断肝实质后，肝断面显露术前规划的所有标志性管道结构及断端（图5-3-24，视频5-3-8）。

视频 5-3-8
荧光引导肝
S4＋S8v
切除术

2. 超声引导正染肝S6段切除

此例患者肿瘤位于肝脏S6段，行LUS引导门静脉穿刺正染腹腔镜解剖性肝S6段切除术。术前阅片及三维重建可见后区门静脉分为6和7两个独立分支，6段门静脉有3个相对独立的分支，门静脉流域分析显示第3个P6分支的流域范围完整包括覆盖肿瘤。只进行S6$_3$亚段的切除是最小体积的解剖性肝切除，但是并不利于腹腔镜路径下的操作，因此选

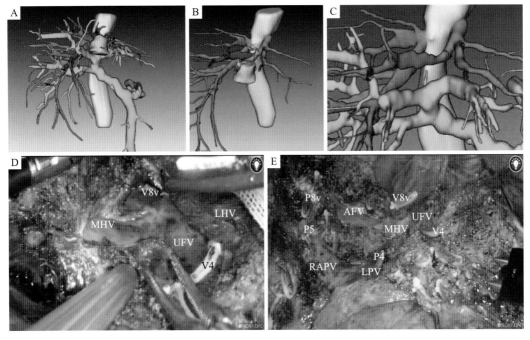

图 5-3-24　腹腔镜解剖性肝脏 S4＋S8v 段切除

A. 三维重建 S4 段肿瘤与门静脉、肝静脉系统关系；B. 三维重建显示肿瘤与肝中静脉主干关系密切，粗大的前裂静脉（紫色）汇入肝中静脉根部；C. 虚拟切割显示肿瘤和肝中静脉切除后剩余重要管道结构的关系；D. 头侧入路显露主肝静脉；E. S4＋S8v 段切除后肝脏断面主要管道结构的显露与虚拟切割一致

择切除 S6$_2$ 和 S6$_3$ 两个亚段，这样不仅方便腹腔镜路径下的操作，而且可以在肝脏断面上显露标志性的肝右静脉。通过术前三维重建及流域分析，术前规划 LUS 引导下 2 支 6 段门静脉穿刺正染，随后循荧光边界离断肝脏实质，过程中需要离断 2 支主要的 6 段肝静脉分支，保留 7 段肝静脉分支，完成肝实质离断后，肝断面会显示完整的肝右静脉。随后的手术操作中笔者完全按照术前规划，术中以 LUS 寻找并确认了上述关键解剖结构，完全循荧光染色边界切除了肝 S6 亚段（图 5-3-25，视频 5-3-9）。

视频 5-3-9
荧光 S6 切除
LUS 正染

3. 超声引导反染肝 S5 段切除

此例患者诊断为肝癌，肿瘤大部分位于 5 段流域范围内，左侧部分由 4b 段肝蒂供血，行腹腔镜解剖性 S5 段切除。对于 S5 肝段，因是边缘肝段，段肝蒂分支较多较细，且靠近肝门，一般通过 Laennec 膜入路无须破坏较多肝实质即可获得解剖控制。故此类型解剖性肝段（亚段）切除更推荐荧光反染法。术前影像学结合三维重建门脉流域分析详细规划需要离断的肝蒂数量（G5，4 个分支）、静脉主要分支（V5v，V5d），左侧切缘依靠显露 V4b 来界定，右侧切缘显露 V6。术中开始肝门解剖前常规 LUS 扫查还原这些术前规划中的标志性管道结构。开始解剖肝门后沿 Laennec 膜入路解剖肝门，循右前区肝蒂向上"爬树样"寻找 5 段目标肝蒂，LUS 再次确认无误后予以结扎后离断。待

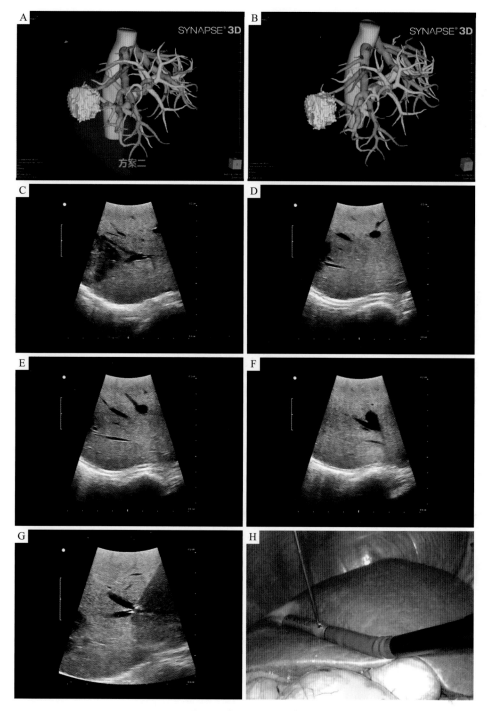

图 5-3-25 荧光正染腹腔镜解剖性肝 S6 切除

A. 三维重建规划拟切除肝脏体积；B. 三维重建规划需要离断的肝蒂及主要肝静脉分支；C. 术中 LUS 扫查显示 2 支 S6 目标肝蒂及主要肝静脉分支 V61；D～F. 术中 LUS 扫查显示肝右静脉主干及其主要分支 V5d、V61、V62；G～K. 术中 LUS 引导下 2 支 P6 分别穿刺注射 ICG 后荧光染色；L～N. 牵拉肝脏悬吊后再次 LUS 扫查评估肝静脉，确认 V62 汇入肝右静脉处，离断肝实质显露 V62；O 和 P. 解剖两支 G6；Q～S. LUS 再次评估需要离断的粗大 V61、保留的 V7、肝右静脉主干及 G7；T. 解剖 V61；U、V. 切除 S6 后的肝断面，显露标志性静脉，断面无荧光，仅穿刺部位残留少量荧光

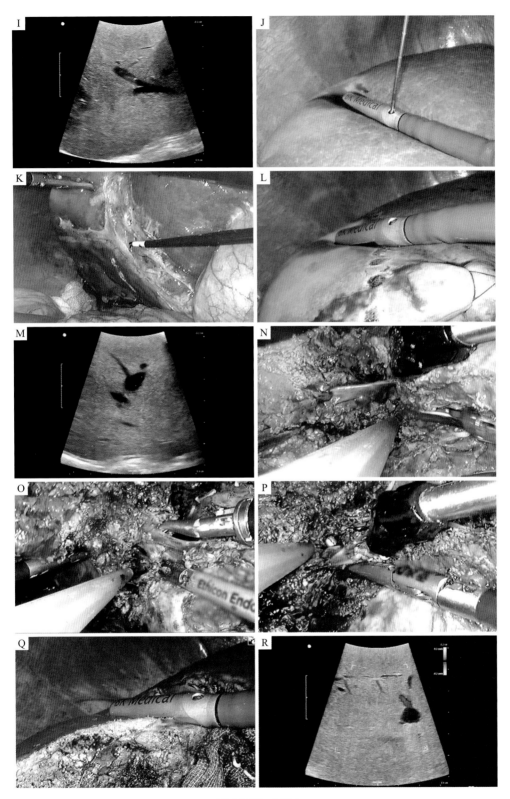

图5-3-25 （续）

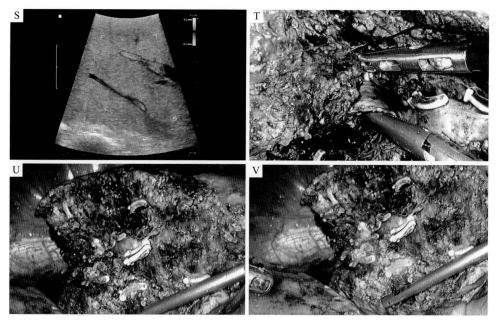

图5-3-25 （续）

全部离断目标肝蒂后，行荧光反染，后循荧光边界逐步离断肝实质。荧光染色成功后，循荧光断肝在肝断面上被动显露了主要的标志性静脉，离断过程中使用LUS预警需要遭遇到的主要肝静脉分叉，防止不慎损伤造成不必要的出血（图5-3-26，视频5-3-10）。

视频5-3-10 腹腔镜下ICG荧光反染解剖性S5切除术

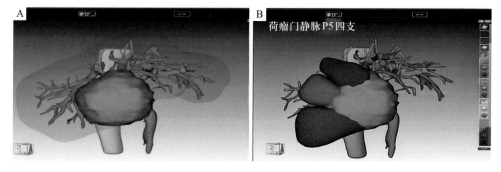

图5-3-26 LUS引导荧光反染腹腔镜解剖性肝S5切除

A. 术前肝脏三维重建显示肿瘤与门静脉、肝静脉之间关系；B. 流域分析提示供应肿瘤门静脉为P5四支；C. 回流静脉V5v两支、V5d一支；D. 术中应用超声再次探查肿瘤与周围血管关系；E. "APR三角"入路沿Leannec间隙游离并离断荷瘤门静脉P5各分支；F. 离断荷瘤门脉后外周静脉注入ICG完成荧光反染，沿荧光范围电钩标记切线；G. CUSA＋超声刀双主刀模式下，紧贴荧光染色边界离断肝实质，显露肝右静脉，保留V6并离断V5d；H. 肝实质离断后断面上可见荷瘤门脉P5四分支断端，回流静脉V5d断端、V5v断端，黄色区域为"APR三角"。AP. 右前肝蒂；PP. 右后肝蒂；RHV. 肝右静脉；T. 肿瘤；P5-1～P5-4. 肝S5肝蒂四分支；V5v. 肝S5腹侧段静脉；V5d. 肝S5背侧段静脉；V6. 肝S6静脉；V4b. 肝S4b静脉

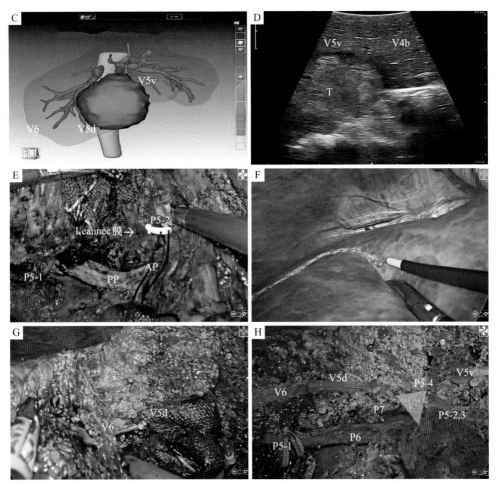

图 5-3-26 （续）

4. 超声引导肝S8段切除

　　该病例诊断为肝癌，肿瘤位于S8段，行腹腔镜解剖性S8切除。术前三维重建可见P8有3个主要分支，肿瘤位于肝中和肝右静脉主干之间，未侵犯主要肝静脉。根据三维重建流域分析结果，行解剖性肝S8切除。首先以超声辨识荷瘤肝段的肝蒂情况，并在肝脏表面进行标记，之后标记MHV在肝脏表面的投影。考虑到腹腔镜下超声刀角度问题，预切线需要向足侧下移2cm，向左侧移动0.5cm。沿预切线离断部分肝实质后，切面内注水超声再次扫查观察切缘与肿瘤的关系，以及与8段肝蒂的位置关系。分别解剖离断主要的8段肝蒂后，沿肝脏表面的缺血线离断肝实质。背侧以MHV及RHV作为解剖标志进行主动显露（图5-3-27，视频5-3-11）。

视频 5-3-11　术中超声引导腹腔镜解剖性肝脏Ⅷ段切除术

5. 超声引导肝S8d亚段切除

　　该病例诊断为肝癌，肿瘤位于S8d亚段，行腹腔镜解剖性S8d切除。术前三维重建及流域分析可见荷瘤肝蒂为P8d，肿瘤位于肝右静脉腹侧，未侵犯肝右静脉。根据三维

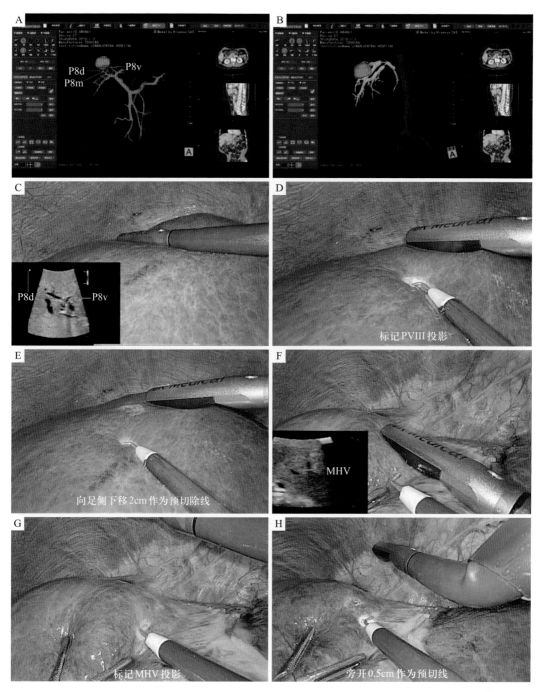

图 5-3-27 超声引导肝 S8 段切除

A. 术前三维重建流域分析显示肿瘤位于 S8 段，荷瘤肝蒂有 3 个主要分支；B. 肿瘤位于 MHV 与 RHV 之间；C. LUS 扫查 8 段肝蒂；D. 标记 8 段肝蒂；E. 标记点下移 2cm 作为足侧预切线；F. LUS 扫查 MHV；G. 标记 MHV 肝表面投影；H. 向左平移 0.5cm 作为左侧预切线；I. 离断部分肝实质后再次 LUS 扫查；J 和 K. 观察切缘与肿瘤及 8 段肝蒂的位置关系；L 和 M. 分别解剖离断 P8d 和 P8v；N. 肝表面形成缺血线，沿缺血线离断肝实质；O. 切除标本后断面显露 P8 的主要分支断端；P. 切除标本后断面显露 MHV，RHV

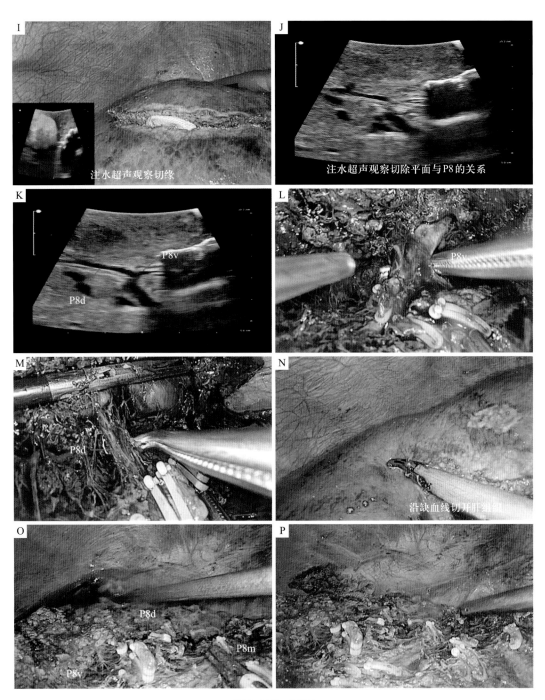

图 5-3-27 （续）

重建流域分析结果，行解剖性肝S8d亚段切除。首先以超声辨识荷瘤肝段的肝蒂情况，超声引导穿刺P8d荧光染色。沿荧光边界离断肝实质，被动显露RHV主干，在RHV腹侧解剖寻找P8d后结扎离断。背侧切缘结合荧光及标志性肝静脉分支（图5-3-28，视频5-3-12）。

视频5-3-12　ICG荧光引导腹腔镜解剖性肝脏S8d切除

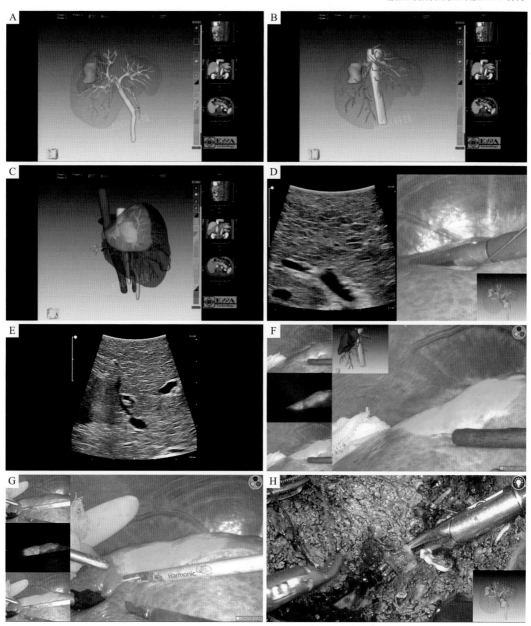

图5-3-28　超声引导肝S8d亚段切除

A. 术前三维重建流域分析显示肿瘤主要位于S8d亚段，荷瘤肝蒂为P8d；B. 肿瘤位于RHV腹侧；C. 为便于操作及兼顾切缘沿RHV腹侧离断肝实质；D. LUS引导穿刺P8d；E. LUS扫查显示V8d紧贴肿瘤，汇入RHV；F. S8d荧光染色满意；G. 循荧光界限离断肝实质；H. 解剖显露P8d；I. 解剖显露V8d；J. 切除标本后断面显露RHV、V7分支及V6分支

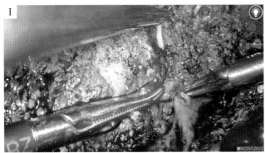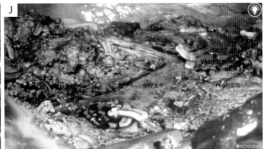

图 5-3-28 （续）

（卢　鹏　王宏光）

参 考 文 献

［1］ Kang WH, Kim KH, Jung DH, et al. Long-term results of laparoscopic liver resection for the primary treatment of hepatocellular carcinoma: role of the surgeon in anatomical resection [J]. Surg Endosc, 2018, 32 (11): 4481-4490.

［2］ Ishizawa T, Gumbs AA, Kokudo N, et al. Laparoscopic segmentectomy of the liver: from segment I to Ⅷ [J]. Ann Surg, 2012, 256 (6): 959-964.

［3］ 卢鹏, 王宏光. 腹腔镜肝切除: 超声与荧光的地位 [J]. 肝胆外科杂志, 2020, 28 (1): 8-12.

［4］ Viganò L, Ferrero A, Amisano M, et al. Comparison of laparo-scopic and open intraoperative ultrasonography for staging liver tumours [J]. Br J Surg, 2013, 100 (4): 535-542.

［5］ Russolillo N, D'Eletto M, Langella S, et al. Role of laparoscopic ultrasound during diagnostic laparoscopy for proximal biliary cancers: a single series of 100 patients [J]. Surg Endosc, 2016, 30 (3): 1212-1218.

［6］ Piccolboni P, Settembre A, Angelini P, et al. Laparoscopic ultra-sound: a surgical "must" for second line intra-operative evalua-tion of pancreatic cancer resectability [J]. G Chir, 2015, 36 (1): 5-8.

［7］ Rethy A, Langø T, Mårvik R. Laparoscopic ultrasound for hepa-tocellular carcinoma and colorectal liver metastasis: an overview [J]. Surg Laparosc Endosc Percutan Tech, 2013, 23 (2): 135-144.

［8］ 肖春华, 肖鹏, 宋洁, 等. 腹腔镜超声在肝胆胰疾病手术中的应用 [J]. 临床超声医学杂志, 2015, 17 (4): 275-277.

［9］ Araki K, Conrad C, Ogiso S, et al. Intraoperative ultrasonogra-phy of laparoscopic hepatectomy: key technique for safe liver transection [J]. J Am Coll Surg, 2014, 218 (2): e37-41.

［10］ 张雯雯, 王宏光, 史宪杰, 等. 三维重建术前规划在腹腔镜超声引导的肝癌射频消融术中的应用探讨 [J]. 中华外科杂志, 2016, 54 (9): 692-699.

［11］ 郭玉娟, 袁建军, 朱丽敏, 等. 腹腔镜超声在肝脏肿瘤手术中的应用 [J]. 中国临床医学影像杂志,

2014, 25 (7): 513-515.

［12］ Yosuke I, Junichi A, Taro S, et al. Anatomical Liver Resections Guided by 3-Dimensional Parenchymal Staining Using Fusion Indocyanine Green Fluorescence Imaging [J]. Ann Surg, 2015, 262 (1): 105-111.

［13］ 竜崇正, 赵明浩. 肝脏的外科解剖——以门静脉分段为基础肝脏新分段法的思路 [M]. 沈阳: 辽宁科学技术出版社, 2012.

［14］ 陈旭东, 王宏光. 应用荧光腹腔镜术中超声引导吲哚菁绿反染肝脏8段腹侧段切除术 [J]. 中华外科杂志, 2019, 57 (2): 113.

［15］ Makabe K, Nitta H, Takahara T, et al. Efficacy of occlusion of hepatic artery and risk of carbon dioxide gas embolism during laparoscopic hepatectomy in a pig model [J]. J Hepatobiliary Pancreat Sci, 2014, 21 (8): 592-598.

［16］ Hammill CW, Clements LW, Stefansic JD, et al. Evaluation of a minimally invasive image-guided surgery system for hepatic ablation procedures [J]. Surg Innov, 2014, 21 (4): 419-426.

［17］ 汪磊, 李宏. 腹腔镜超声在腹腔镜左半肝切除术中的应用研究 [J]. 肝胆胰外科杂志, 2016, 28 (1): 72-75.

［18］ Song Y, Totz J, Thompson S, et al. Locally rigid, vessel-based registration for laparoscopic liver surgery [J]. Int J Comput Assist Radiol Surg, 2015, 10 (12): 1951-1961.

［19］ Santambrogio R, Costa M, Barabino M, et al. Laparoscopic radiofrequency of hepatocellular carcinoma using ultrasound-guided selective intrahepatic vascular occlusion [J]. Surg Endosc, 2008, 22 (9): 2051-2055.

［20］ Hariharan D, Constantinides VA, Froeling FE, et al. The role of laparoscopy and laparoscopic ultrasound in the preoperative staging of pancreatico-biliary cancers—A meta-analysis [J]. Eur J Surg Oncol, 2010, 36 (10): 941-948.

［21］ Kleemann M, Hildebrand P, Birth M, et al. Laparoscopic ultrasound navigation in liver surgery: technical aspects and accuracy [J]. Surg Endosc, 2006, 20 (5): 726-729.

［22］ Sakoda M, Ueno S, Iino S, et al. Pure laparoscopic subsegmentectomy of the liver using a puncture method for the target portal branch under percutaneous ultrasound with artificial ascites [J]. Surg Laparosc Endosc Percutan Tech, 2013, 23 (2): 45-48.

［23］ Sekimoto T, Maruyama H, Kondo T, et al. Virtual laparoscopy: Initial experience with three-dimensional ultrasonography to characterize hepatic surface features [J]. Eur J Radiol, 2013, 82 (6): 929-934.

［24］ Ishizawa T, Zuker NB, Kokudo N, et al. Positive and negative staining of hepatic segments by use of fluorescent imaging techniques during laparoscopic hepatectomy [J]. Arch Surg, 2012, 147 (4): 393-494.

［25］ 王宏光, 许寅哲, 陈明易, 等. 吲哚菁绿荧光融合影像引导在腹腔镜解剖性肝切除术中的应用价值 [J]. 中华消化外科杂志, 2017, 16 (4): 405-409.

［26］ Kishi Y, Hasegawa K, Kokudo N. Surgical resection for small hepatocellular carcinoma in cirrhosis:

the Eastern experience [J]. Recent Results Cancer Res, 2013, 190: 69-84.

［27］ Pagano D, Spada M, Cintorino D, et al. Evolution of surgical technique in conventional open hepatectomy for living liver donation over a 12-year period in a single center [J]. Transplant Proc, 2014, 46 (7): 2269-2271.

［28］ Ishizawa T, Fukushima N, Shibahara J, et al. Real-time identification of liver cancers by using indocyanine green fluorescent imaging [J]. Cancer, 2009, 115 (11): 2491-2504.

［29］ Ishizawa T, Masuda K, Urano Y, et al. Mechanistic background and clinical applications of indocyanine green fluorescence imaging of hepatocellular carcinoma [J]. Ann Surg Oncol, 2014, 21 (2): 440-448.

［30］ Terasawa M, Ishizawa T, Mise Y, et al. Applications of fusion fluorescence imaging using indocyanine green in laparoscopic hepatectomy [J]. Surg Endosc, 2017, 31 (12): 5111-5118.

［31］ Yamamichi T, Oue T, Yonekura T, et al Clinical application of Indocyanine green (ICG) fluorescence imaging of hepatoblastoma [J]. J Peadiatric Surg, 2015, 50 (5): 833-836.

［32］ Mitsuhashi N, Kimura F, Shimizu H, et al. Usefulness of intraoperative fluorescence imaging to evaluate local anatomy in hepatobiliary surgery [J]. J Hepatobiliary Pancreat Surg, 2008, 15 (5): 508-514.

［33］ Wang XY, Catherine SCT, Takeaki I, et al. Consensus Guidelines for the Use of Fluorescence Imaging in Hepatobiliary Surgery [J]. Ann Surg, 2021, 274 (1): 97-106.

［34］ Taiga W, Andrea BC, Yuta A, et al. Indocyanine Green Fluorescence Navigation in Liver Surgery: A Systematic Review on Dose and Timing of Administration [J]. Ann Surg, 2022, 275 (6): 1025-1034.

［35］ 上西纪夫. 肝脾外科常规手术操作要领与技巧 [M]. 2版. 戴朝六, 译. 北京: 人民卫生出版社, 2011.

［36］ 张雯雯, 王宏光. 腹腔镜超声在腹腔镜肝切除术中应用价值和评价 [J]. 中国实用外科杂志, 2017, 37 (5): 580-585.

［37］ Takasaki K. Glissonean pedicle transection method for hepatic resection: a new concept of liver segmentation [J]. J Hepatobiliary Pancreat Surg, 1998, 5 (3): 286-291.

［38］ 卢鹏, 徐伟华, 王宏光. Laennec capsule 入路在腹腔镜解剖性肝叶切除术中的应用 [J]. 中华消化外科杂志, 2021, 20 (12): 1283-1288.

［39］ Agrawal S, Belghiti J. Oncologic resection for malignant tumors of the liver [J]. Ann Surg, 2011, 253 (4): 656-665.

［40］ Hasegawa K, Kokudo N, Imamura H, et al. Prognostic impact of anatomic resection for hepatocellular carcinoma [J]. Ann Surg, 2005, 242 (2): 252-259.

［41］ Hidaka M, Eguchi S, Okuda K, et al. Impact of Anatomical Resection for Hepatocellular Carcinoma With Microportal Invasion (vp1): A Multi-institutional Study by the Kyushu Study Group of Liver Surgery [J]. Ann. Surg, 2018, 24.

［42］ Wakai T, Shirai Y, Sakata J, et al. Anatomic resection independently improves long-term survival in patients with T1-T2 hepatocellular carcinoma [J]. Ann Surg Oncol, 2007, 14 (4): 1356-1365.

［43］ Makuuchi M, Hasegawa H, Yamazaki S. Ultrasonically guided subsegmentectomy [J]. Surg Gynecol Obstet, 1985, 161 (4): 346-350.

［44］ Aoki T, Yasuda D, Shimizu Y, et al. Image-guided liver mapping using fluorescence navigation system with indocyanine green for anatomical hepatic resection [J]. World J Surg, 2008, 32: 1763-1767.

［45］ Miyata A, Ishizawa T, Tani K, et al. Reappraisal of a Dye-Staining Technique for Anatomic Hepatectomy by the Concomitant Use of Indocyanine Green Fluorescence Imaging [J]. J Am Coll Surg, 2015, 221 (2): e27-36.

第 ④ 节
腹腔镜超声引导解剖性肝段切除术

解剖性肝段切除术是由Makuuchi教授提出并倡导的。解剖性肝段切除术指完整切除Couinaud分段的三级门静脉分支流域。由于肝段门静脉分支解剖及数量变化因人而异，术前利用三维可视化软件分析目标肝段门静脉解剖、数量及流域有助于制订手术策略及规划路径。术中肝段范围的界定可以通过解剖、结扎目标肝段Glisson鞘显示缺血区域或门静脉穿刺染色法实现。ICG染色是行解剖性肝段切除术的重要手段之一，比传统亚甲蓝染色更精准。而利用术中腹腔镜超声定位肿瘤、识别肝段Glisson鞘或门静脉属支、定位段间肝静脉、监控离断平面是行解剖性肝切除的基本技能。

一、S8段

S8段位于肝右前叶上段，S8门静脉（P8）一般由门静脉右前分支发出，通常可分为腹侧支及背侧支，也有存在单一分支或多分支的情况。S8以肝中静脉与S4分界，以肝右静脉与S7分界，以段间静脉与S5分界，基底为尾状叶下腔静脉旁部包绕。由于S8 Glisson鞘位置深在，且肝脏表面无明显解剖标志，S8切除是腹腔镜解剖性肝段切除术中最具挑战性的术式之一。

由于S8的Glisson鞘变异较多、位置深在，自肝门解剖右前肝蒂、保留并绕过S5的所有Glisson鞘，再结扎S8的所有Glisson鞘获得缺血区域的操作较为困难且耗时。可以结合术前三维可视化影像确定S8门静脉分支及走行，术中使用超声定位引导穿刺S8段门静脉分支，注射ICG正染较为便捷。但该法需一定腹腔镜超声引导穿刺技巧。

门静脉穿刺前通常先用腹腔镜超声定位肿瘤，扫查门静脉右前支，确定P8分支数量及走行，规划穿刺进针点。穿刺进入目标门静脉后，注射适量ICG。染色成功后，根据ICG荧光所显示边界标记S8段腹侧及背侧边界。从足侧向头侧离断肝实质，并根据荧光显示边界实时调整断肝平面；左侧断面循肝中静脉依次处理V8属支及AFV，直至下腔静脉前壁。于肝中静脉下方显露S8 Glisson鞘根部，夹闭后切断。向右牵拉S8段，沿荧光边界显露肝右静脉，将S8上抬，离断S7、S8段间平面肝实质至S8同肿瘤完整切除（图5-4-1）。

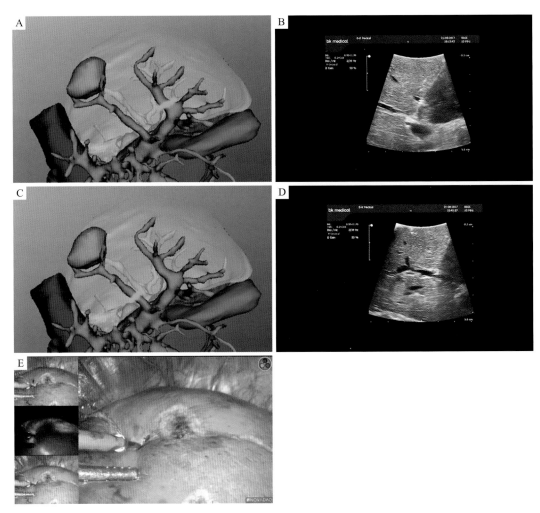

图5-4-1　腹腔镜超声引导S8解剖性切除术
A. P8腹侧支；B. P8腹侧支穿刺；C. P8背侧支；D. P8背侧支穿刺；E. S8正染

二、S7段

P7通常发自门静脉右后支，亦可直接发自门静脉右支主干。沿右后支Glisson鞘后下方解剖出S7 Glisson鞘，夹闭后可见缺血区域。有时右后支弓形发出多支三级门静脉分支，自Rouviere沟向深部解剖G7不易，此时可游离肝脏右后叶，以腹腔镜超声自右后叶背侧定位G7，自背侧切开肝实质，在肝内解剖出S7段Glisson鞘夹闭后沿缺血线及肝右静脉行解剖性。

此外，采用腹腔镜超声沿右后支门静脉扫查，确定P7分支，通常P7为1支，穿刺ICG正染有较高的成功率。染色成功后根据荧光边界，由浅至深离断肝实质，显露肝右静脉，于肝右静脉下方显露S7 Glisson鞘并离断，沿肝右静脉向头侧离断肝实质，直至将S7段完整切除（图5-4-2）。

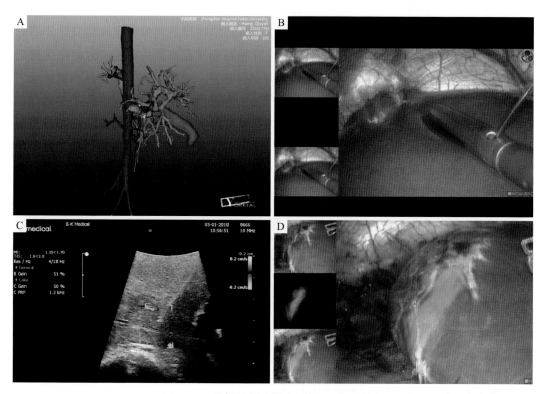

图5-4-2　腹腔镜超声引导S7解剖性切除术

A. P7；B. 腹腔镜超声引导下穿刺；C. 腹腔镜引导穿刺P7；D. S7正染

三、S6段

S6段的Glisson鞘多数在Rouviere沟中，较易解剖，但也需注意PPa有时供应S5。采用Glisson鞘途径夹闭G6根据缺血线或ICG负染法可以显示S6边界。如果具备熟练的腹腔镜超声穿刺技巧，也可采用P6门静脉穿刺ICG正染。染色成功后，沿S5、S6段间界面离断肝实质，显露肝右静脉，于肝右静脉下方解剖出S6的Glisson鞘，切断后沿荧光界限向头侧离断，解剖S6、S7段间间隙（图5-4-3）。

四、S5段

P5门静脉分支变化较多，通常源于门静脉右前支主干，亦有P5直接起源于P8背侧

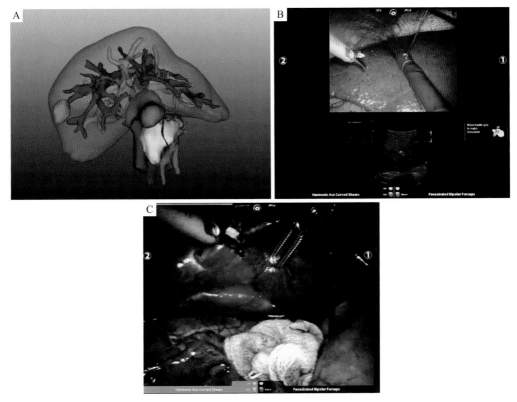

图 5-4-3 腹腔镜超声引导 S6 解剖性切除术

A. P6；B. 腹腔镜引导穿刺 P6；C. S6 正染

支和（或）腹侧支折向下前方的分支；部分来自右后支 PPa。S5 Glisson 鞘邻近第一肝门，可以通过 Laennec 膜沿右前肝蒂鞘外分离，解剖出相应 Glisson 鞘夹闭后沿缺血线或 ICG 负染边界行 S5 解剖性切除。如果采用腹腔镜超声引导穿刺染色通常需穿刺 2～3 支及以上。染色成功后根据荧光边界沿 S5、S4 段边界离断肝实质，再沿 S5、S6 段间平面、S5、S8 段间的染色界面离断肝实质，进而完整切除 S5 段（图 5-4-4）。

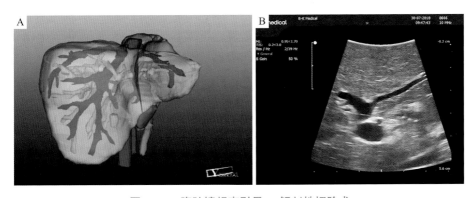

图 5-4-4 腹腔镜超声引导 S5 解剖性切除术

A. P5；B. P5 腹侧支；C. 腹腔镜超声引导 P5 腹侧支；D. P5 背侧支；E. 腹腔镜超声引导 P5 背侧支

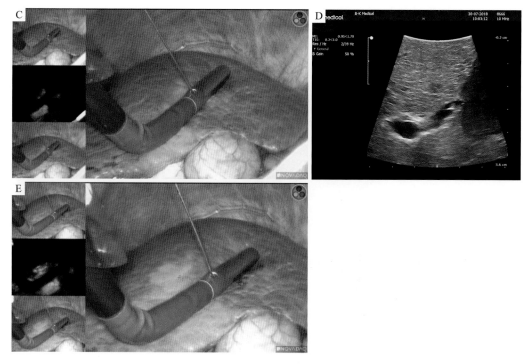

图 5-4-4 （续）

五、S4 段

虽然 S4 分 S4a 及 S4b 两个亚肝段，沿肝圆韧带及矢状段右侧逐步分离解剖 S4 段的 Glisson 鞘，可见多支分支进入 S4 段，因此腹腔镜超声引导穿刺正染难以完全覆盖整个 S4 段，实际采用 Glisson 鞘途径离断 S4 所有分支后沿缺血线或 ICG 反染法离断 S4 与 S5、S8 段间平面（图 5-4-5）。

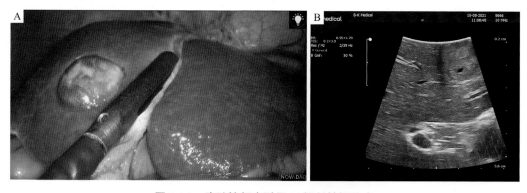

图 5-4-5 腹腔镜超声引导 S4 解剖性切除术
A. 腹腔镜超声扫查；B. 腹腔镜超声图像；C. S4Glisson 鞘；D. S4 负染

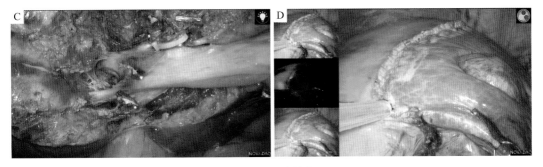

图5-4-5 （续）

六、S3段

S3段的Glisson鞘表浅，沿肝圆韧带、镰状韧带左侧缘较易分离显露S3的Glisson鞘，阻断后根据缺血线或ICG负染引导离断。S3段通常只有1支发自于门静脉左支的P3支配，故术中超声引导门静脉穿刺正染法也较易实施，染色成功后根据染色界线进行切除（图5-4-6）。

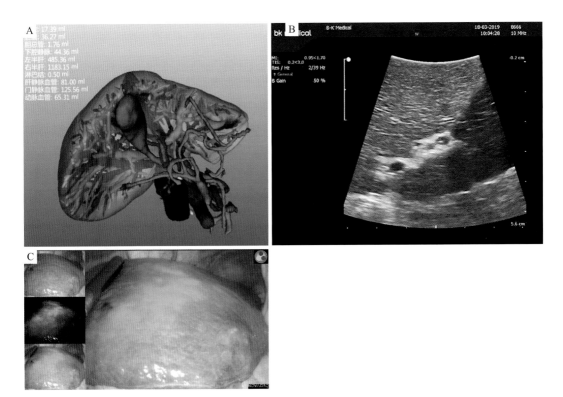

图5-4-6　腹腔镜超声引导S3解剖性切除术

A. P3；B. 腹腔镜超声引导穿刺S3；C. S3正染

七、S2段

单独的S2段切除一般在需要保留较多的肝组织时才实施，常见于肝硬化或复发性肝癌患者。S2的Glisson鞘可以在矢状部S3Glisson鞘头侧分离出，夹闭后按缺血线或ICG负染法显示S2段边界。S2段通常只有一支门静脉供应，因此腹腔镜超声引导门静脉穿刺ICG正染成功率高且耗时短（图5-4-7）。

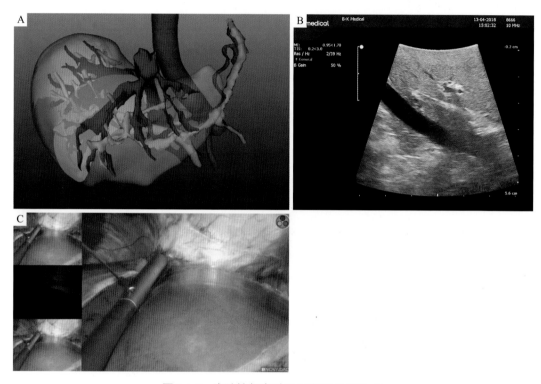

图5-4-7　腹腔镜超声引导S2解剖性切除术
A. P2；B. P2超声图像；C. 腹腔镜超声引导穿刺P2

八、S1段

S1段门静脉分支来源于左右门静脉分支的尾支血管，表浅且纤细，超声引导不易穿刺，因此通常解剖出S1段的Glisson鞘夹闭后沿缺血线或ICG负染引导切除。通常先处理尾状叶与下腔静脉间隙肝短静脉，游离尾状叶，沿右后叶与尾状突之间缺血平面由自足侧向头侧离断至肝右静脉；此后处理肝门板向静脉旁部出发的细小Glisson鞘，最后转至患者左侧，从肝中、左静脉根部由头侧向尾侧切除全部尾状叶（图5-4-8）。

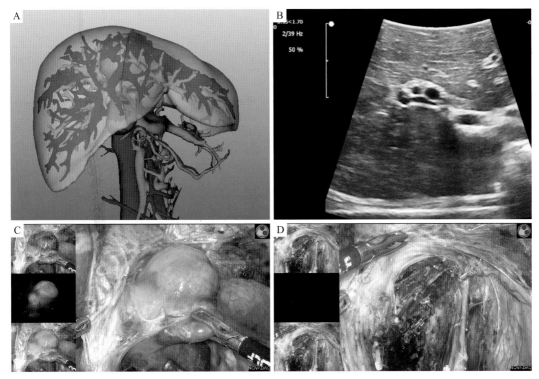

图5-4-8 腹腔镜超声引导S1解剖性切除术
A. 尾状叶占位；B. 尾状叶占位超声图像；C. S1 Glisson鞘；D. 显露肝静脉及下腔静脉

（王晓颖）

第 ⑤ 节
术中超声在肝胆管结石外科治疗中的应用

肝胆管结石病是我国常见的良性胆道疾病，由于其诱发反复的胆道感染及炎症，可导致胆道狭窄及梗阻、胆汁性肝硬化、肝脏萎缩纤维化及胆管癌。外科手术是肝胆管结石的主要治疗方法，并建立了"去除病灶，取尽结石，矫正狭窄，通畅引流，防治复发"的治疗原则[1-3]。

B超的普适性、便捷性及实时性使其在肝胆管结石的筛查、诊断、治疗、监测过程中均起重要作用。B超是唯一集合了结石、胆道、血管、肝脏的多维评估手段的术中工具，其在肝胆管结石治疗微创化的过程中应用更加广泛且不可替代。在开腹手术、腹腔镜手术、PTCSL、PTOBF术中，B超可应用于结石及狭窄的定位、PTCD穿刺指引、胆管与血管三维位置的判定、肝切除术中平面判定与指引、占位性病灶性质判断[4-6]。此外，多影像融合介入导航系统（RVS）、超声造影等技术的联合应用进一步提高了超声的精准度，还能实时辅助修正手术方案[7-8]。

一、结石分布、胆管狭窄部位定位

通常我们通过术前B超、CT、MRCP、三维重建、胆道造影来进行结石和狭窄的定位，制订手术入路和方案。术中通过视诊、触诊、胆道探查来确定结石分布及狭窄部位。然而，胆道变异和高位狭窄、肝脏肥大萎缩变形、肝脏游离翻动均对术前影像学预判与术中探查结果的实施造成很大障碍，尤其在腹腔镜手术中更为明显。术中B超及RVS则可在超声实时影像指引下进行准确的取石前及取石中定位，并明确结石与狭窄的关系，辅助取石。

1. 取石前定位

术中B超或RVS与术前结石阳性影像学检查相互验证（图5-5-1A）。通过术前CT及MRCP判断胆管走行及结石分布区域后，有必要使用术中B超确认胆管走行及结石

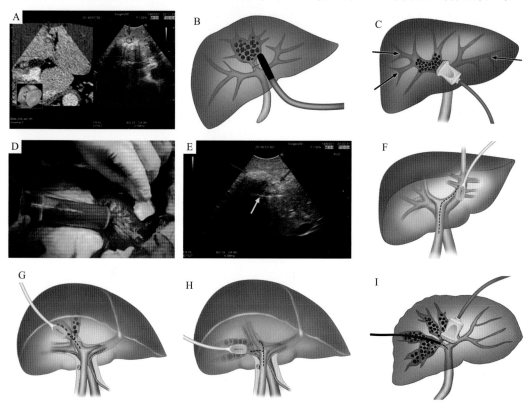

图5-5-1　术中B超或RVS与术前结石阳性影像学检查相互验证

A. 术前CT与术中超声的融合配对（红箭：结石）；B. 扩张胆管、结石及狭窄定位；C. 穿刺路径规划；D. 取石过程中胆道灌水确定残余结石部位；E. 超声监测下可观察到进入结石所在胆管的刮匙（红箭：结石；黄箭：刮匙）；F. 肝圆韧带途径左肝管高位切开前超声定位门静脉左支矢状部及发往Ⅳa段的分支；G. 胆囊床途径右肝管、右肝前叶胆管高位切开前超声确认门静脉右前支及动脉走行；H. Rouviere沟途径右肝管、右肝后叶胆管高位切开前超声确认门静脉右后支和动脉走行；I. 超声监测内镜下狭窄胆管切开

的整体分布，尤其是分支胆管内的结石。在术中超声指引下确认其在肝脏脏面位置并标记，有利于取石后检查确认。

肝内结石能否取出不仅与胆管走行成角相关，也与胆管狭窄相关。术中超声检查结石时应同时判断胆管扩张情况、是否存在狭窄、狭窄位置及类型、胆管壁厚度、狭窄能否通过整形或扩张解除（图5-5-1B）。这为肝切除、胆管切开整形、内吻合、球囊扩张、胆肠内引流等技术的实施提供了更准确的依据，对术式选择有决定性影响。

肝内胆管的管状和膜状狭窄位于堆积结石的近端，在PTCSL及PTOBF实施过程中，需术中B超仔细评估和规划穿刺路径（图5-5-1C）。在穿刺和扩张过程中，依赖于术中B超的实时导航清晰观察筋膜扩张器头端是否达到目标胆管，准确判断深度，并避开血管及肝周脏器。

2. 取石中定位

取石过程中和取石后需反复使用超声检查确认结石是否取尽，降低残石率。取石过程中进入胆管内的气体会影响超声的成像效果，此时需结合取石前的超声影像及术前的其他影像检查结果。此外，对于胆道镜无法达到的胆管，还可向胆道内灌水判断高回声部位是结石还是气体，并观察结石是否浮动、是否跟随液体流向肝门方向，判断该结石是否嵌顿，从而确定取石方式（图5-5-1D）。

3. 辅助取石

超声及RVS还能辅助其他手段进行术中取石。超声监测下可观察到进入结石所在胆管的取石钳、刮匙和胆道镜等取石设备（图5-5-1E）。尤其在胆管成角部位，可在超声实时监测下观察胆管走行，并在肝外用手托挤肝脏呈一定形变，使目标胆管变直，有利于取石。此外，术中超声能很好地明确末梢扩张胆管及结石部位，同时还能测量肝脏表面与结石的距离，亦能明确周围是否伴有肝静脉主干或粗大分支，避免切开过程中损伤血管，减少出血。

二、胆管壁切开血管定位

胆道狭窄是导致结石复发和胆管炎的主要因素。解除狭窄是肝胆管结石病治疗的核心之一，狭窄胆管切开整形、切开扩张支撑成形是肝切除之外的主要治疗方法。狭窄切开过程中最大的风险是血管损伤。1级肝内胆管周边血管走行相对恒定，2~3级肝内胆管周边血管走行则变异较多，行胆管切开前应从影像学上明确血管位置，并术中实时判断血管走行。术中实时超声是明确血管位置最为便捷有效的方法。

切开胆管入肝途径最常用的是肝圆韧带途径、胆囊床途径和Rouviere沟途径[9-10]。肝圆韧带途径循左肝管纵行切开胆管至门静脉矢状部根部，亦可延伸至Ⅳa段胆管，易损伤门静脉左支矢状部及发往Ⅳa段的分支（图5-5-1F）。因此，胆管劈开的左侧终点通常使用实时超声确认。胆囊床途径循右肝管，切开胆管至Ⅴ段最靠近脏面的胆管支，容易损伤门静脉右前支及胆管前方走行的肝右动脉（图5-5-1G）。Rouviere沟途径循右肝管，一直切开胆管至Rouviere沟内的右后叶胆管，容易损伤可能从胆管前方走行的门静脉右后支和肝右后动脉（图5-5-1H）。因此，除术中触诊外，还需实时血管超声检查明确。

肝内胆管结石合并胆管口狭窄临床常见，可采用"V""U"切除肝内狭窄胆管口壁解除狭窄并对相邻胆管壁进行吻合，即"内吻合"来解除2～3级肝内胆管的狭窄。但狭窄胆管口侧壁的切除易损伤Glisson鞘内伴行的血管。因此，需要依据术前影像学检查及术中B超仔细审视确定肝内门静脉支、肝动脉支与胆管的毗邻关系，确定胆管切开的方向及深度。

PTCSL及PTOBF术中膜状、管状狭窄胆管内镜下电刀切开前（图5-5-1I），术中B超评估胆管壁厚度及与Glisson鞘内伴行的血管的毗邻关系必不可少。胆道球囊扩张的操作及支撑引流管远端越过狭窄段均依靠超声实时监测和确认。

三、肝切除术中平面判断与指引

病灶肝脏切除亦是肝胆管结石病治疗的核心之一。肝胆管结石病患者扩张胆管通常紧贴需要保留的肝静脉，肝脏萎缩纤维化常导致肝切除平面不规则。我们需要获得肝表面和肝实质内切除线，从而达到解剖性肝切除的目的，其术中操作依赖于B超的指引和确认[13-14]。

1. 肝表面切除线判断

获得肝表面缺血线需将目标肝叶段的供血血管阻断，染色线通常使用亚甲蓝或吲哚菁绿进行目标肝叶段的门静脉支穿刺染色，在这些精准的肝切除操作中，术中超声引导是不可或缺的。反染在萎缩纤维化的病例中更具优势，避免因切除侧门静脉支细小、闭塞导致穿刺染色失败。存在明显萎缩纤维化边界的患者中，肉眼即可判断切除线，超声弹性成像检查为第二选择。

2. 肝实质内切除线判断

获得肝实质内切除线，除荧光染色外，还需寻找和依循肝静脉。超声在肝脏表面缺血线上探查目标肝静脉，找到目标肝静脉后超声探头倾斜角度即为肝切除平面的倾斜角度。循第二肝门肝静脉走行，用探头追溯肝静脉的末梢段最靠近肝脏表面处，测量肝静脉末梢距肝脏表面距离，此处为寻找肝静脉的最佳入路。因为肝静脉的末梢分支较多，超声探查的过程也需要与术前影像学检查尤其是三维重建图像反复印证对比，寻找最合适的入路。RVS可提供两者的实时对比，有利于提高手术精确度和手术效率。

肝脏萎缩纤维化常导致肝切除平面不规则，因此，肝切除术中建议用超声探查修正切除平面，在超声图像上能够清楚显示肝切除平面通常呈现高回声线条样改变，扩张胆管和保留肝静脉是否位于肝切除平面两侧，必要时可在关键的肝切除部位放置金属物品如止血钳辅助判断。目前肝切除过程中多采用"15＋5"模式阻断入肝血流，5min的开放血流间隙期即为超声探查时间，并不影响肝切除的进程。

四、术中病灶性质判断

肝胆管结石是诱发胆管癌的高危因素[15]。因此，合并有肝内占位性病变、胆管壁增厚、灌注异常等需术中进行再判断。胆管内病变可使用胆道镜结合染色、共聚焦技术检查。对于占位性病变必要时可结合超声造影、超声引导下的穿刺活检明确性质[16]。

（成 伟 李 佳）

参 考 文 献

［1］ 中华医学会外科学分会胆道外科学组.肝胆管结石病诊断治疗指南 [J]. 中华消化外科杂志, 2007, 6 (2): 156-161.

［2］ 中国研究型医院学会肝胆胰外科专业委员会, 国家卫生健康委员会公益性行业科研专项专家委员会.肝胆管结石病微创手术治疗指南 (2019版) [J]. 中华消化外科杂志, 2019, 18 (5): 407-413.

［3］ 吴金术. 临床胆石病学 [M]. 长沙: 湖南科技出版社, 1998, 611-619.

［4］ Guo Q, Chen J, Pu T, et al. The value of three-dimensional visualization techniques in hepatectomy for complicated hepatolithiasis: A propensity score matching study [J]. Asian J Surg, 2022, 14: 1-7.

［5］ Fang CH, An J, Bruno A, et al. Consensus recommendations of three-dimensional visualization for diagnosis and management of liver diseases [J]. Hepatol Int, 2020, 14 (7): 437-453.

［6］ 张雯雯, 卢实春, 陈明易, 等. 腹腔镜超声在胆道外科手术中的应用 [J]. 中华肝胆外科杂志, 2019, 25 (6): 462-465.

［7］ 肖彦, 周磊, 成伟, 等. 术中多影像融合介入导航系统在复杂肝胆管结石病诊断与治疗中的应用价值 [J]. 中华消化外科杂志, 2020, 19 (1): 99-105.

［8］ Chammas MC, Bordini AL. Contrast-enhanced ultrasonography for the evaluation of malignant focal liver lesions [J]. Ultrasonography, 2022, 41: 4-24.

［9］ 李佳, 李国光, 胡脉涛, 等.围肝门外科技术治疗弥漫型肝胆管结石病的临床疗效 [J]. 中华消化外科杂志, 2021, 20 (8): 883-889.

［10］ 孙增鹏, 彭创, 易为民, 等. 肝圆韧带途径在肝门胆管良性狭窄中的应用 [J]. 中华普通外科杂志, 2019, 34 (5): 381-383.

［11］ 彭创, 黄甫, 孙增鹏, 等. 内吻合在肝内胆管结石合并胆管口狭窄治疗中的应用 [J]. 中华普通外科杂志, 2020, 35 (6): 5.

［12］ 谭志国, 彭创, 孙增鹏, 等. 转移胆管瓣修补肝门胆管狭窄在肝胆管结石治疗中的应用 [J]. 中国普通外科杂志, 2020, 29 (8): 7.

[13] European Association for the Study of the Liver. EASL Clinical Practice Guidelines on the prevention, diagnosis and treatment of gallstones [J]. J Hepatol, 2016, 65: 146-181.

[14] 李国伟, 蔡剑锋, 袁年勇, 等. 腹腔镜超声辅助精准肝切除治疗肝内外胆管结石 [J]. 中华肝胆外科杂志, 2019, 25 (9): 685-688.

[15] 沈皓, 夏勇, 陈玉宝, 等. 肝内胆管结石肝切除术后发生肝内胆管癌的危险因素分析 [J]. 中华消化外科杂志, 2020, 19 (08): 835-842.

[16] Peng JB, Peng YT, Lin P, et al. Differentiating infected focal liver lesions from malignant mimickers: value of ultrasound-based radiomics [J]. Clin Radiol, 2022, 77: 104-113.

第 ⑥ 节
超声在PTCSL治疗肝胆管结石中的应用

经皮经肝胆道镜取石术（percutaneous transhepatic choledochoscopic lithotomy，PTCSL）是治疗肝胆管结石的重要手段。其一般步骤为：首先按照PTCD方法穿刺扩张建立胆管窦道，在超声或DSA引导下穿刺目标胆管，穿刺成功后，置入导丝，用8～16F扩张器依次扩张后，形成窦道，置入鞘管（扩张可为Ⅰ期或分期扩张）；其次用胆道镜经鞘管取石；结束后窦道置管引流。PTCSL多采用硬质胆道镜联合鞘管取石，取石效率高，不依赖窦道成熟，具有创伤小、出血少、手术便捷、可重复等优点，特别适用于有多次胆道手术史的患者[1-2]，但选择合适的患者，判断其是否符合PTCSL的适应证很重要。

一、PTCSL的手术适应证与禁忌证

1. 适应证

肝胆管结石患者，结石较多或有反复发作的腹痛、发热、黄疸等症状，严重影响生活，特别是多次手术后、有显著的肝内胆管扩张的患者；经过详细术前评估，有安全的穿刺路径，估计能够取尽结石的患者；全身情况及重要脏器功能经评估能够耐受该手术并排除以下禁忌证者。

2. 禁忌证

（1）无合适的穿刺路径者，肝内胆管扩张不显著，PTCD穿刺困难者。

（2）多分支结石的患者，估计经一条或多条通道取石后不能取尽，仍可能有较多结石残留者。

（3）结石导致的胆汁性肝硬化肝功能失代偿期，有大量腹水；虽然无腹水，但黄疸时间很长，结石不多，估计取石后不能有效缓解胆汁淤积的。

（4）全身情况差，心、肺、肝、肾功能不全，估计不能耐受手术的；凝血功能严

重异常且有出血倾向无法纠正者。

（5）结石合并胆管其他病理状态，如胆管恶性肿瘤、Caroli病等，单纯取石和内镜方法不能解决者。

3. 相对禁忌证

有显著肝门部胆管狭窄或胆肠吻合口狭窄，估计经内镜方法不能解决，须手术矫治的。

二、术前评估

PTCSL的术前影像评估从技术层面来说，须解决两个问题：①着眼于诊断，是否为结石，是否合并其他胆管病理状态如胆道狭窄、肿瘤、Caroli病、硬化性胆管炎、出血等；②着眼于治疗，是否满足PTCSL穿刺取石的技术条件。

1. 诊断性评估

肝胆管结石与其他胆管内高回声状态的鉴别。

结石在超声下都表现为强回声，但超声下胆道内的强回声并不都是结石。典型的肝内胆管结石，表现为扩张的胆道内块状、条状或成团的强回声伴后方声影。但声影并不是肝内胆管结石必备特征。松软的泥沙样结石可以没有声影。尚未完全形成结石的胆泥、从胃肠道反流上来的食物残渣，以及多种状态下的胆管强回声，如硬化性胆管炎、胆道内的血块、胆管癌等与结石常常合并存在，应仔细甄别。

1）胆道积气：多次胆道手术史（特别是有胆肠吻合术史、ERCP术后、胆道支架术后、反复胆道感染）的患者，常常合并有胆道积气。胆道气体在超声下表现为高强回声，后方伴声影较"脏"，不似结石的声影清晰而黑（图5-6-1）。气体的强回声沿着胆道排布，在平卧位时，线状高强回声有时呈一条一条的台阶梯状平面，有时还能看

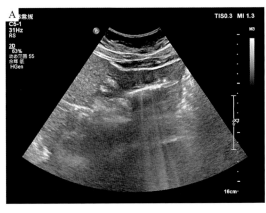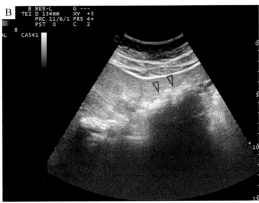

图5-6-1 气体与结石的声影对比

A. 胆管积气（箭头），线状高强回声，边缘整齐，后方不稳定的高亮声影；B. 胆管结石（箭头），高强回声，边缘不整齐，结石堆叠，后方声影黑而清晰

到气体在胆道内的窜动，变换体位或敲打胸腹壁，可看到气体的移动。在CT中气体最好辨识，MRCP有时难以分辨气体和结石。积气的胆管即使扩张很显著，也不适合做PTCSL建窦道的目标胆管，因为超声导引胆管穿刺通过回抽见到胆汁来确认穿刺成功，而穿刺积气的胆管，回抽不到胆汁，难以验证穿刺是否成功。

2）原发性硬化性胆管炎：原发性硬化性胆管炎胆管壁呈条索状增厚，在超声下表现为节段性增厚僵硬的管状结构，其胆管壁呈不均匀的高回声，伴或不伴胆管内泥沙样沉积及少许小结石（图5-6-2）。该类患者常常合并胆汁淤积性肝硬化，单纯取石不一定能改善其临床症状，因此硬化性胆管炎不是PTCSL良好适应证。

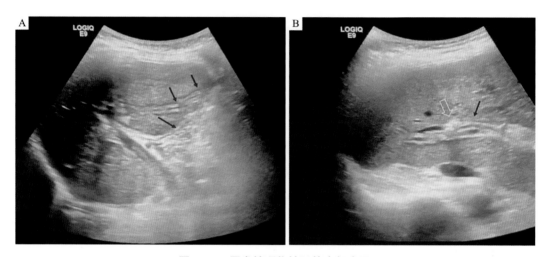

图5-6-2　原发性硬化性胆管炎超声图

A. 扩张增厚的胆管（红箭）；B. 空心箭，小结石，红箭所指右肝内胆管起始处稍狭窄，由于反复慢性炎症，整个Glisson鞘均有增厚

3）先天性肝内胆管囊状扩张症，又称Caroli病：常常合并结石，与单纯的肝胆管结石有时难以鉴别，前者胆管扩张更显著，超声下显示囊状、柱状扩张的胆管走行迂曲，难以追踪、连续性差是其最突出的特点。CT或MRI更容易诊断该病。

4）胆管或胆肠吻合口乳头状黏液样肿瘤：其突出的特点是胆管高度扩张，甚至如扩张至小肠般，弥漫或区域性分布，黄疸通常较轻或无黄疸，与胆管扩张程度不符（图5-6-3）（视频5-6-1）。胆管内可见高回声乳头状或菜花状肿物，无声影，可有稀疏血流，超声造影可以鉴别（图5-6-3D）。特别是当肿瘤较小的情况下超声诊断该疾病优于CT。

视频5-6-1　胆管乳头状黏液样肿瘤超声造影

5）胆管内血块：胆管内的出血也表现为高回声，但通常胆管扩张极为显著，呈均匀的条状，沿着胆管树呈粗树枝样分布，无声影。CT平扫也表现为稍高密度，极易误认为结石。胆道出血的患者通常伴有严重的胀痛、呕吐，黄疸重。我中心曾收治一例血友病患者胆总管及肝内胆管结石合并血友病的患者，出现进行性黄疸半年、胆汁性肝硬化，行PTCD减黄后黄疸持续上升，

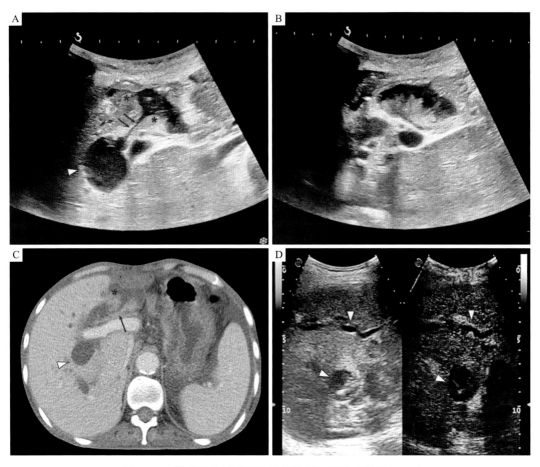

图5-6-3 胆管乳头状黏液样肿瘤的超声表现（视频5-6-1）

A. 胆管高度扩张（箭头），胆肠吻合口增厚狭窄（双箭），吻合口肿块（＊）突向肠腔；B. 突入肠腔的高回声乳头状或菜花状肿物（箭）；C. 同一患者的CT，可见高度扩张的胆管，肿物（＊），胆肠吻合口（箭）；D. 另一患者胆管乳头状黏液样肿瘤超声造影，扩张的胆管（箭头），胆管腔内肿物，可见对比剂填入（箭）

术中证实肝内胆管大量血块积聚。

6）胆管坏死合并泥沙样结石：这类患者有介入或肝胆手术史，误伤或结扎了肝动脉，或者肝移植后肝动脉闭塞，超声下表现为胆管扩张显著，胆管内高回声，无声影或有弱声影。可合并有肝脓肿、胆汁瘤（图5-6-4）。

2. 技术性评估

评估患者是否满足PTCSL穿刺取石的技术条件[3]：①有显著的肝内胆管扩张以保证有安全的穿刺路径；②估计通过建立一条或数条胆管窦道能够取尽结石。建立多条窦道，要求在术前准确判断肝胆管结石的位置和分布范围，寻找合适的穿刺路径以建立胆管取石窦道。

术前对肝胆管结石临床常用影像检查有超声、CT和MRI/MRCP，仅凭其中任何一种检查均难以准确评估结石的位置和分布范围，CT和MRI的优点是对胆道系统整

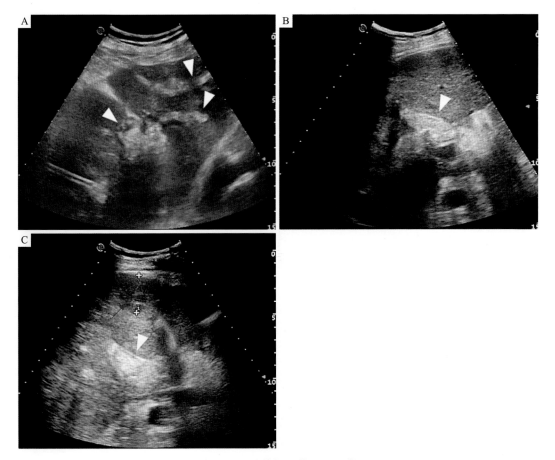

图 5-6-4　胆管坏死伴胆泥形成
胆管扩张显著伴充满高回声沉积物（箭头），无声影或有弱声影，伴脓肿形成（箭头）

体结构显示清楚，不受肋骨、肺和胃肠道气体的影响。但MRI有时难以分辨结石与气体，更重要的是，临床上常常获得优质的MRCP成像，影响了临床医师对结石的判断；CT诊断结石假阴性率高。尽管超声易受肋骨、肺、胃肠道和胆道气体的影响，对胆道系统整体结构显示不如CT和MRI，但其对结石敏感性和特异性都非常高，是目前诊断评估结石最佳的工具，加之在穿刺引导方面独特的优势，使得术前无论用哪些方法来评估结石，最终的治疗还是需要通过超声来选择胆管穿刺路径，引导经皮经肝窦道的建立。此外，超声还用于术中监视，术后并发症处理、术后随访等。可以说超声在PTCSL治疗肝胆管结石过程中几乎贯穿始终，起着不可或缺的作用。

PTCSL成功的关键在于建立合适的胆管窦道，评估并选择合适的穿刺路径主要依赖超声。根据结石的分布、肝内胆管的结构和扩张程度，选择合适穿刺路径及计划建立的胆管窦道数量。术前超声检查还应了解肝脏萎缩与增生的情况，是否有肝硬化和门静脉高压，是否合并胆管炎、肝脓肿等急性炎症等。肝脏的增生或萎缩常导致胆道走行不规则、胆管树变形；肝硬化者肝脏形变能力差，这些都是在入路规划时应该考虑的因素。胆管炎和肝脓肿需要引流抗感染，急性炎症期过后再行PTCSL。

超声引导下穿刺路径选择应遵循以下三点原则：①能够顺利穿刺进入目标胆管，并方便地建立窦道；②能够进入尽可能多的胆管分支，最大限度地取石；③进针方向朝向肝门，便于探查胆总管。

基于以上三点原则，超声引导下穿刺径路要求如下。

（1）胆管扩张显著，有合适的进针路径和角度，以保证穿刺扩张存在安全距离[3]，即穿刺针穿过近侧胆管壁到达对侧胆管壁的距离（图5-6-5）。进针角度越垂直于目标胆管，安全距离越短。该距离>1.5cm相对安全；<1cm且进针角度接近垂直于目标胆管时，扩张管要克服前向阻力，很容易穿破对侧胆管壁。扩张前应用超声测量安全距离并严格控制扩张管进入深度，切忌过深。安全有效的进管深度为从皮肤进针点到胆管进针点深度再加1.5cm。

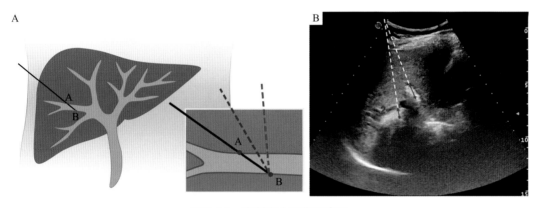

图5-6-5　穿刺安全距离示意图

A. A点为胆管近侧进针点，B点为穿刺路径与对侧胆管壁交叉点，AB长度为穿刺安全距离，进针角度越垂直于目标胆管，安全距离越短。B. 超声见右前右后胆管均扩张伴结石，胆管1有最理想的穿刺径路，从探头左侧进针，该胆管长轴与预设进针路线的角度最小，安全距离（红色双头箭）最大，扩张时不易穿通对侧胆管壁。胆管2穿刺无合适的进针角度，安全距离小

（2）能够到达尽可能多的胆管分支，以取尽结石。因为胆道呈树状结构，位置深在，分叉多；结石分布常常复杂多变，而PTCSL是从末梢侧逆胆管分叉方向进入胆道，胆道镜无论是硬镜还是软镜，从一个通道难以进入所有的肝内胆管。基于现有的临床条件，PTCSL多采用硬质胆道镜，优点是取石效率高。肝脏有一定的形变能力，即使目标胆管与取石通道有一定角度（一般不小于45°），硬质胆道镜仍然可以进入取石，加上肝胆管结石多易碎，只要能将带有负压吸引功能的鞘管放在该胆管开口处，灌注冲洗＋吸引，联合网篮，甚至体外敲击等，可以清除绝大多数分支胆道的结石。通常在肝门部胆管无狭窄、左右肝胆道相通的情况下，从左、右半肝的一侧分支胆管建立取石通道，可以到达对侧所有肝管分支，故一般可采用"交叉取石"的策略，即经左侧入路取右侧各分支内的结石；反之，经右侧入路取左侧各分支内的结石；左侧或右

侧入路均可进入胆总管取石[4]（图5-6-6）。B8位于右前叶上段，处于肝脏的"中心"位置，与肝左叶胆管、胆总管、肝右前后叶下段胆管（B5、B6）形成的角度较大，自此通常可以到达左右肝脏的各个叶段的分支胆管开口，并且方便到达胆总管下端，所以可以作为主要的穿刺路径。Makuuchi建议超声引导的PTCD优先穿刺左侧肝管[5]，而PTCSL则优选右侧入路，特别是B8分支[6]。尽量不选左侧胆管，因左外叶较薄、胆管多横向走行，安全距离短，穿通后遇出血难自止。

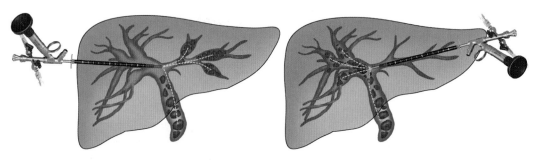

图5-6-6　交叉取石示意图

左右肝胆道相通的情况下，从左、右半肝的一侧分支胆管建立取石通道，可以到达对侧所有肝管分支，即经左侧入路取右侧各分支内的结石；反之，经右侧入路取左侧各分支内的结石；左侧或右侧入路均可进入胆总管取石

基于这些特点，笔者所在中心主要根据术前超声，结合CT及MRCP等评估的结石分布位置，将肝胆管结石分为5个类型（表5-6-1）[6]，根据分型特点，选择合适的穿刺路径（图5-6-7）。

表5-6-1　肝胆管结石位置类型

分型	名称	结石位置
Ⅰ型	中央型	中央区结石即胆总管结石和（或）双侧肝内胆管段分支开口以下区域的结石
Ⅱ型	一侧多分支型	左侧肝内或右侧肝内胆管多个分支结石（通常对侧肝内胆管无扩张）
Ⅲ型	一侧多分支＋中央型	左侧肝内或右侧肝内胆管多个分支结石以及胆总管结石和（或）双侧肝内胆管段分支开口以下区域的结石
Ⅳ型	双侧多分支型	双侧肝内胆管多分支结石，包含或不包含中央区结石
Ⅴ型	一侧单分支型	左侧肝内或右侧肝内胆管单个分支结石，包含或不包含中央区结石

3. 术前评估穿刺入路规划举例

病例1 该患者左右肝内胆管多分支结石，胆管扩张显著，左右均有穿刺入路，首选右侧B8分支。右肝3支胆管扩张均显著，均有足够的安全距离和合适的穿刺角度，都可作为穿刺路径，该探头的摆放位置最利于穿刺的中间一支胆管，如要穿刺胆管3，可将探头沿着肋间略向右下滑动，使目标胆管离穿刺点更近；如要穿刺胆管1，可将探头上移一个肋间，将胆管摆放至利于穿刺的角度。最终选择胆管2穿刺，便于取胆管1和胆管3里面的结石（图5-6-8）。

Ⅰ型 中央型

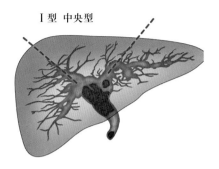

Ⅱ型 一侧分支型

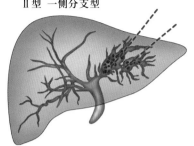

Ⅲ型 一侧分支+中央型

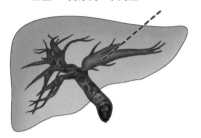

Ⅳ型 双侧多分支型

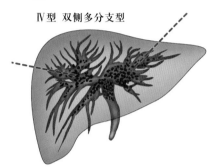

Ⅴ型 一侧单分支型

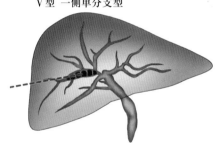

图5-6-7 肝胆管结石位置类型与穿刺入路

Ⅰ型中央型和Ⅲ型一侧多分支+中央型的病例通常伴有肝内胆管广泛扩张，穿刺路径较多。Ⅰ型可选择B8或B3入路，B8居多。Ⅲ型一般选择结石所在肝叶的对侧扩张胆管作为穿刺胆管，可以到达结石所在的所有分支胆管。Ⅳ型为双侧多分支型结石，有双侧肝内胆管扩张，采用"左右开弓，交叉取石"的策略可以取尽结石。由于B8入路的优势，通常情况下，笔者所在中心优先选择B8单通道进行取石，如无法取尽，则再穿刺左侧肝管建立通道

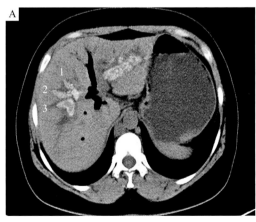

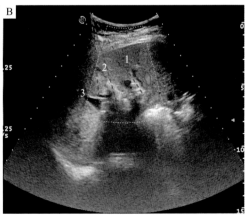

图5-6-8 穿刺入路规划举例（一）

患者双侧肝内胆管多分支扩张伴结石。A. CT；B. 超声显示右肝3支胆管扩张均显著，均有足够的安全距离和合适的穿刺角度，都可作为穿刺路径，该探头的摆放位置最利于穿刺的中间一支胆管（胆管2），如要穿刺胆管3，可将探头沿着肋间略向右下滑动，将胆管离穿刺点更近；如要穿刺胆管1，可将探头上移一个肋间，将胆管摆放至利于穿刺的角度。最终选择胆管2穿刺，便于取胆管1和胆管3里面的结石

病例2 患者左右肝内胆管多分支结石，左右均有穿刺入路，右肝B8胆管走向右肝管处（右图），左肝B3胆管根部走向矢状部处可作为进针路线（左图）红箭所指为结石。B5较细，且背离胆总管方向；B3末梢侧较细，且平直；B2扩张较明显，但太平直；B7走行向后，这几处均不适合作为穿刺路径。术中先选择B3根部走向矢状部处（黄色虚线），穿刺成功，但因为胆管矢状部与左肝管成角，导丝难以进入左肝管，扩张安全距离短，最后扩张失败。后选右侧径路（黄色虚线）成功（图5-6-9，视频5-6-2）。

视频5-6-2 穿刺入路规划举例（右）

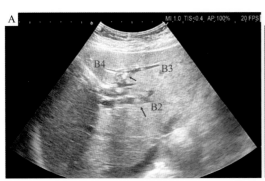
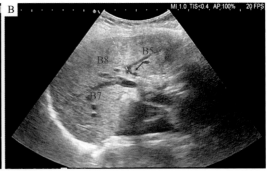

图5-6-9　穿刺入路规划举例（二）

左右肝内胆管多分支结石，左右均有穿刺入路，左肝B3胆管根部走向矢状部处可作为进针路线（A），右肝B8胆管走向右肝管处（B），红箭所指见结石。B3末梢侧较细，且平直；B2扩张较明显，但太平直；B5较细，B7走行向后，且背离胆总管方向；这几处均不适合作为穿刺径路。术中先选择B3根部走向矢状部处（黄色虚线），穿刺成功，但因为胆管矢状部与左肝管成角，导丝难以进入左肝管，扩张安全距离短，最后扩张失败。后选右侧B8径路（黄色虚线）成功

三、PTCSL术中超声引导的要点

与DSA相比，超声引导的优点是：①可以更自由地选择穿刺路径；②具有实时性，可以避开穿刺径路上大的血管，从而减少出血风险。但其缺点是，目前常用的超滑腔道导丝和扩张管在超声下显示不够清晰，导丝的高回声和胆管、结石的高回声常常重叠在一起，难以看清导丝的走向，使扩张过程带有一定的盲目性，故更依赖于操作者的主观感受和经验；DSA的优势是导丝与扩张管显影清晰，可以随时造影，扩张过程相对更安全。缺点是在穿刺时为盲穿，非实时显影，有穿过血管到达胆管造成扩张大出血的风险，以及穿刺路径选择受限等。在有条件的情况下可以选择超声＋DSA双引导（前者引导穿刺，后者引导扩张）。

1. 超声引导胆管穿刺

1）超声引导穿刺针和导丝选择：如果胆管扩张得足够粗，对一次性穿刺成功有足够的把握，可以选择19G粗针穿刺，配合0.035的导丝。因粗针不适合反复穿刺，更易造成出血。而即便是少许的出血和气体也容易在局部形成超声下的高回声，对再穿刺目标胆管造成干扰。所以通常我们会选择22G细针，0.018导丝，按PTCD两步法穿刺。

细针的好处是，管壁损伤小，不易出血，可反复穿刺。临床常用的PTCD穿刺套件中的0.018导丝为金属导丝，前部有螺纹，在超声下显示较清晰，更易看清其在胆管走行。引导进一步扩张的0.035导丝建议选择质地较硬者，太软的导丝在扩张过程中容易打折，使扩张管连带打折的导丝一起穿破胆道，导致胆道损伤。

可以通过以下手法，弥补用超声引导时导丝和扩张管显影不清晰的问题：①选择超声下显影良好的导丝（目前临床上没有超声下显影特别清楚的扩张管）。笔者使用过的导丝当中，芯丝为镍钛，绕丝为铂钨合金，表面覆有亲水涂层的zebra导丝在超声下显影最好，可惜目前名称为"泌尿导丝"，暂时因为法规限制而不能使用。②抽动提拉导丝、活动扩张管，有助于超声捕捉判断其位置和走向。一般用回抽是否见到胆汁来确认是否在胆道，而不用注入超声对比剂或注水的方法，因为对比剂强回声会影响下一步扩张时的超声观察和判断，且如果穿刺针或造影管不到位，即未进入胆道，对比剂或气泡将进入胆管穿刺点周围的肝实质，呈一片模糊的高回声，影响超声下胆管的辨识，妨碍重新穿刺。

对于一侧肝内胆管多分支结石，评估经同侧胆管穿刺难以取尽全部结石，对于侧肝内有扩张的胆管，超声下无合适的穿刺径路，可以采用DSA引导，穿刺对侧扩张的胆管建立窦道。

2）理想的穿刺角度和安全穿刺距离：为获得理想的穿刺角度和安全穿刺距离，需要超声探头在不同的肋间移动，或者在同一肋间翻动和滑动探头，选中目标胆管，寻找合适的胆管穿刺路径。移动探头，将一段目标胆管长轴摆放至如图5-6-10A胆管位置，与超声切面左侧边线呈＞30°的锐角，其胆管走行角度最有利于穿刺。右后肝管结石较多，胆管扩张明显，而腹侧无扩张胆管可作为穿刺入路的情况下，须取左侧卧位，从腋中线或背侧B6或B7进针穿刺。

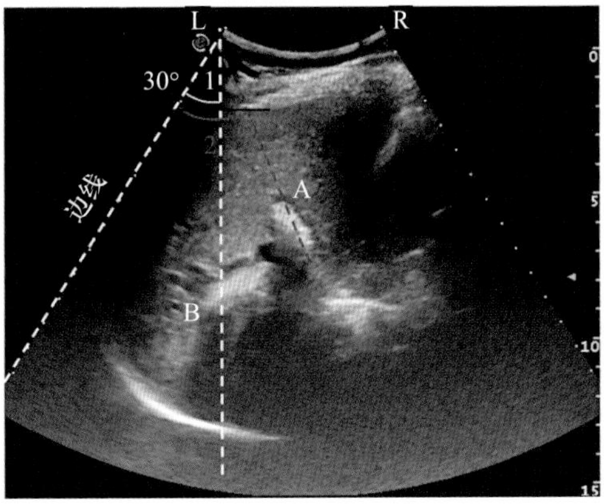

图 5-6-10　理想的穿刺角度

从探头左侧端点L向下做一垂线，与超声切面左侧边线约30°（角1），将目标胆管A长轴摆放至与超声切面左侧边线＞30°的锐角（角2），最有利于穿刺

具体超声引导穿刺要诀见第一章第10节。需特别注意的是，扩张时因扩张管在超声下显影不理想，为安全起见，扩张前应测量进针深度，并严格控制扩张管进入深度，既使扩张管头端进入胆道，又保证不戳穿对侧胆管壁。

2. PTCSL术中超声监测

术中常常需要了解胆道镜的位置（图5-6-11，视频5-6-3）是否到达所有需要探查的胆管。在胆道镜本身判断困难时，可用超声协助判断。

视频5-6-3　穿刺入路规划举例（左）

看不清时可以进退、活动胆道镜、注水等，看清其在胆管位置，并引导其到达目标胆管，尤其是当目标胆管有狭窄，胆道镜难以找到狭窄口时，超声可以帮助引导探寻。

术中超声可以帮助判断是否还有残余结石，对比术前超声，判断结石是否清除干净（视频5-6-4）。（注：超声监视下，胆道镜经过B8胆管径路进入，因角度问题，硬镜虽不能进入B6胆管，但在胆道镜引导下将鞘管置于B6胆管分支开口处，冲洗吸引，最终将B6几个分支结石取尽）。

视频5-6-4　术中监测-胆道镜位置、碎石

取石完毕放引流管，在胆道镜下目标位置置入导丝，顺导丝送入引流管，退出导丝后常常需要确认引流管位置是否理想，可在超声下经引流管注水，引流管注水抽吸可见高回声气体影，确认引流管位置，图5-6-12所示的患者有胆肠吻合口狭窄，胆管内外引流管通过狭窄口支撑扩张，狭窄口上下均有侧孔。

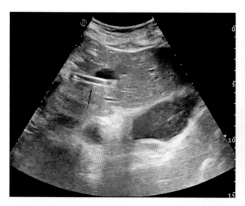

图5-6-11　术中超声监测胆道镜取石位置
胆道镜（箭）位于左外叶B3胆管。S. 胃（超声显示胆道镜位于左外叶B3胆管，经胆道镜激光碎石）

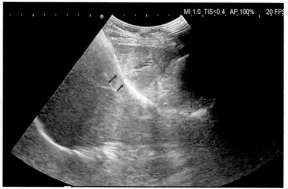

图5-6-12　术毕超声监测引流管位置
引流管注水、回抽轮替，含气泡的水在超声下为高回声（双箭），可清晰显示引流管全程

3. 超声在PTCSL术后并发症的处理及随访

使用超声引导下穿刺处理相关手术并发症如腔积液脓胸、肝脓肿、胆漏等，评估胆道结石残留复发情况。

（姚爱华　吴　琛）

参 考 文 献

［1］ Nimura Y, Shionoya S, Hayakawa N, et al. Value of percutaneous transhepatic cholangioscopy (PTCS) [J]. Surg Endosc, 1988, 2 (4): 213-219.

［2］ Huang MH, Chen CH, Yang JC, et al. Long-term outcome of percutaneous transhepatic cholangioscopic lithotomy for hepatolithiasis [J]. Am J Gastroenterol, 2003, 98 (12): 2655-2662.

[3] 吴琛, 游伟, 张龙, 等. Ⅰ期经皮经肝胆道造瘘胆道镜取石术治疗肝胆管结石病的临床疗效 [J]. 中华消化外科杂志, 2020, 19 (8): 843-848.

[4] Tao H, Wang P, Sun B, et al. One-step multichannel percutraneous transhepatic cholangioscopic lithotripsy applied in bilateral hepatolithiasis [J]. World J Surg, 2020, 44 (5): 1586-1594.

[5] Makuuchi M, Yamazaki S, Hasegawa H, et al. Ultrasonically guided cholangiography and bile drainage [J]. Ultrasound Med Biol, 1984, 10 (5): 617-623.

[6] 母小新, 吴琛, 游伟, 等. 基于经皮经肝胆道镜取石术的肝胆管结石新的位置分型的临床价值 [J]. 中华肝胆外科杂志, 2022, 28 (3): 185-189.

第 ⑦ 节
腹腔镜超声引导肝胆管结石手术

一、背景

肝胆管结石病是我国常见胆道疾病，外科手术是其主要治疗方式。因临床常见结石在肝内呈弥漫分布、合并胆管狭窄、结石病反复发作导致多次手术、疾病晚期常合并肝实质损伤、胆汁性肝硬化、门静脉海绵样变性等疾病特点，既往肝胆管结石病患者手术多采用开腹方式进行。

随着腹腔镜技术的发展，目前越来越多的中心正逐步开展肝胆管结石病的腹腔镜治疗。腹腔镜手术创伤较小、恢复较快，同时因其放大效应和足侧视角，对于胆管腔内的观察和直视下取石等方面有其独特的优势。但腹腔镜下肝胆管结石病手术亦存在固有缺陷：如组织及结石的触觉反馈丢失或受到限制，胆道镜使用不如开腹手术时便利，易造成胆管探查的盲区和死角等。此时，腹腔镜超声（LUS）可有效弥补腹腔镜技术的先天不足，使腹腔镜治疗肝胆管结石病在凸显其微创优势的同时，亦能更好地保证其治疗的有效性，尤其对于既往多次胆道结石手术史、肝门严重粘连或旋位、肝内结石弥漫性分布、合并胆管狭窄和肝萎缩增生复合征等复杂肝胆管结石手术案例，LUS作用尤为显著，犹如外科医生的"第三只眼"。

2019年，中国研究型医院学会肝胆胰外科专业委员会、国家卫生健康委员会公益性行业科研专项专家委员会制订了《肝胆管结石病微创手术治疗指南（2019版）》[1]，指南充分肯定了LUS在肝胆管结石病手术中的应用价值，指出其在结石定位、明确肝内重要管道结构走行及与病灶的毗邻关系、切肝过程中的实时引导、残石的检查等多个方面具有重要意义。

肝胆管结石病腹腔镜治疗的手术方式与开腹相同，包括：①胆管取石术；②肝切除术；③胆管整形和（或）胆肠吻合术[2]。本节将通过具体实例阐述LUS在各术式中的应用，以供同道参考。

二、Trocar布局

LUS扫描肝脏的常规腹部戳孔有剑突下，左、右上腹肋缘下，脐平面上下水平线与左右侧腹直肌外侧缘交点等多个位置[3]，术者可根据操作习惯和手术部位选择相应通道。各操作孔的布置在顾及手术操作便利的同时，需考虑到腹腔镜超声探头能否置入及探查的角度问题，腹腔镜超声探头需通过12mm Trocar置入，置入后与肝脏成角太大或太小都不利于扫查。

三、肝脏整体探查

术区游离后，先用超声扫查全肝，结合术前影像进一步确认结石的位置、范围、胆管扩张程度及狭窄部位，与伴行血管关系等。扫描时，探头可以在肝表面缓慢平移，也可以固定在某一点后顺、逆时针轴向缓慢旋转探头观察，可以通过追寻肝内重要管道结构如肝静脉、肝蒂的走行来确定结石所在的具体肝段。

术中必要时可于肝膈之间充填生理盐水作为透声介质。在肝脏表面滴注生理盐水可增强探头与肝实质的耦合，在合并肝硬化、肝表面凹凸不平时尤为必要。

病例1　肝胆管结石病患者，LUS下肝内胆管结石的典型表现为胆管内点状、团簇状、条纹或圆形等强回声光团，后方多伴有声影，部分胆泥、疏松结石可表现为稍高回声团，后方可无明显声影（图5-7-1）。

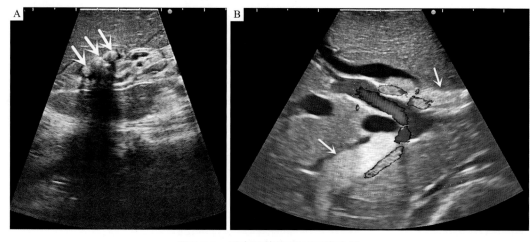

图5-7-1　肝内胆管结石LUS声像图

A. 白箭所示为肝内胆管结石，其超声特点为团簇状强回声光团，后方伴有声影；B. 白箭所示为肝内胆泥样结石，其超声特点为片状稍高回声团，后方无明显声影。术中证实为胆泥样结石

四、LUS在胆管取石术中的应用

(一)肝外胆管定位

国内吴金术教授等总结的8条常用入肝取石途径,其中最常用的为"肝门入路"[4]。找到肝外胆管并高位切开是肝门入路的关键。在复杂肝胆管结石患者中,尤其是在合并肝门严重粘连、胆管周围瘢痕增生明显、肝门旋转,或者合并严重胆汁性肝硬化及胆源性门静脉高压症,肝门区静脉重度曲张,或者门静脉栓塞、海绵样变等情况下,精准定位胆总管常存在困难,盲目切开可能损伤血管导致不可控制性大出血。此时利用LUS及彩色多普勒血流成像的指引作用,辨清胆管、血管的位置关系及血管富集区、相对无血管区,可在精准切开肝外胆管的同时,避免血管误伤,减少出血概率。将超声探头以垂直方向探查肝十二指肠韧带内的管状结构,探查时可向肝门区域注入生理盐水以利超声传导。胆管管壁通常较厚且其内常可见结石声像,在超声图像下易于辨认。

病例2 患者女,56岁,复发性胆总管结石患者,既往2次开腹胆总管探查取石手术史。术中探查肝门粘连旋转,LUS提示门静脉(红箭所示)位于胆总管(白箭所示)左侧,通过胆总管内结石声像定位切开胆总管(图5-7-2)。

利用彩色多普勒血流成像可区分血管与胆管,尤其在术前影像学检查提示门静脉海绵样变性时,彩色多普勒血流成像显得尤为重要,利用LUS及彩色多

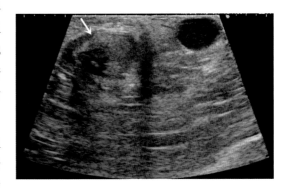

图5-7-2 肝外胆管定位

普勒血流成像的指引,可以协助避开血管富集区,精准定位胆总管。

病例3 患者女,54岁,肝总管-左肝胆长段狭窄并狭窄平面以上结石形成患者,合并胆汁性肝硬化,既往因肝胆管结石病行右半肝切除术。术中见肝门胆管周围瘢痕增生明显,LUS结合彩色多普勒血流成像定位胆总管位置(图5-7-3)。

病例4 患者女,16岁,胆囊结石、胆总管结石、门静脉海绵样变性患者,入院前3个月因胆囊坏疽穿孔行胆囊造瘘、腹腔脓肿清除术。CT提示胆总管周围多发迂曲血管。LUS定位胆总管位置及其周边血管富集区、无血管区,选择无血管区切开(图5-7-4)。

要点提示:①LUS定位肝外胆管,通常胆管腔内呈无回声,管壁较厚且其内常可见结石声像等特点;②可利用彩色多普勒血流成像鉴别胆管与血管,尤其针对肝门旋位、门静脉海绵样变等情况,彩色多普勒血流成像可明确血管富集区及无血管区,减少肝外胆管切开时对血管的损伤。针对门静脉海绵样变等情况,LUS引导下肝外胆管切开需谨慎,警惕胆管周围迂曲血管损伤导致不可控制性大出血可能。

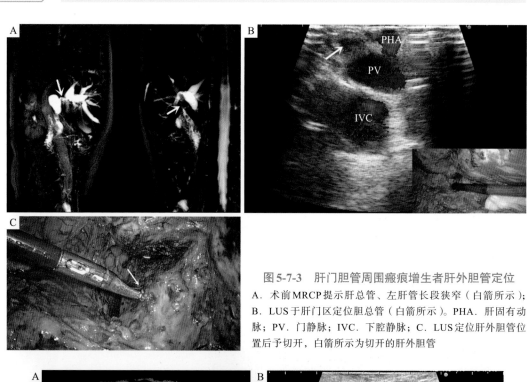

图 5-7-3　肝门胆管周围瘢痕增生者肝外胆管定位

A．术前 MRCP 提示肝总管、左肝管长段狭窄（白箭所示）；B．LUS 于肝门区定位胆总管（白箭所示）。PHA．肝固有动脉；PV．门静脉；IVC．下腔静脉；C．LUS 定位肝外胆管位置后予切开，白箭所示为切开的肝外胆管

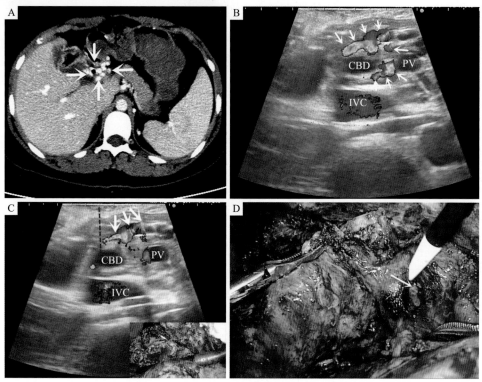

图 5-7-4　门静脉海绵样变性者肝外胆管定位切开

A．术前 CT 显示胆总管周围多发迂曲血管（白箭所示）；B．LUS 提示胆总管周围富集迂曲血管（白箭所示），CBD．胆总管；PV．门静脉；IVC．下腔静脉；C．LUS 寻找胆总管周边无血管区，白箭所示为 LUS 彩色多普勒下胆总管周围可见迂曲血管，红色虚线所示为相对无血管区，定位此处切开胆总管；D．白箭所示为胆总管切开处

（二）取石引导

腹腔镜下取石的方法多样，可通过胆道镜直视下冲洗胆管取石、网篮取石；亦可借助液电、等离子、钬激光等碎石设备将结石击碎后套出或冲出。有时术者为了提高取石的速度和效率，常在不借助胆道镜的情况下，使用腹腔镜操作钳等直接置入胆道腔内取石，或者将导尿管和冲洗吸引器等插入目标胆管，快速加压冲水，利用水流将结石从胆管内冲出。这些取石操作存在一定的盲目性，一方面无法确保准确进入目标胆管，另一方面在反复进出胆管时有可能对胆管壁造成机械性损伤，严重时可致胆道穿孔、出血。此时利用LUS的实时引导，定位目标胆管，观察、引导器械准确进入目标胆管进行夹持、冲洗和套取等操作，既能精准引导取石的方向，实时观察取石效果，也能尽可能减少对胆道的损伤。

病例5 患者女，24岁，肝内胆管多发结石。在LUS引导下取石器械精准进入目标胆管（图5-7-5）。

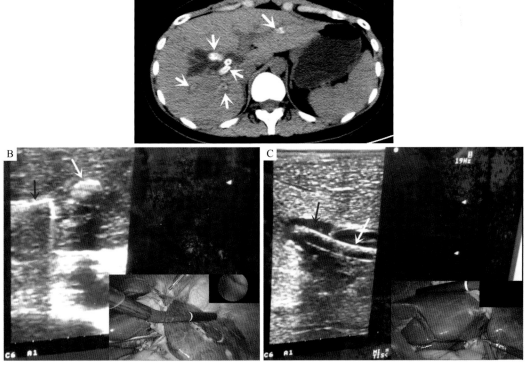

图5-7-5　LUS引导器械精准进入目标胆管取石

A. 术前CT提示肝内胆管多发结石（白箭所示）；B. LUS引导下取石器械（红箭所示）精准进入目标胆管，白箭所示为胆管内结石；C. LUS引导下软质导管（白箭所示）精准进入目标胆管（红箭所示）

要点提示：使用器械进入胆道内取石时，借助LUS可以指引器械精准进入目标胆管、实时观察取石效果。

（三）肝实质切开取石定位

部分外周胆管结石因距离肝门胆管较远、胆管的分支成角等因素影响，经"肝门入路"难以取出，此时若该胆管开口无明显狭窄，开腹手术中常借助"结石感入路"，即在手指扪触"结石感"最明显的部位切开肝实质，显露扩张胆管后切开，从外周将结石取出，与肝门胆管"会师"。腹腔镜手术对结石的触觉受到限制，可利用LUS来弥补，在采取肝实质切开取石时，采用LUS定位结石声像较为集中且距离肝表面较近的位置，切开胆管进行取石和探查。

病例6 Spiegel叶胆管结石患者，胆管开口无狭窄，但结石大且质硬自肝门入路难以取出，故采取经肝实质切开取石术（图5-7-6）。

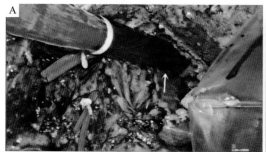
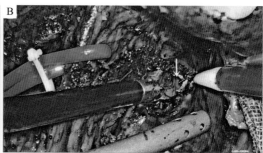
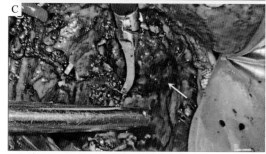

图5-7-6　LUS引导Spiegel叶胆管结石经肝实质切开取出

A. LUS定位结石所在扩张胆管，并确定离肝表面最近位置，白箭所示为扩张胆管离肝表面最近位置；B. 在离肝表面最近处予以切开，白箭所示为切开扩张的胆管；C. 取出胆管内结石（白箭所示）

（四）经Rouviere沟右后叶胆管切开取石

右后叶胆管与肝门胆管成角大，右后叶胆管结石在腹腔镜下自肝门途径取出时常存在困难，不少医生倾向于采用右后叶肝切除作为治疗方式。但在肝脏无明显萎缩纤维化时，肝切除并非必要，此时亦可选择经Rouviere沟途径切开右后叶胆管取石。通过LUS于Rouviere沟内定位扩张的胆管及结石部位，LUS引导下避开血管切开目标胆管，实现直视下取石，取石效率和成功率明显提高。取石后经肝门胆管放置T管于右后叶胆管内支撑引流。

病例7 患者女，54岁，右肝内胆管结石患者，术中探查右后叶胆管开口狭窄致取石困难，LUS引导经Rouviere沟胆管切开取石，右后叶胆管狭窄段切开整形（图5-7-7）。

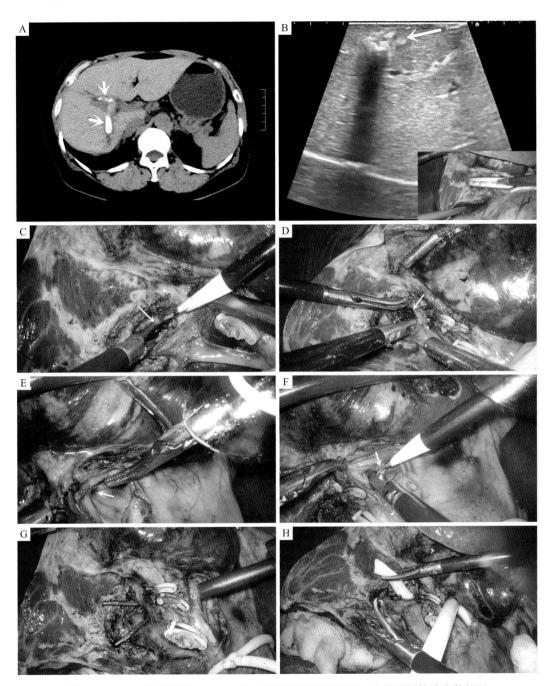

图5-7-7 LUS引导下经Rouviere沟右后叶胆管切开取石，右后叶胆管狭窄段整形

A. 术前CT提示右肝胆管多发结石（白箭所示）；B. 术中经右后叶胆管开口取石困难，遂决定经Rouviere沟右后叶胆管切开取石，白箭所示为LUS定位右后叶胆管结石；C. 经Rouviere沟右后叶胆管切开，白箭所示为切开的右后叶胆管及其内结石；D. 取出结石（白箭所示）；E. 探查右后叶胆管开口狭窄（白箭所示）；F. 右后叶胆管狭窄段切开整形（白箭所示）；G. 自右后叶胆管开口置入器械可达远端，提示狭窄解除；H. 胆管内放置T管，其短臂置入右后叶胆管内支撑引流

要点提示：右后叶胆管结石经"肝门入路"取石常存在困难，可借助LUS的引导，于Rouviere沟切开右后叶胆管，直视下取石。如右后叶胆管开口存在狭窄，应通过切开整形解除狭窄，同时经肝门放置T管于右后叶胆管内支撑引流。

（五）取石后检查有无残石

胆道镜是检查取石后有无结石残留的主要手段，但基于胆管开口狭窄、结石弥漫性分布、胆道镜弯曲角度受限、腹腔镜下胆道镜操作不便等原因，腹腔镜下胆道镜探查存在探查盲区。此时LUS能很好地弥补胆道镜探查的不足，LUS能从整体上全面地扫查肝内外胆管有无残石。

病例8 患者女，57岁，肝内胆管多发结石，取石后LUS检查肝内外胆管是否存在残余结石（图5-7-8）。

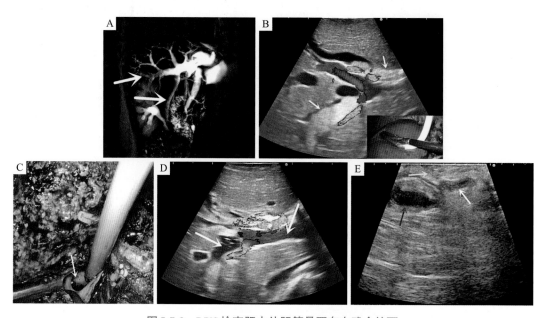

图5-7-8 LUS检查肝内外胆管是否存在残余结石

A. 术前MRCP提示右肝胆管多发结石（白箭所示）；B. LUS定位结石（白箭所示）；C. 取出右肝胆管结石（白箭所示）；D. LUS检查右肝胆管无明显结石残余，白箭所示为右肝胆管结石声像消失；E. LUS检查胆总管下段无结石，白箭所示为胆总管下段，红箭所示为十二指肠，黄箭所示为胰腺

经胆管切开取石后，胆管常呈塌陷状态，同时CO_2气体会进入管腔，这些都对超声探查形成干扰。因此在LUS探查胆管的同时，可向目标区域胆管内稍加压灌注生理盐水，一方面可将其内的CO_2排出以减少气体声像干扰；另一方面可使胆管扩张，从而在超声下显像更为清晰。

LUS扫查如发现结石残余，可在LUS定位引导下尝试再次取石，如取石失败，可酌情选择LUS引导肝实质切开取石或行结石所在区域肝脏部分切除术。

病例9 患者男，62岁，肝内胆管多发结石患者，经腹腔镜下取石后，LUS探查左肝外叶胆管残余结石，考虑左肝外叶胆管存在狭窄，结石难以取出，遂决定行左肝外叶切除术（图5-7-9）。

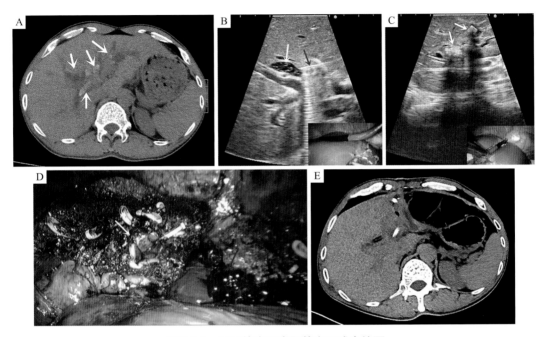

图5-7-9 LUS检查肝内胆管有无残余结石

A. 术前CT提示肝内胆管多发结石（白箭所示）；B. 腹腔镜下取石后LUS探查右肝无结石残余，白箭所示为向胆管内注水后扩张的右前叶胆管，内未见结石残余；红箭所示为置入胆管内的冲洗器；C. LUS探查左肝外叶胆管残余结石（白箭所示）；D. 术中考虑左肝外叶胆管存在狭窄，结石难以取出，遂行左肝外叶切除，白箭所示为肝断面敞开的胆管口，红箭所示为左肝外叶胆管内结石；E. 术后复查CT，肝内胆管无结石残留，肝门区高密度影为引流管

要点提示：弥漫性肝胆管结石病结石不易取净，胆道镜是检查残石的主要手段，但其仍存在探查盲区。结合LUS扫查可有效降低残石率。建议LUS扫查时向目标区域胆管内灌注生理盐水，有利于胆管显像。

五、LUS在肝切除术中的应用

肝切除术是肝胆管结石病微创治疗的主要手段。腹腔镜肝切除术治疗肝胆管结石病的适应证为：受累肝叶或肝段内难以取尽的多发结石，难以纠正的胆管狭窄和（或）囊状扩张、肝实质萎缩纤维化合并慢性肝脓肿或肝内胆管癌等；针对良性肝胆管结石病行非解剖性肝切除病例，切肝力求精准，在保证结石等病变完整去除的同时尽可能保留正常肝组织。此时LUS的应用显得尤为重要，其可精准定位结石部位及拟切除肝脏内部管道结构的走行，明确病灶与周围血管、胆管的位置关系，从而实现结石所在部分肝脏的精准切除。

在切肝过程中可动态超声扫描辅助判断切肝平面有无偏差及观察残肝流入道、流出道的完整性。在肝胆管结石病行解剖性肝叶/段、半肝等切除时，因反复发作胆管炎、肝实质纤维化、肝内胆管严重扩张和伴有肝实质萎缩-增生复合征等原因，肝内重要解剖结构如肝左、中、右静脉等常发生偏移，或者与扩张胆管炎性粘连，增加了解剖性肝切除难度，此时LUS的实时导航能为肝静脉等关键解剖结构的定位和显露提供有力依据。

病例10 肝Ⅴ段胆管多发结石患者，行LUS引导下肝Ⅴ段切除（图5-7-10）。

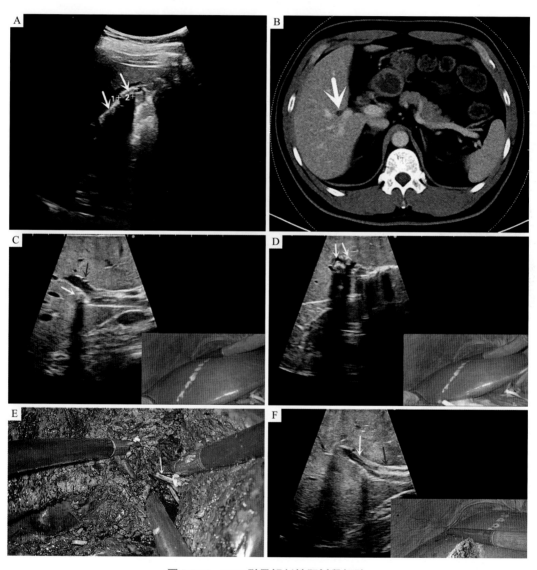

图5-7-10 LUS引导解剖性肝Ⅴ段切除

A. 术前B超提示S5胆管内多发结石（白箭所示）；B. 术前CT提示S5胆管扩张（白箭所示），结合B超考虑内为结石，CT下不显影，提示为胆固醇性结石可能；C. LUS扫查，S5胆管内结石（白箭所示），红箭所示为S8肝蒂，蓝箭所示为右前叶肝蒂；D. LUS见S5胆管内多发结石（白箭所示）；E. 肝断面显露S5肝蒂（白箭所示）；F. 夹闭S5肝蒂，LUS提示S8肝蒂（白箭所示）保留完整，红箭所示为右前叶肝蒂；G. 确认该管道为S5段肝蒂后，予以夹闭离断（白箭所示）

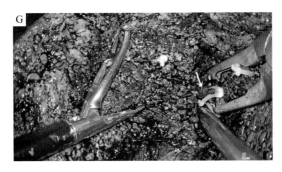

图 5-7-10 （续）

病例11 患者女，24岁，肝内胆管多发结石。取石后LUS扫查左肝外叶胆管残余结石，遂在LUS引导下行残余结石所在区域左肝外叶非解剖性切除术（图5-7-11）。

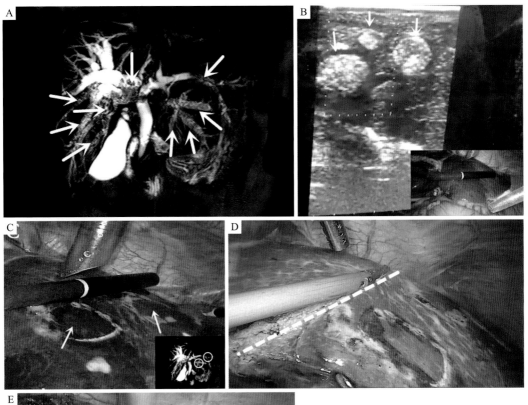

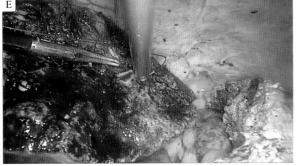

图5-7-11　LUS引导非解剖性左肝外叶部分切除

A. MRI示肝内胆管多发结石（白箭所示）；B. 腹腔镜下取石后LUS扫查左肝外叶胆管残余结石（白箭所示）；C. LUS定位残石位置（白箭所指两个圆圈区域）；D. 针对残石所在区域行非解剖性左肝外叶部分切除，白色虚线所示为预切线，切缘紧靠残石区域，在达到精准去除病灶的同时保留尽可能多的正常肝组织；E. 切面展示

要点提示：肝胆管结石病行肝切除术，LUS能定位扩张胆管、结石的位置，拟切除及拟保留肝脏内部管道结构的走行，在精准肝切除的同时尽量保留更多的正常肝实质。部分肝胆管结石病患者肝内解剖结构发生偏移，LUS辅助定位肝内重要解剖结构的走行，保证残肝流入、流出道的完整性。

六、LUS在胆管整形术中的应用

肝胆管结石合并胆管开口良性狭窄时常需行狭窄段切开整形。胆管切开应力求精准，在确保狭窄解除的同时避免损伤伴行的血管。胆管切开的长度把握不准确，或者切开方向偏差，均可能伤及伴行的血管引起出血，从而可能导致相应区域肝组织血运障碍，增加了手术的创伤和术后肝功能衰竭的风险。LUS能为狭窄段胆管切开提供实时引导，借助胆管内结石强回声团后方伴声影的典型超声声像表现及伴行血管的彩色多普勒血流信号可以准确判断扩张胆管及结石的位置、狭窄段的部位及长度，以及与其伴行血管的空间位置关系，在保证胆管狭窄充分解除的同时降低伴行血管损伤的风险。超声扫查时可在胆管内置入金属器械等作为定位标志，扫查的同时轻微抖动定位器械，通过判断器械与结石、胆管、血管的位置关系来明确胆管切开的方向。部分病例需要切除部分肝组织以显露高位狭窄段胆管，如切除肝Ⅳb段以显露肝门隆突及左右肝管开口，此时借助LUS实时引导能更好地判断切肝平面，以达到既能理想显露目标胆管，又能牺牲最少的正常肝组织的目的。

〔病例12〕患者女，54岁，右半肝切除术后，肝总管-左内叶胆管长段狭窄并狭窄平面以上结石形成患者，行胆管狭窄段切开整形术（图5-7-12）。

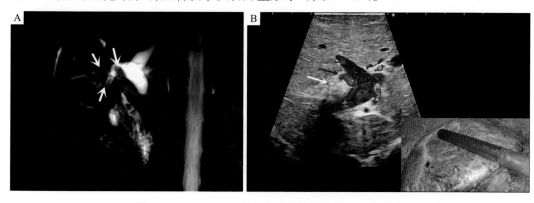

图5-7-12　LUS引导肝左内叶胆管狭窄段切开整形术

A. 术前MRCP提示肝总管-左内叶胆管狭窄（红箭所示），狭窄平面以上多发结石（白箭所示），拟行胆管狭窄段切开整形、胆肠内引流；B. LUS明确结石的部位及其与周边血管的关系，白箭所示为结石，红箭所示为动脉支，蓝箭所示为门脉支，提示血管位于胆管左侧，为从胆管右侧切开狭窄段进行整形提供依据；C. 为更好地显露胆管狭窄部位，切除部分Ⅳb段，切肝过程中反复LUS扫描定位，确保正确的切肝平面，图示探头置于肝切缘上方扫描可见结石（白箭所示），提示切肝平面基本位于胆管狭窄口，蓝箭所示为伴行的门脉支；D. 切开狭窄左肝管（白箭所示），LUS提示血管位于胆管左侧，从此处切开安全可行；E. 分离钳前端置入S4b胆管腔内，LUS扫描提示结石（白箭所示）位于金属器械上方（红箭所示）；F. 根据LUS定位，于腔内切开S4b胆管分隔（白箭所示）；G. 狭窄段S4b胆管切开后，取出其内结石（白箭所示）；H. 狭窄胆管切开后进行拼合整形，呈宽大胆管盆（白箭所示）；I. 胆肠吻合（白箭所示）

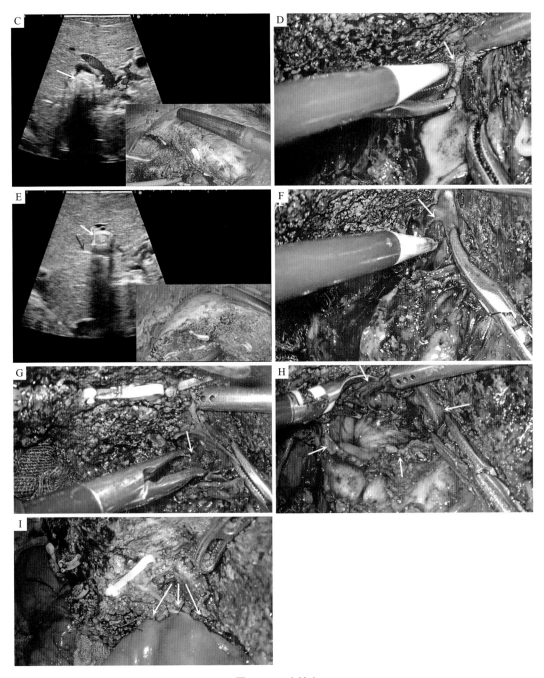

图5-7-12 （续）

要点提示：①LUS准确定位胆管与伴行血管的位置关系，指引狭窄段切开的方向和长度，在解除胆管狭窄的同时避免伴行血管损伤引发出血及相应区域肝组织血运障碍；②金属器械等可作为参照物引导。

七、未来展望

LUS已成为腹腔镜治疗肝胆管结石病的重要工具，其在定位结石及肝内重要管道结构、胆道取石及残石的检查、胆管辨认、解剖性肝切除及非解剖性肝切除、胆管狭窄段切开整形等环节都能提供术中实时导航作用，从而提高手术精准性、安全性和有效性，降低术后残石、出血、胆漏、肝衰竭等并发症发生率。随着LUS技术的不断进步和推广，LUS在肝胆管结石病腹腔镜治疗中的应用将日趋广泛与成熟。

（李云峰　段文斌）

参 考 文 献

［1］ 中国研究型医院学会肝胆胰外科专业委员会, 国家卫生健康委员会公益性行业科研专项专家委员会. 肝胆管结石病微创手术治疗指南 (2019版) [J]. 中华消化外科杂志, 2019, 18 (5): 407-413.

［2］ 中华医学会外科学分会胆道外科学组. 肝胆管结石病诊断治疗指南 [J]. 中华消化外科杂志, 2007, 6 (2): 156-161.

［3］ 中国肝胆外科术中超声学院. 腹腔镜超声在肝脏外科的应用专家共识 (2017) [J]. 临床肝胆病杂志, 2018, 34 (3): 486-493.

［4］ 吴金术. 肝胆管结石的诊断与外科手术技术 [J]. 肝胆外科杂志, 2000, 8 (4): 241-243.

第 8 节
肝脏移植术中超声

肝脏移植术经过半个多世纪的发展，已成为世界公认的终末期肝病有效的治疗手段[1]。随着我国肝脏移植技术的发展和进步，目前已经成为数量上仅次于美国的全球第二大肝脏移植国家，患者的临床疗效也进入了国际前列[2]。肝脏移植术中的血管吻合是决定肝移植手术能否成功的关键环节[3-6]。移植肝血流开放后，新肝的血流是否达标和满意，需要在术中做出即刻准确判断，以确保移植肝的存活和功能的顺利恢复。术中超声是当前肝移植术中监测血管通畅性、血流频谱，以及血流动态变化的最便捷、有效的手段[7]。因肝脏移植手术的非计划性和术中情况的不确定性，往往需要夜间急诊手术或术中连续多次监测超声变化的同时进行相应的手术操作调整，所以完全依赖超声科医师的工作模式有可能导致工作效率下降甚至贻误治疗时机。所以，对于从事肝移植专业的外科医师，必须具备操作术中超声探测肝脏血流，以及对超声检测结果解读的基本能力，以适应肝移植手术中对超声检测的实际临床需求。

　　由于肝脏移植物的类型不同，肝脏移植的手术方式、涉及的手术对象及超声监测要求也不尽相同，本节将针对不同类型肝移植术中超声的使用进行相应的介绍。

一、全肝移植的术中超声监测

　　通常在移植肝动脉吻合完毕，肝脏的血流完全恢复灌注后进行术中超声检查，以确定移植肝动脉、门静脉和肝静脉的血流通畅，频谱正常。建议常规进行术中超声的检查，即便不合并血管特殊情况及血管吻合把握度大的患者，在术中也需要留存移植物血流开放后正常的客观检查依据，这对于术后的动态监测和出现问题后的对比分析也具有重要的意义。

（一）肝动脉的术中超声监测

　　通常将肝内动脉作为超声监测的目标（图5-8-1）。将探头水平置于肝左叶膈面，沿镰状韧带自足侧向头侧滑动，调整探头角度至超声图像能够分别清晰地显示门静脉左支矢状部（LPV）、其左侧的肝左动脉（LHA），以及其右侧的肝中动脉（MHA），分别检测肝左及肝中动脉的血流速度及频谱。将探头移至右侧膈面，如图5-8-2所示，操作者可将右肝托起，探头于右前及右后叶交界部位，调整探头的角度清晰显示门脉右前（ARPV）、右后（PRPV）支分叉部位的肝右动脉（RHA）或右前、右后的动脉分支，检测肝右动脉或右前或右后分支的血流速度及频谱。上述的探测位置作为固定的探测部位，监测肝动脉的波形及流速，判定移植肝动脉血流是否正常。肝动脉的频谱应为图5-8-3所示的具备典型的收缩期波峰和舒张期波谷的脉冲波形，如出现图5-8-4所示的"小慢波"应警惕吻合口狭窄。如图5-8-5所示出现一侧的动脉血流缺失，应考虑肝动脉的损伤和丢失。

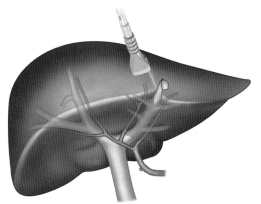

图5-8-1　左肝血流的探查

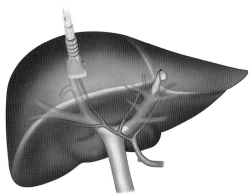

图5-8-2　右肝血流的探查

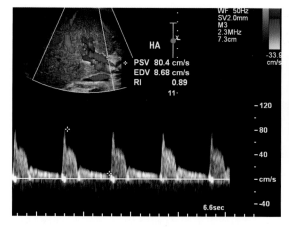

图5-8-3　正常的肝动脉波形

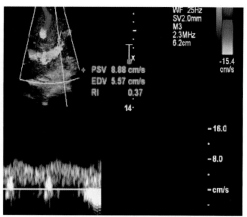

图5-8-4　肝动脉"小慢波"

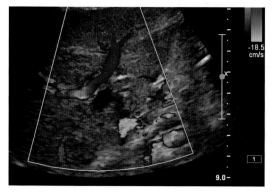

图5-8-5　左肝内动脉消失

（二）门静脉的术中超声监测

通常对门脉主干吻合口及左、右支分别进行探测，探头的位置与动脉探测相同，分别探测门脉左支矢状部和门脉右支主干或门脉右前、右后支的血流及频谱。对于门脉主干部位的吻合口探查（图5-8-6），因血管周围无肝实质的包被，所以探测的显影通常不满意，可在腹腔注射生理盐水后使第一肝门结构浸于液体内，有利于肝外段血管的清晰显影。对于门脉高压不明显的受者，门脉左支矢状部的血流速度通常偏低，但一般不低于10cm/s，门静脉右支的流速通常高于30cm/s[8]。如果术前患者存在明显的门脉高压，门脉血流速度会相应增加[9]。当门脉左、右支血

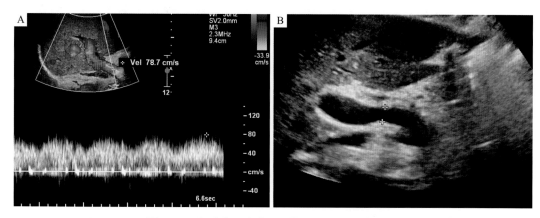

图5-8-6　门脉主干吻合口测量及流速、频谱检测

流均明显偏低或血流呈离肝方向时，应警惕门脉血栓形成或门静脉和体循环间存在巨大分流情况，术中应及时予以针对性处理后复查超声了解门脉血流情况，以避免术后出现门静脉并发症。

（三）肝静脉的探查

分别探查肝左、肝中及肝右静脉近心段的血流频谱和速度是术中了解移植肝流出道是否通畅的常规操作。将探头水平置于肝脏的膈面（胆囊床上方），调整探头角度，使肝中及肝左静脉于同一切面清晰显像，分别测量其流速和频谱，右肝静脉探测往往需要将探头放置在右肝的膈面，正常肝静脉典型的频谱为3相波，提示流出道通畅（图5-8-7和图5-8-8）。如呈现带状频谱提示流出道梗阻，可能存在合并吻合口血流速度明显加快，流出道狭窄的可能性更大。由于肝右静脉的解剖位置较深，测量肝右静脉的频谱并不总能得到满意的3相波，但这种情况通常是由于探测角度受限所致，并不一定代表存在肝右静脉的阻塞和狭窄。

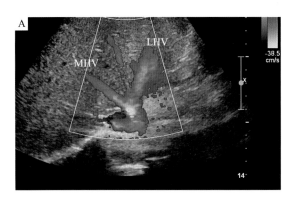
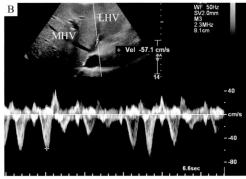

图5-8-7 肝左、中静脉超声显影及频谱特点

（四）灌注情况的探查

由于供肝的相对短缺，边缘性供肝的使用是国内外公认的扩大供肝来源的方式之一[10-11]。边缘性供肝的安全使用有赖于对供肝质量的准确判断，除了依据获取前的相关检查、术者的经验性判断，还可以通过术中超声造影的方法了解移植肝实质的血流灌注情况，为供肝质量评估和后续临床治疗的决策提供客观的依据。如术中超声造影显示移植肝实质呈弥漫性或大范围灌注不良

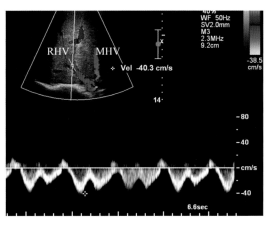

图5-8-8 肝右静脉超声彩色显像及正常频谱

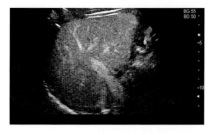

图5-8-9　超声造影示肝脏灌注良好

（图5-8-9和图5-8-10），往往预示移植肝原发无功能或移植肝功能延迟恢复的风险明显增加，局限性肝实质灌注不良提示移植肝的局部组织微循环障碍或坏死，这些情况均需要尽早采用血液净化及综合的全身支持治疗以降低后续严重并发症（多脏器功能衰竭）的发生，否则患者预后不佳。术后连续监测肝脏实质的血流灌注有助于判断治疗效果和科学地制订后续的治疗方案。

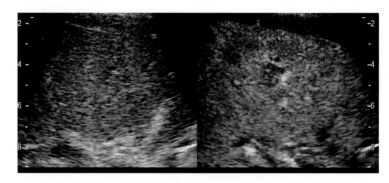

图5-8-10　超声造影示肝脏多灶性灌注不良

二、活体肝移植术中超声监测

（一）活体供者的术中超声监测

当前，活体肝移植手术的术前规划极大依赖于三维可视化影像重建技术，它不仅能够提供清晰、直观的肝脏重要血管解剖结构的立体图像，同时还具备模拟手术切割的功能，使术前的手术规划变得更为精准和直观。但想要将满意的手术规划准确地实施，必须通过一种方法使模拟手术和现实操作无误差的对接。术中超声能够在术中对肝脏血管实时、准确的定位，进而达到将手术规划的重要节点准确地投射在现实操作中，实时引导手术按计划实施的目的。同时术中超声也承担检验供者是否存在损伤的职责，在手术结束前应进行供者残肝血流的检测，如发现存在误损伤，可以及时予以纠正和补救。

1. 开腹的供者手术中超声的监测

对于活体肝移植供者的供肝获取手术，术中超声主要作用在于对劈肝线的术中实时监测和校正，因肝外重要血管结构（肝动脉、门脉分支及肝静脉根部）的辨认主要依靠术前的影像学评估和术中的解剖显露。但当术者对解剖分离出的血管结构存在质疑或不确定时（如门脉右支和门静脉主干），可以通过阻断相应血管后，使用术中超声对肝脏实质内血流进行探测以明确其支配范围，进而明确该结构的名称。另外，在移植物的肝动脉存在多支的变异（图5-8-11），而受体侧重建所有的动脉分支存在困难的情况下，可以在供体侧分别阻断各分支后，单独开放动脉的分支，同时在肝内监测血流的分布和血流速度情况，进而判断各分支间是否存在交通，以及某一个分支是否必须重建。

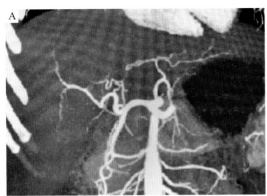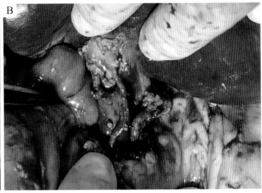

图5-8-11　左半肝多支动脉自左向右分别为副肝左、肝左和肝中动脉

1）左外侧叶移植物（S2＋S3）：其肝实质劈分因具有明确的直视下可见的解剖学标记（镰状韧带），通常不需要术中超声的辅助。但如果在肝实质劈分过程中发现可疑的不确定血管结构，可通过术中超声对其进行追踪和确认，帮助判断其来源、避免额外的损伤。

2）活体左、右半肝移植物的获取：术中超声最主要的作用是明确肝中静脉的走行及其静脉属支的辨认。因肝中静脉收集右前叶和左内叶的静脉回流，其取舍对于活体供者的残肝和移植物都非常重要，所以在手术实施中必须确保肝中静脉严格地按手术计划保留。在活体右半肝移植中，除了带肝中静脉或不带肝中静脉的右半肝的移植物外，还有较少使用的带部分肝中静脉的右半肝移植物，此类移植物的获取需在肝中静脉近心段的粗大Ⅳ段静脉汇入肝中静脉前离断肝中静脉，将肝中静脉远心段大部分保留至移植物侧，而Ⅳa支肝静脉汇入后的肝中静脉部分保留至残肝侧。右半肝移植物的肝实质劈分，根据半肝缺血线、解剖显露肝中静脉及其属支来确认肝实质劈分平面，是未引用术中超声前的传统方法，需要丰富的经验保证其准确性和安全性。而通过术中超声按术前手术规划实时引导进行劈肝平面，以及血管离断位置的确认和调整，是更为安全和客观的方法，能够最大限度地保证手术计划的精准实施。左半肝移植物主要包括带和不带肝中静脉的左半肝移植物，与右半肝获取手术相似，术中超声主要提供实时的劈肝平面与肝中静脉的空间位置关系，以及肝中静脉属支离断位置的清晰影像。

3）左外叶基础上的减体积移植物：在受者体重偏小，而供者的左外叶体积偏大时，为避免大肝综合征的发生，需要对左外叶进行减体积操作，达到使移植物的大小、形状适应受者腹腔空间的目的。减体积肝移植分为非解剖性肝移植和解剖性肝移植两类，减体积左外叶、超减体积左外叶是常用的非解剖性减体积肝移植方法（图5-8-12），以减除左外叶边缘的肝实质为主，术中超声可以确保在减体积的过程中不损伤重要的管道结构，同时又能将减体积最大化。单独2段移植物是解剖性减体积最常用的移植物类型（图5-8-13），术中超声定位3段Glission，解剖阻断后，术中超声确认2段入肝血流正常，且肝静脉血流正常减除缺血的3段肝脏。

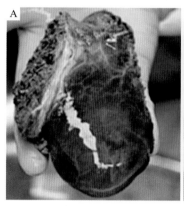
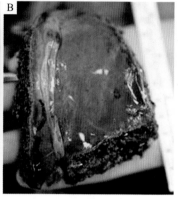
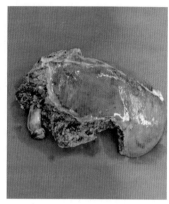

图5-8-12　减体积和超减体积左外叶　　　　　图5-8-13　单独2段移植物

4）右后叶移植物：右后叶入肝血流阻断后的缺血区域与术前规划一致，术中超声验证右后叶区的入肝血流阻断后消失，开放后出现。另外，术中超声能够辅助劈肝面的确定，探头沿肝表面缺血线的长轴与肝右静脉的腹侧缘所构成的平面为理想的肝实质劈分界面。

2. 腹腔镜供者手术

由于缺乏开腹手术的宏观视野，腔镜供肝获取手术肝实质的劈分更容易迷失方向，除通过肝表面解剖标志性结构、阻断入肝血流获得的缺血线及经验性的调整外，术中超声可提供客观且准确的空间导引，通过劈肝过程中对标志性解剖结构的实时识别，调整肝实质内前进的方向，保障手术始终按照术前规划准确和可控的实施。

（二）活体肝移植受者

活体肝移植受者术中超声监测是常规应进行的操作步骤，因为无论是儿童还是成人受者，移植物为部分肝脏使得血管并发症的发生概率都明显高于全肝移植[12-13]。对于移植物出入肝血流的正常与否，包括血流的流速、波形及吻合口径的探测对于保证移植物后期功能的恢复和患者的安全都至关重要。

1. 左外叶移植物受者

与全肝移植相同，均是在肝脏的血流灌注完全恢复后进行术中超声的检测。将探头垂直置于镰状韧带上方，打开彩色及频谱多普勒，调整探头角度显示门脉矢状部，测量门脉血流速度并观察血流频谱，之后分别于门静脉矢状部左右侧显示肝左及肝中动脉，测量血流速度并观察动脉频谱是否正常。如遇门脉过强导致肝动脉探测困难的情况，可以用动脉夹暂时夹闭门脉后寻找动脉，如夹闭门脉后仍难以找到动脉或动脉血流仍较弱，要警惕是否存在动脉吻合问题或动脉窃血情况。偶尔会有因动脉解剖位置变异，动脉隐藏于门脉后方的情况，通常可以将探头由垂直于镰状韧带的横向调整成沿镰状韧带走行的纵向，再微调探头角度，使门脉与动脉显像分开，达到动脉清晰显像的目的。流出道的探测可将探头移至左外叶的偏足侧，压低探头尾端，使探头朝向肝左静脉根部，细微调整角度使肝左静脉汇入下腔静脉处吻合部位显示清晰，如需测量吻合口大小，可在灰阶模式下观测，如吻合口部位的血流频谱呈现标准的3相波，通常提示吻合口通畅无狭窄。儿童受者的血压通常偏低，心率快，超声图像受呼吸干扰大，在操作中可选择线阵探头以增加放大的效果，进而提高图像捕捉的稳定性。

2. 左、右半肝移植物受者

左半肝移植物的受者术中超声监测与左外叶移植物基本相同，在肝静脉的超声检测方面需要增加对肝中静脉的探查，通常需要将探头移至靠近断面的移植肝足侧，朝向吻合口方向，调整探头角度，显示肝中静脉全程，重点关注肝中静脉根部近吻合口位置，彩色及多普勒模式检测频谱形态及测量血流速度。右半肝移植物的术中超声检测通常需要操作者将右肝自肝窝中托起，探头置于移植物膈面近右前、右后叶分界处，探头朝向第一肝门，调整角度分别显示右前、右后支Glisson，分别测量右前、右后支门脉和动脉的血流速度和检测频谱形态。肝右静脉的测量应将探头置于肝脏膈面，方向与肝右静脉走行方向一致，可以看到肝右静脉的长轴图像，将探头方向调整至与肝右静脉垂直，调整角度有利于探测吻合口局部情况。如果移植物是带有肝中静脉的右半肝，与肝右静脉探测操作相似，可以显示肝中静脉长轴血流情况。

三、劈离式肝移植术中超声

供体侧的手术主要针对于在体劈离的情况下使用，作为脑死亡的供者，由于对生命支持治疗的持续依赖，通常无法像活体肝移植供者一样术前可以通过腹部增强CT检查明确供肝的血管是否存在解剖变异，所以对于供肝血管解剖类型的判断主要依靠术中对肝脏血管的游离显露和术中超声的检测。如果肝动脉和门静脉通过术中解剖和直视下不能确定是否存在解剖变异，则结合解剖的预判进行相应入肝血流的阻断，可以帮助判断该血管支配的范围，进而指导合理选择血管的劈分部位。肝静脉的术中超声定位可以指导劈肝平面的选择和校正。劈离式肝移植的受者与活体肝移植受者均接受部分移植物，术中超声的使用与活体肝移植受者并无差别。

四、术中特殊情况的超声监测及处理

（一）肝动脉狭窄或血栓形成

肝移植患者动脉血栓的发生率在1%～12%，术中发生动脉血栓的概率更小，通常与外科操作和血管条件直接相关，儿童和部分移植物的受者是相对危险度高的人群[14]。手术中对于血管口径纤细、血管内膜条件差、存在血管内外膜分层、动脉间置血管、受体侧血流速度慢、存在脾动脉窃血未予处理的患者均应足够警惕。动脉血流开放后，超声检测动脉血流速度和频谱波形，正常的动脉频谱为脉冲式波形，动脉波形为"小慢波"提示吻合口狭窄或走行迂曲，动脉探测不到提示肝动脉闭塞（图5-8-14），均应仔细检查以排除外科吻合问题和供受体血管问题，排查解决问题后，复查超声。部分病例动脉血流开放后有可能出现一过性的动脉痉挛，影响动脉的超声显像和血流频谱，可于动脉外膜喷洒利多卡因或罂粟碱后等待10～20min后，再进行超声检测，如检查结果正常，基本可判定动脉无异常。

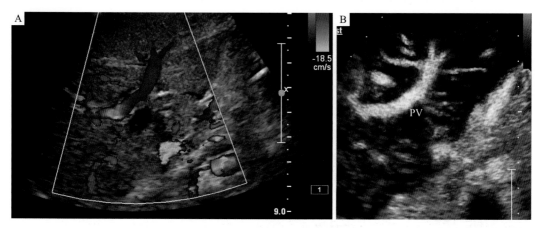

图5-8-14　肝内动脉无法探及

A. 彩色多普勒超声显示门静脉周围未探及肝动脉血流；B. 超声造影显示门静脉左支周围肝动脉未显影

（二）合并门脉血栓受者的肝移植术中超声应用

随着内科治疗的进步，对终末期肝病的患者相对平稳维护的时间延长，因此接受肝移植的患者中合并门静脉血栓的比例有增加的趋势。对于合并门脉血栓的肝移植受者，术前评估血栓的程度和范围，制订合理的手术计划是保证手术成功的关键，保证移植物门静脉血流灌注充分和受者门脉系统血流通畅引流是外科的目标，术中超声对于门脉血流的监测及门脉取栓后血管通畅程度的检查是手术中不可缺少的重要步骤。另外，对于门脉取栓的操作（图5-8-15），日本东京大学报道[15]在术中超声指导下对合并门脉3级血栓的活体肝移植受者术中取栓获得满意的临床效果。该方法将术中门脉取栓由既往经验性的盲取法向超声引导的半可视化推进（图5-8-16），提高了取栓过程中的安全性。

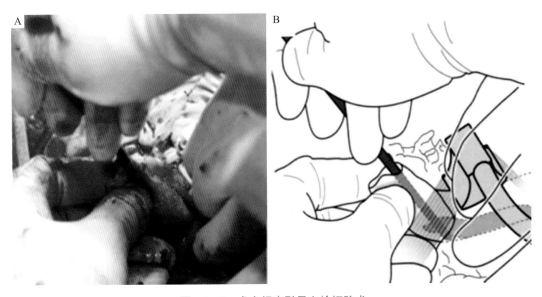

图5-8-15 术中超声引导血栓切除术

A. 术中照片；B. 示意图。将探头放置在胰头前方，用手指捏住门静脉残端，指导闭合的薄剪刀插入门静脉以分离血栓

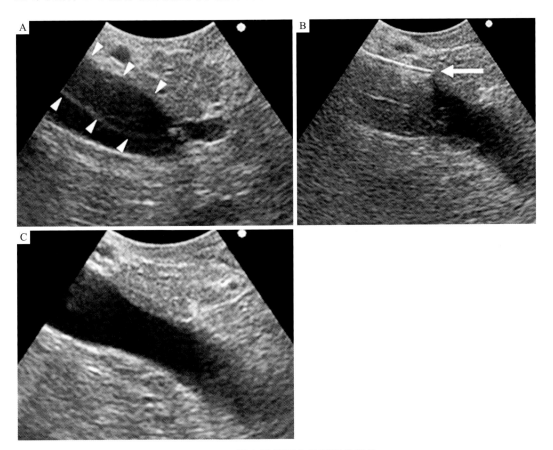

图5-8-16 超声引导下血栓剥离的图像

A. 用闭合剪刀（箭头）；B. 从门静脉内壁分离血栓（箭）；C. 血栓被完全抽出，直至脾静脉与肠系膜上静脉交汇处

（三）流出道梗阻

术中流出道梗阻的发生率不高，尤其在行经典术式的患者中发生率更低。移植物为部分肝脏或行传统背驮式的全肝移植患者容易因移植物在腹腔的位置不合适或大幅度的位置变化，导致肝静脉或吻合口部位扭转、受压是术中流出道梗阻的最常见原因。

术中超声诊断流出道梗阻的指标包括：吻合口形态异常、多普勒波形的改变、肝静脉血流速度及门静脉血流的继发改变。肝静脉在形态上表现为吻合口的突然缩窄（图5-8-17）或变细（鸟嘴状）[16]。肝静脉3相波的缺失对静脉梗阻预测准确度达98.4%[17]。吻合口狭窄部位血流速度高于肝内段流速3倍以上，也提示存在流出道梗阻[18]。另外，流出道梗阻的患者会出现门脉血流速度的继发性下降。

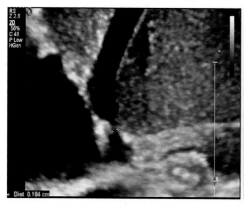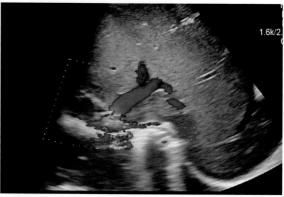

图5-8-17　流出道梗阻（吻合口0.184cm，严重狭窄）

术中发现流出道梗阻后，一般首先采用在超声监测下调整移植物位置的方法纠正流出道梗阻，如能通过调整位置达到流出道血流通畅的效果，可将肝脏妥善固定于此位置，复查肝脏的血流无异常即可达到纠正流出道梗阻的目的，关腹后需再次复查超声，避免因腹腔压力和位置改变影响血流而未被发现。因血流开放后流出道重新吻合对移植物和患者的不利影响较大，临床上很少采用。

（魏　林　何恩辉）

参 考 文 献

［1］　Trotter JF. Liver transplantation around the world [J]. Curr Opin Organ Transplant. 2017, 22 (2): 123-127.

［2］　Mi S, Jin Z, Qiu G, et al. Liver transplantation in China: Achievements over the past 30 years and prospects for the future [J]. Biosci Trends, 2022.

［3］　Hirata Y, Agarwal S, Verma S, et al. A Feasible Technique for Middle Hepatic Vein Reconstruction in

Right Lobe Liver Transplantation: Usage of Autologous Portal Vein With Bench Recanalized Umbilical Vein Graft [J]. Liver Transpl, 2021, 27 (2): 296-300.

[4] Kato Y, Sugioka A, Tanahashi Y, et al. Recipient Hepatic Vein as an Autologous Vascular Graft for Hepatic Vein Reconstruction in Living Donor Liver Transplantation [J]. Liver Transpl, 2021, 27 (2): 291-295.

[5] Yilmaz S, Akbulut S, Kutluturk K, et al. Splenic Artery Transposition for Hepatic Artery Reconstruction During Liver Transplantation: Is It the Best Choice for Adequate Arterial Inflow in Extraordinary Conditions? [J]. Liver Transpl, 2021, 27 (4): 595-599.

[6] Yilmaz S, Akbulut S, Kutluturk K, et al. Using the Recipient's Left Gastric Artery for Hepatic Artery Reconstruction in Living Donor Liver Transplantation [J]. Liver Transpl, 2021, 27 (6): 923-927.

[7] Abdelaziz O, Attia H. Doppler ultrasonography in living donor liver transplantation recipients: Intra- and post-operative vascular complications [J]. World J Gastroenterol, 2016, 22 (27): 6145-6172.

[8] Stell D, Downey D, Marotta P, et al. Prospective evaluation of the role of quantitative Doppler ultrasound surveillance in liver transplantation [J]. Liver Transpl, 2004, 10 (9): 1183-1188.

[9] Bolognesi M, Sacerdoti D, Bombonato G, et al. Change in portal flow after liver transplantation: effect on hepatic arterial resistance indices and role of spleen size [J]. Hepatology, 2002, 35 (3): 601-608.

[10] Goldaracena N, Cullen JM, Kim DS, et al. Expanding the donor pool for liver transplantation with marginal donors [J]. Int J Surg, 2020, 82S: 30-35.

[11] Ahmed O, Doyle MBM. Liver transplantation: expanding the donor and recipient pool [J]. Chin Clin Oncol, 2021, 10 (1): 6.

[12] Abdelaziz O, Osman AMA, Hosny KA, et al. Management of early hepatic artery thrombosis following living-donor liver transplantation: feasibility, efficacy and potential risks of endovascular therapy in the first 48 hours post-transplant-a retrospective cohort study [J]. Transpl Int, 2021, 34 (6): 1134-1149.

[13] Freise CE. Vascular complication rates in living donor liver transplantation: How low can we go? [J]. Liver Transpl. 2017, 23 (4): 423-424.

[14] Bekker J, Ploem S, de Jong KP. Early hepatic artery thrombosis after liver transplantation: a systematic review of the incidence, outcome and risk factors [J]. Am J Transplant, 2009, 9 (4): 746-757.

[15] Inoue Y, Sugawara Y, Tamura S, et al. Intraoperative ultrasound guided portal venous thrombectomy in living donor liver transplantation recipient surgery [J]. Transpl Int, 2008, 21 (5): 428-433.

[16] Hwang S, Ha TY, Ahn CS, et al. Hemodynamics-compliant reconstruction of the right hepatic vein for adult living donor liver transplantation with a right liver graft [J]. Liver Transpl, 2012, 18 (7): 858-866.

[17] Choi JY, Lee JY, Lee JM, et al. Routine intraoperative Doppler sonography in the evaluation of complications after living-related donor liver transplantation [J]. J Clin Ultrasound, 2007, 35 (9): 483-490.

[18] Someda H, Moriyasu F, Fujimoto M, et al. Vascular complications in living related liver transplantation detected with intraoperative and postoperative Doppler US [J]. J Hepatol, 1995, 22 (6): 623-632.